临床诊疗指南

小儿内科分册

中华医学会 编著

人民卫生出版社

图书在版编目(CIP)数据

临床诊疗指南·小儿内科分册/中华医学会编著.
—北京：人民卫生出版社，2005.6
ISBN 978-7-117-06851-2

Ⅰ.临… Ⅱ.中… Ⅲ.①临床医学-指南②儿科学：
内科学-指南 Ⅳ.R4-62

中国版本图书馆 CIP 数据核字(2005)第 055359 号

| 门户网：www. pmph. com | 出版物查询、网上书店 |
| 卫人网：www. ipmph. com | 护士、医师、药师、中医师、卫生资格考试培训 |

策划编辑　杜　贤　姚　冰
　　　　　周春桃　刘　盛
责任编辑　马　瑛
封面设计　郭　淼
版式设计　魏红波
责任校对　吴小翠

临　床　诊　疗　指　南
小儿内科分册

编　　著：中华医学会
出版发行：人民卫生出版社（中继线 010-59780011）
地　　址：北京市朝阳区潘家园南里 19 号
邮　　编：100021
E － mail：pmph @ pmph. com
购书热线：010-59787592　010-59787584　010-65264830
印　　刷：北京虎彩文化传播有限公司
经　　销：新华书店
开　　本：787×1092　1/16　　印张：31
字　　数：555 千字
版　　次：2005 年 6 月第 1 版　2025 年 2 月第 1 版第 16 次印刷
标准书号：ISBN 978-7-117-06851-2/R·6852
定　　价：52.00 元

打击盗版举报电话：010-59787491　E-mail：WQ@pmph.com
（凡属印装质量问题请与本社市场营销中心联系退换）

内 容 提 要

《临床诊疗指南·小儿内科分册》系由中华人民共和国卫生部委托中华医学会儿科学分会组织全国知名专家编写。内容包括儿童保健、儿科各系统主要疾病的临床表现、诊断要点及治疗原则,并附儿科常用药物及其剂量。

本书内容丰富、实用性强。可供儿科临床医师应用。

序

在卫生部的领导和财政部的支持下,由中华医学会、中华口腔医学会、中华护理学会组织 50 多个专科分会的近千名医学专家编写的《临床诊疗指南》问世了。作为一名卫生管理工作者和医务工作者,我感到由衷的高兴,并热烈祝贺我国《临床诊疗指南》的出版。

随着医学科学技术的飞速发展和人民群众对医疗卫生工作要求的不断提高,无论是卫生管理部门还是广大临床医务人员,都希望能有一部全国权威性的学术著作,指导和规范临床医务工作者的诊断,治疗和护理行为,使各级医疗机构的医务人员在日常医疗、护理工作中有章可循。《临床诊疗指南》第一版的出版,是我国临床医学发展史上的重要里程碑。

中华医学会人才荟萃,汇集了我国卫生界的医学专家和学术权威。多年来,中华医学会在开展学术交流、引导和推动学术发展、培养医学人才方面发挥了积极而重要的作用。由中华医学会牵头组织的数千名来自全国各地的专家中有老一辈的医学专家,有担当医疗、教学、科研重任的医学骨干,也有近年来崭露头角的后起之秀。他们集中了我国医学界老、中、青医务人员的智慧,汇集了广大临床医学工作者的宝贵经验。专家们的广泛参与和认真讨论,保证了《临床诊疗指南》的代表性和可操作性。《临床诊疗指南》的编写,可谓是一项浩大的工程。借此机会,我代表卫生部对中华医学会、中华口腔医学会、中华护理学会以及各位专家为编写《临床诊疗指南》付出的心血和努力表示衷心的感谢!

《临床诊疗指南》的出版必将极大地推进我国医疗工作科学化、规范化、法制化的进程。卫生部要求我国广大医务工作者在临床实践中认真学习、领会、应用《指南》,为人民群众提供更高质量的临床医疗服务。

《临床诊疗指南》作为洋洋数千万字的医学巨著,第一版的问世难免存在不足之处。希望广大医务人员和医疗卫生管理工作者在医疗服务的实践过程中,及时向中华医学会、中华口腔医学会和中华护理学会反映《指南》中存在的不足。随着医学科学技术的发展,我们将对《指南》不断修订再版,使其日臻完善。

2004 年 9 月

序

　　在国家卫生部的重视和领导下,中华医学会组织编写的《临床诊疗指南》出版了。这是继《临床技术操作规范》出版后,我国医疗卫生管理界的又一项开创性的出版工程。这部旨在指导全国广大医务工作者临床诊疗行为的巨著的成功出版,是全国军地医疗卫生界数千名专家教授精诚合作的成果。我谨代表全军广大卫生人员,向为本书编写和出版工作付出辛勤劳动的军地医学专家、中华医学会和人民卫生出版社,致以崇高的敬意和衷心的感谢!

　　出版与《临床技术操作规范》相配套的《临床诊疗指南》,是加强军队医院科学化管理、保证正常医疗秩序、提高医疗工作质量的前提。随着我国社会主义市场经济的迅猛发展,信息技术、生物技术和其他高新技术在各领域的广泛应用,临床诊疗新理论、新技术、新方法不断涌现,医学学科之间、医学学科与人文社会学科之间也广泛相互渗透、影响,形成了一大批引人注目的医学新学科。同时,人口的老龄化、疾病谱的变化、全民卫生保健意识的不断增强,对广大医务工作者的临床诊疗技术和执业能力提出了更高的要求。学习新理论,掌握新技术,不断提高诊治水平,是军地广大医务人员所面临的共同任务,更是提高我国医疗事业整体水平的紧迫需要。

　　中华医学会组织编写的这部《临床诊疗指南》,全面、系统地介绍了医学科学的最新进展,既有科学可靠的临床诊断标准,又有优化先进的临床治疗方案,充分体现了科学性、先进性、权威性的有机统一,这部巨著的出版,对于加强军队医院科学化管理,保证正常医疗秩序,提高医疗工作质量,确保医疗安全,都具有重要的指导意义。我希望,军队各级医疗机构以及全体医疗工作者,在严格执行《临床技术操作规范》的同时,重视抓好《临床诊疗指南》的学习和使用。以一流的业务技术,一流的医疗质量,一流的服务水平,为广大患者提供更优质的服务,为繁荣我国军地卫生事业,不断做出更大的贡献。

总后卫生部部长

2004 年 10 月

前　言

　　《临床诊疗指南》是由国家财政部支持、卫生部领导、中华医学会组织编写的指导全国临床医务人员诊断治疗行为的第一部医学学术巨著。

　　现代临床医疗工作随着信息技术、生物技术和其他高新技术的发展和应用，临床新技术不断涌现，各相关学科的专业分化和交叉更加明显，对疾病的预防、诊断、治疗和转归、康复的认识更加深入，推动着临床医疗事业日新月异的向前发展。尤其是近年发展起来的循证医学采用信息技术，经过大样本的分析研究，在取得充分可靠证据的基础上，提出科学可靠的诊疗方案，实现优化的临床诊断治疗。人类疾病纷繁复杂，病人的病情千变万化，探求疾病预防、诊断、治疗、转归、康复的规律，是对广大医务人员的挑战，更是面临着新的发展机遇。

　　随着我国社会主义市场经济和社会事业的协调发展，人民生活水平的不断提高，对医疗服务的质量和水平提出了愈来愈高的要求。医务人员必须具备全面的医学理论知识、熟练的医疗技术操作能力、丰富的临床实践经验和良好的医德；要不断更新知识和技术，提高临床诊断治疗水平才能胜任临床医疗工作；要在医疗过程中对每一个病人进行连续、严密的观察，及时准确地做出分析、判断和处理，提供规范化服务。

　　为了满足广大医务人员学习提高业务水平的需要，对医务人员临床诊断、治疗工作进行具体的指导，使诊疗行为有章可循、有据可依，以有利于提高医务人员的综合素质，提高医疗服务的质量，有利于加强医疗工作的管理，有利于提高人民群众的健康水平，制定符合我国国情的临床诊断治疗指南，成为我国医疗事业发展过程中的一件大事。正是基于这样的考虑，在国家财政部的支持下，卫生部委托中华医学会组织专家编写了《临床诊疗指南》。

　　自 2001 年开始，《临床诊疗指南》在卫生部的领导下，中华医学会牵头组织了中华口腔医学会和临床专业密切相关的 56 个专科分会，由数千名专家教授历经 4 年编写而成。《临床诊疗指南》内容丰富翔实，具有科学性、权威性、先进性、指导性的鲜明特点，供全国各级医疗机构及其医疗专业人员在临床医疗工作中参照使用。大家在实践中如发现有什么问题或意见和建议，希望能及时反馈给中华医学会，以便再版时进行修订。

　　《临床诊疗指南》按学科以分册的形式将陆续出版发行。

中华医学会

2004 年 9 月

临 床 诊 疗 指 南

领导小组名单

组　长　王陇德

副组长　朱庆生　佘　靖　黄洁夫　马晓伟　白书忠

　　　　傅　征　宗淑杰

成　员　杨　镜　曹泽毅　刘海林　肖梓仁　胡亚美

　　　　郭应禄　王忠诚　王澍寰　汤钊猷　巴德年

　　　　吴孟超　吴咸中　陈可冀　陆道培　史轶蘩

　　　　朱晓东　顾玉东　韩济生　陈洪铎　高润霖

　　　　王正国　庄　辉　张震康　吴明江　王海燕

　　　　李超林　钟南山　刘彤华　王春生　赵书贵

领导小组办公室

主　任　王　羽　赵书贵

副主任　张宗久　佟维训　赵明钢

临床诊疗指南

编辑委员会名单

临床诊疗指南·小儿内科分册

编 写 说 明

受卫生部委托在中华医学会的领导下,中华医学会第 12 届儿科学分会名誉主任委员,正、副主任委员、专业学组组长和秘书认真学习"临床诊疗指南"的编写目的、撰稿要求及书写格式后,组织 34 位我国知名儿科专家,在百忙中辛勤耕耘,本着科学性、实用性、准确性的原则,努力完成了这本临床诊疗指南·小儿内科分册,"规范各级医疗机构医务人员的技术操作、指导诊疗行为、提高医疗质量,切实保障我国广大人民群众的健康"。

中华医学会儿科学分会目前有儿童保健、呼吸、感染、心血管、新生儿、遗传代谢内分泌、血液、肾脏、急救、消化、免疫、神经等 12 个专业学组。在此基础上,本书共分 15 章,另附有单独的儿科常用药物与剂量。

本书各章包括了儿科各专业中的常见疾病。鉴于近年儿科疾病谱的变化,本书也注意包括诸如"铅中毒"、"儿童意外伤害"等内容。在感染性疾病中将"儿童结核病"列为单独一章。对小儿时期近年逐渐多见的一些遗传代谢、免疫及消化系统疾病也作了介绍。

按照中华医学会制定的书写格式,本书每一节均基本包括"概述"、"临床表现"、"诊断要点"及"治疗原则"几个方面。

在此,我谨代表中华儿科学会向参与本书编写的全体儿科专家,向中华医学会领导和人民卫生出版社表示衷心感谢。北京大学第一医院儿科李万镇教授为本书稿件的最后审校作了大量深入细致的工作,付出辛勤劳动,在此特别要向他致谢。

吴希如

2005 年 4 月

临床诊疗指南·小儿内科分册

编著者名单

主　编	吴希如	教授	北京大学第一医院
副主编	宁寿葆	教授	复旦大学儿科医院
	何晓琥	教授	北京儿童医院
	杨锡强	教授	重庆医科大学儿童医院

编　者（按姓氏笔画排序）

丁宗一	教授	北京市儿科研究所
马伴吟	教授	复旦大学儿科医院
马沛然	教授	山东省立医院
王慕逖	教授	华中科技大学同济医院
宁寿葆	教授	复旦大学儿科医院
吕善根	教授	解放军总医院
孙道开	教授	复旦大学儿科医院
朱启镕	教授	复旦大学儿科医院
江载芳	教授	北京儿童医院
何晓琥	教授	北京儿童医院
吴　玥	教授	复旦大学儿科医院
吴希如	教授	北京大学第一医院
宋国维	教授	首都儿科研究所
张灵恩	教授	复旦大学儿科医院
李万镇	教授	北京大学第一医院
杜军保	教授	北京大学第一医院
杨永泓	教授	北京儿童医院
杨锡强	教授	重庆医科大学儿童医院
杨霁云	教授	北京大学第一医院
陈　洁	教授	浙江大学医学院儿童医院
陈育智	教授	首都儿科研究所

陈述枚　　教授　　中山大学第一医院
林　庆　　教授　　北京大学第一医院
胡皓夫　　教授　　河北省儿童医院
赵时敏　　教授　　北京协和医院
倪桂臣　　教授　　北京儿童医院
秦　炯　　教授　　北京大学第一医院
董永绥　　教授　　华中科技大学同济医院
韩　玲　　教授　　北京安贞医院
廖清奎　　教授　　四川大学华西第二医院
蔡方成　　教授　　重庆医科大学儿童医院
樊寻梅　　教授　　北京儿童医院
樊绍曾　　教授　　复旦大学儿科医院
魏克伦　　教授　　中国医科大学第二临床医学院

目　　录

第一章 儿童保健及生长发育

儿童保健学是为促进儿童生长发育和维护儿童健康,保障儿童生命质量和生活质量的儿科医学中的一个重要学科。儿童保健学的内容涵盖了基础儿科学、前瞻儿科学、社会儿科学、行为儿科学和儿童心理学、临床医学和预防医学等学术方向。儿童保健学的服务对象包括个体和人群。儿童保健学是儿科学理论和儿科临床医学的基础,包括生长发育(体格发育、有氧能力发育、心理-行为发育、神经-精神发育)、体质健康与健康促进、喂养、营养、危及生长发育和健康的危险因素识别与干预(包括环境与生活方式)、个体与人群疾病控制、意外伤害防治、人与环境和谐等内容。随着生活环境的变迁、生活方式的改变和疾病谱的扩展(环境基因病、生活方式疾病),儿童保健的基本知识和方法学对疾病诊疗、控制,改善和提高生命质量和生活质量有极其重要的意义。

第一节 儿童保健管理

儿童保健管理包括日常工作和操作管理,信息管理,各种特殊情况管理等。除全国统一的一些管理条例外,各地根据当地的情况,还制定了地方管理条例。在实际工作中应按照全国和当地的条例执行管理。

儿童保健工作覆盖面很广,从生物医学到精神-心理医学,乃至社会性问题。儿童保健服务是专业性极强的学术领域,从业人员需经过严格训练。无医师执照人员,未经专业训练及其亚专业训练的人员不宜从事儿童保健工作或开设门诊。

第二节 生 长 发 育

生长发育是儿童青少年期独特的生命现象,从受精卵着床到青春期终止,都属生长发育期,也是儿科监测、管理的年龄段。生长发育包括体格发育、有氧能力发育、心理-行为发育和潜能-能力发育。生长发育曲线既是评价儿童营养状况和健康状况的一个重要指标,也是临床查房时第一个要阅读和判断的基础医学资料,它显示患者的营养状况、疾病控制状况、疾病时生长发育受干扰的程度,有助于制定完整、科学的治疗方案。生长发育状况是判断营养结局的一项重要指标。

【临床表现】

由于营养摄人不足、喂养行为不正确、非均衡膳食、疾病、心理-精神压抑等多种生物-社会-心理-行为原因造成的生长发育与参照数值/曲线严重偏离,为生长发育偏差。可表现为体重/身高不增、增长不足(包括实际数值和增长速率)、超重/单纯肥胖。生长发育偏离可以伴有或不伴有其他疾病。

【诊断要点】

1. 衡量参数 身高、体重、身高别体重(或称按身高的体重),(见表 1-1)。

表 1-1 婴幼儿生长发育对照表

身高(cm)

		出生	1周	2周	3周	4周	2月	3月	4月	5月	6月	7月	8月	9月	10月	11月	12月	15月	18月	21月	24月	27月	30月	33月	36月
实测																									
应增值	男		0.5	1.1	0.9	1.4	3.4	3.1	2.7	2.2	2.0	1.4	1.4	1.2	1.3	1.0	1.4	2.8	2.8	2.0	2.4	2.2	2.1	2.0	2.2
	女		0.9	1.2	1.0	1.4	3.5	3.0	2.8	2.4	1.9	1.6	1.2	1.0	1.2	1.0	1.4	2.4	2.6	2.4	2.6	2.2	2.2	1.8	
实际值	男	50.8	51.0	51.8	53.0	54.4	57.9	61.6	64.6	66.9	69.0	70.0	72.3	72.8	74.3	75.2	76.3	79.4	82.5	84.6	87.2	90.0	92.3	93.9	96.3
	女	49.8	50.1	51.2	52.3	53.8	57.6	59.9	62.6	65.0	67.2	68.6	69.8	71.0	72.0	73.3	74.6	77.8	81.4	84.0	86.0	89.4	91.7	93.6	95.7
实测																									

体重(kg)

		出生	1周	2周	3周	4周	2月	3月	4月	5月	6月	7月	8月	9月	10月	11月	12月	15月	18月	21月	24月	27月	30月	33月	36月
实测																									
应增值	男		0.04	0.21	0.30	0.45	1.22	1.03	0.77	0.58	0.55	0.40	0.44	0.40	0.43	0.34	0.31	0.55	0.45	0.75	0.83	0.66	0.47	0.52	0.80
	女		-0.16	0.24	0.34	0.45	1.24	0.83	0.75	0.60	0.56	0.44	0.45	0.34	0.44	0.35	0.38	0.57	0.49	0.52	0.66	0.58	0.46	0.56	0.78
实际值	男	3.39	3.39	3.55	3.87	4.22	5.54	6.65	7.43	8.00	8.52	8.91	9.33	9.69	10.09	10.3	10.6	11.2	11.5	12.3	13.0	13.6	14.2	14.8	15.0
	女	3.28	3.18	3.40	3.71	3.96	5.17	6.62	6.91	7.58	8.06	8.39	8.83	9.13	9.48	9.82	10.2	10.7	11.0	11.8	12.6	13.4	13.9	14.5	14.8
实测																									

2. 参照人群数值 WHO(世界卫生组织)推荐的人体测量学参数。可以是数字值,也可以是百分位曲线图。百分位曲线图亦可使用中国"九市体格测量参照数值"。

3. 描述方法 可以是均值±标准差法,也可以是百分位曲线图法。

4. 生长迟缓 年龄别体重(或称按年龄的体重)低于参照值 2 个标准差。

或位于生长曲线第 3 百分位及以下。

5. 消瘦 身高别体重(按身高的体重)低于参照值 2 个标准差。或位于生长曲线第 3 百分位及以下。

6. 身材矮小 年龄别身高(或称按年龄的身高)低于参照值 2 个标准差。或位于生长曲线第 3 百分位及以下。

7. 超重 身高别体重大于参照值 15%～19%。或位于生长曲线第 90～97 百分位。

8. 肥胖 身高别体重大于参照值 20%。或 Kaup 指数大于 18。详见本章"单纯肥胖症"节。或大于生长曲线 97 百分位。

【治疗方案及原则】

1. 生长发育迟缓 去除病因,均衡膳食,科学喂养。改善营养环境,纠正不正确营养行为。婴幼儿加强"三浴锻炼"(日光浴、水浴、空气浴),年长儿加强体育活动锻炼。

2. 单纯肥胖症 见本章"单纯肥胖症"节。

3. 营养不良 见本章"营养不良"节。

4. 中国儿童生长发育纵向速率参照值。

[附] 生殖系统发育

小儿的性发育受内分泌系统的下丘脑-垂体-性腺轴的调控:从出生到青春前期,小儿性腺轴功能处于甚低水平,生殖系统处于静止期,保持幼稚状态;待女孩至 9 岁左右、男孩至 11 岁左右时,下丘脑的促性腺激素释放激素(GnRH)分泌量逐渐增加,使垂体分泌的促卵泡激素(FSH)、促黄体生成激素(LH)的量增多,小儿即进入青春期、性腺和性征开始发育。青春期可分为 3 个阶段:①青春早期,约 10～13 岁,女孩较男孩平均早 2 年开始,体格生长开始加速,出现第二性征(Tanner 1～2);②青春中期,14～16 岁,出现体格生长的第二高峰,第二性征完全出现(Tanner 3～5);③青春后期,17～20 岁,生殖系统发育全部完成(Tanner 5),体格生长停止。

1. 女性生殖系统发育 出生时卵巢发育已较完善,但其卵泡处于原始状态;在儿童期卵巢发育非常缓慢;进入青春前期后,在增强的 LH 和 FSH 的刺激下,女孩卵巢内即见滤泡发育,乳房出现硬结(B_2,见表 1-2),标志着青春期的开始;随着卵巢的迅速增长,雌激素水平不断上升,乳房、外生殖器、阴毛等依次发育,最后初潮和腋毛出现。通常在 9～10 岁时乳房初现(thelarche),骨盆开始增宽;10～11 岁阴毛初现(pubarche);13 岁左右,乳房达 B_4(表 1-2)期时出现初潮(menarche)。整个过程约 1.5～6 年。

2. 男性生殖系统发育 男性生殖器官包括睾丸、附睾、阴茎。出生时睾丸大多已降至阴囊，约 10％男婴的睾丸尚可位于下降途径中的某一部位，一般在 1 岁以内都会下降至阴囊，少数未降者即为隐睾症。在青春期以前，男孩外阴处于幼稚状态，睾丸容积约 2.0ml、长径＜2cm，阴茎长度＜5cm。待睾丸容积＞3ml 时即标志青春期的开始；随即出现阴囊增长，皮肤变红、薄，阴茎增大、增粗；继而出现阴毛、腋毛、胡须和声音低沉等第二性征。一般在 10～11 岁时睾丸、阴茎开始增大，12～13 岁时开始出现阴毛，14～15 岁出现腋毛、声音变粗，16 岁后长胡须，出现痤疮、喉结，肌肉进一步发育；全过程历时约 5 年或更久，个体差异亦较大。

Tanner 将外生殖器和性征的发育分成 5 期，即临床用于评估青春期发育的"Tanner 分期"，亦称为性成熟分级(sexual maturity rating,SMR)，见表 1-2 。

表 1-2 性发育过程的分期

分期	乳房（B）	睾丸、阴茎（G）	阴毛（P）
1	婴儿型	婴儿型	无
2	出现硬结，乳头及乳晕稍增大	双睾和阴囊增大，阴囊皮肤变红、薄、起皱纹；阴茎稍增大	少数稀疏直毛，色浅
3	乳房和乳晕更增大，侧面呈半圆状	阴囊、双睾更增大；阴茎增长	毛色变深、变粗、见于耻骨联合处
4	乳晕和乳头增大，侧面观突起于乳房	阴囊皮肤色泽变深；阴茎增长、增粗、龟头发育	如同成人，但分布面积较少
5	呈成人型乳房	成人型	成人型

生殖系统发育异常疾病见第十四章内分泌疾病。

第三节 体格检查

定期体格检查是根据儿童生长发育的规律，按期对儿童进行体格发育的例行检查。对足月新生儿生后一般检查 2 次，1 岁以内的婴儿每 3 个月一次，第一年共查 4 次，2～3 岁幼儿每半年共查 2 次，3 岁以后儿童每年一次。通过体格检查发现儿童在生长发育和营养等方面的问题，给予及时治疗指导并对家长进行健康教育，提供咨询。

【体格检查内容】

1. 问诊

(1)新生儿期

1）母亲怀孕时的年龄，健康和营养状况，是否近亲婚配，患病史（如宫内感染）。

2）新生儿出生时有无窒息、产伤或黄疸，出生时体重和喂养情况。

（2）婴儿期

1）喂养情况：人乳或牛羊乳喂养，乳量是否充足，喂养习惯、断乳月龄、添加辅食品的月龄、种类、数量，有无添加鱼肝油或维生素 D。

2）生长发育情况：何时能抬头，坐、爬、站、走、开始出牙。何时会笑、认人、讲词及短句，对周围人和物的反应，有无运动或感觉方面的障碍。

3）预防接种的种类和次数。

4）曾患过何种疾病或传染病。

（3）幼儿期

1）饮食内容，饮食习惯、有无挑食、偏食等不良习惯。

2）大运动、精细动作，语言等发育情况。

3）生活习惯，如睡眠、户外活动、口腔卫生等。

4）预防接种完成情况。

5）曾患何种疾病或传染病。

（4）学龄前期：除与幼儿期大致相同外，主要询问卫生习惯，如早晚刷牙、饭后漱口、饭前便后洗手以及与其他小朋友的交往情况等。

2. 体格测量　主要测量身长（高）、体重、头围、胸围、坐高。每次测量均应按固定时间进行，测量用具、方法要统一，测量要力求准确。按体检表逐项进行体检。

（1）体重：新生儿称体重要求用婴儿磅秤或杠称，最大载重为 10kg。一个月至 6 岁用的磅秤最大载重 50kg。6 岁以上用的磅秤，最大载重 100kg，测误差不超过 100g。测量时应除去鞋帽和外衣，取得净重。如果不能脱去则应扣去衣服重量。测得结果与前次比较，悬殊太大的当即进行复查核实。体重计应为落地式或台式杠杆秤，灵敏度为 50 克，以公斤为单位，测量结果取小数点后两位。

（2）身长或身高：3 岁以内小儿身长计应为卧式身长测量仪，3 岁以上小儿量身高时，取立正姿势，测量结果取小数点后一位。

（3）坐高：3 岁以下量顶-臀长，即为坐高。3 岁以上量坐高取坐位注意坐凳高度是否合适。

（4）胸围：3 岁以下取卧位，3 岁以上取立位。测量者立于被测前方或右侧，左手将软尺零点固定于被测者胸前乳头下缘，右手将软尺经右侧绕背部以两肩胛骨下角下缘为准，经左侧面回至零点取平静呼吸气时的中间读数，误差不超过

0.1cm。

(5)头围:取坐位或立位。测量者位于被测前方或右方,用软尺从头部右侧眉弓上缘经枕骨粗隆,再从左侧眉弓上缘回至零点,读出头围数字,误差不超过0.1cm。

3. **体格检查要点** 目测小儿的发育、营养和精神状态,面部表情,对环境中人和物的反应;头发的光泽,有无脱发;面部皮肤是否苍白或发黄,口唇是否发绀;眼睑有无浮肿;有无畸形等。

(1)头部:头颅大小有无异常,6个月以内婴儿有无乒乓颅征,1岁半内小儿要检查前囟门的大小。

(2)眼:眼睑是否正常,巩膜有无黄染,有无分泌物或斜视,视力是否正常,眼距有无过宽。

(3)耳:外耳有无畸形,耳道有无分泌物,听觉是否正常。

(4)口腔:口唇颜色,口腔黏膜及咽部有无充血,有无唇、腭裂,乳牙数目,有无龋齿。

(5)胸部:胸廓有无鸡胸、漏斗胸、串珠肋、Harrison 沟;听诊肺部有无啰音,心脏有无Ⅱ级以上收缩期杂音。

(6)腹部:有无异常包块、膨隆、肝脾有无肿大。

(7)外生殖器:有无畸形,男婴(童)有无包茎、隐睾、鞘膜积液;女婴(童)尿道及阴道有无分泌物、外阴黏连,有无畸形。

(8)脊柱和四肢:有无畸形,有无先天性髋关节脱位的体征,四肢肌张力有无异常。

(9)全身浅淋巴结:有无异常肿大。

凡出生时有窒息或产伤史者,应检查运动功能发育、语言发育、对人和物的反应能力。

4. **实验室和其他检查** 根据体格测量和全身体格检查结果,确定相应的实验检查项目。一般情况下要检查:

(1)生后6个月或9个月检查血红蛋白,1岁以后每年1次检查血红蛋白。

(2)1岁,2岁,分别进行1次尿常规检查,2岁以后,每半年1次检查粪便,了解有无寄生虫。

(3)必要时,查血钙、磷、锌、铜、铁等微量元素,血铅检测,作肝功能、乙型肝炎表面抗原,X线摄片等检查。

【体格检查后应做的事项】

每次体检后,应将个体儿童的体格测量和检查结果详细记录在每个儿童的保健卡(册)中,对所测量的身长(高)、体重等数值要进行统计分析和评价。应采用国际标准,并采用离差法评估儿童的体格生长水平;还要采用国际标准和离差法以年龄别体重、年龄别身高和身高别体重 3 项指标评价个体儿童的营养状况,计算群体儿童体重低下(under weight)、发育迟缓(stunting)和消瘦(wasting)的百分率。

要对每名检查的儿童进行健康状况评估,包括体格生长,神经精神心理发育,营养状况等,有无营养缺乏性疾病(如营养不良、贫血、佝偻病)、遗传性疾病或先天性畸形,以及其他异常等。

对检查出来的体弱儿和患儿要分别进行登记,建立专案管理记录,积极治疗,并转体弱儿门诊随访观察,然后转入健康门诊管理。

第四节 神经-心理发育检查

儿童神经心理发育的水平表现在感知、运动、语言及心理过程等各种能力及性格方面,对这些能力及性格特点的检查统称为心理测验;在婴幼儿期常称为发育测验或发育评价。因心理发育是先天、遗传因素和社会环境因素互相作用的结果,故将心理发育称为社会心理发育;心理测验又称社会心理测验。目前国内习用的量表,其操作执行的环境条件和中国标准化等方法学研究,虽尚未全部经全国专业学会正式颁布和统一;但其产生多是具备循证医学的科学性基础的。以下择要简介。

【主要用途】

1. 评价小儿社会心理发育是否正常或智能迟缓的程度。

2. 对一些神经系统疾患(如脑性瘫痪及癫痫者)可用以评价是否还伴有社会心理发育异常。

3. 在治疗疾病或随访过程中用以进行前后的对比。

社会心理测验的类别较多,有综合性的测验,也有多种复合能力的测验以及某一能力的测验。从测验的目的可分为筛查性及诊断性两大类。筛查性方法快速、简便,能在短时间内得出结果,可在基层单位进行。但筛查出来后要转至上级医疗或保健单位进行确诊。筛查出有问题者,可进行诊断性的测试,一般均可得出发育商或智商。开展诊断性测试的单位,应该具有对认知、智能迟缓进行病因诊断及治疗的条件。测试工作应由非常了解小儿生长发育情况,并经过专门培训,有实践经验的人员进行。测试结果应由专业人员进行判定。

【分类】

1. 筛查性测验

(1)丹佛发育筛查试验(DDST)及其修订试验(DDST-R)

1)能筛查出一些发育上可能有问题,但临床上尚无症状的小儿。

2)认为有问题的小儿可用 DDST 检查予以证实或否定。

3)对高危的婴儿可进行发育的监测。

DDST 适用于 6 岁以下小儿的筛查。具体操作见量表手册。

(2)入学合格测验:目前,国内应用的是由上海第二医科大学附属新华医院修订,原为美国儿科学会第Ⅸ区所制订的方案。其内容包括自我认识,非环境性定向、记忆、常识、运动、眼手协调、分析综合能力、社会心理、语言等,每答对一题给 1 分,总共 50 分,故又称 50 项测验。

测验项目简单明了,评分标准容易掌握。一般于 20～25 分钟可以完成。结果以正常、异常、可疑而评定。

(3)绘人试验:本试验能反映被试者的视觉,听觉,动作协调,观察思维,理解记忆,空间能力,运筹认知发育等方面的情况。评定方法有各家的标准。国内已有采用改良的日本小林重雄评分法(50 分)的常模,适用于 5～9.5 岁的儿童;于 10～15 分钟内可完成。

(4)图画词汇试验:对有语言及运动障碍者更为适合,方法简便可行,特别适用于胆小,注意力易分散的儿童。

皮博迪图画词汇试验(PPVT)有 150 张图片,每张图片上印有 4 张不同的黑白线条图,说出一个词汇后要求指出其中的一幅图,试题分 A、B 二式,由易到难先后安排,供 2.5～18 岁者使用,仅需 15～20 分钟。

根据我国的文化特点,上海市予以修改成 120 张图片,供 3.5～9 岁儿童使用。本试验亦可作为诊断之用。

(5)瑞文试验:为一种非文字的智力测验,是测验一个人的观察力及清晰思维的能力。矩阵的结构从简单至复杂,从一个层次到多个层次的演变。思维上要求从直接观察到间接抽象推理的渐进过程。国内采用华东师范大学修订的瑞文测验联合型。适用范围 5～75 岁;可以个别测试,也可集体测试;结果以 IQ(智商)表示。一次测试时间 30～40 分钟。指导语简单,对有语言障碍的受试者或语言交流不便的情况下,可以用手势或移动板或图片来表示。本试验还可用于跨文化的比较。

2. 诊断性测验

(1)贝莉(Bayley)婴儿发育量表:量表包括精神发育量表(163 项),运动发育量表(81 项)和婴儿行为记录(24 项)三部分。精神发育量表测试婴儿感知、记忆、学习,概念,发音,语言等能力;运动发育量表测试小儿控制自己身体程度,大肌肉协调和手指的精细动作;行为记录包括小儿情绪,社会性行为,注意力,坚持性,目的性等性格特点。其结果分别得出运动发育指数及精神发育指数。适用于 2～30 个月的婴儿。一次测验时间 45～60 分钟,国内已有标准化的量表。

(2)盖瑟尔(Gesell)发育量表:Gesell 发育量表主要是以正常行为模式为标准来鉴定观察到的行为模式,以年龄来表示;然后与实际年龄相比,算出发育商数(DQ),所以不是测量其智商。此量表的设计着眼于判断小儿神经系统的完善和功能的成熟,国内已有修订的常模可供应用。

(3)斯坦福-比奈(Standford-Binet)智能量表 L-M 式样:此量表用以评价儿童的学习能力或于临床上对智能迟缓作出诊断和程度分类。测验内容包括抽象知识及具体知识,适用于 2.5～18 岁;测试年幼者需 30～40 分钟,大年龄者因测试项目较多,约需 1.5 小时。

(4)韦茨勒学前及初小儿童智能量表(WPPSI):测试内容包括词语类及操作类两大部分。本量表用于 4～6.5 岁的小儿,测试时间需 40～50 分钟。国内已有标准化的量表可供应用。

(5)韦茨勒儿童智能量表(修订版)(WISC-R):本量表适用于 6～16 岁,测试时间约 1～1.5 小时,国内也有标准化的量表可供应用。

斯坦福-比奈,WPPSI 及 WISC-R 均以离差智商表示,但不同心理测验方法的标准差不相同,如斯坦福-比奈的智商标准差为 16,而 WPPSI 及 WISC-R 的智商标准差为 15,所以各量表对智能迟缓分度的智商值并不相同。

(6)其他:如儿童智能筛查测验量表(DST,上海),既可作为筛查,又可评出发育商。上海-西南量表、儿心量表(北京)等,在行为方面有儿童适应行为评定量表,上海市家庭环境调查表,A 型行为问卷。

关于特殊的测验如聋哑人设计的 Hiskey-Nebraska test(1941),又称希-内学习能力测验。适用于 3～17 岁儿童,该测试用手势语或少量指导语,目前仍为聋哑儿智测的首推方法,亦可用于听力正常者。

3. Brazelton 新生儿行为估价评分(NBAS)

临床意义:

(1)早期发现脑损伤引起的新生儿神经行为异常,并充分利用早期神经系统的可塑性强的时机,改善环境,进行训练,促进代偿性的恢复。

(2)可对围生期有问题的高危儿进行监测。

(3)预测婴儿后期的性格和中枢神经系统的发育情况。

NBAS 包括 28 项行为项目和 18 项引出反应,是研究新生儿心理行为发育的良好方法。但方法复杂在我国临床难以推广。

我国新生儿 20 项行为神经测定方法(NBNA)吸取了 Brazelton 新生儿行为估价评分和 Amiel-Tison 新生儿神经运动测定法的优点,在国内已开展并有明确的评分标准。我国新生儿 20 项行为神经测查分为五个部分：即行为能力、被动肌张力、主动肌张力、原始反射、一般估价。每一项评分有三个分度，即 0 分、1 分和 2 分。满分为 40 分。平均分以行为最优表现评定。观察及评分过程中强调新生儿的状态，所以在每个项目中对状态提出不同的要求。检查应从睡眠开始，约在两次吃奶之间，一般在喂奶后 1 小时进行，最好在一间安静，半暗的房间内检查，室温在 22～28℃之间，整个检查约需半个小时。

【检查方法】

以上各项测验详见相关指导手册。

【治疗方案及原则】

对常规检查出的所谓"异常儿童"不可轻易下结论，必须由专业的多学科专家会诊，经多方会诊后，再慎重地下结论。确诊后应对儿童本人及外人保守秘密，保护儿童隐私，并及时认真地进行病因诊断及加强有针对性的训练。注意改善不良环境因素。

第五节 计 划 免 疫

计划免疫是应用免疫学原理，根据儿童免疫特点和疫情检测资料，按照国家制定的免疫程序，有计划的使用生物制品进行预防接种，提高人群免疫水平，有效地控制以至消灭相应的传染病。

【计划免疫的实施】

1. 制定计划免疫的年度计划　各地制定计划免疫年度计划时，要参照卫生部颁发的《1982-1990 年全国计划免疫工作规划》所规定的各项指标，包括接种率指标，发病率控制指标等，结合本地具体情况（包括本地总人口数，各年龄组人口数，出生率，以往疫苗初种接种率，复种与加强，各种传染病流行情况，基层卫生组织现状），制定本地区的疫苗计划。

（1）建立，使用和管理计划免疫卡片：建立计划免疫卡片，以保证接种对象明确，及时接种，完成全程，不重种，不漏种，减少异常反应的发生，节约疫苗。每次接种完毕，要在卡片上登记各种疫苗的接种日期，次数，是初次免疫或加强免疫。卡片 1 式 2 份，一份由基层卫生组织保管，另一份由儿童家长保存。

（2）疫苗的领取和保存：各级卫生单位领取疫苗时要备有冰壶或冰箱，以保证疫苗在运输、保存，直至使用现场的全过程确实合乎温度要求。领取疫苗时要检查疫苗的有效期，不应领过期疫苗。

各级儿童保健或防疫机构，要有专人保管疫苗。各种疫苗要分类存放，注意各种疫苗在保存和运输过程中的温度要求（表 1-3），要使疫苗远离冰盒，以免冻结,在高寒地区,保存、运输液体麻疹减毒活疫苗、百白破混合剂以及其他液体应采取措施防止疫苗冻结。

表 1-3 不同疫苗在保存、运输中的温度要求

疫苗	保存温度		运输温度
乙型肝炎疫苗	2~8℃		2~8℃
冻干卡介苗	4~8℃		4~8℃
百白破混合制剂	4~8℃		4~8℃
脊髓灰质炎疫苗	保存期<3个月	－20~8℃	－20~8℃
	保存期>3个月	－20℃	
冻干麻疹减毒活疫苗	保存期<3个月	－20~8℃	－20~8℃
	保存期>3个月	－20℃	

应注意的是冻干麻疹减毒活疫苗和冻干卡介苗的稀释液应在0℃以上运输,如在8℃以上保存时,使用前应预冷至4~8℃。

在预防接种现场,冰壶或冷藏包内的疫苗和稀释液,只能在需要接种时才取出。每次只取出1支疫苗,用完再取第2支。

(3)免疫程序的实施:严格地按免疫程序实施接种,才能充分发挥疫苗的免疫效果,使接种疫苗的人群达到和维持高度免疫水平,有效地控制相应传染病的流行,减少预防接种不良反应的发生,目前,我国是按卫生部规定的免疫程序(表1-4)开展预防接种。

表 1-4 我国卫生部制定的儿童免疫程序

免疫年龄	制品名称
出生	卡介苗(初种)乙型肝炎疫苗(第1针)
2个月	脊髓灰质炎三型混合疫苗(初服),乙型肝炎疫苗(第2针)
3个月	脊髓灰质炎三型混合疫苗(复服),百白破混合制剂(第1针)
4个月	脊髓灰质炎三型混合疫苗(复服),百白破混合制剂(第2针)
5个月	百白破混合制剂(第3针)
6个月	乙型肝炎疫苗(第3针)
8个月	麻疹减毒活疫苗(初种)
1.5~2岁	百白破混合制剂(加强1针)
4岁	脊髓灰质炎三型混合疫苗(复服)
7岁	麻疹减毒活疫苗(复种)、吸附精制白喉、破伤风二联类毒素

除计划免疫的五种疫苗外,我国某些地区根据当地疾病流行情况,还实施下列预防接种。

1)乙型脑炎减毒活疫苗:初种年龄为 1 岁,注射一针,2 岁和 7 岁时再注射一针。于疾病流行前 1~2 个月开始接种。

2)流行性脑脊髓膜炎(流脑)菌苗:我国用多糖菌苗,每年 11~12 月份为 6 个月以上及 3 岁以内未接种过流脑多糖菌苗的小儿接种,皮下注射一针为基础免疫,完成基础免疫后第 2 年再注射一次,作为加强免疫。

(4)接种质量监测:包括疫苗效价监测;免疫成功率监测。

(5)疫情监测:包括疫情报告收集,调查和分析。调查包括病例调查、暴发调查和疾病漏报率调查等。

2. 计划免疫中四种疫苗的接种方法和注意事项

(1)卡介苗:本疫苗系用减毒的结核杆菌制成的活疫苗,为冻干剂型。本品为白色疏松体或粉末,按规定量加入稀释液后,应于 3 分钟内完全溶解成均匀悬液。

1)接种对象:健康的足月新生儿以及结核菌素试验呈阴性反应的儿童。新生儿出生后即可接种,其他年龄无论初种或复种,一般应作结核菌素试验,阴性反应者方可接种,阳性反应者无需接种。

2)接种方法:于上臂三角肌处作皮注射,剂量为 0.5mg。

3)接种后的反应:一般会引起发热反应。接种后 2~3 周局部出现小硬结,逐渐软化形成小脓疱,甚或形成脓肿,穿破皮肤形成浅溃疡(直径不超过 0.5cm),然后结痂,痂皮脱落后可留下永久瘢痕。

4)注意事项

a. 接种后 2~3 个月内仍宜严格避免与结核病患者接触,因新生儿初次接种卡介苗后,一般 8~14 周结核菌素试验呈现阳性反应,即机体产生有效的免疫力。

b. 有少数婴儿接种卡介苗后,引起同侧邻近腋下淋巴结肿大,直径不超过 1cm 者,属正常反应,无需处理;如果淋巴结肿大超过 1cm,且发生软化,又不能自行消退,可通过局部消毒,作局部抽脓。如果出现破溃流脓,局部溃疡可涂异烟肼粉,再用消毒纱布包扎,同时口服异烟肼每日 8~10mg/kg,连服 1~3 个月。切忌切开排脓,以防切口长期不愈合或引起继发感染。

c. 早产儿,难产儿,明显先天畸形,出生体重在 2500g 以下的新生儿,正在发热腹泻以及有严重皮肤病,湿疹的患儿暂时不能接种卡介苗。

d. 保存卡介苗时的温度高于或低于 4~8℃时,活菌数均会下降,必然会降低免疫效果。

e. 卡介苗注射器及针头为 1ml 专用注射器,不得用于其它注射。

(2)脊髓灰质炎三型混合疫苗:我国现在普遍应用的是 SabinⅠ、Ⅱ、Ⅲ型混合减毒活疫苗糖丸。

1)接种对象:2 个月以上正常小儿。

2)接种方法:口服,每次 1 丸。2 次服疫苗之间必须间隔 1 个月,因 1 次服疫苗至少排毒 30 日,在排毒期间影响另 1 次服疫苗的免疫应答。

3)接种后反应:本疫苗糖丸口服后一般无不良反应,极个别小儿可能出现皮疹、腹泻,无需治疗,1～2 日后即可自愈。

4)注意事项

a. 需用冷开水喂服,切勿用热开水或人乳喂服,以免影响免疫效果。

b. 近 1 周内每天腹泻 4 次以上的小儿,暂缓口服。

c. 要低温保存,零下 20℃可保存 3 个月以上。

(3)百白破混合制剂:本制剂是用百日咳菌苗,白喉类毒素、破伤风类毒素适量配合用等渗盐水稀释制成混合制剂。免疫成功可预防百日咳、白喉及破伤风。

1)接种对象:3 个月以上正常婴儿。

2)接种方法:皮下注射,婴儿满 3 个月注射第 1 针(0.5ml),4～6 周以后注射第 2 针(1ml),再隔 4～6 周注射第 3 针(1ml)。1.5～2 岁注射 1ml,作为加强免疫。由于 4 岁以后小儿患百日咳机会减少,7 岁时加强免疫不再使用百白破混合制剂,改用白破二联类毒素强化注射。

3)接种后反应:接种后 6～10 小时局部可有轻微红肿,疼痛发痒,少数小儿可有低热或全身不适,均为正常反应。如果体温在 38.5℃以上,局部红肿范围超过 5cm,可口服退热药,一般于 2～3 天内消退。

4)注意事项

a. 有惊厥史者或脑损伤史者禁用。

b. 如果注射第 1 针后,因故未能按时注射第 2 针,可延长间隔时间,但最长间隔期勿超过 3 个月。

c. 百白破混合制剂在保存和运输中的温度要求是 4～8℃。

d. 百白破混合制剂为乳白色悬液,含有吸附剂氢氧化铝。放置后有沉淀产生,使用时要充分摇匀。

e. 应备有 1:1000 肾上腺素,供偶有发生休克时急救用。

(4)麻疹减毒活疫苗:是将减毒的麻疹病毒株接种于鸡胚细胞上,待病毒繁殖后收集制成。

1)接种对象:8 个月以上未出过麻疹的易感儿童,7 岁时复种 1 次。

2)接种方法:接种剂量为 0.2ml,于上臂三角肌处皮下注射。注射前皮肤应用 75％乙醇消毒,接种后拔针时勿使疫苗沿针眼漏出,也不要用乙醇棉球压迫针眼。

3)接种后反应:接种后约有 5％～10％的小儿于第 5～6 天开始有低热或一过性皮疹,一般不超过 2 天即恢复正常;个别小儿可能出现高热,可行对症处理。

4)注意事项

a. 本疫苗不耐热也不耐冻,室温下极易失效,保存与运输的适宜温度为 4～8℃。

b. 正值发热或患结核病的小儿应暂缓接种。

(5)乙型肝炎疫苗:简称乙肝疫苗,目前我国生产和使用的乙肝病毒表面抗原氢氧化铝针剂疫苗分为重组(酵母)乙肝疫苗和重组(中国地鼠卵巢细胞 CHO)乙肝疫苗,均为单人份液体疫苗。抗原被吸附到白色氢氧化铝胶体颗粒上,为减少反应保证效果,使用前要充分摇匀。要求新生儿使用重组(酵母)乙肝疫苗,其他人群可自行选择疫苗接种。

1)接种对象、接种程序和接种剂量

a. 新生儿:对母亲为 HBsAg 阴性的新生儿,按 0、1、6 月龄采用 10-5-5μg 乙肝疫苗免疫;对母亲为 HBsAg 阳性的新生儿,三针均按 10μg 接种,(父亲为 HBsAg 阳性的新生儿按母亲为 HBsAg 阳性的接种剂量)。

b. 农村地区无条件筛查 HBsAg,应对全体新生儿按 10-10-10μg 接种乙肝疫苗。

c. 对婴幼儿和学龄前儿普遍接种乙肝疫苗。2 岁以下未接种乙肝疫苗者,可以免验接种。2 岁以上者均需筛查 HBsAg,抗-HBs、抗-HBc,如果 3 项均为阴性(包括仅有低滴度抗-HBs 者),应视为易感者,按 0、1、6 个月程序进行乙肝疫苗接种,接种重组(酵母)乙肝疫苗剂量为 10-5-5μg;接种重组(CHO 细胞)乙肝疫苗剂量为 20-10-10μg。

乙肝疫苗免疫程序为:全程接种 3 针,接种时间为 0、1、6 个月,新生儿即第 1 针在出生后 24 小时内尽早接种;第 2 针在第 1 针接种后 1 个月接种(1～2 月龄);第 3 针在第 1 针接种后 6 个月(5～8 月龄)接种。如果出生后 24 小时内未能及时接种,仍应按照上述时间间隔要求尽早接种。如果第 2 针或第 3 针滞后于按程序的规定,应尽快补种。第 2 针和第 1 针间隔不得少于 1 个月。如第 2 针滞后时间较长,第 3 针与第 2 针间隔不得少于 2 个月,并且第 1 和第 3 针的间隔要在 4 个月以上。其他人群免疫程序参见新生儿段。

2)接种方法:于上臂三角肌中部肌内注射。

3)接种反应:偶见注射部位红肿或疼痛、发热和头痛。不需任何处理。

4)注意事项:

a. 乙肝疫苗用前必须摇匀,如有摇不散的凝块则不能使用。

b. 乙肝疫苗的保存温度为 2～8℃,绝对不能冰冻。

c. 凡发热 37.5℃ 以上或为体质过敏者不予注射。

【预防接种的反应及其处理】

预防接种制剂即生物制品,对人体来说是一种外来刺激,活菌苗,活疫苗的接种实际上是 1 次轻度感染,死菌苗,死疫苗对人本是一种异物刺激。因此,有些制品在接种后一般都会引起不同程度的局部和(或)全身反应,接种后的反应可分为正常反应和异常反应两种。

1. 正常反应

(1)局部反应:一般在接种疫苗后 24 小时左右局部发生红、肿、热、痛等现象。红肿直径在 2.5cm 以下者为弱反应,2.6～5cm 者为中等反应,5cm 以上者为强反应,强反应有时可引起局部淋巴结肿痛,应进行热敷;前二者无需处理。

(2)全身反应:表现为发热,体温在 37.5℃ 左右为弱反应,37.6～38.5℃ 为中等反应,38.6℃ 以上为强反应。除体温上升外,极个别的有头痛,呕吐、腹痛、腹泻等症状。一般无需任何处理,高热、头痛者可口服解热镇痛剂。在接种活菌苗、活疫苗时,局部和全身反应一般在接种后 5～6 日才出现。目前所使用的预防接种制剂绝大多数局部反应和全身反应都是轻微的,也是短暂的,不需要做任何处理,经过适当休息,第 2 天就可以恢复正常。中等度以上的反应是极少的。全身反应严重者,可以对症处理,高热、头痛者可以口服解热镇痛剂。一般体温恢复正常后,其他症状自然消失。

2. 异常反应　一般少见。主要是晕厥,多发生在空腹、精神紧张状态中时行注射者,所以注射前要做好宣传教育工作,解除紧张心理。一旦发生晕厥,应让儿童立即平卧,保持安静,可以给热开水或热糖水喝,一般不需要使用药物,在短时间即可恢复正常。数分钟后不恢复正常者,可针刺人中穴,也可以皮下注射 1：1000 肾上腺素,剂量是每次 0.01～0.03mg/kg。仍不见效者应迅转院。

第六节　听 力 保 健

开展听力保健,首先进行听力筛查工作,尤其是对有听力高危因素的儿童。早期发现听力障碍儿童,早期诊断、早期治疗、对有言语障碍的儿童早期进行听觉言语训练,这非常重要。让听力障碍儿童经过治疗、听觉言语训练,能与听力正常儿童一起生活学习,健康成长。

[附] 听力高危因素

1. 耳聋家族史。

2. 近亲结婚史。

3. 母孕期感染史(如风疹病毒、疱疹病毒、流感病毒、巨细胞病毒、弓形虫病、病毒等)。

4. 母孕前有梅毒病史。

5. 新生儿头部或其他身体部位的畸形。

6. 出生体重小于 1500 克。

7. 严重新生儿黄疸。

8. 宫内窘迫或生后窒息、产伤。阿氏评分 5 分钟内 0～3 分。

9. 机械给氧时间 9 天以上。

10. 与感觉-神经性听损伤同时存在的综合征。

11. 睡眠过分安静,不怕吵闹。

12. 语言水平落后于同龄儿童。

13. 传染病史,脑膜炎、麻疹、流行性腮腺炎、猩红热等。

14. 反复发作的中耳炎。

15. 曾用过耳毒性药物(如:庆大霉素、链霉素、卡那霉素、林可霉素、小诺米星、水杨酸制剂、呋塞米、奎宁、氯喹等)。

16. 有头部外伤史。

【诊断要点】

1. 筛查工具与环境条件

(1)听力筛查仪:选用频率为 500～4000Hz。

(2)听力筛查环境需要安静,噪音低于 45dB(A 声级),周围墙壁无镜子。

2. 筛查时间及筛查方法

(1)新生儿:新生儿听力筛查在满月访视时进行。对"北京市母子保健健康档案"中有听力筛查结果记录的新生儿可免筛。

采用行为测听方法,主要观察听性反射。小儿取平卧位,检查者在相对安静的房间内,在小儿浅睡眠或清醒状态下检查,避开小儿的视线,按听力筛查仪说明所要求的距离分别左右耳给予声音刺激,观察小儿的听性反射。如果没有反应,间隔一分钟重复一次。两次中有一次有反应即为通过。给予频率为 1000～2000Hz 的声音刺激,强度为约 60～90dB(spl)。

几种听性反射:

1)Moro 反射:是一种明显的惊跳反射。表现全身抖动、两手握拳、前臂急速屈曲。

2）听睑反射：表现为睑肌收缩。

3）觉醒（睁眼）反射：婴儿欲睡时，听到声音后会睁眼或将半闭的眼睛大。

4）吸吮变化：听到声音小儿嘴呈吸吮状或在婴儿吸吮时给予声音，婴儿停止吸吮。

5）活动停止：当小儿活动或哭闹时，听到声音后立即停止。

6）皱眉动作：婴儿听到声音后皱眉或皱脸。

7）呼吸变化：听到声音，呼吸加速或屏住呼吸。

（2）婴幼儿：婴儿在8个月时筛查听力一次，1～2岁儿童在每年儿童大体检时筛查听力一次。采用行为测听方法，主要观察听觉反应。婴儿可由母亲抱在怀里或抱坐在膝上，检查者一手拿玩具吸引小儿，另一手避开小儿视线按听力筛查仪说明所要求的距离，分别左右耳给予50～60dB（spl）声音刺激，观察小儿听觉反应。听见声音后小儿眼睛或头转向声源。两次中有一次有反应即为通过。

（3）3岁以上儿童青少年：3岁以上儿童青少年每年体检时筛查听力一次。

采用行为测听方法。检查者于筛查前向受检者说明测查方法，并示范，请受检者听见声音后举手示意或做听声移物游戏。在受检者身后距儿一定距离（按所使用的听力筛查仪器说明），按500Hz、1000Hz、2000Hz、3000Hz或4000Hz分别左右耳给予声音刺激。每个频率给声后如无反应，间隔30秒重复1次，每个频率测试3次，其中2次有反应即为通过。

【治疗方案及原则】

1. 作听力筛查记录。

2. 听力筛查未通过者或疑有听力障碍者，由检查者填写转诊单转入相应的专科医院，经由持证专业医师治疗。

第七节　口腔保健

口腔保健旨在培养儿童良好的口腔卫生习惯，预防龋齿，降低龋齿发生率，提高儿童口腔健康水平。

【诊断要点】

1. 儿童定期健康体检时进行口腔检查，登记乳牙萌出情况和龋齿发生情况。

2. 龋齿检查结果在体检表中按牙式进行填写。

3. 发现龋齿，及时充填治疗。

【保健方案及原则】

1. 开展口腔卫生健康教育,培养儿童良好的口腔卫生习惯,预防龋齿。具体内容有:

(1)提倡幼儿饭后漱口,不宜饮用茶水。

(2)培养 2 岁以上儿童早晚刷牙的习惯。

(3)指导家长教孩子有效的刷牙方法。

(4)限制儿童吃糖量和次数,食用后应当刷牙。

(5)纠正儿童吮指、吐舌、咬唇或咬物、口呼吸、偏侧咀嚼等不良口腔习惯,防止各种牙颌面畸形。

2. 建立定期口腔检查制度。

3. 在口腔检查中发现龋齿、或同一位置的恒牙萌出、乳牙未脱落及牙外伤者,应及时转诊到有牙科的医疗保健机构,由有专业执照的医师进行充填及治疗。

第八节 眼 保 健

宣传眼保健重要性,普及眼保健知识,早期发现视力异常的儿童,及时矫正,减少儿童弱视发生率。早期发现弱视儿童,及时治疗,提高弱视治愈率。

【诊断要点】

1. 视力检查要求

(1)视力表:4 岁以上儿童使用国际标准视力表(或标准对数视力表)。

(2)检查方法:采用人工照明的灯箱式视力表,距眼 5 米,高度应为眼与视力表上 1.0(对数视力表 5.0)的视标行同一水平。遮盖一眼,但勿压迫眼球,分别检查两眼。检查时由最大视标开始每行选择最外边的一个视标依次向下。当儿童辨认发生困难时开始检查上一行全部视标。

(3)视力记录:儿童所测得的最佳视力,以能辨认出半数及半数以上视标的一行做记录。

2. 儿童视力异常筛查标准:4 岁儿童单眼裸视小于或等于 0.6;5 岁以上儿童单眼裸视小于或等于 0.8。

【保健方案及原则】

1. 开展视力保健健康教育

(1)宣传眼保健知识

1)室内光线充足,不在光线过强或过暗的环境下看书、画画。一次连续看书或画画时间不超过半小时。

2）培养儿童良好的看书、画画姿势。眼与书之间的距离保持 30～35cm，书与桌面应呈 30～40°角。

3）看电视时应距离屏幕大于其对角线 5～7 倍距离，连续看电视时间不超过半小时。

（2）预防眼病及眼外伤：指导家长对儿童的玩具和毛巾要经常清洗消毒，教育儿童不用脏手揉眼睛，发现眼病及时治疗，预防传染性眼病在家庭中蔓延。同时确保儿童安全的生活环境，防止眼外伤的发生。

2. 建立定期视力检查制度　对 4 岁以上儿童每年至少进行一次视力检查。早期发现异常，及时确诊治疗。

3. 转诊　当儿童单眼视力低，或双眼裸视相差 2 行或 2 行以上时，转诊到相应医疗单位由专业执照医师进一步检查、确诊和治疗。

［附］　意外伤害

儿童期意外伤害（childhood injury）是由意想不到的原因造成的对儿童身体和心理-精神的损伤或死亡。儿童期意外伤害是一组疾病，有它的发生规律和危险因素，可以预防。儿童期意外伤害是二十一世纪儿童期严重健康问题，目前在我国及世界各国已成为 0～14 岁儿童第一位死因。儿童期意外损伤是儿科学中的重要内容，也是儿科工作者应当掌握的知识。随着都市化和工业化进程的加速，儿童期意外损伤是提高生活质量和生命质量的一个关键危险因素。

【临床表现】
各种意想不到的原因造成死亡或身体、精神、心理-行为的损伤、残废。

【诊断要点】
包括机动车、非机动车、自行车等交通事故损伤；意外跌落，烧伤/烫伤；溺水，暴力（包括虐待），自杀等所导致的伤害。各种伤害的记分原则按照国际疾病分类（international category of disease，ICD-10）计算。

【治疗方案及原则】
按伤害分类和情况由相应专科进行急救。

【预防】
1. 建立常规的事故记录和报告系统　无论是交通事故，还是家庭中发生的事故，都有现场记录（包括相片、录像等），其中包括时间、地点、伤害部位、伤害程度（包括死亡）、损伤原因及来源、相应的心理学、社会学因素、环境因素及是否可以预防。对家庭、社会造成的影响，采取的治疗和处理措施。这个记录还要按系统和需要逐级上报和抄送有关单位，以备分析指导。

2. 宣传教育　通过电视、报纸、小册子、家长会、专门讲座等各种渠道和形式,对群众进行宣教,加深对意外伤害的了解、掌握预防、现场第一次救助的知识和技术。

3. 立法 根据社会生活发展的情况,及时立法,以降低意外伤害的发生率。

[附] 铅中毒

铅是对人体多系统,多亲和性毒物,主要是嗜胎盘和嗜神经毒物。严重环境铅污染及铅中毒可对胎儿生长发育,儿童青少年生长发育,心理行为发育,智力发育,潜能发展产生不可逆的损伤并保留终身。铅污染亦是成人期心血管疾病的一个重要危险因素。铅污染已不再是职业污染,它是我们生活中的常见污染源和危险因素。儿童期铅污染和损害的临床表现与成人职业病的表现有许多不同之处。在早期识别,检出儿童铅污染及损害时应加以特别的考虑。

保护中国儿童免受铅中毒伤害是儿科和儿童保健的一项长期基础性工作。从业者需经严格的专业训练后方能参加门诊。盲目追风开设门诊,滥用"驱铅药"可造成极其危险的后果。

【临床表现】

1. 一般状况 面色黄白,生长迟缓,体重不增,便秘,腹泻,或便秘腹泻交替,腹痛,恶心,呕吐,贫血(多为小细胞缺铁性贫血)。

2. 喂养-进食 胃纳低,拒食,偏食,挑食,异食,喂养困难。

3. 神经-精神 头痛,头晕,情绪不稳定,烦躁,不安,攻击行为,行为偏差,精神差,嗜睡,注意力不集中,认知能力下降,学龄儿进行性学习成绩下降,人际交流困难,障碍。

4. 免疫功能低下 反复呼吸道感染。

【诊断要点】

1. 病史 注意分析与铅污染和损害有关的症状,这些症状是非特异性的,但有其规律性,是可以指示高血铅状况。这些非特异性症状用常见病无法解释,经相关实验治疗无预期进步。注意分析铅接触史,无论职业性或非职业性接触都有直接指示意义。注意分析非特异症状与接触史之间的关系。

2. 症状及体征 均为非特异性症状。体征多为生长发育迟缓,营养不良,发育不良,体弱多病的表现。

3. 实验室检查 直接血铅测定。无法进行直接血铅测定时可使用间接法作红细胞内锌原卟啉测查。辅助检查:血红蛋白,血细胞比容,网织红细胞计数,血清铁,总铁结合率,转铁蛋白饱和度,血清铁蛋白等指示铁营养状况的指标。

4. 使用间接法测红细胞内锌原卟啉者按下列程序进行诊断：

(1)询问营养史和疾病史，检测血红蛋白、网织红细胞，除外铁缺乏和营养不良性贫血。有条件的单位可检测运铁蛋白等与铁营养有关的参数。

(2)投铁剂进行试验性治疗除外铁缺乏或营养不良性贫血(观察网织红细胞的治疗反应)。

(3)基本除外铁缺乏或营养不良性贫血后，ZPP 指示值(每克血红蛋白的锌卟啉)仍高于血铅可接受水平者进行非螯合药物驱铅，并观察驱铅反应。

5. 血铅水平分级：

1 级：	小于 100	$\mu g/L$	可接受水平	干预后复查	非药物驱铅
2-A 级：	100～149	$\mu g/L$	轻度铅中毒	每 3 个月复查一次血铅	非药物驱铅
2-B 级：	150～199	$\mu g/L$	轻度铅中毒	每 3 个月复查一次血铅	非药物驱铅
3 级：	200～449	$\mu g/L$	中度铅中毒	1 周内复查血铅	非/药物驱铅
4 级：	450～699	$\mu g/L$	重度铅中毒	48 小时内复查血铅	药物驱铅
5 级：	等于/超过 700	$\mu g/L$	极重度铅中毒	立即复查血铅	药物驱铅

6. 血铅可接受水平为 $10\mu g/dl$ (即 $100\mu g/L$，按 WHO/CDC 标准)，ZPP 值的对应值经换算为 $3\mu g/g\,Hb$ (即每克血红蛋白 3 微克锌卟啉)。

【治疗方案及原则】

1. 非药物驱铅　对血铅水平 1～3 级者除定期复查血铅水平外，应注意在儿科医生指导下对有贫血者补充含铁食品及药物；同时可给予较充足的维生素 C 及钙质摄入。

2. 药物驱铅　急性铅中毒或 3 级血铅水平以上者可使用二巯基丙醇或依地酸钠/钾等螯合物类药物驱铅(见有关药物/急救手册)。对不宜使用药物驱铅的儿童，亦可使用非药物驱铅。

【预防】

1. 经常洗手　一次洗手可以消除 90%～95% 附着在手上的铅，避免消化道摄入。特别要养成饭前洗手的习惯。

2. 清洗用具　凡是小儿可以放入口中的玩具，文具，或易舔触的家具均应定期擦洗去除铅尘。

3. 家庭扫除　定期作扫除，用水和湿抹布清洗室内，去除铅尘。食物和餐具加罩，遮挡铅尘。平日常开窗流通空气。

4. 个人卫生　家长(特别是职业接触铅或长期在街边工作的家长)按规定下班前洗手洗澡，进屋前更衣。小儿不去街边玩耍，或长期停留，避免吸入汽车尾气,铅尘。

5. 营养协助 少吃含铅食品(如松花蛋,爆米花),多吃含钙食品(如牛奶,乳制品,豆制品),含铁食品(如蛋,肉,血,肝),含锌食品(如肉,海产品),及含维生素C食品(水果、青菜)。定时进餐,不要不进餐,空腹时铅的肠道吸收率倍增。

第二章　营养障碍性疾病

第一节　儿童营养障碍

儿童营养学是研究有关小儿全身的生长、维持、修复过程或其中某一部分过程的总和的一个学科。儿童营养学与成人营养学的主要区别是儿童营养学面对生长发育这一基本生命现象，并将心理因素、生理因素与环境因素对营养过程和效应的影响看成同等重要。因此，儿童营养学包括了从生物化学到行为科学的各个领域。营养结局由营养素、营养行为和营养气氛三者共同作用综合影响而成。营养行为包括择食行为、喂养行为、进食行为，这是在进化过程中基因型与环境因素长期相互作用，逐渐养成的。营养环境包括自然界营养源供给、食物加工知识与技术、进食气氛等相关因素。营养结局包括人体测量学参数、生理-生化参数、功能-体能参数和精神-行为-心理状态等测量值所表达的人体生理-心理发育发展状况和健康水平。人体不是"试管"，儿童青少年处于活跃的生长发育阶段，营养结局不是营养素的叠加。营养行为和营养环境对儿童青少年的营养结局有极其重大的影响。儿科医生有必要明确认识到营养素及其衍生物，既可作为食物，并可同时具有药物和毒物的作用。营养素（特别是维生素和微量元素）的摄取应当遵守严格的生理学原则，即"生理需要量，生理途径"。"自然食物，均衡膳食，适度喂养，适量摄入"是儿童安全营养的重要原则。

【临床表现】

1. 见第一章第二节，生长发育之"诊断要点"。

2. 营养素，特别是维生素/微量元素不足，过量与中毒表现（详见有关营养素过量/中毒章节）。

【诊断要点】

1. 营养结局不佳　生长发育参数、生理-生化参数、生理功能参数异常者。

2. 营养行为不良　通过询问喂养史、观察喂养行为发现家长违反均衡膳食原则，不定时、定量喂养婴儿。较大儿童进食习惯不好，养成偏食、挑食、拒食、过食营养品、无限制零食等不良营养行为者。

3. 营养气氛不佳　儿童缺乏安静、平和的进食环境。经常处于压抑、紧张、挨骂、斥责、挑剔、忽视、甚至虐待的环境中。

4. 过量摄取营养素　特别是维生素、微量元素的营养史。

【治疗方案及原则】

1. 儿科医师应用行为矫正技术矫正不良营养行为。指导和培训家长关于营造良好营养气氛的知识和技术。

2. 教育家长在日常生活中应具备对预防营养素过量，特别是微量元素/维生素过量与中毒的认识。严格遵守关于维生素和微量元素摄入应当按照"生理需要量，生理途径"原则；营养素摄入应当遵循"自然食物，均衡膳食，适度喂养，适量摄入"的重要原则。

第二节　婴儿喂养不良

人类生长发育过程中营养物摄取要经历三种食物形态，即液体食物、半固体食物（泥糊状食物）和固体食物。在经过摄取这三种食物形态后，生长发育潜能是否能够得到最大、最佳表达，取决于喂养质量。喂养质量直接影响每个阶段儿童生长发育的水平和此后的生长态势。宫外生长发育没有"追赶式生长"，即由于喂养不良造成的前一个阶段而被压抑的生长潜能不可能在后一个阶段的生长中得到补偿。喂养质量受家长/看护人营养知识和技术多少、文化水平、经济状况、社会习俗、生活方式、宗教背景等诸多因素的影响。要根据实际情况进行相应的健康教育和指导培训。过去习惯使用的"断奶期喂养"和"辅食添加"应改为"换乳期喂养"和"泥糊状食物"等科学、准确的用语。

由于喂养不当，而不是由于疾病、贫困原因造成的生长发育偏离，称为喂养不良。长期喂养不当可以造成儿童饮食行为偏差，如偏食、挑食、异食/异嗜某种东西，继而形成行为-心理偏差。继而可产生消瘦，生长迟缓，矮个等生长发育方面的症状和营养不良的表现。

【喂养的方案及原则】

1. 液体食物（乳类食物）阶段　加强母乳喂养，有条件者可喂至一岁。对无法实施母乳喂养的婴儿，选用含DHA（22碳六烯酸）和AA（花生四烯酸）的配方奶（其中DHA和AA不得来自深海鱼油，不宜单独使用其中一种，而废弃另一种）。当母乳喂养不足时渐进地转换成配方奶喂养，在换乳期喂养应喂以配方奶，同时在生后4～6个月之间，根据儿童消化道生理成熟度及时喂食泥糊状食物。

2. 泥糊状食物阶段　生后4个月起应渐进式规则喂食泥糊状食物，先从蔬菜、水果、谷类开始,继以鱼、肉、禽、肝类。此阶段同时加强乳类喂养,在2岁以前,不宜用原奶(所谓"鲜奶")喂养,应继续服用配方奶以适应婴儿消化道生理成熟度和婴儿高生长速率对营养密度/营养强度的要求。2岁以后可使用原奶,养成"终生服奶"习惯,坚持每日服奶。

3. 固体食物阶段 坚持"均衡膳食、自然食物"的食谱编制原则,"定时、定点、定量"的进食原则,"安静、平和、宽松、愉快"的进食气氛原则进行喂养。

第三节 单纯肥胖症

单纯肥胖症是与生活方式密切相关,以过度营养,运动不足,行为偏差为特征,全身脂肪组织普遍过度增生、堆积的慢性病。单纯肥胖症是由遗传和环境因素共同作用而产生的。环境因素中生活方式和个人行为模式是主要的危险因素。

单纯肥胖症是儿童期严重健康问题和社会问题。单纯肥胖症对儿童心血管、呼吸功能产生长期慢性(有时是不可逆)的损伤。儿童期单纯肥胖症使儿童的有氧能力发育迟滞,提前动用心肺储备功能,降低体质健康水平,阻碍心理-行为发展,压抑潜能发育。除了上述生理损伤外,还造成儿童难以克服的心理行为损伤,使儿童的自尊心,自信心受到严重损伤,对儿童的性格塑造,气质培养,习惯养成有破坏性的负面影响。儿童期单纯肥胖症是成人期肥胖和心脑血管疾病、糖尿病、代谢综合征的重要危险因素。

儿童期单纯肥胖症的管理是建立在严格科学基础上,极其复杂的医疗管理,从业者必须经过专业训练(至少3年)才能开设门诊。不得追风盲目开设门诊,否则会出事故。

【临床表现】

1. 全身脂肪组织过度增加、堆积。

2. 有氧能力和运动能力下降。

3. 行为偏差 过度进食、偏食、挑食,过度偏嗜高热量食物。懒于体力活动、喜静坐式生活方式。人际交流少。

【诊断要点】

1. 在现场和临床上对单纯肥胖症进行诊断,首先要除外某些内分泌、代谢、遗传、中枢神经系统疾病引起的继发性肥胖或因使用药物所诱发的肥胖。

2. 作为慢性疾病,对单纯肥胖症的诊断依然需要从病史(包括喂养史、营养史),症状、体征、实验室检查等方面进行综合诊断。

3. 对脂肪组织进行测量,成为诊断单纯肥胖症的一项重要依据。有关诊断体脂含量的方法很多,目前建议使用的是身高别体重法进行体脂含量的诊断与分度。从数量上说,脂肪含量超过标准15%即为肥胖。这个数值若以体重计算约为超过标准体重20%时的全身脂肪含量即超过正常脂肪含量的15%。因此,目前定为超过参照人群体重20%为肥胖。这里说的参照人群体重是指由世界卫生组织推荐的,美国 NCHS/CDC 制定的身高别体重(weight for height),又称身高标准体重。结合皮下脂肪测量进行判定。

4. 肥胖分度

超重:大于参照人群体重10%～19%

轻度肥胖:大于参照人群体重20%～39%

中度肥胖:大于参照人群体重40%～49%

重度肥胖:大于参照人群体重50%

5. 体块指数(BMI 指数)/Kaup 指数

体块指数(BMI)＝体重(kg)÷身高(m)^2

Kaup 指数＝体重(g)÷身高(cm)^2

两指数意义相同。目前国际上建议在儿童中使用 BMI 筛选肥胖,界值点尚未统一。我国建议18为界值点。

【治疗方案及原则】

1. 治疗原则

(1)指导思想:以运动处方为基础,以行为矫正为关键技术,饮食调整和健康教育贯彻始终;以家庭为单位,以日常生活为控制场所;肥胖儿童,家长,教师,医务人员共同参与的综合治疗方案。医务人员监督下的治疗疗程至少为一年。

(2)儿童期不使用"减肥"或"减重"的观念,只使用"控制增重"作为指导思想。

(3)禁忌:儿童期肥胖控制禁止使用下述手段。

1)饥饿/半饥饿或变相饥饿疗法。

2)短期(短于3个月)快速减重。反复多次的减重/增重反跳循环。

3)服用"减肥食品","减肥药品"或"减肥饮品"。

4)手术等介入性手段去除脂肪或其他物理治疗(蒸汽浴、震荡、皮肤涂抹物化学制剂)。

(4)体重控制目标:近期目标。

1)促进生长发育(特别是线性发育),增重速率在正常生理范围内。

2)提高有氧能力,增强体质健康。

3)体育成绩合格。

4)懂得正确的营养知识,会正确选择食物,知道哪些食物和生活方式不利于控制体重。

远期目标:培养具有科学,正确合理生活方式,身心健康发育,没有心血管疾病危险因素的一代新人。

2. 治疗方案

(1)饮食调整方案:饮食调整不仅指对摄入热量进行严格计算和控制,有选择地进食或避免进食某些食物。还包括对摄食行为,食物烹调方式进行调整。对于年龄很小,或刚刚发生的轻中度肥胖者可按不太严格的饮食调整方案(informal intake modification)进行治疗。这个方案的内容包括:要求肥胖者多食含纤维素的或非精细加工的食物。少食或不食高热量,高脂,体积小的食物,油炸食物,软饮料,西式快餐,甜食,奶油制品等。食物切小块,进食速度减慢,小口进食。吃饭时间不要过长,吃饭时可适当和肥胖者说话,以分散其对食物的注意力。每次吃饭不要舔光盘子和碗。教会孩子如何正确选择适宜食物和不同食物间如何替代。鼓励孩子独立选择食物并在生活中独立地作出决定。

对于中重度肥胖对其摄食量应予适当限制。每日摄入热量 5 岁以下儿童为 600~800 卡,5 岁以上为 800~1200 卡,青春期为 1500~2000 卡。具体食谱可根据个人经济状况,口味,习俗,习惯来制定。视情况可以一日六餐制(早餐,午餐,晚餐,上午,下午和上床前的小吃)。蛋白质、维生素、矿物质和微量元素应充分供应。严格禁食易于造成脂肪堆积的食物。

控重显效后,进行维持期热量供应(见下表 2-1)。

表 2-1　肥胖儿童控重维持期热量摄入(卡/日)

年龄(岁)	男	女
5	1 350	1 300
6	1 400	1 370
7	1 600	1 450
8	1 650	1 500
9	1 750	1 600
10	1 800	1 700
11	1 900	1 800
15	2 400	2 100
18	2 500	2 200

(2)肥胖儿童的运动处方

1)设计原则:安全,有趣味性,价格便宜,便于长期坚持,能有效减少脂肪。

2)设计要素:将体重移动的耐力运动,在这些运动中距离比速度重要。肌肉力量训练和关节柔韧性运动。

3)运动形式:有氧运动,有氧运动与无氧运动交替,肌肉力量运动和技巧运动。

4)处方制定:

耐力训练:测试个体有氧能力。将峰强度控制在以代谢当量为单位的90%,平均强度为其60%～70%之间。寻得安全的界值点。把减脂的任务均匀分配到3个月之内。

力量训练:安排等张、等长、动力和离心力收缩训练。先测定最大肌力,然后按次极量安排。

关节训练:全身各个关节。

5)处方内容:包括运动强度,运动频率,运动时间,运动期限。运动强度以平均强度为主,一般为最大氧消耗的50%(约为最大心率的60%～65%)。运动频率为每周3～5次。运动时间为1～2小时。运动期限以3个月为一个阶段,一年为一个周期。

6)训练安排:每次训练必须先作准备活动(即热身运动),在每个训练活动间要有小休息。运动结束必须有恢复运动(即冷身运动)。身体不适/受伤时立即停止训练。必须教会自我保护技术。

(3)肥胖儿童的行为矫正方案

1)行为分析:通过与肥胖者访谈,与家长,教师座谈和观察分析确定基线行为。找出主要危险因素。

2)制定行为矫正方案:根据肥胖者行为模式总的主要危险因素确定行为矫正的靶行为,设立中介行为。制定行为矫正的速度,奖励/惩罚,正/负诱导等具体内容。

3)肥胖者记录行为日记:内容包括对刺激/刺激控制的第一反应,对行为矫正过程中的体验,困难、体会和经验。

4)座谈会:包括父母亲,(外)祖父母或其他儿童抚养人、看护人,教师等有关人员。以深入了解肥胖儿童的生活,学习环境,个人特点。同时,协助创造有助于肥胖儿童持续坚持体重控制训练的环境。

5)禁忌:①不要搞任何表达进步,成绩的活动。如:评比,达标,竞赛等。②充分认识到行为矫正过程中的反复,退步,甚至退出训练。不要讽刺,打击。更不能指责,挖苦。③注意保护个人隐私,不向家长说孩子不愿意讲的事。

【预防】

1. 人群一级预防　肥胖症的一级预防从两个方面着手,一是通过社会各种组织和媒介在人群中开展普遍的社会动员,使人们对肥胖症有正确认识(既不麻痹,又不紧张恐惧),改变不良的生活方式,饮食习惯和不合理的膳食结构等,使人群中肥胖症的危险因素水平大大降低,从而控制肥胖症的发生。另一方面是提高对危险因素易感人群的识别,并及时给予医疗监督,以控制肥胖症的进展。

2. 婴幼儿期预防　强调母乳喂养。人工喂养时按婴儿实际需要进行适度喂养。在生后 3 个月内避免喂固体食物。在生后 4 个月时,如果小儿已经成为肥胖,应注意避免继续摄入过量热卡。家长不要把食物作为奖励或惩罚幼儿行为的手段。

3. 学龄前期预防　养成良好的生活习惯和进食习惯。不要偏食糖类,高脂,高热食物。养成参加各种体力活动和劳动的习惯。比如,可以走路的场合不要坐车,上下楼要自己爬楼,不要坐电梯。养成每天都有一定体育锻炼的习惯。上述习惯的养成对一生的生活方式,特别是防治成人期静坐式生活方式都有重大影响。

4. 青春期及青春早期预防　这是一个关键时期,也是一个危险时期。特别对女孩,除了体脂增多,心理上的压力,担忧,冲突也增多。追求苗条体型,使不少女孩引发对减肥的错误认识,片面追求节食,禁食,盲目服用减肥食品或药品,造成损伤或死亡。这一时期健康教育的重点是加强对营养知识和膳食安排的指导,运动处方训练的指导,正确认识肥胖等。对于已经肥胖或可能肥胖的青年应由专业医师给予个别指导并且鼓励双亲参加,共同安排子女生活。

第四节　维生素 A 缺乏病

维生素 A 缺乏病在全球范围内,特别是第三世界国家里,依然是一个严重的公共卫生问题。主要影响儿童和孕妇。亚临床维生素 A 缺乏病即可使儿童生长发育迟滞、骨发育停止、降低体内铁吸收、贮存和利用。降低机体免疫力,增加小儿传染病、感染性疾病的发生率和死亡率。

【临床表现】

1. 生长发育　体重不增或增重差、线性生长迟缓。

2. 眼部　畏光、暗适应迟缓、夜盲、眼泪少、结膜干燥、毕脱斑、角膜干燥、角膜溃疡和角膜软化、失明。因颅骨发育障碍压迫神经,造成视力障碍。

3. 皮肤　粗糙或干燥呈鸡皮样或鱼鳞状变、脱屑、角化增生。

4. 机体抵抗力下降 非特异性免疫能力低下,反复呼吸道感染、消化道、泌尿道感染,久治不愈。T淋巴细胞发育障碍加剧感染性疾病的发生、迁延和预后差。

5. 骨骼和牙发育 骨发育不良或停止。牙萌出和牙质发育受阻。

6. 铁代谢 运铁蛋白合成降低,骨骼内红细胞缺铁。影响亚铁血红素合成,导致血红蛋白减低。常伴缺铁性贫血。

【诊断要点】

1. 病史、营养史、喂养史 有无偏食、挑食、拒食等不良饮食习惯。是否伴有消化道、急慢性或消耗疾病。有无长期反复感染性疾病、且久治不愈。

2. 具有上述各种症状。

3. 实验室检查 血浆维生素 A<0.35μmol/L 确诊为维生素 A 缺乏。<0.70μmol/L,>0.35μmol/L 为亚临床维生素 A 缺乏。

【治疗方案及原则】

1. 病因治疗 建立正确的膳食习惯,经常进食含维生素 A 的食物(见下,预防部分)。

2. 维生素 A 治疗 必须严格掌握适应证,严格控制用量、能口服的,不予肌注。

(1)有眼部症状或消化道症状者:肌注维生素 A、D 油剂,每日 0.5~1ml,连续 3~5 日后改为口服。(每支 0.5ml 含维生素 A 8000μg 即 25000IU,维生素 D 60μg 即 1500IU)。

(2)眼部症状消失后口服维生素 A,剂量:婴儿每日 450~700μg(1500~2000IU),儿童每日 700~1500μg(2000~4500IU)。

3. 对症治疗 眼部病变时用消毒鱼肝油和抗生素眼药水滴眼。角膜穿孔者速转眼科急会诊。

4. 严防维生素 A 中毒 只见于医疗不当,因食物致维生素 A 中毒少见。遇有中毒立即停药。

(1)急性维生素 A 中毒症状:颅内压增高症状:头痛、呕吐、意识障碍。发病 24 小时后全身皮肤脱落、眼底淤血性乳头。婴幼儿可见精神萎靡。兴奋、嗜睡、惊厥、前囟隆起,硬膜下腔积液。

(2)慢性维生素 A 中毒症状:慢性中毒的神经系统症状与急性中毒相似,另有全身乏力、肝脾肿大、食欲不振、呕吐、便秘;皮脂干燥、有瘙痒感、毛发和皮肤脱屑、皮脂溢出、口唇龟裂、舌痛,水泡。四肢疼痛而步行困难。

(3)中毒剂量:因个体差异很大,故使用维生素 A 补充要谨慎。

急性中毒:口服 30 万单位。

慢性中毒:连续每日口服10万单位六个月者。亦有报告每日口服2.5万~5万单位,一个月者出现中毒。

【预防】

目前推荐的维生素A缺乏防治战略是:饮食多样化,高剂量增补,食品强化和营养教育。

1. 扩宽饮食谱　经常进食动物性食物(肝、蛋、肉、奶)和绿叶、黄色蔬菜、水果。

(1)1~3岁小儿每天需要375μg视黄醇当量(又称维生素A_1)可以保持良好健康状态,儿童期和青春期维生素A需要量增加到800个视黄醇当量。

(2)哺乳期妇女需额外增加维生素A 300个视黄醇当量,以保证充足的维生素A分泌到乳汁中及补充乳儿的肝脏贮存,以预防小儿发生营养性失明和亚临床维生素A缺乏。

2. 食物强化的目的

(1)复原,即恢复食品加工处理过程中所损失的营养素。

(2)达到与某种食品的营养价值相等(如替代食品人造黄油、豆代乳品)。

(3)在食品中强化必要的营养素(以改正某种营养素缺乏或摄入不足)。

(4)为了某种特殊饮食需要而强化营养素,如:婴儿配方、低热饮食和医院营养制品。

(5)适于强化维生素A的食品有:人造黄油、植物油、谷粉(小麦、稻米、玉米)、甜饼干、曲奇饼、早餐谷物。乳、乳制品。一般每份食物维生素A的强化水平是100~350个视黄醇当量,相当于每天维生素A需要量的10%~35%。

3. 营养教育　均衡膳食是防止维生素A缺乏的最好途径,只要养成良好的营养行为和食谱宽泛,基本上是不会发生维生素A缺乏的。

第五节　维生素 D 缺乏病

由于先天体内贮存不足(早产、多胎、孕期营养不良),维生素D摄入不足(紫外线照射不足、饮食缺乏维生素D等)和慢性消化道疾病造成的维生素D吸收不良等多种原因造成的维生素D缺乏,是儿童期一个重要的健康危险因素,影响儿童生长发育、智力发育和身心健康。

【临床表现】

1. 维生素D缺乏性佝偻病　维生素D缺乏致钙、磷代谢紊乱,造成以骨代谢和发育障碍为主要表现的全身性疾病。

(1)早期:一般见于6个月以内的婴儿。主要是非特异性症状如夜惊、多汗、盗汗、烦躁、生长迟缓(生长速率低减)、进食差、睡眠不好。已有血生化改变。

(2)活动期:突出表现在骨骼营养和发育不良。

6个月以下婴儿:以颅骨体征为主,颅骨软化、方颅。

6个月以上婴儿:以长骨干骺端体征为主,肋骨串珠、手(足)镯、下肢、胸廓、脊柱畸形。前囟门关闭延迟。多种血生化改变。

(3)恢复期:经日光浴/紫外线照射或治疗后,临床症状减轻,骨骼病变恢复。不同程度血生化改变。

(4)后遗症期:多出现在2~3岁以后儿童,临床症状消失,血生化值恢复正常,但可见遗留的不同程度的骨骼畸形。

2. 维生素D缺乏性手足搐搦症 神经肌肉兴奋性增高而产生的一系列临床症状,主要见于小婴儿。主要原因是在维生素D缺乏的进程中甲状旁腺功能过度应激造成应答迟钝,不能有效调节血钙水平到正常范围。

(1)症状:突发无热性惊厥、喉痉挛、手足搐搦发作终止后一切如常。上述症状多见于冬春。

(2)体征:面神经征、腓反射和陶瑟症阳性。

【诊断要点】

1. 维生素D缺乏性佝偻病 症状仅供参考和提供诊断方向的线索和提示。主要诊断指标为血清25-(OH)D_3、血生化指标、X线骨骼干骺端变化。

(1)病史:营养史/喂养史,生活方式中存在有维生素D摄入不足、吸收障碍等原因。

(2)临床症状:1岁内典型或不典型的症状。

(3)实验室/影像学检查:

早期:血清25-(OH)D_3明显降低($<10\mu g/L$)、血磷降低,血钙可正常。长骨骨骺端X线可正常,可见钙化线不整齐或出现小沟。

活动期:血清25-(OH)D_3明显降低,甲状旁腺素水平增高,血钙稍低,血磷明显降低,碱性磷酸酶升高;长骨X线见骨干干骺端呈毛刷状和口杯状改变,骨骺软骨盘增宽,骨质稀疏。

恢复期:血生化仍不正常。长骨X线骨骺端临时钙化带重新出现为恢复的特征性标志。

后遗症期:血生化正常,骨骼X线正常。遗留不同程度的骨骼畸形。

2. 维生素D缺乏性手足搐溺症

(1)存在活动性佝偻病。6个月以下的婴儿、早产儿、人工喂养儿多见,春季发病多。

（2）抽搐：6个月以上婴儿多见，常为突发性，多数为全身抽搐，亦可局限于某一肢体或面部肌肉。抽搐次数较为频繁，神志清楚，不发热。

（3）手足搐搦　6个月以上婴儿常见。上肢手腕屈曲，手指伸直，拇指屈曲；下肢伸直内收，足趾下弯呈弓状。意识清楚。

（4）喉痉挛：见于婴儿。声门及喉肌痉挛吸气时发出喉鸣音，严重时可因窒息死亡。

（5）Chvostek征，腓反射、Trousseau征仅在检查时出现。

（6）血检查：血清总钙浓度<1.75～1.88μmol/L（7～7.5mg/dl），或钙离子<1.0μmol/L（4mg/dl）。

【鉴别诊断】

1. 维生素D缺乏性佝偻病需与下述疾病鉴别

（1）软骨营养不良：本病除有类似佝偻病的骨骼改变外，还有四肢和手短粗。X线检查长骨骨骺端变宽平滑整齐，血清钙、磷正常。

（2）各型佝偻病的鉴别：见表2-2

表2-2　各型佝偻病的实验室检查

病名	血清						氨基酸尿	其他
	钙	磷	碱性磷酸酶	25-(OH)₃	1,25-(OH)₂D₃	甲状旁腺素		
维生素D缺乏性佝偻病	正常(↓)	↓(正常)	↑(正常)	↓	↓	↑(正常)	（-）	尿酸↑
家族性低磷血症	正常		↑	正常(↑)	正常(↓)	正常	（-）	碱性尿 高氨低钾
远端肾小管性酸中毒	正常(↓)		↑	正常(↑)	正常(↓)	正常(↑)	（-）	
维生素D依赖性佝偻病								
Ⅰ型	↓	↓	↑	↓	↓	↑	（+）	
Ⅱ型	↓	↓	↑		正常	↑	（+）	
肾性佝偻病	↓	↑	正常	正常		↑	（-）	等渗尿 氮质血症 酸中毒

2. 维生素D缺乏性手足搐搦症

（1）与无热惊厥性疾病鉴别：①低血糖惊厥，多见于清晨空腹，血糖<2.2μmol/L；② 低镁血症 多见于小婴儿，常伴有触觉、听觉过敏，引起肌肉震颤或手足搐搦，血镁<0.58μmol/L（1.4mg/dl）。

(2)喉痉挛与急性喉炎鉴别:急性喉炎多伴有上呼吸道感染、声嘶伴犬吠样咳嗽和吸气困难。无低钙症状,钙治疗无效。

(3)与婴儿期癫痫(例如婴儿痉挛症)鉴别。

【治疗方案及原则】

1. 维生素 D 缺乏性佝偻病

(1)实施母乳喂养至少 6～8 个月。无法母乳喂养儿,使用含 DHA 和 AA 的配方奶。加强换乳期泥糊状食物喂养,保证均衡膳食,养成良好的进食行为(包括终生服奶的习惯)。加强户外运动。

(2)维生素 D 制剂治疗:注意"生理剂量、生理途径"的原则。以口服为主,重症有并发症或口服有困难者才考虑肌注,但一定要谨慎,不得超量,严防中毒。

早期:每日口服维生素 D 125～250μg(5000～10000IU)

活动期:每日口服维生素 D 250～500μg(10000～20000IU),连续一个月后改为预防量每日 10μg(400IU)。

重症有并发症或口服有困难者,经多方研究后慎重肌注。

早期:肌注维生素 D 一次 7500μg(300000IU),3 个月后改口服预防量。

活动期:肌注维生素 D 一次 7500μg(300000IU),可根据情况隔 1 个月重复一次,计 1～2 次,然后改口服预防量。

恢复期:遇恢复期在冬春季者,按初期处理。

已用足量 1～2 个月仍不见效者,应与抗维生素 D 佝偻病加以鉴别。有肝肾功能异常者宜选用骨化三醇或阿法骨化醇。

(3)钙剂:在维生素 D 治疗时每日服元素钙 400～600mg。

(4)矫形:加强体育锻炼(体操、游泳等)。

2. 维生素 D 缺乏性手足搐搦症

(1)紧急处理:保持呼吸道畅通。选用苯巴比妥钠、地西泮、水合氯醛等止痉。出现喉痉挛时作气管插管或气管切开。

(2)补充钙剂:10%葡萄糖酸钙 5～10ml 加等量 10%(或 20%)葡萄糖液静脉缓缓推入,速度不可过快。全量推入时间不得少于 10 分钟。必要时一日可重复 2～3 次;已有输液者,可将葡萄糖酸钙加入静点。病情稳定后改口服 10%氯化钙 5～10ml,每日 3 次,与等量开水稀释后口服,一周后改口服其他钙剂(元素钙 400～600mg)。伴有低镁血症时应补充镁,25%硫酸镁每次 0.25ml/kg,肌注,每 6 小时一次,直至症状控制。

(3)同时有维生素 D 缺乏性佝偻病者,于抽搐控制后用维生素 D 治疗。

【预防】

1. 母乳喂养,加强三浴锻炼(日光浴、水浴、空气浴);加强户外活动(包括小婴儿,冬季户外晒太阳等措施);养成"均衡膳食、自然食物、终生服奶"的良好营养行为。

2. 有维生素 D 缺乏危险因素的婴儿可口服维生素 D,于生后 1～2 个月开始每日口服维生素 D 10μg(400IU);早产儿自出生后半个月开始每日口服 20μg (800IU),自第 4 个月开始每日口服 10μg(400IU)。

3. 钙剂补充　自饮食补充钙仍不能满足需求的、有佝偻病危险因素的儿童在医师指导下"按需添加"钙剂。

【维生素 D 中毒】

长期大量或一次性/短期超量服用/注射维生素 D 可导致维生素 D 中毒。轻者早期表现为低热、烦躁、易激惹、厌食、恶心、呕吐、口渴、乏力等;重者有高热、多尿、烦躁、脱水、嗜睡、昏迷、抽搐。严重者有高钙血症和肾功能衰竭的表现如血钙、尿钙增加,长骨 X 线片显示钙化带过度钙化、骨皮质增厚,其他部位有异位钙化(主动脉弓、肾、脑、肺、肝等)。处理:立即停用维生素 D。限制钙剂摄入。用利尿剂增加钙排泄。口服泼尼松和氢氧化铝抑制肠道钙吸收。

第六节　碘　缺　乏

碘构成甲状腺素的主要成分。碘营养状况是促进神经细胞的分化、移行、神经微管的发育、树突分枝和树突棘的发育、成髓鞘、突触发育及神经网络的建立的决定性营养背景,这种营养支持对神经细胞发育的关键作用,在于促进其移行和分化。在脑发育期,因碘缺乏而使各种细胞成熟不同步,以及神经元之间的时空关系发育异常,导致异常神经通路的形成,脑细胞构成异常,并因失去相互营养支配作用而死亡。碘缺乏不仅是智力发育损伤的危险因素,还是体格发育,甲状腺、听力、生殖等多器官损伤的危险因素。碘缺乏的损伤是不可逆的、保持终生的。目前估计全世界有 110 个国家 16 亿人处于缺碘状况。机体所需碘 80%～90% 来自食物;其他来自饮水和食盐。婴幼儿很少或几乎不吃盐,主要从母乳中获得营养和碘;非母乳喂养的婴幼儿,近年有增多趋势,他们缺碘的危险性更大。但碘摄入过多可以引发高碘性甲状腺肿,应予以警惕。

【临床表现】

临床症状的表现和轻重取决于缺碘开始的年龄和程度、持续时间。

1. 胎儿期　早产、死产、流产、宫内发育迟缓。

2. 新生儿期甲状腺功能减退。

3. 儿童、青少年地方性甲状腺肿、地方性克汀病、单纯聋哑等。

4. 亚临床克汀病(轻度碘缺乏)　轻、中度体格、精神、运动发育迟滞。

【诊断要点】

1. 必要条件

(1)出生或生活在缺碘/低碘地区、无服用含碘食物、碘盐之饮食习惯和饮食行为。

(2)生母孕期缺碘,生/乳母母乳碘含量低。

(3)患儿有精神发育迟滞,轻度智力落后(4岁以下用丹佛发育量表,4岁以上智商为50~69)

2. 辅助条件

(1)神经系统障碍:①轻度听力障碍(电测听高频或低频异常);②极轻度语言障碍;③精神运动发育障碍。

(2)甲状腺功能障碍:①极轻度的身体发育障碍;②极轻度的骨龄发育落后;③激素性甲状腺功能减退(T_4降低,TSH升高)。

有上述必备条件,再有辅助条件中神经系统障碍,或甲状腺功能障碍的任何一项或一项以上,又可排除其它原因,如营养不良性疾病、锌缺乏等可能影响智力,中耳炎可能影响听力以及影响骨龄和身体发育的情况,即可做出诊断。

中、重度缺碘所致疾病见内分泌克汀病、地方性甲状腺肿和地方性克汀病章节。

3. 实验室和其他检查

(1)血 T_4、TSH 检测:T_4 降低,TSH 升高。正常 T_4 为 4.5~13.2μg/dl(RIA 法),TSH<10μU/L。

(2)甲状腺[131]I 吸收率:正常儿童 24 小时为 39.8%±8%,患者升高。

(3)尿碘:尿碘是缺碘的一个很重要又简单的指示指标,正常值为 70.06±37.32μg/g 肌酐,患者降低。

(4)X 线骨片:骨龄延迟。骨化中心出现迟缓。

(5)脑电图异常。轻度缺碘可出现阵发性同步 θ 波增多,重者出现脑发育不全等波形。

【治疗预防方案及原则】

1. 治疗

(1)饮食疗法:食用海带、紫菜等含碘食物以补充碘。

(2)碘剂:用于缺碘引起的弥漫性Ⅲ度甲状腺肿大且病程短者。

1)复方碘溶液 1~2 滴/日(约含碘 3.5mg)。

2)碘化钾、钠盐 10~15mg/日,连续两周为一个疗程,两个疗程之间间隔 3 个月,反复治疗一年。长期大量治疗可引起甲亢,应严加注意。

3)甲状腺素制剂:参见克汀病。

2. 预防 0～6 岁儿童每天碘的需要量为 $50～90\mu g$,卫生部制定的碘营养摄入标准为儿童不少于 $90\mu g$。

(1)碘营养补充以吃含碘食物为主,鼓励日常经常食用含碘食品。含碘的食物有鳝鱼,黄豆,红豆,绿豆,虾米,红枣,花生米,豆油,乌贼鱼,豆芽,豆腐干,百叶,菜油,鸭蛋。海产品如海带、紫菜含碘丰富;海鱼、虾、干贝、海参含碘量亦高。

(2)海盐和内陆盐也含一定量的碘。食盐中加碘是安全可靠而有效的方法,也是人群预防的基本措施,养成日常食用含碘食盐的良好习惯是纠正碘缺乏的正确途径。碘酸钾是联合国规定使用的标准碘源。

(3)碘化油:缺碘地区在医生指导下慎重使用碘化油(37%)0～12 个月者 0.5ml,1～45 岁 1ml,肌肉注射,注射一次可保持 4～5 年不致缺碘。对孕妇每次肌注 2ml。可以保证妊娠和哺乳期母体和胎/婴儿所需的碘量,有较好的预防缺碘性疾病的作用。如果过量会引起严重后果,故强调不允许超量,不允许在没有上级医师监督下擅自使用。

第三章　新生儿疾病

第一节　新生儿窒息

新生儿窒息是指出生时或生后数分钟无呼吸或呼吸抑制,肺不能充气,无血流灌注,导致缺氧,高碳酸血症及酸中毒,常合并低血压,组织有相对或绝对缺血。因正常分娩也经历一个缺氧的过程,目前尚无一个公认的定义。

【临床表现】

1. 宫内窒息　出现胎动增强,胎心增快或减慢,不规则,羊水可被胎粪污染。

2. 生后呼吸暂停,心率慢,发绀,苍白,肌张力低,活动差等。

【诊断要点】

1. 病史　凡有影响母体和胎儿间血液循环和气体交换的因素都会造成胎儿缺氧,娩出后不能发动呼吸。

(1)母亲因素:慢性高血压,妊高征,休克,贫血,血型不合,心脏病等影响带氧能力。胎盘早剥,前置胎盘,早产,过熟等胎盘因素及脐带血流中断,如脐带脱垂,绕颈等脐带因素;以及难产,头盆不称,急产,胎头吸引不顺利,胎位不正等。

(2)胎儿、新生儿因素:早产,多胎,宫内发育迟缓,分娩过程低氧血症使呼吸发动不良,气道梗阻,失血,宫内感染,先天畸形,中枢抑制,以及产妇用麻醉剂,镇静剂,手术创伤等。

2. 阿氏评分　新生儿生后 1 分钟及 5 分钟的阿氏评分(Apgar score)概括的反应了新生儿出生时情况,对诊断窒息和评价复苏效果很重要。(见表 3-1)

【复苏】

复苏目的是建立呼吸,确保肺泡通气,恢复血氧张力,恢复心脏正常跳动,保证重要器官供血。方法按我国参照国际通用方法所制定的 ABCD 复苏方案进行。

A:airway　使呼吸道通畅(置正确体位,吸口鼻分泌物,气管插管)

B:breathing　建立呼吸(触觉刺激,正压通气)

C：circulation　建立正常循环（胸外按压,用药）

D：drugs　药物治疗

E：enaluation 及 environment　评估与保暖

表 3-1　阿氏评分标准

体征	出生一分钟		
	0 分	1 分	2 分
皮肤颜色	青紫或苍白	肢端青紫	全身红
心率	无	<100 次/分	>100 次/分
呼吸	无	慢,不规则	正常
肌张力	松弛	四肢略曲屈	活动
反射	无	有动作,皱眉	哭

注:按 1 分钟评分标准分为轻、重两度,(0~3 分为重度,4~7 分为轻度)

5 分钟评分低于 7 分者,需在 20 分钟内,每 5 分钟评一次

1. 初步复苏

（1）保暖揩干,置正确体位,吸口鼻分泌物,吸气管内胎粪,轻微触觉刺激,以上操作应在 20 秒内完成,然后评估。

（2）评价呼吸:——有自主呼吸——评价心率（如心率>100 次/分,评价肤色（青紫吸氧,氧流量以 5L/min 为宜,距口鼻距离为 1cm 时,O_2 浓度约为 80%；

——无自主呼吸（或心率<100 次/分）复苏器正压给氧 15~30 秒——。

（3）注意点:操作者面对患儿头顶部,右手持气囊,左手扶面罩,摆最佳体位,肩下垫布 2~3cm。对揩干羊水及吸分泌物无反应,可弹足底或摩擦背部刺激呼吸两次,如无效,应用正压呼吸,不用其它过强刺激。

2. 复苏器正压通气给氧

（1）指征:初步复苏后无自主呼吸或心率低于 100 次/分。

（2）自动充气气囊复苏器已普遍采用,优点是快而操作简单。注意摆好体位,选择合适面罩,接好氧气。

（3）面罩安置:以拇、食、中指握面罩,无名指固定,使之密闭于口鼻,注意不要压眼及喉部。检查密闭性是以指尖压气囊,胸呈浅呼吸状,如扩张不好说明不密闭,有分泌物梗阻或压力不够应调整。方法包括:重放面罩,摆正体位,吸引,使口稍张开,增加压力等。如需较长时间的气囊面罩正压通气应插胃管。

（4）速率:40~60 次/分。

（5）压力:第一、二次稍高 30~40cmH_2O,以后只需 15~20cmH_2O,病肺 20~40cmH_2O。

（6）时间:正压呼吸 15~30 秒钟后测心率（6 秒心率×10）,可先触摸脐带搏

动,如摸不到,用听诊器数心率。

(7)评价心率——→心率:>100 次/分,如有自主呼吸,停止通气;

80～100 次/分(增加),面罩正压通气;

80～100 次/分(不增加),正压通气及心脏按压;

<80 次/分,正压通气(气管插管)心脏按压。

3. 胸外心脏按压

(1)指征:正压通气 15～30 秒后心率<80 次/分,或 80～100 次/分不增加。

(2)部位:胸骨下 1/3,两乳头连线中点下方。

(3)方法:拇指法较好,操作者双拇指并排或重叠于按压部位,其它手指围绕胸廓并托背部。深度:1.3～1.8cm,频率:120 次/分。

(4)应给予正压呼吸:胸外心脏按压时按 3∶1,给予正压呼吸,即每 3 次胸外按压后停一次,给 1 次正压通气,需两人操作。时间:30 秒,后测心率,如心率仍<80 次/分,进行气管插管,用药。

4. 气管插管术:

(1)指征:①窒息严重估计需长时间复苏,必要时生后立即进行气管插管,不必先用面罩复苏;②需气管内吸引;③面罩正压给氧无效;④疑为膈疝;⑤极或超低出生体重儿。

(2)准备工作:选管,接插头,插管芯,预备喉镜,吸引器,复苏囊,O_2 源等。

(3)操作:摆正体位,左手持喉镜,将镜片放入口中,沿舌与硬腭间中线向前至舌根,将镜片平行上提,见会厌软骨将镜片抵住会厌谷,可见声门开口,吸分泌物,右手持气管导管,从口腔右侧送入。术者或助手在喉外稍加压,以利暴露声门,插管入声门,看到导管上的声带线在声带水平取出喉镜,拔出管芯,接复苏囊,正压通气。听呼吸音,观察呼吸运动,证实插管位置。

(4)注意合并症:缺氧,心动过缓,呼吸暂停,气胸,损伤,感染等。

5. 胎粪污染羊水胎儿复苏

(1)头娩出后,肩娩出前立即按产科常规吸引分泌物及胎粪。对于活跃,胎粪不粘稠的婴儿这样处理后即可给氧观察,但对胎粪粘稠的婴儿还应做进一步处理。

(2)胎粪粘稠的婴儿肩娩出后,不用揩干,紧抱胸部以避免刺激呼吸,迅速吸口、咽部。

(3)气管插管吸引:窒息＋胎粪粘稠(或不太粘稠)者气管插管吸引。胎粪粘稠无窒息,婴儿活跃者应权衡利弊,如气管插管不困难最好气管插管吸引。吸引时应将气管插管边吸边拔出,用细吸痰管插入气管插管吸痰效果不好。

6. 复苏用药 用药目的是刺激心跳,增加组织灌注,维持酸碱平衡,(见表

3-2)。

表 3-2　复苏用药

药物	规格	剂量	指征、用法
肾上腺素	1：10000	0.1～0.3ml/kg	Ⅳ.ET. 快，5 分钟后可重复*
扩容剂	全血,生理盐水,5%白蛋白	10ml/kg	失血,低血容量体征
碳酸氢钠	5%	2～3ml/kg,Ⅳ	Ⅳ,慢(5min 以上)稀释一倍**
纳洛酮	0.4mg/ml	0.1mg/kg	呼吸抑制,每 4h 内用药史
多巴胺			从 5μg/(kg・min) 开始,可增至 20μg/(kg・min)***

　　* 肾上腺素应用指征:用 100% O_2 正压呼吸及胸外心脏按压 30 秒后,心率仍低于 80 次/分,或无心跳;

　　** 碳酸氢钠应用指征:用两次肾上腺素后心率仍低于 80 次/分,通气良好;

　　*** 多巴胺配制:每 50ml 溶液中应加多巴胺剂量:毫克数＝3×婴儿体重(kg)。用此溶液每小时输入的毫升数,即为 μg/(kg・min)数,如每小时输入 5 毫升即为 5μg/(kg・min)。可根据病情调整复苏持续时间:如 1 分钟阿氏评分为 0 分,正确复苏 15～20 分钟无反应,一般来说不必继续。因即使在此时间后有反应,死亡或有严重的不可逆的神经系统损伤的结局是不可避免的。

　　7. 复苏后常规处理:

　　(1)一般措施:①保暖,保持呼吸道通畅,观察皮肤颜色,脉搏强弱,末梢循环;②监测心率,呼吸,BP,血糖,血气等;③临床观察神经系统症状做 HIE 诊断及分度;④呼吸建立并规律后用头罩吸氧,可疑肺部合并症者拍胸片,病情需要用人工通气;⑤通气良好,皮肤仍苍白而血压正常或偏高,可先给氧,保暖,纠正酸中毒,血压低作血红蛋白,血球压积,有贫血者给 5～10ml/kg 新鲜血输入,无贫血者输白蛋白 5～10ml/kg,并用多巴胺 2～5μg/(kg・min)开始;⑥重症窒息者,一般禁食 3 天,输液量第一天一般 50～60ml/kg,逐渐加至 80～100ml/kg(第 3 天),全天液量 24 小时内均匀输入,给以 5%～10%葡萄糖,24 小时内除纠正酸中毒外,一般不用电解质。⑦记录首次排尿时间及尿量,查尿常规,比重等。注意胃肠道症状如呕吐,腹胀,观察大便性质,化验潜血。

　　(2)纠正代谢紊乱:①作血气分析,改善通气后 BE 仍低(＜－7)者,用碳酸氢钠按公式计算纠正;②监测血糖,维持血糖水平在 40～90mg/dl(2.2～4.96mmol/L);③急性肾损害:限制入量,仅补给不显性丢失加尿量,监测体重,血压,电解质尿素氮及酸碱平衡,供给足够热量。

　　(3)抗惊厥,纠正脑水肿(见缺氧缺血性脑病部分)。

第二节　新生儿呼吸暂停

新生儿呼吸暂停(apnea of newborn)指呼吸停止 20 秒以上,伴有发绀和心率减慢（<100 次/分），反复呼吸暂停，可致脑损伤，预后严重。

【临床表现】

主要表现为呼吸停止、发绀、心率减慢和肌张力低下。临床分为两类：

1. 原发性 多见于胎龄≤34 周或出生体重<1500 克的早产儿，77%在生后第二天开始。多由于神经发育不成熟，肌肉疲劳，低氧抑制等。

2. 继发性 肺部疾患，中枢神经系统疾患，全身性疾病，高胆红素血症，代谢紊乱，胃食管反流（GEF），贫血等。

【诊断要点】

1. 病史 多见于早产儿。如为足月儿，多有其他原发病史。

2. 呼吸停止>20 秒，伴有青紫，心率减慢≤100 次/分或肌张力低下者。

3. 实验室检查 血气分析有 PaO_2 下降、$PaCO_2$ 增高、SaO_2 下降；血糖、血钙、血钠、血培养、胸片等。

【治疗】

1. 轻症 触觉刺激。对触觉刺激反应好者，不必过多特殊治疗。

2. 氧疗 避免低氧及高氧。可用鼻导管，1～2L/分，维持 SaO_2 90%左右。

3. 持续正压（CPAP）呼吸 鼻塞或气管插管 CPAP（压力 3～$4cmH_2O$）可减少发作。一般不用间断强制呼吸（IMV），只在有呼吸性酸中毒，或开始治疗时以尽快使病情稳定。

4. 药物治疗 氨茶碱或咖啡因可减少发作次数及呼吸机的应用。

（1）氨茶碱：首次 5～6mg/kg（负荷量），12 小时后 2.5mg/（kg·d）分 2 次（维持量），不良反应有呕吐，喂养不耐受，心率快等。拔气管插管前应用氨茶碱已被临床广泛采纳，但对其效果仍有不同看法。

（2）咖啡因：10～20mg/kg（负荷量），2.5～5.0mg/（kg·d）（维持量），疗效与氨茶碱无差别，且不良反应少，每天只用一次，但药品来源有困难。

（3）其它：盐酸吗乙苯吡酮（doxapram）：作用于周围及中枢化学感受器，可用于治疗呼吸暂停，需静脉持续输入，效果与氨茶碱相似。为第二线药物。不良反应有高血压，易激惹，胃肠反应等。

5. 紧急处理过程中，应做检查找出呼吸暂停原因，进行病因治疗。

【预防】

极低出生体重儿呼吸暂停发生率高（约 70%）应注意预防。

1. 置俯卧位，避免颈部屈曲，暖箱温度调至中性温度低限，避免波动。

2. 少行咽部吸引，动作轻柔。

3. 24 小时监护至 34 周或无发作后一周，以早期发现。

4. 营养供给，减少肌肉疲劳，PCV<30% 应输血。

第三节　新生儿湿肺

新生儿湿肺（wet lung of newborn）又称新生儿暂时性呼吸加快，系由于肺液吸收延迟而使液体暂时滞留肺泡内，临床表现为呼吸增快、发绀等。

【诊断要点】

1. 病因　肺水吸收延迟引起的气道梗阻和活瓣呼吸。多见于剖宫产。低蛋白血症，母用大量镇静剂，脐带结扎晚等使肺水吸收延迟，间质水肿，后者又影响淋巴管吸收。

2. 临床表现　各胎龄儿均可发病，呼吸快 60～120 次/分，胸凹陷，呼吸少于 60 次者多有明显的呼气性呻吟。病情于 8～24 小时缓解，无合并症。

3. 胸部 X-线检查　肺血管影增加，叶间或肋膈角积液，过度透亮，心影大。

【治疗】

1. 一般病例无需处理。

2. 有皮肤发紫者给吸氧或 CPAP 有效。

第四节　新生儿肺透明膜病

新生儿肺透明膜病（hyline membrane disease，HMD）又称新生儿呼吸窘迫综合征（neonatal respiratory distress syndrome，NRDS），生后不久出现进行性呼吸窘迫，发绀和呼吸衰竭，多见于早产儿，病理以肺泡壁及支气管壁附有透明膜和肺不张为特点。

【病因】

1. 肺泡表面活性物质缺乏　肺泡表面有：由 II 型细胞产生的表面活性物质，主要成分为磷脂，蛋白质及糖，胎儿 22～24 周出现，35 周后迅速上升，功能是保持肺泡扩张，增加肺顺应性，早产儿及糖尿病母亲婴儿等缺乏表面活性物质导致肺泡萎陷。

2. 肺损伤　导致血浆蛋白漏出，抑制肺泡表面活性物质合成。

【临床表现】

1. 发病多为早产儿

2. 生后 4 小时内出现呼吸加快（＞60 次/分），胸凹陷，呼气性呻吟等呼吸窘迫症状。

3. 呼吸音正常或减弱，捻发音，呼吸暂停，低血压，四肢水肿，肺水肿，尿少等。严重病例进行性恶化，如无辅助呼吸，可能在 24 小时后死亡。需用辅助呼吸或有合并症的病例,恢复期可延后,甚至数周,尤其是极低出生体重儿。较轻病例,症状在 24~48 小时内达高峰,72 小时以后渐缓解。

【诊断要点】

1. 临床特点 有早产及糖尿病母亲等病史,有生后早期进行性呼吸困难、青紫、呼吸暂停、肺部啰音等。

2. X线检查 X-线片的特点是出现弥漫性网状颗粒状阴影及支气管充气征,根据严重程度分为四度:Ⅰ度为网状颗粒状阴影;Ⅱ度是在Ⅰ度的基础上出现支气管充气征;Ⅲ度心影已模糊不清;Ⅳ度为白肺,心界与肺组织无法区分,最为严重。CPAP 或人工通气可改变 X 线影像。

3. 化验检查 血气分析示血 pH 降低,PaO_2 降低,$PaCO_2$ 升高,代谢性酸中毒。

【治疗】

婴儿应收入 NICU,专人护理,尽量减少操作,保证患儿休息。

1. 保持中性温度环境,心肺监护,减少干扰。

2. 监测 PaO_2 及血氧饱和度(SaO_2):PaO_2 应维持在 6.67~10.6kPa(50~80mmHg),SaO_2 维持在 85%~95%。

3. 限制液体入量调整酸碱平衡,生后 48 小时内液量约 50ml/(kg·d),用 $NaHCO_3$ 纠酸应在通气良好情况下进行,有低血容量(代谢性酸中毒,末梢循环差,PCV 低)时,适量扩容,必要时用多巴胺。

4. 辅助呼吸 持续正压(CPAP)呼吸:有 RDS 可能时就可开始,可减少用呼吸机和慢性肺疾病(CLD)。病情重,吸氧浓度>60%情况下,PaO_2<6.67kPa(50mmHg),$PaCO_2$>8.0kPa(60mmHg)时,或反复呼吸暂停时,应及早应用间断强制呼吸(IMV)。有条件的,有指征者可考虑应用高频通气。

5. 外源性表面活性物质(PS)替代疗法

(1)组成及作用:由磷脂和肺表面活性物质相关蛋白组成,作用是降低表面张力,增加顺应性,稳定肺泡容积,改善通气/血流比例,减轻肺水肿,为内源性 PS 合成提供底物。

(2)指征:治疗:出生体重≥700 克 RDS 需呼吸机治疗的早产儿。

预防:胎龄 24~31 周有 RDS 危险的早产儿,有条件者可考虑应用。

(3)用法:①婴儿稳定(T,BP,酸碱平衡,PCV 等)调好呼吸机参数;②剂量及给药法:100(50~200)mg/kg,将悬液沿气管插管注入下部气管后以手气囊加压给氧 1~2 分钟,使药物分布均匀,然后连接呼吸机。给药后 PaO_2,SaO_2 常迅速上升,应进行调节。预防用一次(生后 15~30 分内),治疗用两次(生后 6 小时内),相隔 12 小时。

（4）副作用：给药时可出现呼吸暂停，心率慢。用药后肺血管阻力降低，可能增加脑室内出血（IVH）或肺出血的发生率。

【预防】

1. 预防早产。

2. 糖皮质激素应用：

（1）糖皮质激素促进肺结构及功能成熟，降低血管通透性，减少蛋白漏出，对心血管，肠道也有作用（降低 IVH，NEC 的发生）。

（2）孕妇＜34 周给母亲用糖皮质激素至少 24 小时效果最好，少于 24 小时也有作用。

3. ＜1000g 者，可用预防量人工合成肺泡表面活性物质。

第五节 胎粪吸入综合征

胎粪吸入综合征（meconium aspiration syndrome，MAS）又称胎粪吸入性肺炎（MAP）。

【临床表现】

常有窒息史，粪染羊水，生后不久出现呼吸窘迫，胸部隆起，肺部出现湿啰音，粗糙的支气管音或呼气延长，常有混合性酸中毒。

【诊断要点】

1. 发病因素　胎粪污染羊水（MSF）占所有分娩的 10%～15%，其中约 5% 发展为 MAS，与以下因素有关：

（1）宫内窘迫：母亲妊高征，第二产程＞2 小时长，胎心异常。

（2）其他高危因素：如胎龄大（＞40 周），宫内发育不良（IUGR），宫内感染导致早产儿发病，母吸烟，家族过敏史等。

2. 具有以上临床表现。

3. X 线检查　轻者：肺纹理加重，点片状影。中重者：典型的多样型改变，肺容量增加，横膈位置低，胸廓前后径增宽，可见斑片状或粗大的结节状影，两下肺比较明显，间以过度透亮区，还可见小叶或节段型肺不张及气漏。

【治疗】

1. 预防为主　常规产科吸引，头娩出后挤口鼻，吸引。

2. 气管插管吸引　窒息＋胎粪黏稠（或不太黏稠）者气管插管吸引。胎粪黏稠无窒息，婴儿活跃者应权衡利弊，如气管插管不困难最好气管插管吸引。

3. 体位引流，高浓度湿化头罩给氧，保持安静。

4. 持续正压（CPAP）呼吸。

5. 上述方法无效考虑应用间断强制呼吸(IMV),因病变不均匀,注意各项参数选择及调整。为防止气漏发生可用 SIMV,有条件的用较低频率(6～10Hz)的高频通气(HFOV)。

6. 广谱抗生素预防感染,用镇静剂,减少躁动,病情突然恶化应想到气胸的可能。

7. 用人工合成表面活性物质治疗重症 MAS 的效果尚需进一步临床证实。有持续肺动脉高压(PPH)用相应治疗。

第六节　新生儿感染性肺炎

新生儿感染性肺炎(infectious pneumonia)较常见,感染可以发生在出生前,娩出过程中及出生后。病原体主要为细菌及病毒,少数由真菌、衣原体、原虫引起。出生前感染包括孕妇妊娠后期感染经血行通过胎盘屏障进入胎儿循环,或羊膜腔感染,羊膜早破胎儿吸入污染的羊水;娩出过程因经过阴道时吸入污染的分泌物,出生后见于接触呼吸道感染者。其他部位感染经血行传播至肺或接受一些侵入性操作及应用抗生素、激素接触病原体机会多的住院患儿。

【临床表现】

1. 多数患儿有体温不升或发热,反应低下、拒奶等全身症状。

2. 气急、口吐泡沫、鼻翼扇动、吸气性凹陷、呼气性呻吟、发绀、呼吸暂停;少数表现为反应低下,口唇周围青灰、呼吸不规则、呼吸暂停、腹胀等;咳嗽症状可以不出现(尤其早产儿);新生儿早期 B 族溶血性链球菌有肺炎症状酷似新生儿肺透明膜病,衣原体肺炎起病缓慢,咳嗽较频,发绀、气急。

3. 重症较易发生呼吸衰竭。

【诊断要点】

1. 病史与体检　了解有无引起感染的相关因素。呼吸道合胞病毒在冬春季发病,常有接触史;出生前及娩出过程中感染常于出生后2～3天内出现症状,但衣原体肺炎要在生后 3～4 周或更晚发病。肺部听诊可闻及湿啰音或捻发音,但可以阴性。

2. 辅助检查

(1)X 线检查:

细菌性肺炎:表现为肺纹理增粗,边缘模糊小斑片状密度增深影,病变中间密度较深而边缘较浅,病灶可融合成片。金黄色葡萄球菌肺炎早期病灶亦是大小不等斑片状密度增深影,但其病变大小及范围短期内可明显变化,并可见大小不一薄壁圆形气囊,易并发脓胸、脓气胸。

病毒性肺炎：主要为间质性肺炎。位于支气管、血管周围的间质病变，呈现纤细条状密度增深影；位于终末支气管以下区域的肺间质病变，表现为短条状，相互交叉呈网状伴肺气肿。病变区可伴散在分布，大小不一斑片状泛阻塞性肺气肿为主要征象。

衣原体肺炎：明显肺气肿，两侧肺野弥散性间质浸润和斑片状肺泡浸润影。

(2)有条件作病原学检测（细菌培养、病毒分离、免疫荧光技术、酶联免疫吸附试验等快速诊断）。

(3)病情较重者应作血气检查，经皮测氧饱和度不能替代血气分析。

(4)血白细胞计数和分类、急性反应蛋白（如 CRP）对鉴别细菌性、病毒性有一定参考价值，沙眼衣原体感染可有嗜酸性粒细胞升高。

【治疗方案和原则】

1. 一般治疗　注意保暖、超声雾化吸入，经常翻身、拍背、吸痰，保持呼吸道通畅。注意水、电解质平衡与营养支持。

2. 抗生素的选用　原则上应根据可能的病原菌选用敏感的抗生素，对出生后早期感染的肺炎，可选用氨苄西林，每日 100mg/kg 和氨基糖苷类抗生素。但氨基糖苷类可产生耳、肾毒性，应用要有指征，并要严格掌握剂量与疗程。杆菌性肺炎，可选用哌拉西林或头孢呋辛。对院内获得性肺炎病菌耐药，可选用第三代头孢菌素，若为葡萄球菌性肺炎用万古霉素。对沙眼衣原体肺炎用大环内酯类抗生素。呼吸道合胞病毒用利巴韦林喷雾吸入。

3. 气管内冲洗　重症肺炎经反复雾化吸痰，症状仍不能改善，$PaCO_2 >$ 7.98kPa（60mmHg）并继续升高者，提示呼吸道分泌物较多而影响了通气，可考虑行支气管内冲洗，吸出气管和支气管内的分泌物。

4. 氧疗　气急、青紫者应供氧，一般头罩吸氧，如 FiO_2 0.6 而 $PaO_2 <$ 6.67kPa、$PaCO_2 < 8kPa$，自主呼吸有力者可予持续气道正压给氧。

5. 机械通气　凡有明显呼吸困难和发绀，或反复呼吸暂停，经多次吸痰、氧疗等治疗症状仍未改善，血 $PaCO_2 > 9.31kPa$（70mmHg）和 $PaO_2 < 6.67kPa$（50mmHg）者，需考虑机械通气。初调值为：PIP 1.96kPa（20mmH_2O），PEEP 0.29～0.3kPa（3～4cmH_2O），RR 40 次/min，FiO_2 0.6～0.8，I：E＝1：1～1.2，然后根据临床情况和血气分析调节。

6. 要警惕气胸、脓气胸、心力衰竭等并发症，及时诊断并给相应治疗。

第七节　新生儿肺出血

新生儿肺出血（neonatal pulmonary hemorrhage）是指肺部累积两个肺叶以上的

出血,肺出血常发生在多种严重原发病的晚期,或为临终前的表现之一。一般认为新生儿肺出血与冷伤、感染、左心衰竭及出凝血机制障碍等多种病理因素有关。

【临床表现】

半数以上生后 2～4 天发病,原发病突然加重,面色苍白,发绀,肢冷,休克,肺部细湿啰音增加,口鼻流出或从气管插管吸出血性泡沫样分泌物,临终前大量鲜血喷出。

【诊断要点】

1. 病因因素 肺出血是由于严重左心衰竭所致的出血性肺水肿,伴有毛细血管的漏出,红细胞进入肺泡腔所致。发病因素有:因大量左向右分流(如动脉导管开放)或快速的动、静脉血管收缩(如窒息,颅内出血)使肺动脉毛细血管压急剧增加;感染,寒冷损伤,先天性心脏病,液量过多,Rh 血型不合,DIC,氧中毒,小早产儿应用外源性表面活性物质等。

2. 具有以上临床表现特点。

3. X 线检查示网状或模糊片状影,严重者双肺普遍密度增高,有时呈白肺,心脏大。

【治疗】

1. 正压呼吸早应用 较高峰压及终末压,较快的呼吸频率,约 1 小时病情好转渐下调。

2. 肾上腺素(1∶10000)0.2～0.3ml/kg,巴曲酶(立止血)0.2KU/2ml,气管内滴入或 0.5KU/2ml,IV。

3. 纠正酸中毒及低血容量,输新鲜血。

4. 原发病的治疗。

5. 本病病死率很高,应注意预防。

第八节 气漏综合征

肺泡内气体外漏造成的一组疾病称气漏(air leak)综合征,根据气漏部位分为间质性肺气肿,气胸,纵隔气肿,心包积气,腹腔积气,气栓等。

【临床表现】

约 1％正常新生儿,10％RDS 患儿,20％～50％ MAS 患儿发生气胸。无肺疾病的新生儿自发性气胸多无症状,X 线检查偶然发现。有肺部疾病者常表现病情突然恶化,呼吸窘迫加重,呼吸音低,胸部丰满,严重者影响心排血量出现低血压,休克。

【诊断要点】

1. 病因　肺部疾病,正压呼吸急救,应用辅助呼吸等。

2. 具有以上临床特点。

3. 胸部 X 线检查为诊断依据,最好拍正侧位。必要时与先天大叶肺气肿或囊性腺病鉴别。

【治疗】

1. 对用呼吸机的新生儿,尤其是 MAS 患儿应密切观察病情变化。

2. 无症状者观察,症状轻的足月儿吸高浓度氧。

3. 用穿刺放气或闭式引流(第二肋间锁骨中线),高频通气(HFOV)。

【预防】

间质性肺气肿(pulmonary interstitial emphysema,PIE)是气漏的先兆,应避免呼吸机高峰压及呼吸次数。呼吸机抵抗者用镇静剂。

第九节　早产儿慢性肺疾病

早产儿慢性肺疾病(chronic lung disease,CLD)包括支气管肺发育不良(bronchopulmonary dysplasia,BPD)、Wilson Mikity 综合征及早产儿慢性肺功能不全(CPIP)。本节重点介绍支气管肺发育不良。

【病因】

早产儿肺发育不好,因氧中毒,气压伤,动脉导管开放(PDA)等而受损伤。晚利尿,液量多,维生素 A,维生素 E 缺乏,脂肪乳,宫内感染,解脲脲原体,炎性介质增高,家族哮喘史与发病有关。

【临床表现】

1. 重型　反复肺炎,阶段性肺不张,呼吸暂停,支气管痉挛,喘鸣,抗利尿激素不正常分泌综合征(SIADH),肺心病,猝死等。轻型:病变可逐渐吸收。

2. X 线　两肺持续存在树枝状阴影,间以不规则透亮区。

【诊断要点】

支气管肺发育不良的诊断标准为:

1. 生后一周内接受呼吸机治疗至少三天。

2. 呼吸窘迫持续至少 28 天。

3. 维持 $PaO_2 > 50mmHg$,需 O_2 28 天以上以及胸片异常。

【治疗】

1. 氧疗,机械呼吸　间断强制呼吸(IMV)。

2. 限制液体　约 120~150ml/(kg·d),呋塞米 1mg/(kg·d),IV 或 2mg/(kg·d)口服,每日 2 次,可隔日用。注意水电解质紊乱等不良反应。

3. 支气管扩张剂 最好选择雾化吸入。

4. 地塞米松 必须权衡利弊。有推荐用吸入治疗。

5. 其他 营养,高脂肪奶,输血,静脉注射丙种球蛋白(IVIG)等。

6. 恢复期,吸空气 40 分钟后,$SaO_2>92\%$,预示可能停氧疗。

7. 预后 出院后反复肺炎,喘鸣,呼吸道合胞病毒(RSV)为常见的感染。死亡率高。存活者至 2 岁有 80%胸片异常,明显神经发育落后占 25%~42%。

本病尚无完善定义,病因发病机制有争论,目前治疗方法使病情无明显好转,也不能改变病程及预后。预防主要靠产前糖皮质激素促肺成熟及产后表面活性物质替代疗法以及减少氧中毒,气压伤等。

第十节 新生儿惊厥

惊厥(convulsion)不是一种疾病而是一种症状,在新生儿时期发生率 0.2%~1.4%,胎龄越小发生率越高。惊厥可因中枢神经系统疾病所致,亦可继发于全身各系统疾病。由于新生儿神经系统的功能多在脊髓和脑干水平,细胞质和细胞膜分化不完全,缺少树突及突触间联系,髓鞘发育不完善等,新生儿惊厥临床表现复杂,甚至常常不易发现,与预后的关系较难判定。

【临床表现】

新生儿惊厥临床表现较复杂,有的惊厥仅在记录脑电图(EEG)时发现,而另外虽有惊厥的运动和行为现象却缺乏 EEG 表现,应把临床表现的"颤抖"与惊厥发作区别开(见表 3-3)。以下为新近 Volpe 提出的新生儿惊厥的分类。

1. 微小型 常表现为口-颊-舌运动,四肢踏车样运动,瞬间及呼吸暂停(此种呼吸暂停常伴 EEG 改变,可无心率下降)。早产儿较足月儿常见,且足月儿中大部分缺乏并发的脑电惊厥。值得注意微小型惊厥常被忽视,但是可能是明显大脑损伤的症状。

2. 阵挛型 是有节律且呈较慢速率的肢体阵挛性抽搐,包括局灶和多灶性,前者局限于身体一侧的某个部分,常不伴意识丧失,病理变化常为局灶性如大脑梗死,但新生儿代谢性疾病时也常表现为局灶型;后者则包括身体的几个部位,但移行方式则不固定。

3. 强直型 为肢体的强直性收缩,包括局灶和全身型,后者更常见,前者为一个肢体或躯干的不对称强直性收缩,后者则为上、下肢同时强直性伸展(去脑干体位)或上肢强直性屈曲下肢强直性伸展(去大脑皮层体位)。

4. 肌阵挛型 为快速率的上下肢屈曲性或多次同步性抽搐,包括局灶、多灶、全身型。局灶型为一侧上肢屈曲性抽搐,多灶型则包括几个部位的同步性抽搐,全身型则为上下肢对称性抽搐。

【诊断要点】

1. 临床特点

(1)病史:母亲健康状况,明确有无遗传代谢病史(糖尿病、甲亢、甲旁亢),围产史,用药史,是否近亲婚配,家族癫痫史等。

(2)体格检查:体格检查正确判断胎龄及发育营养状况,头颅大小,囟门张力及有无颅骨软化,黄疸,皮疹,肝脾肿大及神经系统体征。

表3-3 新生儿颤抖与惊厥鉴别

项目	颤抖	惊厥
运动情况	高频、低幅	低频、各种幅度
对刺激反应	刺激后出现或增强	无反应
对肢体屈伸反应	可消失	无反应

(3)惊厥出现的时间与惊厥原因:①生后24小时内多为缺氧缺血性脑损伤、严重的脑出血、低血糖、维生素 B_6 依赖。②生后24～72小时多为颅内出血/缺氧缺血性脑病、低血糖、低血钙、药物撤退综合征、低镁血症等。③72小时至一周,常见感染性疾病,如病毒性脑炎(柯萨奇B族病毒感染、巨细胞病毒、疱疹病毒及弓形虫感染)、化脓性脑膜炎、氨基酸代谢异常、核黄疸、新生儿甲状旁腺功能亢进、脑出血。

(4)几种遗传缺陷病

1)良性家族性新生儿惊厥:①常染色体显性遗传,无特异先天性代谢缺陷证据,家族成员中有新生儿期惊厥史。②惊厥常在出生第3天后出现,多发性但时间短暂,常伴有呼吸暂停。对惊厥药物反应不一,一般多在3周内自然停止。与给药或停药无关。③小儿后期生长发育正常,无进行性神经系统疾病证据。④14%家庭成员有癫痫发作。

2)色素失禁症(incontinentia pigmenti,Bloch-Sulzberger综合征):①外胚层遗传病,病变累及皮肤、牙、眼及中枢神经系统。显性伴性遗传,女性与男性发病比例约为20:1,男性患者常死亡。②皮肤异常为主要临床特征。30%～50%在出生时很快出现皮肤红斑及疱疹,类似大疱性表皮松解症,以肢体屈面及躯干侧面为多见,皮肤持续数月后代之以疣状突出皮疹,在6月～12月之内皮疹有色素沉着,多形状分布,以后颜色逐渐变淡或消失。③累及中枢神经系统者有惊厥发作,多在生后第1天,常发生在身体一侧,抗惊厥药物治疗有效。④30%患儿遗有智力落后、癫痫、偏瘫、脑积水等。

3)维生素 B_6 依赖:①常染色体隐性遗传,为谷氨酸脱羧酶缺陷。②生后常有多灶性肌阵挛性惊厥发作,很快进展为癫痫持续状态。③止痉药物无效,维生素 B_6 静脉注射 25～50mg 可立即止痉。本病需终生治疗。

2. 实验室检查

(1)测定血糖、钠、钾、镁、磷、血尿素氮、血细胞比容、血气分析,必要时作血、尿氨基酸和血氨分析。

(2)脑脊液分析除外出血和感染。

(3)宫内感染　血 IgM 及 IgG 测定,母亲及婴儿 TORCH 特异抗体 IgM 及 IgG 测定。

(4)影像学检查　X 线颅骨平片,头部 B 超及 CT 扫描、MRI 检查。

(5)眼底检查。

(6)脑电图检查。

【治疗】

1. 支持疗法　保温、保持呼吸道通畅、维持血气正常、纠正水电解质紊乱。

2. 病因治疗　迅速查明原因给予针对性治疗。惊厥原因不明者,可按以下程序短期内静脉给药:

(1)25%葡萄糖 10ml,速率 1.0ml/min,惊厥止者可能为低血糖。

(2)10%葡萄糖酸钙 2ml/kg 稀释一倍后静注,速率 1.0ml/min,注意心率。有效考虑低钙血症。

(3)维生素 B_6 50mg 静脉注射。

(4)以上无效则给止痉药物。

3. 抗惊厥治疗　抗惊厥药物长期应用对脑的成熟有害。急性脑损伤不需长时间给抗惊厥药物。止痉药物选择如下:

(1)苯巴比妥:为首选药物,负荷量 20mg/kg 静注,速率为 0.5mg/min(血浓度 $20\mu g/ml$),若无效可再加用 5～10mg/kg 静注(最大量可达 30～40mg/kg)。维持量 5mg/(kg·d)静注。其半衰期为 58～120 小时。

(2)苯妥英钠:苯巴比妥治疗无效时用,只能静脉注射或口服,不能肌注(不能达有效血浓度,刺激局部组织),黄疸婴儿慎用。负荷量 20mg/kg 静注(只能以生理盐水稀释),速度按 1mg/(kg·min)。12 小时后维持量 3～5mg/(kg·d)静注。

(3)地西泮:作用时间短,肌肉注射无效,黄疸患儿慎用,过量易导致呼吸抑制。用量每次 0.2～0.3mg/kg,可以注射用水稀释缓慢注射。

第十一节　新生儿缺氧缺血性脑病

新生儿缺氧缺血性脑病(hypoxic ischemic encephalopathy, HIE)是指围生

期窒息（主要是产前和产时）导致的脑缺氧和（或）缺血后的严重并发症。其基本病理改变为脑水肿、出血、细胞凋亡与坏死。病情轻重不一。重症患儿多遗有神经后遗症如脑瘫、癫痫、智力低下等。

【临床表现】

可分为三度：出生后 12～24 小时内常有以下表现：

（1）轻度：表现过度兴奋、拥抱反射稍活跃、肌张力正常。吸吮反射和前囟张力正常。持续 24 小时左右，3 天内多好转，预后良好。

（2）中度：嗜睡或迟钝，肌张力、吸吮反射、拥抱反射减弱，常伴惊厥，前囟门张力正常或稍饱满，可有轻度中枢性呼吸衰竭。多在一周内好转，反之预后严重。

（3）重度：昏迷，肌张力松软，吸吮反射、拥抱反射消失，频发惊厥，有瞳孔改变，前囟门紧张，伴有中枢性呼吸衰竭。病死率高，存活者多有后遗症。

【诊断要点】

1. 有围生期缺氧病史，如母亲有高血压、妊高征、胎儿宫内胎动增强、胎心增快或减慢、羊水被污染。出生后有窒息。

2. 有神经系统的症状体征

3. 颅脑超声检查　应动态观察。中、重度者脑室变窄或消失，脑室周围尤以侧脑室外角后方有高回声区（系白质软化、水肿所致）。

4. CT 检查　根据脑白质低密度范围可分为：

（1）轻度：散在、局灶低密度影分布 2 个脑叶。

（2）中度：低密度影超过 2 个脑叶，白质、灰质对比模糊。

（3）重度：大脑半球呈弥漫性低密度影，灰白质界限消失，侧脑室变窄。可伴颅内出血。

5. 磁共振成像（MRI）　能检出缺氧缺血性脑损害、脑实质局限性出血、多发性囊性脑软化、基底节出血、脑室周围软化，而且发现髓鞘形成是否延迟或异常，能判断其神经发育情况。

6. 脑电图及脑干诱发电位　脑电图表现为节律紊乱、低波幅背景波上的棘慢波暴发式或持续性弥漫性慢活动；出现"暴发抑制"、"低电压"、"电静息"则为重度缺氧缺血性脑病。听觉和视觉诱发电位亦能一定程度反映缺氧缺血后损伤。

7. 血清肌酸激酶同工酶（CK-BB）活性增高，反映脑组织损伤。

诊断应以临床检查项目为主，辅助检查可根据病情需要，并非每个项目均需作。

【治疗】

1. 支持疗法　对每一名患儿仔细观察、监测,采取措施维持机体内环境稳定。

(1)保持血气和酸碱平衡。

(2)监测血压和心率:如有血容量不足可输血浆 10ml/kg,必要时可滴注多巴胺每分钟 5～7μg/kg 或多巴酚丁胺每分钟 5～15μg/kg,维持血压、心率在正常范围。

(3)监测血糖:宜维持血糖在 4.5～5.0mmol/L(80～90mg/dl)。

(4)保持血细胞比容在 0.45～0.60。

2. 对症处理

(1)及时控制惊厥:负荷量苯巴比妥钠 20mg/kg,10 分钟内静脉缓慢推注或肌注。如未能止痉,间隔 15～20min 加用 5mg/kg,直至总负荷量 30mg/kg。给负荷剂量 12 小时后,给维持量每日 5mg/kg,分 2 次。有低钙血症可给 10％葡萄糖酸钙 2ml/kg,加等量葡萄糖液缓慢静注。

(2)脑水肿的治疗:无血容量不足时,最初 2～3 日入液量控制在每日 60ml/kg。颅内压明显增高时亦可用甘露醇 0.5～0.75g/kg 静注,每 6～8 小时 1 次,视疗效酌情维持;但有颅内出血者甘露醇慎用。地塞米松每次 0.5mg/kg,每日 2 次,一般用 2～3 日。

3. 止血药物　疑有颅内出血者可选用维生素 K$_1$ 每日 5mg,酚磺乙胺(止血敏)每次 10mg/kg,每日 2～3 次;卡巴克络(安络血)每次 125mg,每日 2～3 次,共 3 日。

4. 脑细胞代谢激活剂　选用胞二磷胆碱每日 0.1g,静滴 30～60min,10 日为一疗程。可用 1～3 疗程。该药在有活动性出血时不宜使用;脑活素每日 1ml,10 日为一疗程。这类药物主要适用于病情中度患者。

第十二节　新生儿颅内出血

颅内出血(intracranial hemorrhage,ICH)是新生儿常见的一种脑损伤,常因围生期缺氧或产伤而引起,<1500g 极低出生体重儿发生率较高。

【临床表现】

1. 小脑幕上出血或出血量较少时多表现兴奋症状,如烦躁、易激惹、凝视、尖叫、四肢肌张力增高,局部或全身抽搐,甚至角弓反张。

2. 出血量较多或以小脑幕下出血为主者常开始即表现抑制状态,如对刺激反应低下或无反应,四肢肌张力低,各种反射消失,呼吸暂停,嗜睡甚至昏迷。早产儿易引起室管膜下或脑室内出血,临床表现以抑制状态为主。

【诊断要点】

1. 病史 多有窒息或产伤史,足月儿常由于产伤引起,早产儿常由于缺氧引起。

2. 神经症状与体征

3. 实验室检查 脑室内出血或蛛网膜下腔出血时,腰穿为血性脑脊液,但腰穿放液后易加重出血,甚至导致脑疝,故应慎用。幕上硬膜下出血做前囟硬膜下穿刺可见血性液体。

4. 头颅 CT 与 B 超 可早期确诊出血部位及程度。

【治疗】

1. 支持疗法、对症处理同 HIE。

2. 止血药物 维生素 K_1 每日 5mg,酚磺乙胺每次 10mg/kg,每日 2～3 次;卡巴克络每次 125mg,每日 2～3 次,共 3 日。

3. 硬膜下穿刺 硬脑膜下出血者可行此穿刺术,每次抽出液量不超过 15ml,必要时手术治疗。

4. 腰穿放血治疗 蛛网膜下腔出血病情稳定后,参照 CT 检查,若出血量较多,宜腰穿放血,防止造成脑积水后遗症。

5. 出血后脑积水

(1)连续腰穿放脑脊液同时放出积聚的血液及增高的蛋白质,以降低脑室内压力,防止血块堵塞及粘连引起脑脊液循环的阻塞。一般在出生后 2 周左右开始,每日 1 次,每次放脑脊液 3～15ml。待 B 超复查脑室明显缩小、每次腰穿流出脑脊液少于 3ml,改为隔日 1 次或一周 2 次腰穿,至脑室大小正常或形态稳定为止。

(2)呋塞米每日 1mg/kg 与乙酰唑胺合用,后者开始每日 25mg/kg,可逐步加量,但不超过每日 100mg/kg。应用时注意电解质平衡及纠正代谢性酸中毒。

第十三节 新生儿黄疸

由于新生儿胆红素代谢的特点可引起新生儿生理性黄疸,这类黄疸在生后 2～3 天开始出现,4～6 天达高峰,峰值一般不超过 257μmol/L(15mg/dl),足月儿 10～14 天消退,早产儿 2～3 周消退,结合胆红素不超过 25.5～34μmol/L(1.5～2.0mg/dl)。小儿一般状况好,食欲正常。但有多种因素或疾病可引起加重黄疸,属非生理性,故对有黄疸(jaundice)的新生儿应区别其黄疸是生理性还是病理性。病理性者应查明病因。

【病因及临床表现】

1. 未结合胆红素血症

(1)胆红素产生增加:包括同族免疫性溶血(ABO、Rh、MN 等母婴血型不合);红细胞酶的缺陷如 G6PD 缺陷。丙酮酸激酶缺陷、己糖激酶缺陷;红细胞结构缺陷(遗传性球形红细胞增多症,遗传性椭圆形红细胞增多症);血肿或内出血;红细胞增多症,感染性疾病。

在我国同族免疫性溶血病,以 ABO 血型不合为多见,母为 O 型或 B 型,第一胎即可发生,在生后 1～3 天即呈病理性黄疸程度往往较轻。Rh 血型不合虽然较 ABO 血型不合少,但症状重,在出生时或生后 1～2 天即有明显症状,表现为胎儿水肿,黄疸重伴贫血,多见于母 Rh(－),婴儿 Rh(＋),亦可母婴均为 Rh(＋)但 E、e 或 C、c 抗原不合。

红细胞 G-6-PD 缺陷在我国广东、广西、福建、四川等地较多见,患者多数为男性、接触樟脑丸,服用维生素 K_3、K_4、川莲或窒息、酸中毒、细菌性感染等诱发溶血。

红细胞增多症指静脉血细胞比容＞0.65,见于宫内慢性缺氧,脐带延迟结扎,母-胎输血、胎-胎输血。

(2)葡萄糖醛酸转移酶活性不足:包括酶活性低下(早产儿、甲状腺功能减退症);酶缺乏(先天性非溶血性高未结合胆红素血症,即 Crigler-Najjar 综合征Ⅰ型、Ⅱ型);酶活性受抑制(母乳性黄疸,暂时性家族性高胆红素血症即 Lucey-Driscoll 综合征,感染性疾病),甲状腺功能低下患儿除黄疸消退延迟外,尚表现少哭少动,进食少,腹胀、脐疝,胎粪排空延迟等。

Crigler-Najjar 综合征Ⅰ型生后不久未结合胆红素即显著升高并超过 $340\mu mol/L(20mg/L)$,如不处理常发生胆红素脑病;Ⅱ型症状较Ⅰ型轻,黄疸出血现较晚,基本上不超过 $340\mu mol/L$。Luccy-Driscoll 综合征,母血中存在抑制葡萄糖醛酸转移酶活性的物质(激素),通过胎盘进入胎儿体内,该物质使新生儿出现高胆红素血症,胆红素常超过 $340\mu mol/L$。由于生后该物质不再进入新生儿体内,原有的渐消失,黄疸持续 2～3 周消退。

(3)胆红素"肠-肝循环"增加:包括胎粪排空延迟、肠梗阻、母乳性黄疸。

胎粪排空延迟可见于巨结肠、甲状腺功能减退,生后经胃肠道喂养迟或哺乳少,出生后 3 天后仍排胎粪。

肠梗阻者有呕吐物含胆汁,生后排胎粪。

母乳性黄疸机制未完全明确。目前认为与胆红素肠道重吸收增加有关,黄疸高峰在 7～14 天,但黄疸持续 1～3 月才消退,除黄疸外,小儿一般状况及进食、粪便均正常。

2. 结合胆红素血症

(1)先天性胆管闭锁

(2)先天性胆管扩张症

(3)遗传代谢病：半乳糖血症、果糖不耐受症、α_1抗胰蛋白酶缺乏症

(4)静脉营养

先天性胆管闭锁患儿在新生儿期粪便颜色可正常或淡黄色，黄疸持续且加重，粪便颜色逐渐变淡直至陶土色，而尿色变深，肝渐肿大、质硬。

先天性胆管扩张症　主要症状为腹痛、腹块和黄疸；症状发作多为间歇性，但很少在新生儿期发生。

遗传代谢病中半乳糖血症相对多见，患儿出生时无异常，但开奶后出现呕吐、腹泻、低血糖、肝肿大、黄疸等症状，停止含乳糖食品症状即改善、消失。

3. 混合型　未结合和结合胆红素均增高

(1)宫内感染：弓形虫、风疹及巨细胞病毒感染及梅毒。

(2)生后感染：败血症。

(3)重症 Rh 溶血病

(4)母糖尿病

宫内感染者均可出现高胆红素血症，但他们往往有其他症状，诸如早产或低出生体重儿、弓形虫、巨细胞病毒感染者小头畸形、颅内钙化点、脉络膜视网膜炎等，而先天性风疹患儿可伴有白内障、先天性心脏病等；先天性梅毒患儿则有皮疹、骨骼病变等。

【诊断要点】

1. 下列情况应考虑为病理性

(1)生后 24 小时内即出现黄疸

(2)血清胆红素$>255\mu mol/L$。

(3)血清胆红素值上升每 24 小时$>85\mu mol/L$。

(4)血清结合胆红素$>25.5\mu mol/L$ 或占血清胆红素$>15\%$。

(5)足月儿满 14 天、早产儿满 21 天仍有黄疸。

2. 根据血清总胆红素、结合胆红素水平判断是高未结合胆红素血症？高结合胆红素血症？或混合型？

3. 病史及提高检查提供的线索

(1)黄疸、贫血、脾切除及较早发生胆囊病的家族史，提示遗传性球形红细胞增多症；

(2)前一胎有黄疸、贫血史，提示同族免疫性溶血；

(3)前一胎有黄疸要考虑母乳性黄疸、Lucey-Driscoll 综合征；

(4)母孕期患病情况，有无糖尿病？感染性疾病要考虑先天性感染；

(5)出生时脐带延迟结扎,有可能红细胞增多;

(6)进食少或同时伴呕吐,可致肠蠕动少致胆红素肠-肝循环增加,但要分析进食少的原因:感染？畸形？代谢性疾病？喂养不当？

(7)小于胎龄儿,可能有红细胞增多症或宫内感染;

(8)小头畸形见于宫内感染;

(9)苍白见于溶血病或出血;

(10)头颅血肿或其他部位血肿;

(11)瘀点、瘀斑见于先天性感染、败血症、重症溶血病;

(12)肝脾肿大:见于溶血性疾病、先天性感染及肝脏疾病;

(13)脉络膜视网膜炎 见于先天性感染。

4. 黄疸出现时间对诊断有一定参考意义 生后 24 小时内出现明显黄疸者应考虑母婴血型不合溶血病或宫内感染;生后 2～3 天出现黄疸可以是生理性,若为病理性则可能为轻型 ABO 溶血病、新生儿早期感染等;生后 4～7 天出现病理性黄疸,可因感染、胎粪排空延迟、头颅血肿等;生后第 2 周黄疸不减甚至加重,除感染外尚应考虑母乳性黄疸及甲状腺功能减退,在我国南方地区 G-6-PD 缺陷发生率较高(主要为男性发病)是病理性黄疸重要病因,其黄疸出现时间多数在生后 2 周内。胆管闭锁、胆管扩张症常在新生儿后阶段引起高结合胆红素血症。

5. 伴随症状对诊断有帮助 溶血病往往有不同程度贫血,但血肿、内出血亦可致贫血、黄疸;感染者常有体温异常、食欲减退等症状,宫内感染有宫内发育迟缓、小头畸形、肝脾肿大、血小板减少等表现;胎粪排空延迟者在出生 3 天后仍排胎粪,但要除外巨结肠、甲状腺功能减退;母乳性黄疸见于母乳喂养者,除黄疸较深症状外无其他异常;肛管闭锁者粪便颜色转淡而尿色转深;甲状腺功能减退者,体温偏低,皮肤有花纹、进食少,脐疝、腹胀。

6. 病理性黄疸 小儿出现神萎、吸吮反射、拥抱反射减弱,要注意是胆红素脑病警告期的表现。

7. 母乳性黄疸 根据系母乳喂养儿且一般情况良好并排除其他病因。必要时暂停喂母乳 2～3 天血清胆红素有较明显下降。

8. 实验室检查

(1)贫血、网状细胞升高可见于溶血性疾病及出血。

(2)母婴血型不合溶血病,不能单以血型不合而确诊,应进一步检查证明婴儿红细胞被致敏:抗人球蛋白试验(直接法)阳性,并作释放试验以了解何种血型抗体,亦可检测婴儿血清中有无血型抗体。

(3)血涂片见球形红细胞除考虑球形红细胞增多症外,亦可是 ABO 血型不合溶血病,作进一步检查以确诊。

(4)怀疑细菌性感染应作血、尿培养;宫内感染作血清抗体检测。

(5)结合胆红素升高要尽早鉴别是胆管闭锁(外科性)或异常代谢病等内科疾病。下列检查结果提示为胆管闭锁:动态观察血清胆红素持续不变或上升,十二指肠降部引流液无胆红素和胆酸,超声显像胆总管显示不清,胆囊较小或缺如,静脉注射^{99m}锝放射性核素积聚肝内,肠道无放射性核素。

【处理】

1. 治疗引起病理性黄疸的基础疾病,并酌情选择下列措施以防止胆红素脑病的发生。

2. 降低血清胆红素 光疗、酶诱导剂(苯巴比妥、尼可刹米),交换输血均可降低血清胆红素,光疗及交换输血指征见表3-4、表3-5。酶诱导剂呈现效果较慢,早产儿效果差,不能作为主要治疗方法,但可治疗 Crigler-Najjar 综合征 Ⅱ型;提早开奶促使胎粪排空,胎粪排空延迟者灌肠均可减少胆红素经肠壁再吸收。

3. 减少胆红素生成 通过交换输血换出抗体和被致敏的红细胞;控制感染;G-6-PD 缺陷者避免用具氧化作用的药物;红细胞增多症者作部分换血。重症溶血病早期静脉滴注丙种球蛋白 1g/kg,可抑制溶血过程。

4. 保护肝脏酶活性 控制感染,纠正缺氧。甲状腺功能减退者替代治疗。

5. 增加白蛋白与胆红素的连接 适当输血浆或白蛋白,禁用有夺位作用的药物(磺胺异恶唑,苯甲酸钠),避免寒冷及饥饿以防止体内游离脂肪酸增高起夺位剂作用。

6. 防止血脑屏障暂时性开放 及时纠正呼吸性酸中毒及缺氧,避免高渗性药物快速注入。

7. 新生儿黄疸干预推荐方案(中华儿科杂志,2001,399(3):185~186)如下:

表3-4 不同出生时龄的足月新生儿黄疸干预推荐标准

时龄 (h)	总血清胆红素水平($\mu mol/L$)			
	考虑光疗	光疗	光疗失败换血	换血加光疗
~24	≥103(≥6)	≥154(≥9)	≥205(≥12)	≥257(≥15)
~48	≥154(≥9)	≥205(≥12)	≥291(≥17)	≥342(≥20)
~72	≥205(≥12)	≥257(≥15)	≥342(≥20)	≥428(≥25)
>72	≥257(≥15)	≥291(≥17)	≥376(≥22)	≥428(≥25)

注:括号内数值为 mg/dl 值,1mg/dl=17.1$\mu mol/L$

表 3-5　不同胎龄/出生体重的早产儿黄疸干预推荐标准（总胆红素界值，μmol/L）

胎龄/出生体重	出生~24h		~48h		~72h	
	光疗	换血	光疗	换血	光疗	换血
~28 周/ <1000g	≥17~86 (≥1~5)	≥86~120 (≥5~7)	≥86~120 (≥5~7)	≥120~154 (≥7~9)	≥120 (≥7)	≥154~171 (≥9~10)
28~31 周/ 1000~1500g	≥17~103 (≥1~6)	≥86~154 (≥5~9)	≥103~154 (≥6~9)	≥137~222 (≥8~13)	≥154 (≥9)	≥188~257 (≥11~15)
32~34 周/ 1500~2000g	≥17~103 (≥1~6)	≥86~171 (≥5~10)	≥103~171 (≥6~10)	≥171~257 (≥10~15)	≥171~205 (≥10~12)	≥257~291 (≥15~17)
35~36 周/ 2000~2500g	≥17~120 (≥1~7)	≥86~188 (≥5~11)	≥120~205 (≥7~12)	≥205~291 (≥12~17)	≥205~239 (≥12~14)	≥274~308 (≥16~18)

注：括号内数值为 mg/dl 值，1mg/dl=17.1μmol/L

新生儿溶血病，窒息、缺氧、酸中毒（尤其是高碳酸血症）、败血症、高热、低体温、低蛋白血症、低血糖等均为易发生胆红素脑病的高危因素，应尽早干预。

"光疗失败"是指光疗 4~6 小时后，血清胆红素上升速度仍达每小时 8.6μmol/L。

血型不合溶血病交换输血血源选择：

ABO 血型不合者采用 AB 型血浆，O 型血细胞混合的血。Rh 血型不合者采用 Rh 血型同母亲（例如由抗 D 抗体引起的溶血病应输不含 D 抗原的血；由抗 E 抗体引起者则不输入含 RhE 的血），而 ABO 血型同患儿的血。

8. 纠正贫血　新生儿溶血病早期贫血（往往有胎儿水肿）采用浓缩血换血。

不论是否进行过换血治疗，要注意（尤其是 Rh 溶血病）在出生后 2~3 周是否有晚期贫血及其进展情况。若小儿因贫血而体重不增、心率增快、呼吸快等症状可酌情输血（血源选择如前述）。重组人类红细胞生成素 150IU/kg，能减轻"晚期贫血"程度、缩短病程。

第十四节　新生儿贫血

新生儿生后 2 周内静脉血血红蛋白≤130g/L，毛细血管血血红蛋白≤145g/L 可诊断新生儿贫血（anemia of the newborn）。足月儿生理性贫血在生后 2~3 个月发生，早产儿生后 3~6 周即可出现。新生儿病理性贫血由出血、溶血、红细胞生成障碍三种原因所致。

一、早产儿生理性贫血

早产儿出生时脐带血血红蛋白值与足月儿相近，但贫血发生早且重，胎龄越小贫血程度越严重,持续时间越长。主要由于促红细胞生成素浓度低所致。

【临床表现】

1. 贫血症状 苍白、喂养困难、体重不增、气促、心动过速、呼吸暂停等。

2. 浮肿 少数病例有下肢、足、阴囊、颜面轻度浮肿。

【诊断要点】

1. 具有以上临床表现

2. 实验室检查

(1)血常规 正细胞正色素贫血,网织红细胞正常或升高。

(2)血浆促红细胞生成素 正常 $4 \sim 25 IU/L$,早产儿降低且与贫血程度不成比例。

(3)血清铁蛋白 正常生后 3 个月前 $194 \sim 238 \mu g/L$,低于 $10 \sim 20 \mu g/L$ 提示缺铁。

【治疗】

1. 输血

适应证:①短期内失血量超过总血量 $5\% \sim 10\%$。②生理性贫血最低点(生后 $4 \sim 12$ 周)伴贫血症状或血红蛋白 $\leqslant 70g/L$,可输新鲜血每次 $5 \sim 10ml/kg$,或输注浓缩红细胞,红细胞压积升至 0.35 症状可缓解。

2. 铁剂 体重增长 1 倍后开始补铁,元素铁用量 $2mg/(kg \cdot d)$,相当于 2.5%硫酸亚铁 $0.4ml/(kg \cdot d)$,疗程 6 周~8 周,同时加用维生素 C。

3. 维生素 E 早产儿 3 个月内用维生素 $E10 \sim 15mg/(kg \cdot d)$,预防维生素 E 缺乏所致贫血。

4. 补充各种维生素

(1)叶酸:预防量 $25 \sim 50 \mu g/d$,治疗量 $1 \sim 5mg/d$,共 3 周~4 周。

(2)维生素 B_6 需要量 $0.3 \sim 0.5mg/d$,治疗量 $2mg/d$。

(3)维生素 C:生后第 2 周起用 $100mg/d$。

5. 重组人类红细胞生成素(rhuEPO)

国外报道可给予 $200 \sim 400IU/kg$,每周 3 次静注,治疗期间应补充铁 $3 \sim 6mg/(kg \cdot d)$ 及维生素 E。但治疗确切剂量、疗程及不良反应尚待研究。

二、失血性贫血

可发生于产前、产时或生后,产前失血见于胎-母输血,胎-胎输血,胎-胎盘输血。产时失血见于前置胎盘、胎盘及脐带畸形等。生后失血由产伤、窒息引起,如巨大头颅血肿,颅内出血,肝脾破裂和新生儿出血症等。

【临床表现】

1. 急性失血　多为产时失血,生后不久苍白、烦躁不安,呼吸浅快、不规则甚至呼吸窘迫、心动过速、脉搏细弱。出血量多时有休克症状,一般无肝脾肿大。

2. 慢性失血　多为产前失血,显著苍白但呼吸窘迫不明显,偶见充血型心力衰竭,多有肝脾肿大。

【诊断要点】

1. 具有以上临床表现

2. 实验室检查

(1)血常规检查　急性失血为正细胞正色素贫血,慢性失血为小细胞低色素贫血。

(2)单卵双胎间血红蛋白相差>50g/L,数值低者为失血儿。

(3)母血片红细胞酸洗脱试验找到胎儿红细胞或母血 HbF>2%,为胎-母输血。

【治疗】

1. 输血　首选新鲜血,需血量(ml)=体重(kg)×要求提高血红蛋白值(g/L)÷10×6。输浓缩红细胞则为需要量的一半。总量分次输入,每次 5~15ml/kg。

2. 铁剂　元素铁 2~3mg/(kg·d)相当于 2.5%硫酸亚铁 0.4~0.6ml/(kg·d),分 3 次口服,疗程 3 个月,同时加服维生素 C,应在两次喂奶间服用。

3. 治疗并发症　积极抗休克,抗心衰,有外科指征时外科止血。

三、溶血性贫血

溶血性贫血包括:①免疫性溶血性贫血:新生儿溶血病(ABO 或 Rh 血型不合),母自身免疫性溶血,药物性溶血。②红细胞膜缺陷:遗传性球形、椭圆形、口形红细胞增多症。③红细胞酶缺陷:葡萄糖-6-磷酸脱氢酶,丙酮酸激酶,葡萄糖磷酸异构酶缺乏症等。④红细胞分子缺陷:如地中海贫血等。⑤获得性溶血性贫血:见于各种病毒、细菌等感染,弥散性血管内凝血,维生素 E 缺乏等。

【临床表现】

1. 黄疸　新生儿溶血病生后 24 小时出现并进行性加重,酶缺陷性溶血常在生后 3~4 天出现。

2. 贫血　轻重不一。

3. 肝脾肿大　轻度溶血者无或轻度肿大,严重如胎儿水肿明显肿大。

4. 胆红素脑病　血清胆红素>342μmol/L 易发生。

5. 胎儿水肿　主要见于 Rh 溶血,全身浮肿、胸腔积液、腹水、心率快、心音低钝、呼吸困难等,病情严重可为死胎。

【诊断要点】

1. 具有以上临床表现

2. 实验室检查 见新生儿溶血病节。

【治疗】

1. 病因治疗

(1)避免产伤、缺氧和使用导致溶血的药物。

(2)防止感染。

2. 高胆红素血症治疗 参阅新生儿溶血病节。

3. 纠正贫血

(1)急性期严重贫血输浓缩红细胞,抗心衰,利尿。

(2)急性期后补充叶酸,维生素 E 等造血物质。

四、红细胞生成障碍性贫血

新生儿期见于:①先天性纯红细胞生成障碍。②运钴胺Ⅱ缺乏。③难治性铁幼粒细胞贫血综合征。后两者极少见,前者病因不明,起病缓慢,25%生后即有贫血,50%生后 6 个月发病,90%生后 1 岁发病,常合并先天畸形。

【临床表现】

进行性白,精神萎靡,食欲不振,甚至心力衰竭,多无肝脾淋巴结肿大,无贫血及出血倾向。

【诊断要点】

1. 具有以上临床表现

2. 实验室检查

(1)血常规:中度贫血,网织红细胞<2%。

(2)血清铁增高,总铁结合力降低。

(3)骨髓检查:红细胞系增生减少或极度低下,粒细胞系和巨细胞系正常。

【治疗】

1. 糖皮质激素 泼尼松 2mg/(kg·d),分次口服,4 周~6 周血红蛋白达正常水平后渐减量。

2. 输血 维持血红蛋白 70g/L,反复输血可致含铁血黄素沉着症,予输注去铁敏 20mg/(kg·d),同时加用维生素 C。

3. 脾切除 需长期反复输血的脾功能亢进患儿,切脾后可减少输血次数。

第十五节 新生儿出血病

新生儿出血病(hemorrhagic disease of the newborn),又称为新生儿自然出

血症,是由于维生素 K 缺乏,使其依赖凝血因子(Ⅱ、Ⅶ、Ⅸ、Ⅹ)合成不足及活性降低所致的一种自限性出血性疾病。

【临床表现】

按出血时间,临床分为三型:

1. 早发型　生后 24 小时内发生出血,多与母孕期服用抗惊厥药、抗凝药、抗结核药等干扰了维生素 K 的代谢有关。出血程度轻重不一。

2. 经典型　多在生后 2～7 天发病,见于生后未及时预防性应用维生素 K_1,早产儿和有产伤、缺氧史患儿,可由自然出血或轻微损伤引起。一般为缓慢、持续渗血,以胃肠道出血(呕血或血便)最常见,其次为脐部渗血、皮下出血、鼻衄、血尿,阴道出血、穿刺部位渗血等。偶见颅内出血、肺出血。多为小至中量出血,一般情况良好,少数严重大出血可致贫血和休克。

3. 迟发型　出生一个月后发生,见于单纯母乳喂养儿,常与腹泻、肝胆疾病、口服抗生素或长期接受肠外营养有关。起病突然,贫血发展迅猛,早期出现颅内压增高,阵发性惊厥,脑性尖叫等颅内出血症状。

【诊断要点】

1. 具有以上临床表现

2. 实验室检查

(1)血常规见正细胞正色素性贫血,血小板计数正常。

(2)试管法凝血时间可延长,出血时间及血块退缩时间正常。

(3)凝血酶原时间(PT):PT 比正常对照延长超过 3 秒是诊断本症的重要依据。

(4)白陶土部分凝血活酶时间(KPTT):KPTT 延长有诊断意义。

(5)纤维蛋白原正常

(6)其他:怀疑颅内出血可行头颅 B 超及 CT 检查明确出血部位。

【治疗】

1. 补充凝血因子　维生素 K_1 每次 1～2mg,静注,根据病情连用 3～5 天。

2. 凝血酶原复合物　主要含有 Ⅱ、Ⅶ、Ⅸ、Ⅹ 凝血因子和少量蛋白质,一单位该制品相当于 1 升正常新鲜血浆中的 Ⅱ、Ⅶ、Ⅸ、Ⅹ 因子的活性。剂量为 10U/(kg·d),静滴。

3. 禁食和营养　消化道出血应暂禁食,于胃肠外营养,可用生理盐水将凝血酶溶解成 10～100U/L 注入胃内保留,每 4 小时 1 次。

4. 止血　巴曲酶(立止血)0.3～0.5KU,肌注或静注,连用 3 天,能缩短出血时间,减少出血量。脐部溶血可直接用凝血酶敷脐,出血难止可局部用云南白药。

5. 输血　大量出血病人,输新鲜血 10～20ml/kg 以纠正贫血,抢救休克。

第十六节　新生儿红细胞增多症

新生儿红细胞增多症(neonatal polycythemia),为胎儿缺氧等致宫内红细胞生成增多或红细胞经胎盘灌注过多,致继发性细胞输注,导致新生儿在出生 2 周内血液中红细胞(RBC)、血红蛋白(Hb)及血细胞比容(Hct)异常增加所致的疾病。

【临床表现】

大部分患儿无症状及体征,或只表现为面红,部分患儿则可血液淤滞而引起体内多脏器功能障碍。

1. 呼吸系统　肺循环血的淤滞,引起气体交换障碍,肺循环压力增加,当肺循环压力大于体循环压力时,可发生动脉导管或卵圆孔水平的右向左分流,表现为气促、紫绀、呼吸暂停。

2. 心脏系统　由于冠状动脉灌注不足,氧及葡萄糖供应减少,可引起心肌损害,若同时有血容量增加及血管阻力增加,可导致心率加快、心脏扩大甚或心力衰竭。

3. 微循环系统　血黏滞度增加致微循环淤滞,微血栓形成并可消耗凝血因子及血小板,引起出血,较大血栓可造成脑、冠状动脉、肺、肾、肠系膜、大网膜、肢端等的血栓栓塞,从而出现一系列相应症状。

4. 消化系统　可致拒食,呕吐、腹胀甚或坏死性小肠结肠炎。

5. 神经系统　脑血流速度减慢致脑组织缺氧缺血,引起烦躁、呕吐、呼吸暂停、肌张力低下、嗜睡甚或抽搐。

6. 泌尿系统　肾血流量减少而致尿少、蛋白尿、血尿甚或肾功能衰竭。

7. 血液系统　可出现高胆红素血症、有核红细胞增多症,血小板减少症等。

8. 代谢方面　因血流量减慢,致葡萄糖消耗增加而出现低血糖、酸中毒;缺氧尚可损害甲状旁腺功能致低血钙。

【诊断要点】

1. 有胎儿缺氧史或红细胞经胎盘灌注过多史

2. 具有以上临床表现

3. 实验室检查　出生 2 小时后静脉血 Hb≥220g/L,RBC>7.00×10^{12}/L,Hct≥0.65 或两次周围毛细血管血 Hct≥0.70(离心速度 3500 转/分,并持续 30 分钟,可避免假阳性发生)。上述三项指标不完全一致时,最主要的指标是 Hct,其次是 Hb,只要 Hct 和 Hb 符合,即可确诊,仅 Hct 符合者,应短期内复查。

根据血液指标的不同,临床可分三度。①轻度:Hct≥0.65,RBC>6.00×10^{12}/L,Hb≥180g/L,临床可无症状。②中度:Hct≥0.65,RBC>6.00×10^{12}/L,Hb≥200g/L,可有轻度临床症状。③重度:Hct≥0.70,RBC>7.00×10^{12}/L,Hb≥220g/L,有重度临床表现。

【治疗】

对无临床症状者,一般不需特殊治疗。需要通过治疗以使 Hct 降至 0.55～0.60 的病例有以下三种:①静脉血 Hct>0.65,且出现临床症状如心脏、呼吸、神经系统症状,尤为有血栓形成者,治疗目的是降低 Hct 以消除临床症状。②少数患儿虽然 Hct<0.65,但血黏滞度明显增加者,其治疗目的是通过降低 Hct 以恢复正常血黏滞度。③Hct>0.70,虽无临床症状,但有发生症状的危险,治疗目的是预防症状发生及日后的神经损害。

1. 对症治疗 包括保暖、供氧、输液,血糖等的检测及其他对症处理,注意单纯输液并不能改善症状或降低血粘滞度。

2. 放血疗法 仅用于有血容量增多,尤其当合并心力衰竭时,可从静脉放血 5～8ml/kg,并注入 20％白蛋白 20ml。放血只能减轻心脏负担,不能降低血黏滞度,当 Hct 下降而心力衰竭症状持续时,应抗心力衰竭治疗。

3. 部分换血疗法 亦即以抽出部分血液并同时输入等量稀释液,以迅速将 Hct 降至 0.55～0.60。

(1)抽血与输液部位:脐静脉、后囟或股静脉部抽血,因存在问题较多,已渐被摒弃,较适宜的抽血部位是桡、颞及胫后动脉,为防抽血过快导致手部短时发白,桡动脉抽血速度应为≤5ml/(kg·min)。输液部位可用周围静脉。输液速度与抽血速度相同。

(2)稀释液体选择:换血时常用的稀释液体有血浆、20％白蛋白、0.9％盐水及 Hct 为 0.36 的全血,均可使 Hb、Hct 及 RBC 迅速恢复正常。0.9％盐水对改善症状及血液指标的作用更优,只要掌握好输入量,可避免发生高钠血症,可作为首选稀释液。对有低蛋白血症者,则可用血浆或白蛋白做稀释液。

(3)换血量:可按 15～20ml/kg 计算,或按公式:换血量(ml)＝血容量×[(实际 Hct－预期 Hct)÷实际 Hct](血容量按 80～90ml/kg,预期 Hct 按静脉血为 0.60,毛细血管血为 0.65 计算)。抽血量与输入的稀释液量相等,并应尽量同步进行,如个别 Hct 仍高,可重复换血 2～3 次,重症病例,应一次足量换血,以使血液黏滞度短期内降至正常,达到迅速改善症状并减少反复换血的目的。但一次换血量应≤28ml/kg,否则可能发生轻度贫血。

(4)注意事项:换血前要保暖、进食并排空胃内容物,检测心率、呼吸、血压、体温。换血后仍禁食 2～4 小时,作血糖、Hb、Hct 及 RBC,心率、呼吸、血压检测。并注意有否腹胀与血便,防止坏死性小肠结肠炎发生。

4. 右旋糖酐治疗 如换血有困难,可用低分子右旋糖酐 $10\sim15$ml/kg 静滴,每日 $1\sim2$ 次,疗程 $5\sim7$ 天。此药可降低血黏滞度,改善微循环血流,防止红细胞凝聚,起到疏通微循环作用。

第十七节 早产儿动脉导管未闭

动脉导管是胎儿血液循环的重要通道,出生后随着呼吸的建立,动脉氧分压升高,肺循环阻力降低,动脉导管逐渐关闭。早产儿动脉导管平滑肌发育差,对氧分压升高的反应低,故动脉导管未闭发生率高,胎龄越小,发生率越高。肺透明膜病儿发生率更高。

【临床表现】

分流量小的可以无明显临床症状,但体格检查发现心脏杂音、心前区搏动明显等异常。左向右分流量大者则有气急,严重者发生心力衰竭气急加重、肝增大、水肿。早产儿心肌代偿能力差,分流量不大亦可发生心功能不全。肺透明膜病患儿并发动脉导管未闭者常表现临床改善后又恶化,一般在病程第 $3\sim7$ 天,而用肺表面活性物质治疗者可在第 2 天,要调高呼吸机参数。

【诊断要点】

1. 不论有无气急等症状,体格检查心率快,左锁骨下闻及收缩期杂音(少数为连续性杂音),但分流量大的可以无杂音。心前区搏动明显,股动脉搏动强烈,脉压增宽(大于收缩压的 $1/2$)。

2. 胸部 X 线片 心影增大,肺血增多,心力衰竭时肺淤血。

3. 超声心动图 直接探查到未闭的动脉导管测出其长度与直径;脉冲多普勒在导管开口处可探及连续性湍流频谱。

【治疗】

1. 无症状者予临床观察

2. 有症状者用药物关闭动脉导管

(1)吲哚美辛(表 3-6):有下列情况之一者不宜使用:①肾功能不全:血清肌酐 $>159\mu$mol/L(1.8mg/dl),少尿;②血小板减少 $<50\times10^9$/L 或有出血倾向;③坏死性小肠结肠炎;④高血钾。

以静脉给药效果好,用药过程中若出现不良反应要停药,若用药后关闭的动脉导管又开放者,可使用第二疗程。约有 20% 患儿对药物治疗无效。

(2)布洛芬:适应证同吲哚美辛,静脉给药每剂 10mg/kg,静脉推注 1 分钟,每剂间隔 12 小时,3 剂为一疗程,疗效与吲哚美辛相似。

表3-6 早产儿动脉导管未闭吲哚美辛剂量

日龄	剂量(每剂间隔12～18小时)	
	第一剂	第二、三剂
<48 小时	0.2mg/kg	0.1mg/kg
2～7 天	0.2mg/kg	0.2mg/kg
>7 天	0.2mg/kg	0.25mg/kg

3. 注意事项

(1)药物治疗失败者或不宜用药者,应外科手术结扎。

(2)症状明显,血细胞比容<0.35～0.4 者,输浓缩血以提高血氧含量,有利于导管关闭。

(3)凡有症状者均应氧疗,并发心力衰竭者应及时处理。

第十八节　新生儿持续肺动脉高压

正常新生儿出生后 48～72 小时内肺动脉压力下降,如果出生后这一生理性转变未能实现,即发生新生儿持续肺动脉高压,当肺血管阻力超过体循环阻力时,造成部分血液经卵圆孔及(或)动脉导管水平的左向右分流,出现低氧血症。

新生儿持续肺动脉高压,可因出生前肺血管平滑肌层增厚,或因膈疝肺发育不全致肺血管床截面积少而致。而围生期窒息,胎粪吸入,肺透明膜病,红细胞增多症及重度感染等疾患伴缺氧、酸中毒导致肺血管收缩在临床上较常见。

【临床表现】

生后第 1 天出现症状,甚至在生后即有全身性青紫,呼吸增快等症状,吸氧并不能减轻青紫。足月儿、过期产儿发生率高于早产儿。重症可发生心力衰竭。

【诊断要点】

1. 有引起肺血管阻力增高的因素及相应的临床症状

2. 体格检查　部分患儿因二尖瓣或三尖瓣反流在心尖区或胸骨左缘下方闻及收缩期杂音。

3. 吸纯氧 10～15 分钟,测定导管后动脉 PaO_2 仍低于 6.67kPa,说明存在右向左分流(高氧试验);而吸纯氧同时取导管前和导管后动脉血,比较它们的 PaO_2、若导管前 PaO_2> 导管后 1.99kPa,表明存在导管水平的右向左分流;手控通气(亦可机械通气)FiO_2 1.0,频率 80～100 次/分,10 分钟,以降低 $PaCO_2$,提高 pH 而缓解肺血管收缩,PaO_2 应至少较前提高 4kPa (30mmHg),(高氧高通气试验)。

4. 心电图 与年龄一致的右室占优势。可能有心肌缺血 ST-T 波的改变。

5. X线片 部分肺动脉高压的患儿肺血管影减少,继发于肺部疾病者(胎粪吸入,肺透明膜病)可发现相应的肺部改变。心胸比例可稍增大。

6. 超声心动图 对确诊最有价值,利用彩色多普勒技术观察卵圆孔和动脉导管水平分流情况,并可估测肺动脉压力,除外先天性心脏畸形。

【治疗】

1. 基础疾病治疗及保持安静、体温正常,纠正低血糖、低血钙、酸中毒及其他代谢紊乱。

2. 降低肺动脉压力

(1)机械通气:通过较高呼吸频率,高通气以降低 $PaCO_2$ 至 $4.0\sim4.67kPa$,并吸入氧浓度高。以期达到扩张肺动脉,降低肺动脉压力,呼吸器参数初调值:FiO_2 1.0,RR $80\sim100$ 次/分,PIP $1.96\sim2.94kPa$、PEEP $0.196\sim0.294kPa$。I:E为 1:1,流量 $20\sim30L/min$。待右向左分流消失,氧合情况稳定后,缓慢调低呼吸器参数;逐次调低 FiO_2 $1\%\sim2\%$,PIP $0.098\sim0.196kPa$。由于高通气易并发气胸应提高警惕。亦可用高频震荡通气。

(2)药物降低肺血管阻力

1)5%碳酸氢钠:若高通气机械呼吸仍不能使 pH 达 7.45,可酌情使用之,使血液 pH 偏碱,有利肺血管扩张。

2)妥拉唑啉:首次剂量 1mg/kg 自上肢或头皮静脉缓注 10 分钟,继以每小时 $1\sim2mg/kg$ 静脉点滴维持。本药有全身血压下降、少尿、抽搐、胃肠道出血、十二指肠穿孔、血小板减少等不良反应,且发生率高,使用要谨慎。

3)硫酸镁:首剂 200mg/kg,稀释成 10%浓度 $20\sim30$ 分钟内静脉推注,继以每小时 $20\sim50mg/kg$ 静脉点滴维持(血浓度 $2.88\sim5.67mmol/L$),待肺动脉压力下降,氧合情况稳定后 $10\sim12$ 小时起逐渐减量。有全身血压下降,完全性传导阻滞,呼吸减慢,膝反射消失等不良反应。

(3)吸入一氧化氮(NO):吸入 NO 可选择性扩张肺血管,降低肺血管阻力和肺动脉压力,开始吸入 NO $5\sim10ppm$,有效者吸入不久经皮氧饱和度即上升,若 NO 吸入治疗 30 分钟经皮氧饱和度仍<85%,逐渐提高 NO 吸入浓度,大部分在 20ppm 以内即有效。肺动脉压力下降,氧合情况稳定 $10\sim12$ 小时,逐步调低 NO 吸入浓度。NO 与氧结合形成 NO_2,过高 NO_2 对肺组织有害;NO 本身为自由基,大量吸入可造成损伤;NO 于血红蛋白结合形成高铁血红蛋白,当高铁血红蛋白>3%时会造成缺氧;此外 NO 尚可抑制血小板凝聚功能。虽临床所用上述 NO 吸入浓度是安全的,但仍应监测。

3. 维持正常血压 应使血压高于肺动脉压力,一般保持收缩压>8.0kPa。

对血容量不足者输注白蛋白(1g/kg)或血浆(10ml/kg);无血容量不足或输注血浆后血压仍不稳者可用正性肌力药;多巴胺每分钟 $5\sim10\mu g/kg$ 静脉滴注,效果不理想者合用多巴酚丁胺每分钟 $10\mu g/kg$ 静脉滴注。

第十九节　新生儿呕吐

新生儿呕吐是一种重要的常见症状。由于新生儿胃呈水平位,且容量小,幽门括约肌发育较好而食管贲门括约肌张力较低,易发生呕吐。呕吐物尚可能被吸入呼吸道甚至危及生命。引起新生儿呕吐的原因很多,可以单纯因喂养不当所致,又是不少内、外科疾病的主要症状,应注意鉴别及时处理。

溢乳是指乳汁自食管经口溢出,不伴腹部肌肉强烈收缩,溢出时冲力小,通常把溢乳亦列为呕吐。

【病因及临床表现】

1. 非器质性疾患

(1)喂养不当:喂养次数过频或喂乳量过多。速度过快;奶头孔过小或奶头未充盈奶汁以致吸奶时空气咽入过多;母乳头下陷或喂奶前小儿剧哭也会咽入过多空气。呕吐多数发生在喂奶后不久,为乳汁伴凝乳块,如咽入气体多可伴上腹胀。

(2)吞咽羊水或母血:污染的羊水或咽入母血刺激胃粘膜引起呕吐。可在生后尚未进食即出现呕吐,开奶后加重,呕出物为泡沫样黏液或咖啡色液体。

(3)药物反应:口服一些抗菌药物、氨茶碱可致呕吐。静脉用药剂量较大亦可呕吐。

2. 器质性疾患

(1)内科疾患

1)胃内出血:如新生儿出血症、应激性溃疡。后者有娩出过程窒息史或颅内压增高或严重感染。

2)感染:不论是胃肠道或其它感染(败血症、脑膜炎、肺炎、中耳炎、泌尿道感染)均可引起呕吐,这类小儿往往食欲减退并有其它相应症状,黄疸也常见。

3)胃食管反流:新生儿期不少见,早产儿更多见。生后 1 周内即出现症状,常在每次哺乳将结束时,轻者可表现为溢乳,反流较剧也可表现为喷射性呕吐,当并发反流性食管炎时,吐出物可能带血。

4)贲门痉挛:呈间歇性吞咽困难,喂乳后有乳汁溢出。

5)食管裂孔疝:生后 1 周内出现呕吐,以乳汁为主,可含血液。

6)幽门痉挛:在生后最初几天即出现间歇性呕吐,为喷射性但不呈进行性加重。

7)胎粪排空延迟:胎粪黏稠,于生后 3 天尚未排清,吐出物较黏稠有时带黄色,伴不同程度腹胀。

8)坏死性小肠结肠炎:胃潴留增加,腹胀、肠鸣音减少,便血或大便隐血阳性。

9)颅内压增高:因颅内感染、出血或缺氧缺血性脑病致颅内压增高、囟门饱满、骨缝增宽。

10)心力衰竭或肾衰竭。

a. 阵发性心动过速。

b. 牛乳过敏 哺牛乳或含牛乳的配方奶后数天出现呕吐,腹泻等症状,粪便有黏度,隐血阳性,尚可有阵发哭叫。

c. 先天性代谢病 除有呕吐症状外常伴有其他症状。如氨基酸代谢障碍者有神经系统症状,排泄物中有特殊气味,血氨升高等;糖代谢障碍(半乳糖血症、遗传性果糖不耐受)尚有黄疸、肝肿大等症状伴低血糖;有机酸代谢障碍常有严重代谢性酸中毒,血氨升高,有神经系统症状。肾上腺皮质增生症有性征异常、失水、低血钠、高血钾等。

(2)外科疾患

1)食管闭锁:口部常有黏液泡沫如螃蟹吐沫,进食后即溢出,易呛咳,其母孕期有羊水过多史。

2)幽门肥厚性狭窄:一般在生后 2 周左右发病,男婴多见,呕吐为喷射性,吐出物有奶块,不含胆汁,呕吐日渐加剧,体检可见胃型,可在右上腹扪及枣核大小块物。

3)胃扭转:呕吐症状在生后不久即出现,但亦可数周后才发生。在喂奶后数分钟后呕吐,移动体位易诱发呕吐。程度不一,腹部无阳性体征。

4)胃穿孔:一般在生后 2~3 天发病,除呕吐症状外,患儿一般症状明显恶化,腹胀加重,腹壁发红发亮,静脉怒张、腹部叩诊鼓音,肝浊音界消失。

5)环状胰腺:压迫十二指肠第二段,呕吐出现时间及程度视所造成梗阻程度而异,呕吐物含胆汁,重者吐咖啡色物,一般生后排胎粪。上腹胀,有时可见为蠕动波。

6)膈疝:除呕吐外常有青紫、呼吸困难等症状,胸部听诊有时可听到肠鸣音。

7)肠闭锁:小肠近端闭锁者常在进食 1~2 次即吐,吐出物含胆汁,上腹部饱满;远端梗阻呕吐可在第 2~3 天才出现,腹胀明显,吐出粪便样物。完全性闭锁时无正常胎粪。

8)先天性肠旋转不良:起病日期不一,一般在生后 1 周左右呕吐,吐出物含胆汁。有的呕吐不重并可暂时减轻,日后又加重;也有的呕吐频繁,可因完全性肠梗阻、肠坏死病情恶化。多数小儿胎粪正常。

9)胎粪性腹膜炎:腹膜炎型在生后1~3天即出现呕吐,呕吐物含胆汁及粪样物。腹胀,腹壁发红发亮,腹壁静脉曲张、腹部有转移性浊音;肠梗阻型则在新生儿后期或婴儿期发病,表现呕吐、腹胀、便秘等。

10)巨结肠:胎粪排空延迟,有低位肠梗阻症状,腹胀明显,吐出物含有胆汁或粪便样。并发结肠炎时,腹泻,粪便奇臭,全身情况恶化。

11)无肛:有低位肠梗阻症状,生后未解粪便。

【诊断要点】

1. 详细询问病史

(1)有无围生期窒息史,喂奶方法,喂奶前小儿是否哭吵,母孕期有无羊水过多史,这对判断是否为应激性溃疡、缺氧缺血性脑损害、喂养不当、先天性上消化道畸形有一定价值。

(2)了解是溢乳还是呕吐:溢乳虽可见于初生1~2天正常的新生儿(早产儿更多见)及喂养不当,但食管闭锁、贲门痉挛、食管裂孔疝、胃食管反流也均可表现为溢乳,故溢乳也应受到重视。

(3)对呕吐者应了解开始出现呕吐的日龄和吐出物性状。

1)第一次进食即呕吐,同时有呛咳、青紫,为食管闭锁;生后48小时内出现胆汁性呕吐,为先天性原因所致肠梗阻;生后2周左右出现不含胆汁的喷射性呕吐,考虑为幽门肥厚性狭窄。

2)吐出物为白色唾沫状或原奶,符合食管闭锁;吐出物含奶凝块不含胆汁,则为幽门或 Vater's 壶腹以上的十二指肠梗阻;含胆汁示十二指肠第二段及以下的肠梗阻,但内科性疾患引起剧吐时偶也可含胆汁,应注意鉴别;吐出粪水样物则为低位性肠梗阻;吐出物含血液要考虑为应激性溃疡、食管裂孔疝、败血症、DIC 等。

(4)生后排胎粪情况:切勿将生后排出白色便或灰绿色粘冻样物误为胎粪。个别小肠膜状闭锁者其膜有针孔样空洞,他们的胎粪可较正常。

2. 体格检查

(1)观察小儿是否伴有精神萎靡、厌食,若有这些表现则以感染、颅内病变或代谢性疾病可能性大,但外科性疾患反复呕吐引起明显水、电解质紊乱时也会出现这类表现。胃穿孔者病情亦重。

(2)肺部有肺炎体征时不应贸然诊断呕吐为肺炎所引起,因呕吐本身可引起吸入性肺炎。

(3)注意有无腹胀及胃、肠型。高位性肠梗阻时腹部不胀或仅上腹部胀;低位性肠梗阻则全腹胀；胃蠕动波见于幽门肥厚性狭窄、小肠闭锁者，低位肠梗阻可见肠型。

（4）黄疸加重既可见于内科疾患（感染、颅内出血、胎粪排空延迟、半乳糖血症），亦可见于低位肠梗阻、幽门肥厚性狭窄等外科疾患。

（5）右上腹扪及枣核样肿块为幽门肥厚性的重要体征。

（6）肛门检查除外无肛，巨结肠患儿肛指检查时有较多粪便和气体随手指排出。

（7）女婴假两性畸形提示呕吐很可能为肾上腺皮质增生症（21-羟化酶缺乏）所致。

3. 实验室和其他检查

（1）X线检查　（平片、稀钡剂、碘油造影、钡剂灌肠），对确诊食管闭锁、胃食道反流、幽门肥厚性狭窄、肠闭锁、胎粪性腹膜炎、巨结肠、肠旋转不良有重要价值。

（2）B超也有助于幽门肥厚性狭窄的诊断。

（3）^{99m}Tc-DTPA胃食管核素显像对胃食管反流的诊断有价值。食管24小时pH监测，食管下端pH<4，且持续15秒钟以上表明有反流存在。

（4）血清电解质、血气检查对判断小儿内环境稳定情况很重要，若低钠、低氯伴高血钾不易纠正，应做进一步检查是否为肾上腺皮质增生症。难纠正的代谢性酸中毒，高血氨，要考虑氨基酸或有机酸代谢障碍。

（5）生后24小时内有呕血或便血做Apt试验，以区分是母血还是新生儿自身出血。

【治疗原则】

1. 明确诊断，尽快区分内科疾患或外科疾病引起呕吐，治疗基本病因，喂养不当者予喂养指导；羊水咽入引起呕吐可用生理盐水或1‰NaHCO$_3$洗胃；幽门痉挛可在喂奶前20分钟服1∶1000阿托品1～5滴；应激性溃疡可用西咪替丁5～6mg/kg每8小时静注1次或雷尼替丁2mg/kg，每12小时1次。

2. 内科性疾患引起呕吐宜采取右侧卧位，以防止呕吐物吸入；胃食管反流，食管裂孔疝主要进行体位治疗，喂奶后保持俯卧并抬高30°。胃扭转亦要注意体位。

3. 外科性疾病除胃扭转外应禁食，腹胀明显者做胃肠减压。巨结肠患儿则结肠灌洗，一般不必禁食。

4. 维持水、电解质平衡。

5. 供给适量热卡。

第二十节 新生儿坏死性小肠结肠炎

新生儿坏死性小肠结肠炎是新生儿胃肠道的严重疾患。多见于早产儿。其病变范围可局限或广泛，主要位于回肠与结肠，胃及空肠亦可累及。病变部位凝固性坏死，严重者肠壁全层坏死发生穿孔，导致腹膜炎，本病可引起肠道狭窄后遗症。

新生儿坏死性小肠结肠炎的发病机制尚未完全阐明，目前认为与肠道发育不成熟、免疫功能不全、肠道缺氧、缺血如窒息、红细胞增多症、先天性心脏病、感染、高渗饮食等因素有关。

【临床表现】

1. 早产儿、小胎龄儿较多见。可有窒息、肠道或全身感染、脐动脉插管、交换输血史，或患先天性心脏病，绝大多数已开奶。

2. 在新生儿期均可发病，以出生后 3～12 日较多见。

3. 起病形式不一，大多数表现为呕吐，胃潴留增加、腹胀、肠麻痹，伴反应差，拒奶，体温不稳定，呼吸暂停等表现，其中 1/4 病例可见血性粪便，其余则粪便隐血试验阳性；少数起病急骤，表现为循环衰竭，尿少、毛细血管再充盈时间延长，便血、腹膜炎及弥散性血管内凝血。

【诊断要点】

1. 有相应病史及临床症状，体格检查患儿精神萎靡，面色难看、腹胀。肠鸣音减弱或消失，重症患儿血压低、腹壁水肿，腹水征。

2. X 线检查 对诊断很有价值。腹部平片示肠腔充气、液平面增多，胃肠道动力性梗阻；肠壁间隔增宽；肠壁囊样积气，门静脉积气；肠襻固定；仰卧位水平投照可发现肠穿孔所致的游离气体。其中肠囊样积气是本病较特征性的表现。门静脉积气、肠襻固定，游离气体均表明病变严重。

3. 其他检查 血白细胞计数升高或降低，后者病情重；约半数患儿血小板计数 $<60\times10^9/L$；血 pH 示代谢性酸中毒，可有应激性高血糖；约 1/3 患儿血细菌培养阳性（包括厌氧菌）；大便隐血试验阳性，部分患儿粪便培养检出致病菌。

【治疗】

1. 基本处理 凡怀疑或肯定本病时要做到：

(1)禁食：胃肠减压；抽血送培养，粪便培养；

(2)疾病初期及进展期每 8 小时左右腹部 X 线检查，若腹部体征有明显改变应立即随访 X 线片。病情稳定好转后 X 线检查间隔延长；

(3)密切观察胃肠道出血情况，包括胃肠减压引流的血性液及血便。经常观察其生命体征及腹部体征；

（4）选用抗生素：一般选用青霉素族，如氨苄西林，每日 100～150mg/kg（分 2～3 次）或哌拉西林≤7 天者，每日 50～100mg/kg（分 2 次），＞7 天者，每日 100～200mg/kg（分 3 次）；联合头孢噻肟，≤7 天者，每日 50mg/kg，＞7 天者，每日 75～100mg/kg。亦有主张青霉素族联合氨基酸糖苷类，由于后者有耳、肾毒性而本病患儿可有尿少等肾功能不全表现，故尽量不用。厌氧菌阳性或疑有厌氧菌感染时，加用甲硝唑。出生体重＜1200g 者，每 48 小时 7.5mg/kg；1200～2000g ≤7 天每日 7.5mg/kg，＞7 天 15mg/kg（分二次）；＞2000g 者≤7 天每日 15mg/kg（分二次），＞7 天 30mg/kg（分二次）。

（5）禁食期间及恢复正常喂养前需静脉营养。

（6）维持水、电解质、酸碱平衡。

（7）有缺氧症状者应供氧。

（8）随访血常规、血小板计数、血电解质、肌酐、血浆蛋白及血气分析。

（9）若本病在婴儿室或病室短期内有第 2 例发生，应查找原因并采取相应措施。

2. 进一步处理

（1）对疑似本病患儿经上述处理后一般情况正常，腹胀消失，随访腹部 X 线平片也正常，细菌学检查阴性，则 4 天后可停用抗生素，并逐步恢复进食。

（2）对确诊本病者。禁食及抗生素应用一般不少于 10 天。病情好转，腹胀消失，肠鸣音正常，大便隐血试验阴性，腹部 X 线平片恢复正常 7 天后可开始进食，先少量稀释乳汁，若能耐受可逐渐增加摄入量，若进食后出现呕吐、腹胀等症状，则暂停哺乳 1 次，然后减量试喂。如又出现腹胀等症状要区分是肠道病变未愈，还是因继发性乳糖缺乏？后者粪便乳糖定性试验阳性，应暂停喂养含乳糖的奶方。

（3）重症患儿除基本处理外，要加强呼吸管理，必要时予机械通气。由于病变重，肠壁水肿，腹腔渗出，要重视血容量的维持。当 PaO_2 及 $PaCO_2$ 正常而代谢性酸中毒不能纠正时要考虑血容量不足。低血压除外血容量补充尚可滴注多巴胺，每分钟 5～10μg/kg。

凡有肠穿孔，腹壁红肿，腹部块物，X 线片示肠襻固定或经上述治疗病情持续恶化者，均应请外科会诊。

（4）少数患儿起病后 3～8 周发生肠狭窄，请外科会诊。

第二十一节　新生儿败血症

新生儿败血症是新生儿被细菌侵入血循环并繁殖，产生毒素引起全身症状，可致感染性休克及多脏器功能不全综合征。血培养阳性有助明确致病菌。感染可发生在娩出前或娩出过程中及出生后。病原菌随不同地区、不同年代而不同，主要为葡萄球菌、大肠杆菌、肠链球菌、B 族溶血性链球菌。在住院治疗过程中发生的院内感染尚可包括肺炎克雷伯杆菌、绿脓杆菌、表皮葡萄球菌、真菌等。

早产儿，母亲羊膜早破，母亲临分娩时有感染如绒毛膜炎、尿路感染、肺炎等，或出生时需复苏抢救，皮肤黏膜有病灶，脐血管插管者易发病。

【临床表现】

1. 新生儿早发型败血症指出生后 7 天内（通常≤3 天）起病，感染发生在娩出前或娩出过程中，8～28 天起病称晚发型。

2. 本病的临床症状常无特异性，表现为反应低下、进食少、少哭、少动、呕吐、面色苍白、黄疸深或延迟消退、呼吸急促或呼吸暂停、体重不增、体温不稳、发热或体温不升。

3. 早产儿 B 族 β 溶血性链球菌败血症，有时表现为呼吸窘迫，酷似肺透明膜病。

4. 革兰阴性杆菌性败血症，有时起病急骤，全身情况迅速恶化，出现循环衰竭、重度酸中毒、弥散性血管内凝血、坏死性肠炎、硬肿症，常并发肺出血。

5. 病情未有效控制可发展到脑水肿、循环及呼吸衰竭，肾功能不全，凝血机制紊乱等多器官功能不全。

6. 重要并发症为化脓性脑膜炎、肺炎、骨髓炎、肝脓肿等。高胆红素血症者易发生胆红素脑病。

【诊断要点】

1. 根据病史及症状要警惕本病　即应作实验室检查以助诊断。

2. 婴儿应作细菌学方面检查　抽血培养要严格地无菌操作，最好同时作厌氧菌培养。有其它病灶亦应取标本（如尿、脓液）培养。细菌学检查尚有细菌DNA 检测、直接涂片找细菌、病原菌抗原检测等。

3. 外周血白细胞计数　可升高或减少，但亦可正常。白细胞减少或未成熟白细胞（杆状核白细胞）与中性粒细胞之比（I/T）≥0.2 提示存在感染。

4. 血小板计数　可<100×10^9/L。

5. 降钙素原（procalcitonin）　正常人<0.1ng/ml，败血症时明显升高。

6. C 反应蛋白　在感染后 12～24 小时升高，2～3 天达峰值，但围生期窒息、脑室内出血亦可升高。

7. 鲎试验　阳性提示有革兰阴性菌感染。

上述多数试验仅提示存在感染，不一定为败血症，应结合临床全面考虑做出诊断。

【治疗】

1. 一般治疗　维持正常体温,有气急或发绀者供氧,维持正常血压;保持水电解质、酸碱平衡,供给营养;处理局部病灶;病情较重者可每公斤体重给予多巴胺 $5\sim10\mu g/min$,以增强心肌收缩力并改善循环。

2. 抗生素治疗　宜静脉途径给药,在病原菌未明确前可合用青霉素族及氨基糖苷类或第三代头孢菌素,由于氨基糖苷类有耳、肾毒性使用要慎重。若疗效不满意而培养阳性,可根据药物敏感试验选用药物。抗生素疗程一般不少于14日,若形成迁徙性病灶,疗程需适当延长。

3. 高胆红素血症　一般根据指征选用光照疗法或换血疗法,结合胆红素升高时慎用光疗。

4. 病情严重感染不易控制时,可酌情使用静脉丙种球蛋白 500mg/kg,一次给予。

5. 中性粒细胞减少者,应用粒细胞集落刺激因子(G-CSF),每日 $10\mu g/kg$,皮下注射。

第二十二节　新生儿化脓性脑膜炎

新生儿化脓性脑膜炎(化脑),常继发于新生儿败血症,凡有利于新生儿败血症发病的因素与新生儿化脑的发病有关。新生儿化脑的致病菌以大肠杆菌 K_1 菌株、B族 β 溶血性链球菌Ⅲ型,金黄色葡萄球菌为主,肠链球菌、肺炎球菌、绿脓杆菌、流感杆菌较少见。国外强调李司忒菌为新生儿化脑的重要致病菌,国内则罕见。脑脊膜膨出有局部感染病菌可直接入侵脑膜。新生儿化脓性脑膜炎并发脑室炎者较多。

【临床表现】

1. 精神萎靡,面色苍白;体温高低不一,甚至体温不升;食欲减退或拒食、呕吐。

2. 两眼凝视、面部肌小抽动、眼皮跳动、口部吸吮和咀嚼动作、呼吸暂停、肢体强直等。

3. 部分患儿表现为全身中毒症状明显而神经系统症状不明显,发生呼吸衰竭或循环衰竭。

4. 李司忒菌脑膜炎患儿皮肤可有红色粟粒样小丘疹、绿脓杆菌性脑膜炎患儿可有坏疽性皮疹。

【诊断要点】

1. 病史体征

(1)凡有全身感染症状,一般状况差,不论其是否有神经系统症状与体征,无法用体检结果来解释,均应警惕化脑,应作脑脊液检查。

(2)部分患儿前囟饱满但脑膜刺激征常不明显,有的患儿屈颈哭闹。

2. 实验室和其他检查

(1)脑脊液检查:正常新生儿脑脊液的细胞数及蛋白质含量均高于其它年龄小儿,其正常范围变异大。当脑脊液的白细胞数$>20\times10^6$/L可视为异常,多形核白细胞占优势,但李司忒菌脑膜炎单核细胞比例高。除细胞数明显增高外,常伴有糖$<1.5\sim2.0$mmol/L或脑脊液糖小于血糖60%,蛋白质>1.0g/L。个别患儿因病程短,第一次脑脊液常规可正常,需再次复查才发现异常;此外脑脊液涂片找细菌及细菌培养均很重要。

(2)B超、CT检查:有助于了解有无脑室炎、脑水肿、脑脓肿硬膜下积液、脑积水。

【治疗】

1. 一般治疗 基本同败血症,但化脓性脑膜炎患儿常有程度不一脑水肿,故除非存在失水,应适当控制入液量,每日60~80ml/kg。

2. 抗菌治疗 联合应用抗生素:氨苄西林钠及头孢噻肟。氨苄西林剂量每日200~300mg/kg(每8小时1次),头孢噻肟每剂50mg/kg,早产儿日龄不足14日,足月儿不足7日每12小时1次;超过上述日龄,则每8小时1次。头孢曲松每剂50~75mg/kg,用药次数:早产儿不足14日,足月儿不足7日,每日1次,超过上述日龄,则每12小时1次。铜绿假单孢菌性脑膜炎则选用头孢拉定,葡萄球菌性脑膜炎可用万古霉素。

应用抗生素48小时后复查脑脊液,如病情无好转,细菌学检查仍阳性,要考虑药物对细菌不明或药物未达到治疗浓度,应加以调整。亦可能合并脑室炎。是否局部注射抗生素未取得一致意见。

疗程视患儿病情及脑脊液恢复情况而定,一般14~21日。

3. 降低颅内压 有明显颅内压表现时,20%甘露醇2.5~5.0ml/kg,每6小时1次。并注意控制入液量。

4. 控制惊厥 即使轻微的惊厥,亦应控制,苯巴比妥负荷量15~20mg/kg,维持量每日5mg/kg(分二次)。除脑部病变可致惊厥,低血钠、低血钙、低血糖亦可引起惊厥,应查明并纠正之。

5. 病情重感染不易控制 使用静脉丙种球蛋白500mg/kg。

6. 治疗过程中除注意小儿一般情况,脑脊液是否恢复正常外,应经常测头围,以判断是否并发脑积水,治疗结束有条件者作听力测试。

第二十三节 新生儿休克

休克是一种急性循环功能不全综合征,由多种原因引起,致组织细胞的灌流不足,氧供减少,代谢紊乱,甚至发展成器官功能衰竭。新生儿休克并不少见,根据病因主要有:①低血容量性休克,因内出血或外出血、失水或大量液体潴留肠腔或腹腔所致;②感染性休克,因病原体及其毒素导致血流分配异常;③心源性休克,可因缺氧缺血性心肌损害、心肌炎,严重心律紊乱、低血糖及流入道或流出道阻塞性先天性心脏病,致心排血量减少。新生儿硬肿症并发休克机制较复杂,心肌功能不全是主要的环节。

【临床表现】

1)期(代偿期) 表现为皮肤苍白,肢端发凉,前臂内侧皮肤毛细血管再充盈时间延长(≥3秒),精神萎靡(可能先有短暂烦躁不安),收缩压尚正常但脉压变小,心率>160次/分、脉搏弱。

2)期(失代偿期) 皮肤明显苍白或苍灰,肢体凉、皮肤可有花纹,毛细血管再充盈时间明显延长、嗜睡甚至昏迷、肌张力低下、血压下降,收缩压足月儿<6.6kPa,早产儿<5.3kPa,心音低钝,心率快,但亦可发展至心动过缓,呼吸急促伴吸气性凹陷,继而呼吸不规则或呼吸暂停,少尿<2ml/(kg·h)。

3)期 出现多脏器功能衰竭:心功能不全。急性呼吸窘迫综合征,肺出血、急性肾衰竭、DIC、脑水肿、消化道出血、麻痹性肠梗阻,病情常难以回逆。

【诊断要点】

1. 引起休克的基础疾病,患儿出现皮肤颜色苍白、肢端凉,皮肤毛细血管再充盈时间延长是新生儿休克早期的表现,待血压下降,伴功能不全表现则为中期。若出现多器官功能衰竭已属晚期。

2. 实验室和其他检查

(1)动脉血气分析:表现为代谢性酸中毒,其程度与休克严重度有关。早期可有代偿性呼吸性碱中毒,当发生肺水肿,急性呼吸窘迫综合征时$PaCO_2$升高。

(2)血电解质(钠、钾、氯、钙)及血糖测定。

(3)血常规、血小板计数,凝血功能及肾功能检查。

(4)有呼吸困难及怀疑心脏病者应做胸部X线检查。

(5)心电图了解心律及有无心肌损害。

(6)超声心动图,可检测心功能并了解有无结构畸形与异常分流。

(7)中心静脉压(CVP)测定,有助于心功能不全或低血容量休克的鉴别。

【治疗】

1. 对病因治疗,并采取下述治疗措施,以改善组织液流及氧合。监护脉率、氧饱和度、血压、呼吸、观察意识状态、皮肤色泽、肢端温度,毛细血管充盈时间、尿量等,随访血气、血电解质。

2. 扩容 低血容量性休克或感染性休克视每个病例具体情况,先静脉快速滴注等渗晶体液 10mg/kg(30 分钟左右),继之,可再以同样速度给 5‰白蛋白血浆等胶体液 10mg/kg,失血者血红蛋白明显降低者则输全血。经上述处理后若临床表现无改善宜测 CVP<0.67kPa (5mmHg) 可继续扩容,直至 CVP≥0.67kPa。

3. 纠正酸中毒 代谢性酸中毒应用碳酸氢钠,所需 5‰碳酸氢钠(ml)＝(－BE)×体重(kg)×0.5 计算,先给半量稀释 1 倍后缓慢静脉推注。以纠正 pH 至 ≥7.25 为宜。由于休克时代谢性酸中毒与组织灌流不足,缺氧而致乳酸产生增加及肾灌流不全使机体酸性代谢产物排出减少有关,故维持有效血容量改善循环对纠正代谢性酸中毒是很重要的,呼吸性酸中毒则要改善通气。

4. 保持气道通畅并供氧,必要时机械通气。

5. 药物治疗

(1)血管活性药物

1)多巴胺:每分钟 0.5～4μg/kg,改善肾、肠系膜及冠状血管血流;5～10μg/kg 增强心脏收缩力,增加心排血量和升高血压。

2)多巴酚丁胺:每分钟 5～10μg/kg,增加心排血量,用于心源性休克。

3)氢溴酸山莨菪碱 (654-2):用于感染性休克 0.2～0.5mg/kg 静注,必要时 15～30 分钟重复一次。血压回升后减量停用。

(2)肝素:新生儿休克患儿常有血凝状态紊乱,先存在以高凝为主的早期 DIC,故早、中期休克患儿血小板<100×10^9/L 者宜予小剂量肝素(25U/kg)每 8～12 小时 1 次。

(3)纳洛酮:感染性休克经扩容纠正酸中毒治疗、血压未能纠正者,除应用血管活性药物外,可静脉注射纳洛酮 0.1～0.3mg/kg。

第二十四节 新生儿先天性感染

感染性疾病在新生儿期相当常见,感染可发生在出生前,娩出过程中或出生后,先天性感染则指在出生前(宫内)获得的。长期以来将宫内感染概括为 TORCH 综合征 (T 代表弓形虫、O 指其它如梅毒、R 为风疹、C 为巨细胞病毒、H 为单纯疱疹病毒)。由于引起宫内感染病原体不止这些,且单纯疱疹病毒感染主要发生在娩出过程中或出生后而其临床表现与其他病原体感染表现不同,故主张不用 TORCH 综合征名称,而根据不同病原体命名。

【病因分类及临床表现】

1. 巨细胞病毒感染 约 5%～10% 先天性巨细胞病毒感染在新生儿期出现症状,表现为小于胎龄儿,皮肤有紫癜、黄疸、肝脾肿大,头围小、脑部钙化(多见于脑室周围),脉络膜视网膜炎;新生儿期无症状者 5%～15% 会出现智力低下,耳聋、脑瘫等不良后果。

2. 风疹病毒感染 先天性风疹综合征,包括白内障、小眼球、青光眼、脉络膜视网膜炎、感音性耳聋,先天性心脏病(动脉导管未闭,肺动脉狭窄)。尚可有小于胎龄儿、小头畸形、活动性脑炎、间质性肺炎、血小板减少性紫癜等。部分感染者出生时无症状,但以后出现青光眼、耳聋等。

3. 微小病毒 B19 感染 主要表现为贫血,胎儿水肿,少数有心肌炎、胸膜炎及肝炎。胎儿水肿是因重度贫血致心功能不全而引起。胎儿感染本病毒,一般并无畸形。

4. 单纯疱疹病毒感染 本病毒感染主要在娩出时或生后感染。先天性感染者少见,主要表现为皮疹、脉络膜视网膜炎,小头畸形或积水性无脑畸形。

5. 人类免疫缺陷病毒感染 本病毒先天性感染一般在新生儿期不出现症状;但有少数先天性感染者,在生后第一个月有难治性鹅口疮、淋巴结及肝脾肿大。而 50% 先天性感染者在生后一年内发病,其症状包括:①机会性感染,如:卡氏肺囊虫、念珠菌、鸟形分枝杆菌、巨细胞病毒、隐孢子虫感染;②反复细菌性感染;③体重不增;④小头畸形,运动、认知及语言发育差,有的智力进行性减退;⑤淋巴细胞性间质肺炎;⑥皮疹、慢性腹泻、血小板减少。

6. 弓形虫感染 临床表现差别很大,轻者无临床症状,主要表现为:脑积水、脑部钙化、脑炎、脉络膜视网膜炎、黄疸、肝炎、肺炎、心肌炎及肌炎。感音性耳聋。

7. 胎传梅毒(先天性梅毒) 胎传梅毒是螺旋体经胎盘侵入胎儿,故无硬下疳,胎传梅毒分早期和晚期,早期是指 2 岁内发病,通常于生后 2～8 周内出现症状,晚期则在 2 岁后。

(1)早期胎传梅毒:早产儿或小于胎龄儿,皮肤斑疹、疱疹、掌(趾)大疱、脱皮、脱屑,鼻炎、肝脾肿大、黄疸、贫血、血小板减少、肾炎、水肿、脉络膜视网膜炎、骨软骨炎、骨膜炎,假性瘫痪、肺炎,无菌性脑膜炎。

(2)晚期胎传梅毒:间质性角膜炎、葡萄膜炎、马鞍鼻、军刀腿,关节积水,桑葚样牙,郝秦生牙、神经性耳聋、智力障碍、口周及肛门处皲裂、树胶肿、颚部穿孔。郝秦生三联征是指郝秦生牙、神经性耳聋与间质性角膜炎。

血清学阳性而无症状者为隐性梅毒。

【诊断要点】

1. 根据患儿临床表现及了解其母孕期的病史与产前检查的结果作初步诊断。而实验室检查是确诊的必要步骤。

2. 实验室检查

(1)病原分离:巨细胞病毒、风疹病毒、单纯疱疹病毒、人类免疫缺陷病毒、弓形虫等;暗视野显微镜找螺旋体(梅毒)。

(2)抗原或特异的 DNA 检测:巨细胞病毒晚期结构抗原 pp65,人类免疫缺陷病毒 p24 抗原,微小病毒 B_{19} 抗原,单纯疱疹病毒抗原检测均有较高的阳性率;快速血浆反应素卡片试验(RPR)是一种梅毒血清学检测的非特异性反应作筛选用。而应用聚合酶链反应检测巨细胞病毒,单纯疱疹病毒、人类免疫缺陷病毒、弓形虫特异 DNA 片段亦有参考价值。

(3)特异性抗体检测:特异性 IgM 阳性有助于诊断,而特异性 IgG 阳性有可能来源于母体,要随访若于 1～2 月后 IgG 抗体滴度下降表明来自母体,若持续不降或上升,则小儿得到感染。梅毒作梅毒螺旋体间接血凝试验(TPHA)特异性强,若胎儿出生前不久才得到感染则刚出生时 TPHA 可阴性应随访。

(4)弓形虫感染,累及中枢神经系统时脑脊液黄色,淋巴细胞增高,蛋白质亦常增多;先天性梅毒患儿不论有无神经系统症状应作脑脊液检查,白细胞增多及(或)蛋白增高为异常。人类免疫缺陷病毒感染 T 细胞数量尤其 $CD4^+$ 明显下降。

3. X 线检查 巨细胞病毒、弓形虫先天感染可有颅内钙化;风疹病毒感染骨骼有 X 线半透明膜区,先天性梅毒长骨有骨膜增厚,骨骺端锯齿样钙化带增宽和局限性缺损。

4. 眼科及耳科检查。

【治疗】

1. 针对病原体 无抗风疹病毒及微小病毒 B19 的药物;虽然更昔洛韦及磷甲酸对巨细胞病毒有抑制作用,但不能清除且均有毒性,巨细胞病毒感染时这类药物的应用尚无一致的意见,但危及生命的巨细胞病毒肺炎或肝炎及脉络膜视网膜炎可考虑应用;单纯疱疹病毒性中枢神经感染可用阿昔洛韦 10mg/kg(早产儿 20mg/kg),每 8 小时静脉滴注,10～21 天。人类免疫缺陷病毒感染联合应用核苷类逆转录酶抑制剂、非核苷类逆转录酶抑制剂及蛋白酶抑制剂,但新生儿尚缺乏经验;弓形虫感染,已确诊者:磺胺嘧啶每日 100mg/kg(分 2 次),乙胺嘧啶先每日 2mg/kg×2 天,继以每日 1mg/kg×2～3 月,再改为每周三天服 1mg/kg,二药合用共一年。服磺胺嘧啶及乙胺嘧啶同时服叶酸 10mg,每周三次;先天性梅毒水剂青霉素 5 万 U/kg,日龄 ≤ 7 天,q12h,8～30 天,q8h,>30 天,q6h,连续用 10 天,若中枢神经系统受累,连用 14 天。

2. 弓形虫中枢神经感染脑脊液蛋白质达 1000mg/dl 或因脉络膜视网膜炎影响视力可加用泼尼松每日 1mg/kg,分 2 次,至脑脊液蛋白水平下降或危及视力的炎症消退。

3. 人类免疫缺陷病毒感染要重视营养补给,积极预防和治疗各种感染。

4. 及早发现及处理感音性耳聋、青光眼、白内障。

5. 梅毒患儿治疗后 3、6 个月要随访 RPR,若滴度不降(一般在 6 个月时转阴性)应重复治疗,神经梅毒的婴儿 6 个月时随访脑脊液,仍异常者重复治疗。

第二十五节　新生儿低血糖症

新生儿全血血糖低于 2.2mmol/L(40mg/dl),称为低血糖症(hypoglycemia)。

【病因】

1. **来源及储存不足**　多见于早产儿和小于胎龄儿。

2. **消耗过多**　继发于各种疾病,如窒息、颅内出血、败血症、呼吸窘迫综合征、硬肿症、低体温等。

3. **高胰岛素血症**　①新生儿一过性高胰岛素血症,见于糖尿病母亲所生的婴儿。②新生儿溶血症:因红细胞破坏,谷胱甘肽游离于血浆中对抗胰岛素而使胰岛细胞代偿增生。③胰岛细胞腺瘤。④胰岛细胞增殖症。⑤Beckwith-Wiedemann 综合征(脐疝-巨舌-巨人症)。⑥亮氨酸过敏症:进食亮氨酸饮食(人奶、牛奶)后出现低血糖。⑦突然停止高张葡萄糖静脉输液,胰岛高分泌状态未解除。

4. **遗传代谢缺陷病**　①半乳糖血症:由于半乳糖代谢酶先天性缺陷而致血中半乳糖增高,葡萄糖降低,在喂奶后不久发病。②遗传性果糖不耐受症:由于酶缺乏,果糖在血中升高,抑制肝释放葡萄糖致血糖降低,进食果糖后即发生症状。③糖原贮积症:因糖原分解减少,使血糖降低。④α_1 抗胰蛋白酶缺乏,表现为肝脏受累常伴低血糖。

【临床表现】

1. 症状多发生于生后数小时至 1 周内,表现为嗜睡、拒乳、震颤、呼吸暂停、阵发性青紫、昏迷、眼球异常转动、多汗、抽搐、苍白、心动过速、体温不升。

2. 也有表现激惹、兴奋和惊厥,以微小型和局限型惊厥发作为多见。

3. 另有一大部分为无症状性低血糖,尤其多见于早产儿及巨大儿。

【诊断要点】

1. 具有上述低血糖的病因及临床表现。

2. 实验室检查。

(1)空腹血糖。

(2)尿酮体。

(3)血胰岛素:正常空腹血浆胰岛素一般不高于71.8mmol/L。

(4)糖耐量试验:25% 葡萄糖 2ml/kg(0.5g/kg)静脉注射,约 1.5min 注射完。注射前采取空腹动脉血,作为 0min 标准,注射后 5、15、30、45 和 60min 分别采动脉血测血糖。

(5)血酸碱度、乳酸、酮体、生长激素、皮质醇、甲状腺素或肾上腺素等。

(6)胰高血糖素耐量试验:肌注胰高血糖素 30μg/kg(最大量 1mg)于 0、10、30、45、60、90、120min 测血糖。结果:正常时 15～45min 内血糖升高 1.38～2.77mmol/L(25～50mg/dl),糖原贮积症和 G6PD 缺乏时空腹及餐后无血糖升高。

【治疗】

1. 补充葡萄糖　对低血糖患儿,立即用 25% 葡萄糖 2～4ml/kg,小早产儿用 10% 葡萄糖 2ml/kg,按 1ml/min 的速度静注,随即继续滴入 3～5ml/(kg·h),要求葡萄糖滴入速度为 5～8mg/(kg·min),如不能维持正常血糖水平则改为 15% 葡萄糖静滴,速度同前。如血糖>2.2mmol/L(40mg/dl)维持 1～2d 则改为 5% 葡萄糖静滴,以后逐渐停止,在血糖值稳定以前,每日至少测血糖 1 次。

2. 糖皮质激素治疗　如用上述方法补充葡萄糖仍不能维持正常血糖水平,可给泼尼松 1mg/(kg·d),或氢化可的松 5mg/(kg·d),至症状消失 24～48h 后停止,一般用数日至 1 周。

3. 高血糖素治疗　高血糖素 0.02～0.1mg/kg 肌注,必要时 6h 后重复使用。

4. 肾上腺素、二氮嗪和生长激素治疗　肾上腺素、二氮嗪和生长激素仅对难以处理的慢性低血糖病例适用。

5. 饮食治疗

(1)对生后有发生低血糖可能者,即使第一次化验血糖不低,也应口服或鼻饲 10%～20% 葡萄糖,生后 2～3h 内喂奶,如追踪化验血糖降低时,则改为静脉滴注 10% 葡萄糖。

(2)半乳糖血症患儿完全停止乳类食品,代以不含乳糖食品。

(3)亮氨酸过敏儿,应限制蛋白质摄入。

(4)糖原贮积症应昼夜喂奶。

(5)先天性果糖不耐受症小儿,应限制蔗糖及水果汁。

第二十六节　新生儿高血糖症

凡新生儿血糖高于 7.0mmol/L(125mg/dl)称为高血糖症(hyperglycemia)。

【病因】

1. 医源性高血糖　常见于早产儿,多由于输注葡萄糖溶液的速度过快或不能耐受所致。引起血糖增高的因素主要为:①血糖调节功能不成熟,对糖耐受力低,尤其是早产儿、SGA(小于胎龄儿),这些婴儿胰岛 β 细胞功能不完善,对输入葡萄糖反应不灵敏和胰岛素活性较差。②疾病影响:在应激状态下,如处于窒息、感染、休克、颅内出血或寒冷损伤的新生儿,由于儿茶酚胺分泌增加,皮质醇分泌增多导致糖原分解加快,糖原异生作用增强以及胰岛分泌减少或胰岛素受体敏感性下降而导致高血糖。③其他:母分娩前短时间内静脉滴注葡萄糖和糖皮质激素以及婴儿在产房复苏时应用高渗葡萄糖、肾上腺素等。

2. 暂时性高血糖　又称假性糖尿病,与胰岛 β 细胞暂时性功能低下有关,约 1/3 家族中有糖尿病患者。病程呈暂时性,血糖增高可达 14mmol/L(250mg/dl),消瘦、脱水和尿糖阳性。愈后不再复发,一般无需治疗。

【临床表现】

1. 高血糖不重者无临床症状。

2. 血糖增高显著或持续时间长者可发生高渗血症(血渗透压>300mmol/L),出现脱水、烦渴、多尿。

3. 严重高渗血症时,颅内血管扩张甚至发生颅内出血。

【诊断要点】

1. 具有上述高血糖的病因及临床表现。

2. 实验室检查

(1)血糖增高,常出现糖尿。尿糖可为暂时性或持续数周至数月。

(2)尿酮体常为阳性或弱阳性。

【治疗】

1. 医源性高血糖　应根据病情暂时停用葡萄糖摄入量,严格控制输液速度,并监测血糖。

2. 重症高血糖症　伴有明显脱水,及时补充电解质,以迅速纠正血浆电解质紊乱状况,降低血糖浓度,减少糖尿。

3. 空腹血糖>14mmol/L 或症状不见好转者,可用正规胰岛素 1U/(kg·d),每日 1~2 次,密切监测血糖和尿糖。

4. 高血糖持续、尿酮体阳性,作血气监测,纠正酮症酸中毒。

5. 去除病因,治疗原发病。

【预防保健】

1. 控制葡萄糖输入速度。

2. 窒息复苏及低体温等应激状态下,应慎用 25% 高渗葡萄糖推注,稀释物以 5% 葡萄糖为宜。

3. 肠道外营养 新生儿补充热卡不能单靠提高葡萄糖浓度来解决,应加用氨基酸和不饱和脂肪酸等以达全静脉营养。

4. 对高危儿输液应监测血糖、尿糖。

第二十七节 新生儿低钙血症

血清总钙<1.75mmol/L(7mg/dl)或游离钙<0.9mmol/L(3.5mg/dl)为新生儿低钙血症(hypocalcemia)。

【病因】

1. 早期低钙血症 生后 72 小时内出现。见于母亲患糖尿病、妊高征、维生素 D 缺乏或甲状旁腺功能亢进,患儿早产、低出生体重及低氧血症。

2. 晚期低钙血症 生后 3 天至 3 周末发生低血钙。多为足月儿、人工喂养儿。吃高磷饮食(牛奶)、低镁血症。

3. 出生 3 周后发生低血钙 见于维生素 D 缺乏或先天性甲状旁腺功能减退婴儿。

【临床表现】

1. 神经肌肉兴奋性增高 表现为易惊、震颤、手足搐搦、惊厥等。

2. 严重者呼吸暂停、喉痉挛。抽搐发作间期一般状况好。

3. 心电图示 QT 间期延长(足月儿>0.19 秒,早产儿>0.20 秒),传导阻滞,T 波倒置或心动过速。

【诊断要点】

1. 具有上述病因及临床表现。

2. 实验室检查

(1)血清总钙及游离钙低,血磷早期正常,晚期升高。

(2)对反复、持久低钙血症患儿应做胸部 X 线检查,必要时应检测母血钙、磷和 PTH 浓度。

【治疗要点】

1. 10% 葡萄糖酸钙每次 1~2ml/kg,以 5% 葡萄糖液稀释一倍后缓慢静注(1ml/min),注钙时应监测心率。必要时可间隔 8 小时再给药 1 次,疗程 3 天。

2. 病情稳定可口服钙剂如葡萄糖酸钙 10mg/(kg·d)。

3. 低钙血症可伴有低镁血症,若血镁低于 0.5mmol/L,即可出现类似低钙性抽搐,可用 25％硫酸镁 0.2～0.4ml/kg 缓慢静注或深部肌注,8～12 小时可重复 1 次,一般应用 2～4 次。

4. 甲状旁腺功能减退时,需长期口服钙剂同时应用维生素 D_3(10000～25000IU/d),或双氢速甾醇 0.05～0.1mg/d。

【预后转归】

当喉痉挛及呼吸暂停出现威胁婴儿生命时应急救,低钙血症很少引起中枢神经系统器质性损害。

第二十八节　新生儿寒冷损伤综合征

新生儿寒冷损伤综合征(neonatal cold injure syndrome)简称新生儿冷伤,主要由寒冷引起,其临床特征是低体温和多器官功能损伤,严重者出现皮肤硬肿,此时又称新生儿硬肿症。

【临床表现】

1. 病史　多见于寒冷季节,环境温度过低或保温不当者,夏季发生者多有严重感染和重度窒息。早产儿、低体重儿多见。

2. 患儿可表现为不吃、不哭、反应低下、体温不升,重者甚至＜30℃。皮肤硬肿先发生在下肢、臀部及面部,严重者波及全身。累及部位皮肤不易捏起和推动,硬而带肿,压之凹陷,重者皮肤硬而不肿状如橡皮。肤色潮红或呈苍灰或发绀。患儿可有心率减慢,心音低钝,伴多脏器功能损害,如微循环障碍、休克、心功能不全、DIC 和肾衰竭等,肺出血是其最常见的死亡原因。

【诊断要点】

1. 具有寒冷损伤或感染、缺氧、早产等病史及体温低下、硬肿、各系统功能损伤表现。

2. 病情分度　见表 3-7。

表 3-7　寒冷损伤综合征病情分度

程度	体温(℃)	硬肿范围(％)	器官功能改变
轻度	＞34	＜20	吃少、哭声弱、反应稍差
中度	34～30	20～50	不吃、不哭、心率低下、肢凉
重度	＜30	＞50	休克、DIC、肺出血、急性肾衰竭等

注:头颈部 20％;双上肢 18％;前胸及腹部 14％;肾及腰骶部 14％;臀部 8％;双下肢 26％

3. 实验室和其他检查 根据需要检测动脉血气、血糖、钠、钾、钙、磷、尿素氮或肌酐、心电图、胸部 X 线摄片等。

【治疗】

1. 复温时的监护

(1)生命体征:包括血压、心率、呼吸等。

(2)监测肛温、腋温、腹壁皮肤温度及环境温度(室温或暖箱温度),以肛温为体温平衡指标,腋-肛温差为棕色脂肪代偿产热指标。

(3)摄入或输入热量、液量及尿量监护。

2. 复温方法

(1)轻度低体温(34～35℃) 可用预热的衣被包裹置于 25～26℃室温,加用热水袋保暖,体温多能很快恢复正常。

(2)中度低体温(>30℃) 产热良好(腋-肛温差为正值),有条件可用暖箱或远红外辐射热保暖床复温,患儿置入预热至 30℃的暖箱或暖床内,通过暖箱的自控调温装置或人工调节温箱于 30～34℃范围,使患儿 6～12h 内恢复正常体温。

(3)重度低体温(<30℃) 或产热衰竭(腋-肛温差为负值)。先以高于患儿体温 1～2℃的暖箱温度(不超过 34℃)开始复温,每小时提高箱温 1℃,于 12～24h 内恢复正常体温。必要时辅以恒温水浴疗法(水温 39～40℃,脐部置消毒小纱布,用橡皮膏固定,头露水外,每次 15min,每日 1～2 次),浴后立即擦干放入30～32℃暖箱内保温;或用远红外线暖床(开放式暖箱)快速复温,床面温度从30℃开始,随体温升高逐渐提高远红外线箱的温度(最高 33℃),恢复正常体温后置于预热至适中环境温度的暖箱中。不同出生体重的新生儿适中环境温度见表 3-8。

表 3-8 不同体重新生儿暖箱温度、湿度参考数(在裸体情况下)

出生体重(g)	暖箱温度(℃)		相对湿度(%)
	初生者	日久者	
<1000	36	34	
1000～1500	34	32	55～56
1501～2000	32	30	
>2000	30	—	

3. 热量和液体供给 热量开始按每天 209.2kJ/kg(50kcal/kg)。并迅速增至 418.4kJ/kg(100kcal/kg)～502.1kJ/kg(120kcal/kg)。早产儿或伴产热衰竭

患儿适当增加热量。给予经口、部分或完全静脉营养,静脉滴注葡萄糖 6mg/(kg·min),液量按 0.24ml/kJ(1ml/kcal)给予,重症伴有尿少、无尿或明显心肾功能损害者,应严格限制输液速度和液量。

4. 纠正器官功能紊乱

(1)循环障碍:有微循环障碍或休克体征及时扩容、纠酸。扩容先用 2∶1 等张含钠液 15～20ml/kg(明显酸中毒者用 1.4%碳酸氢钠等量代替)在 1 小时内静脉滴入,继用 1/3 或 1/4 张液。

纠酸给 5%碳酸氢钠每次 3～5ml/kg。或以血气值计算:

补充碳酸氢钠的 mmol 数=(-BE)×体重(kg)×0.5 或(22-实测 HCO_3^- mmol)×体重(kg)×0.5。

先给 1/2 量,以 2.5 倍注射用水稀释成等渗液,快速静脉滴注(5%碳酸氢钠 1.7ml=1mmol),余量 4～6 小时内给予。

血管活性药:早期伴心率低者首选多巴胺 5～10μg/(kg·min),每 4 小时 1 次;或多巴酚丁胺 5～15μg/kg 持续静滴,以维持心、肾功能。

(2)DIC:经化验确定为 DIC 及高凝状态,立即用肝素,首剂 1mg/kg,6 小时后按 0.5～1mg/kg 给予。若病情好转,改为每 8 小时 1 次,逐渐停用。第 2 剂肝素后应给予新鲜全血或血浆每次 20～25ml。

(3)急性肾衰竭:尿少或无尿可给呋塞米,每次 1～2mg/kg,并严格限制液量。无效加用多巴胺或氨茶碱静脉滴注。并发高钾血症应限制钾的摄入,严重时给予胰岛素加葡萄糖静脉输注(每 2～4g 葡萄糖加 1 单位胰岛素)或静脉注射适量葡萄糖酸钙以抵消钾对心脏的毒性作用。

(4)肺出血:一经确立早期给予气管内插管,进行正压呼吸治疗(CPAP 或 IPPV)。同时积极治疗引起肺出血的病因,如 DIC,肺水肿,急性心、肾功能衰竭等。

5. 控制感染 可根据感染性质加用青霉素、氨苄西林、头孢菌素等,对新生儿肾脏有毒副作用的药物慎用。

第二十九节 低出生体重儿的主要问题

(一)发生率

低体重儿指出生体重<2500g 的新生儿,包括早产儿及小于胎龄儿(SGA)发生率在不同地区、年代,不同种族有不同,约 5%～8%。早产指胎龄<37 周(259 天)的新生儿,发生率约为 2%～6%。<1500g 的极低出生体重儿(VLBWI)发生率约 0.5%,<1000g 的超低出生体重儿(ELBWI)发生率约 0.1%,小

于胎龄儿指出生体重在同胎龄第 10 百分位数以下者,发生率约 2%。

(二) 死亡分析

早产及 SGA 约占新生儿死亡的 40%,<1500g 早产儿死亡占新生儿死亡的 15%,占早产及 SGA 死亡的 40%。提高低体重儿存活率是降低婴儿死亡率的关键。

(三) 早产原因

尚不明确。母年龄过大,过小,身材矮,体重低,早产史,急性感染或慢性病,吸烟,饮酒,子宫畸形,宫颈无力,孕期腹部手术,胎儿畸形,羊水多等。20%~30%找不到原因。

(四) 早产儿合并症多

包括围生期窒息,新生儿肺透明膜病(HMD),呼吸暂停,脑室周围脑室内出血(PVH-IVH),坏死性小肠结肠炎(NEC),高胆红素血症,动脉导管开放(PDA),贫血,晚期代谢性酸中毒,低血糖,低钙,感染等。

(五) 小于胎龄儿

1. 根据重量指数＝初生体重(g)×100/身长(cm)^3 及身长/头围比例分为两型:

(1)匀称型:重量指数>2.00(胎龄≤37 周)或 2.20(胎龄>37 周);身长与头围之比>1.36 者,列为匀称型。

对此型应做全面检查,注意是否有先天问题。

(2)非匀称型:将重量指数<2.00 或 2.20(胎龄同上);身长与头围之比<1.36 者,列为非匀称型。

2. 主要合并症 围生期窒息,红细胞增多症,低血糖,宫内感染,畸形(染色体病)。

(六) 应注意的问题

1. 保暖、维持适宜环境温度 避免寒冷损伤及过热。娩出前将远红外暖箱或毛巾,棉被垫预热,出生后迅速揩干。复苏、转运过程都应注意保暖。随不同体重,生后日数,环境温度调节暖箱温度、湿度。

2. 呼吸管理 保持呼吸道通畅,应注意缺氧及高氧对早产儿都有很大危害,需氧疗时应维持 PaO_2 在 50~80mmHg(SaO_2 90%~95%)。临床密切观察有无呼吸窘迫,呼吸暂停,青紫等,给予及时处理。早产儿常见的有 HMD,B 族链球菌肺炎,呼吸暂停等。

3. 维持水电解质,酸碱平衡及营养供给。

(1)按不同体重及生后日数液体需要量,下表 3-9 液体需要量可做参考。

表 3-9　按不同体重及生后日数液体需要量（ml/kg）

小时	<1kg	1.0～1.5kg	1.5～2.5kg	>2.5kg
<24	100～150	80～100	60～80	40
24～48	120～150	100～120	80～100	60
>48	140～180	120～150	100～120	80
14 天	200	180	150	150

（2）需改变液体入量的疾病

1）需限制液量：动脉导管开放（PDA）、慢性肺疾患（CLD）、呼吸窘迫（RDS）、新生儿肺透明膜病（HMD）、缺氧缺血性脑病（HIE）、抗利尿激素不适当分泌综合征（SIADH），少尿、肾衰等。

2）需增加液量：极低体重儿（VLBWI）IWL 多用开放暖箱，光疗，呕吐，腹泻，多次穿刺放液等。

（3）液体种类：生后第一天因肾小球滤过率（GFR）低，尿少，不需给钠，给10％葡萄糖即可，也可给 1/5 张含钠液体作生理维持，以后体重下降，电解质丢失，应根据血生化结果补充电解质需要。

（4）喂养：母乳是低体重儿最佳营养来源，条件允许尽早开始小量喂养，可减少肠道并发症。根据胎龄，吸吮能力给以胃管鼻饲或用其他方法提供。

（5）维持血糖稳定，防止，纠正低血糖或高血糖：

1）低血糖症定义：无论足月或早产儿，血糖低于 40～45mg/dl（2.2～2.5mmol/L）为低血糖。

2）低体重儿低血糖原因：早产儿肝糖原储备少，15％的早产儿在生后第一小时发生低血糖。高危因素包括喂养不耐受、低体温、低氧血症、感染以及因脑重与体重比值大、脑组织耗能相对较多等。为防止低血糖发生，早产儿尤其是存在高危因素者生后即应规律监测血糖。

65％的早产 SGA 和 25％的足月 SGA 也常出现低血糖，可能的原因是糖原和脂肪储备少、脑重与体重比值大等。

3）血糖测定低于正常界限，应立即给予积极的治疗。

a. 血糖低于 20～25mg/dl（1.1～1.3mmol/L）者应经静脉输入。生后 6 至12 小时、无症状可口服的给 5％葡萄糖，10ml/kg，30～60 分钟后复查血糖。如果仍低，改静脉输入。有症状的新生儿做血糖测定后静脉输入 10％葡萄糖2.5ml/kg，速度为 1ml/min，后持续静脉输入，速度 6～8mg/（kg·min），并根据血糖浓度调整。

b. 生后 24 小时血糖浓度仍不能维持在 50mg/dl（2.8mmol/L）以上，将糖速增加至 10～12mg/(kg·min)，同时给氢化可的松[5mg/(kg·d)，每 12 小时一次]。

c. 输入葡萄糖和糖皮质激素后临床症状消失、血糖浓度稳定在 50mg/dl (2.8mmol/L)以上，持续至少 24 小时，逐渐降低葡萄糖的浓度及速度。避免液体渗出或突然中断。氢化可的松逐渐减量，延续数天。

4)高血糖症(hyperglycemia)的定义为血糖浓度大于 125～150mg/dl(6.9～8.3mmol/L)。原因主要是医源性，常见于接受葡萄糖注射的极低体重儿，注射速度持续超过 6～8mg/(kg·min)。此外，疾病影响以及母分娩前短时间内用糖和糖皮质激素等。

5)治疗：接受静脉注射葡萄糖者应降低输入的速度，每 3～4 小时降低 1～2mg/(kg·min)。血糖下降后每 30～60 分钟测血糖，并避免输入低张力钠溶液。

如果血糖浓度持续超过 200～250mg/dl(11.1～13.8mmol/L)，需用胰岛素治疗，初期胰岛素治疗应规范，同时监测血糖，防治低血糖发生。

(6) 低钙血症：血钙低于 7mg/dl(1.8mmol/L) 游离钙低于 3.5mg/dl (0.9mmol/L)为低钙血症。妊娠后期钙经胎盘输入胎儿量增多，早产儿接受的钙量少，且肾功能差，25-OHD 向 1,25OHD 转化能力低，尿磷排出少，生后，母亲供应终止而出现早期低钙血症。生后第三天最低＜6mg/dl(1.5mmol/L)，7～10 天后血钙恢复正常。早产儿血钙在 6～7.5mg/dl(1.5～1.75mmol/L)可能无症状，如低至 7mg/dl(1.8mmol/L)有症状或＜7mg/dl(1.8mmol/L)则应治疗。用 10%葡萄糖酸钙 1～2ml/kg 加 5%葡萄糖稀释一倍，1ml/min 速度Ⅳ推入。必要时间隔 6～8 小时重复一次。

4. 高胆红素血症　早产儿高胆红素血症多为病理性的高未结合胆红素血症。早产儿高胆红素血症的诊断标准即早产儿高胆红素血症的干预标准(见有关节)，小早产儿神经系统发育不完善，有缺氧，酸中毒等合并症时，未结合胆红素超过 171mmol/L(10mg/dl)可透过血脑屏障引起胆红素脑病，后果严重。母乳喂养的早产儿也可发生母乳性黄疸。对早产儿高胆红素血症应及早、按规定积极监测治疗(见有关章节)。

5. 血液系统合并症

(1)红细胞增多症：指静脉血细胞比容(Hct)≥0.65。宫内发育不良儿因慢性缺氧，红细胞代偿性增多，红细胞增多症很常见。

1)机制：血液黏稠度是由 Hct，血浆蛋白，RBC 变形能力三个因素决定的，其中影响最大的是 Hct，用新生儿静脉血作体外试验，发现 Hct 在 0.65 以上，黏滞度增高。

由于 Hct 高,血流缓慢淤滞,致酸中毒,缺氧,影响红细胞变形能力,切变率低,血栓形成导致脑,肾栓塞,胃肠黏膜损伤等。

2)临床表现:多血貌,精神差,肌张力低,震颤。呼吸心率快,发绀,心力衰竭,呼吸暂停。血尿,蛋白尿,高胆红素血症,血小板减少。低血糖,酸中毒。呕吐,腹胀,肝大等,甚至发展为坏死性小肠结肠炎,持续肺动脉高压等。但很多病例没有明显临床症状。

3)诊断:静脉血细胞比容(Hct)≥0.65 可诊断。

4)处理:对小于胎龄儿生后应监测 Hct。无症状者应每 6 小时重复 Hct 测定,保证足够液量,如出现症状或 Hct>0.7,应进行稀释性换血,有心肺、神经系症状体征者采用稀释性换血治疗,降低 Hct 至 0.55～0.6,使血黏滞度降低,换血量可用下述公式:或换血 10～20ml/kg。

$$换血量(ml) = 血容量(80～90ml/kg) \times \frac{实际\ Hct - 预期\ Hct}{实际\ Hct}$$

可用新鲜,冰冻血浆,5%白蛋白或生理盐水,目前认为生理盐水部分换血方便,效果好。

预后:与病因,有无症状,诊断治疗是否及时有关。症状轻治疗及时效果好,有症状而未及时治疗者,可发生后遗症,严重者仍有死亡。部分换血治愈率高,但有报告增加坏死性小肠结肠炎的发生。

(2)早产儿贫血:属于较重生理性贫血。由于红细胞生成素(EPO)生成低下,生长发育快,红细胞(RBC)寿命短,医源性失血多等原因,早产儿血红蛋白(Hb)达最低点(nadir)较足月儿早,多发生在生后 4～8 周,最低点的 Hb 也比足月儿低(7～9g/dl)。胎龄越小血红蛋白(Hb)最低值越低,1～1.5kg 为 8g/dl,小于 1kg 者约为 7g/dl。

1)诊断:正常早产儿生后 4～8 周 Hb 降至 7～8g/dl(70～80g/L),网织红细胞不高,常显苍白,少数出现心率快,呼吸快,喂养困难等。

2)处理:主要是预防及减轻贫血程度。

a. 铁剂:在达到全部经口喂养,体重增加一倍时开始给铁剂 2～3mg/(kg·d),<1000g 者 3～4mg/kg/d,至矫正年龄一岁。

b. 有条件的可用重组人类红细胞生成素(rhuEPO)250IU/kg,3 次/周,共 4 周。同时补充铁剂,研究显示用药 4 周后 Hb 及血细胞比容(Hct)都较未用药组增高,差别显著,可减少输血次数。目前国内外均未作为常规应用。

c. 维生素 E 5mg,每日 2 次至孕龄 38～40W。

d. 一般不必输血,除非有症状(心率持续快,呼吸快,呼吸暂停,喂养困难,体重增长慢等)且 Hb<8g/dl。最好输红细胞。注意用外周血测定 Hb,Hct 作

为输血标准不够精确,必要时重复。

6. 呼吸暂停(见第二节)。

7. 脑室周围-脑室内出血(PVH-IVH) 极低出生体重儿(VLBW)并发脑室周围-脑室内出血较常见。根据头颅系列超声检查发生率约为 40%～50%。随胎龄及体重降低发病率增加。

(1)病因

1)解剖学薄弱环节:极低出生体重儿脑室出血起源于尾状核头部和脑室周围的室管生发层基质。由于发育不成熟,生发层基质毛细血管缺乏肌层,脆弱,脑血管自主调节差易受各种因素影响而破裂。

2)高危因素:缺氧,脑血流量增加,血压波动大,静脉压升高,凝血障碍等。

3)室管膜下出血可进入脑室,脑室周围白质,引起脑室周围白质软化,脑室扩大,脑积水等,严重 PVH-IVH 短期内死亡,幸存者可遗留远期神经系统后遗症。

(2)临床表现:根据颅脑 B 超、CT 及尸检结果,生后 3 天内发病者占 90%以上,50%发生在生后 24 小时内。临床表现取决于出血的量,速度。一般分为三型,即急剧恶化型(发病急,呼吸暂停,休克,肌张力改变,惊厥等)、间断恶化型(起病较缓,反复出现呼吸暂停,神经系症状)、无症状或症状轻微型(约占 50%)。

(3)诊断:极低出生体重儿有以上临床表现,较快出现贫血,血细胞比容降低,血性脑脊液可初步诊断,颅脑超声,CT(或 MRI)检查做出诊断。无症状或症状轻微型可通过常规颅脑超声检查确诊。颅脑超声对新生儿脑组织分辨率高,其结果与尸检对照有很高的符合率,无放射性损伤,有利于进行动态观察提高诊断率。

(4)处理:

1)本病病死率、致残率高,无特效治疗,应注重预防。加强围生期保健及孕期高危因素的监护,防治围生期窒息。母亲分娩前使用糖皮质激素可通过减轻早产儿呼吸窘迫及稳定毛细血管而减少 PVH-IVH 的发生或减轻其严重程度。母亲预防性使用维生素 K_1 以减少早产儿出血症发生也有报道。对极低出生体重儿静脉给药的浓度,速度,应严格控制。

2)治疗原则:监护体温、心率、呼吸、血压等生命体征。尽量减少操作,保持患儿安静,呼吸道通畅。纠正缺氧,酸碱平衡,避免血压波动,限制液量,纠正贫血及休克。用苯巴比妥抗惊厥,负荷量 10～20mg/kg,12～24 小时后使用维持量,2.5～5mg/(kg·d)1 次或分 2 次注射。有指征,无活动性出血者可用小剂量甘露醇降颅压。脑室内出血重,脑室进行性扩大者可行腰椎穿刺放液。

8. 感染　早产儿,小于胎龄儿免疫系统功能不健全,对感染局限化能力弱,与母亲感染,分娩过程等有密切关系,多需长期住院,接受各种治疗操作,各种感染发病率高,是主要死亡原因。

(1)先天感染:TORCH 是指风疹,巨细胞包涵体,弓形虫,单纯疱疹和其他(梅毒,艾滋病,先天结核等)感染是小于胎龄儿的重要原因。

(2)后天感染:多种病原菌引起,包括超广谱酶耐药菌,真菌,二重感染等(见有关章节)。

第四章　遗传性疾病

遗传性疾病分为四类。①染色体畸变：是由于先天性染色体结构畸变或（和）数目异常引起的疾病；②单基因遗传病：是指由一对主基因造成的疾病，其遗传符合孟德尔定律，依传递方式不同可分为常染色体显性、常染色体隐性、X连锁显性和隐性等几类；③多基因遗传病：它的遗传性状是由几对微效基因作用累加而产生的表型效应，这种遗传性状的形成也受外环境因素的影响；④线粒体遗传病：这是一组较为少见的遗传病。

第一节　染色体畸变

一、唐氏综合征

唐氏综合征（Down 综合征）又称 21-三体综合征、先天愚型。属常染色体畸形，是小儿染色体病中最常见的一种，在活产婴中的发生率约为 1/600～1/800。其发生与母亲妊娠时年龄过大、遗传因素、孕期中使用某些药物或受放射线照射等有关。

【临床表现】

1. 智能低下。

2. 特殊面容　眼距宽，鼻梁低平，眼裂小，眼外侧上斜，有内眦赘皮，外耳小，硬腭窄小，舌常伸出口外，流涎多。

3. 体格发育迟缓　身材矮小，头围小于正常，骨龄常落后于年龄，出牙延迟且常错位，头发细软而少，四肢短，手指粗短，韧带松弛，关节可过度弯曲，小指向内弯曲。

4. 皮肤纹理特征　通贯手、atd 角增大；第 4、5 指桡箕增多，脚跗趾球胫侧弓形纹和第 5 趾只有一条褶纹等。

5. 常伴有其他畸形，如先天性心脏病、消化道畸形，腭、唇裂，多指（趾）畸形等。

6. 免疫功能低下　易患各种感染；白血病的发生率也增加 10～30 倍。

【诊断要点】

1. 根据其特殊面容、皮肤纹理特点和智能低下,对典型病例可确定诊断;对嵌合型患儿、新生儿或症状不典型的智能低下患儿,均应作染色体核型分析以确定诊断。按照核型分析可将21-三体综合征分为三型。

(1)标准型:患者体细胞染色体为47条,有一条额外的21号染色体,核型为47,XX(XY),＋21,此型最常见,占95%。是因亲代(多为母方)的生殖细胞染色体在减数分裂时不分离所致。双亲外周血淋巴细胞核型均正常。

(2)易位型:约占2.5%～5%。是发生在近端着丝粒染色体的一种相互易位,其额外的21号染色体长臂易位到另一近端着丝粒染色体上。最常见的是D/G易位,以14号染色体为主,核型为46,XX(XY),－14,＋t(14q21q),少数为15号染色体;另一种G/G易位较为少见,核型为46,XX(XY),－21,＋t(21q21q)或46XX(XY),－22,＋t(21q22q)。

(3)嵌合体型:约占2%～4%,患儿体内有两种以上细胞株(两种多见),一株正常,另一株为21-三体细胞。因受精卵在早期分裂过程中染色体不分离所致。临床表现取决于正常细胞所占百分比。

2. 本病应与先天性甲状腺功能减退症鉴别。后者出生时即可有嗜睡、哭声嘶哑、喂养困难、腹胀、便秘、生理性黄疸消退延迟等症状,舌大而厚,但无本病的特殊面容。可检测血清 T_4、TSH 和染色体核型进行鉴别。

【治疗】

目前尚无有效治疗方法。应注意预防感染,加强教育和训练,使其逐步自理生活,从事力所能及的劳动。如伴有其他畸形,可手术矫正。

二、其他较常见的常染色体畸变综合征

1～22号常染色体畸变较性染色体畸变为多见,染色体的畸变会导致许多基因缺失或增加,从而产生各种不同性状的综合征。

【临床表现】

多数为多发畸形、生长迟缓和智能障碍等,见表4-1。

表 4-1　主要常染色体畸变综合征

综合征	智力障碍	生长落后	头、面部	四肢	其他
21-三体	＋	＋	眼距宽,眼裂外侧上斜,鼻梁平,高腭弓,舌常伸出口外	手指短,小指向内侧弯,肌张力低,通贯手	先天性心脏病,无肛,巨结肠
18-三体	＋	＋	小脸,枕骨后突,小下颌,低耳位,高腭弓	肌张力高,手紧握,指重叠,拇指大而背屈	低出生体重,先天性心脏病,唇、腭裂,气管食管瘘,隐睾

续表

综合征	智力障碍	生长落后	头、面部	四肢	其他
13-三体	+	+	小头,唇、腭裂,小眼球,眼距窄	多指,多趾,摇椅样足	脐膨出,先天性心脏病,多囊肾,双角子宫,隐睾
9-三体	+	+	小头畸形,前额突出,招风耳,小下颌,小眼,尖嘴	先天性髋脱位,小指弯曲,并指畸形	先天性心脏病
8-三体	+	+	前额突出,斜眼,宽鼻梁,小下颌,耳发育不良	髌骨发育不良,窄骨盆,关节活动受阻	先天性心脏病
4P⁻	+	+	小头,眼距宽,内眦赘皮,上睑下垂,钩形鼻,人中短宽,腭裂,小下颌,耳发育不良		低出生体重,斜疝,尿道下裂,隐睾
5P⁻	+	+	小头圆脸,眼距宽,眼裂外侧下斜,小下颌,耳畸形	掌、趾骨短小,平足,并指畸形	低出生体重,先心,斜疝,腹直肌分离
13q⁻	+	+	小头呈三角形,鼻梁扁宽,眼裂小,上睑下垂,内眦赘皮,小下颌	拇指发育不良,小指内弯,并指畸形	低出生体重,隐睾,视网膜母细胞瘤
18q⁻	+	+	小头,尖嘴,下腭骨突出,耳道闭锁,眼发育不良	长锥形指,异形趾	低出生体重,隐睾,小阴茎或外阴发育不良

【诊断要点】

凡患儿有多种先天性畸形、形态异常、精神运动发育迟缓、矮身材和青春发育异常等临床表现时均需进行核型分析。

【治疗】

迄今尚无有效治疗方法。

三、先天性卵巢发育不全综合征

先天性卵巢发育不全综合征又称 Turner 综合征。

【临床表现】

1. 生长落后　通常在出生时即呈现身高、体重不足,出生后身高增长缓慢,成年期身高约 140.0±7.9cm。

2. 女性表型,生殖系统及第二性征发育不全。

3. 后发际低,颈蹼,多痣,肘外翻,盾形胸,乳头间距增宽等特征外观。

4. 尚可伴有心脏、肾脏畸形,指(趾)甲发育不良和第 4、5 掌骨较短等。

5. 患儿智能大多正常;易发生自身免疫性疾病。

【诊断要点】

1. 上述临床特征。

2. 核型分析　必须注意某些患儿除身材矮小及性征发育欠佳外可无其他表现,故对矮身材女孩宜常规进行核型分析以免漏诊。本征的异常核型有:①45,XO,是最多见者;②45,XO/46,XX,即嵌合型;③46,Xdel(Xp)或 46,Xdel(Xq);④46,Xi(Xq)。

【治疗】

由于本征患儿多数智能正常,因此,改善其最终成人期身高和性征发育是保证患儿心理健康的重要措施。

1. 基因重组人生长激素　每日 0.15U/kg,皮下注射。可使患儿身高明显增长。用药期间应定期检测甲状腺功能。

2. 司坦唑醇(stanozolol,康力龙)　每日 25~50μg/kg,本药有促进骨骺融合作用,故用药期间应定期检查,以免骨龄超前。

3. 雌激素　当患者骨龄达 12 岁以上时,在生长激素治疗的同时可给予口服小剂量结合雌激素(妊马雌酮,premarin),自 310μg/d 起(或乙炔雌酚,10~20μg/d),根据临床效果逐步增加剂量。

四、先天性睾丸发育不全综合征

先天性睾丸发育不全综合征(Klinefelter 综合征)的病因是男性核型中有额外的 X 染色体。

【临床表现】

1. 患儿为男性表型,出生时正常,其身材在儿童期已较高,呈瘦长型;多数患儿性格内向,智能稍差。

2. 皮肤细嫩,音调高尖,阴毛及脂肪分布呈女性型。

3. 阴茎较小,睾丸小且较硬,可有乳房发育。

【诊断要点】

1. 上述临床症状。

2. 青春期患儿血清 LH、FSH 增高,但睾酮水平低下。

3. 核型分析　约 80% 为 47,XXY,其他尚有 48,XXXY、47,XXY/46,XY 等各种异常核型。

【治疗】

在年龄达 11～12 岁时,可采用长效睾酮制剂,如庚酸睾酮,开始剂量为每 3 周肌注每次 50mg,每隔 6～9 个月增加 50mg,直至每 3 周注射每次 200mg(成人量)为止。

第二节　遗传性代谢缺陷病(概述)

遗传性代谢性疾病是指由于人体内某些酶、膜及受体等生物活性物质的遗传缺陷而导致的疾病,大多为单基因遗传病,以常染色体隐性遗传最多。如不能在早期得到诊治,重者在幼年甚或新生儿期即夭折,轻者则造成不可逆转的神经系统损害,导致残废,给家庭和社会带来不良后果。因此,应尽早诊断,减少漏诊、误诊,以便及早治疗,避免伤残发生;通过遗传咨询更可提高下一代人口的素质。

【临床表现】

遗传代谢性疾病的临床表现多种多样,随年龄、性别不同而有差异,全身各器官均可受累,且常在早期侵犯神经系统,预后甚差。

1. 新生儿期症状　新生儿期即发病者表示病情较严重,临床表现多为非特异性,易被误诊。

(1)神经系统症状:是新生儿期最先出现的常见症状。可表现为吸吮和喂养困难、呼吸异常或暂停、呃逆、心率慢、体温不升、甚至昏迷;阵发性肌张力增高或惊厥;或躯体和四肢肌张力改变不一,少数疾病可有肌张力低下。

(2)消化系统症状:拒食、呕吐、腹泻;持续黄疸伴生长迟缓;肝大伴低血糖和惊厥;出血、转氨酶增高、腹水等肝功能衰竭症状。

(3)心血管症状:心力衰竭、心脏畸形、心律失常等。

(4)代谢紊乱:尿液异味、尿酮体阳性、低血糖、高氨血症、代谢性酸中毒、乳酸酸中毒、酮中毒等。

2. 反复发作的遗传代谢性疾病的急性症状　约 1/3 遗传代谢性疾病患儿可见无症状期,甚或迟至青春期或成人期才发病,感染发热、摄食大量蛋白质食物等可能为发病诱因,患儿在两次发作间期可完全正常。

(1)昏迷:是遗传代谢性疾病的常见症状。代谢性酸中毒、高氨血症、低血糖导致的昏迷常无神经系统体征,易与糖尿病酮症酸中毒相混淆;有的昏迷患儿可伴有惊厥等神经系统症状或颅内高压;有的可伴有肝肿大、肝功能受损。

(2)共济失调发作:常伴有酮、酸中毒和高血糖以及轻或重的高氨血症。

(3)代谢性酸中毒:首先需排除感染、缺氧、重度脱水、饥饿或中毒等常见致病因素。对不伴有阴离子间隙增高、高乳酸血症和低血糖的代谢性酸中毒者则应先考虑肾小管酸中毒。

（4）高乳酸血症：应排除腹泻、脱水、重症感染或肝功能衰竭等因素所致者，伴有酮中毒者常提示遗传代谢性疾病的可能。

（5）低血糖。

3. 慢性渐进性表现

（1）消化系统症状：食欲不佳、喂养困难、慢性呕吐和腹泻。

（2）神经系统症状：进行性精神运动发育迟缓、惊厥、感觉障碍及其他中枢和外周神经功能异常较常见；进展缓慢者有进行性生长发育迟缓、喂养困难、肌张力低下、共济失调和与外界交流困难等非特异性症状。

（3）肌力和肌张力低下，在新生儿期即出现的严重全身肌张力低下和进行性肌病者极有可能为遗传性疾病所致。

【诊断要点】

1. 上述临床特点、实验室诊断。

2. 必须依靠各项实验室检查，根据病史和症状特点由简而繁、由初筛至精确、按一定的步骤选择进行。

（1）尿液检查

1）尿的色泽和气味：有些代谢产物从尿液中大量排出时可使尿液呈现特殊的颜色或气味。如尿蓝母、尿黑酸—蓝或蓝-棕色；高铁血红蛋白或血红蛋白尿—红棕色；卟啉、吡唑酮、酚酞—红色。苯丙酮尿症—鼠尿臭味；枫糖尿症—焦糖味；异戊酸血症—汗脚味；Ⅰ型酪氨酸血症—酸败黄油味。

2）尿液中还原物质试验：尿液中的半乳糖、果糖、葡萄糖、木糖、4-羟基苯丙酮酸、草酸等还原物质均可用简单试验检出，有助于选择进一步的测试项目。

3）尿液筛查实验：三氯化铁试验；2,4-二硝基苯肼试验（DNPH）；硝普盐试验；甲苯胺蓝试验。

（2）血液生化学检测：在尿液检查的基础上有目的地选择必要的生化检测项目，以提示疾病的诊断方向。如巨细胞性贫血提示维生素 B_{12} 和叶酸代谢障碍；空泡样淋巴细胞提示溶酶体贮积症；甘油三酯增高提示糖原贮积症、脂蛋白病；铁、转铁蛋白和铜增高提示过氧化物酶体病；铜蓝蛋白降低提示肝豆状核变性、Menkes 病等。

（3）氨基酸分析：目前大多用氨基酸自动分析仪或高效液相色谱法进行定量分析。进行血、尿氨基酸分析的指征是：①家族中已有确诊的某种遗传代谢性疾病患者或有类似症状者；②高度怀疑为氨基酸、有机酸或能量代谢缺陷者；③不明原因的代谢异常（代谢性酸中毒、阴离子间隙增加、高氨血症、低血糖、酮尿症、尿液中有还原物质、血液中尿酸含量降低等）；④肾脏疾患（结石、Fanconi 综合征）；⑤癫痫样脑病；⑥监测饮食治疗。

（4）有机酸分析：人体内的有机酸种类繁多，除来源于氨基酸、碳水化合物和脂肪酸等代谢过程者外，还可通过饮食、药物等途径进入体内。用气相层析或气-质联用分析法对体液中各种有机酸的定量分析，可以为体内各种代谢途径的情况提供极有价值的资料。尿液、血浆、脑脊液等均可供有机酸分析用，以尿液最常用。有机酸分析的适应证为：①不能解释的代谢异常（代谢性酸中毒、血乳酸增高、阴离子间隙增高、低血糖、高氨血症等）；②"中毒"症状；③疑诊为有机酸或氨基酸病；④疑诊为脂肪酸氧化障碍及能量代谢障碍；⑤不明原因的肝肿大；⑥不能解释的神经肌肉疾病；⑦癫痫样脑病；⑧多系统进行性损害。

（5）酶学诊断：在以上检测资料的指引下，可采用外周血白细胞、皮肤成纤维细胞或脏器活检组织进行酶学检测，除肯定诊断外还可确定代谢缺陷的确切位点。

（6）基因诊断：随着近年遗传代谢病突变基因的定位、核酸序列等不断地被确立，目前已愈来愈多地对这类某些疾病进行限制性片段长度多态（RFLP）连锁分析，或特异性核酸探针杂交、聚合酶链反应（PCR）扩增等法直接检测突变基因，亦可对先证患儿的同胞、家系成员进行分析或供做下一胎的胎儿诊断。

第三节　糖原贮积症

糖原贮积症是一组由于先天性酶缺陷所造成的糖代谢障碍疾病。其共同的生化特征为：肝、肌、肾等组织中糖原贮存量增加；或其糖原分子结构异常。根据临床表现和生化特点，可以分为 12 型，其中 I，III，IV，VI，IX 型以肝脏病变为主；II，V，VII 型以肌肉组织受损为主。

一、糖原贮积症 I 型

本型又可分为 a～d 共四型，其中 I a 型是最常见的糖原贮积症，是由于患儿肝、肾等组织细胞中缺乏葡萄糖-6-磷酸酶所致。

【临床表现】

生长迟滞和肝脏极度增大为其主要症状。

1. 重症　患儿在新生儿期即可出现重症低血糖、酸中毒、呼吸困难和肝肿大等症状。

2. 轻症　常在婴幼儿期呈现生长迟缓、腹部膨胀（肝肿大）；时有低血糖发作，表现为饥饿感、出冷汗，甚或呕吐、惊厥、昏睡等。

3. 患儿身材矮小、轻度肥胖、智能正常，少数患儿因血小板功能不良，伴有出血倾向。

【诊断要点】

1. 患儿以生长迟缓和肝脏极度增大为主要症状、少数常有低血糖发作、血小板功能不良。

2. 实验室检查

（1）空腹血糖值降低。

（2）血清丙酮酸、三酸甘油酯、磷脂、胆固醇、尿酸等增高。

（3）胰高糖素（或肾上腺素）试验不能使患儿血糖上升，注射胰高糖素后乳酸明显增高。

（4）血小板黏附率和聚集功能降低。

（5）肝功能大多正常。

（6）X线骨龄片可见骨龄轻度落后、骨质疏松。

（7）肝活检观察形态学改变、肝糖原定量可作为辅助诊断。

（8）肝活检组织酶学检测可确诊和鉴定型别。

3. 本病应与肾小管酸中毒、黏多糖病、重症佝偻病、生长激素缺乏症等疾病相鉴别。

【治疗】

1. 可按 1.75～2.5g/kg 给予生玉米淀粉，每 4～6 小时口服一次。

2. 有出血倾向者，可给予各种止血药物和血小板生成辅助药物，重症患儿可静脉滴注大剂量丙种球蛋白。

二、糖原贮积症 II 型

本病是由于细胞的溶酶体中缺乏 α-1,4 葡萄糖苷酶所致。

【临床要点】

本病分为 3 型：

1. 婴儿型　常在出生后 6 个月以内发病，肌力、肌张力减低，以心脏极度肥大和充血性心力衰竭为主要表现，多在周岁左右死亡。

2. 幼年型　起病稍晚，以乏力、肌张力低下为主，不累及心脏，病程进展缓慢，常在早年死于肺炎。

3. 青、少年型　发病更晚，症状与其他肌病类似，预后亦多不佳。

【诊断要点】

肌肉活检组织或培养成纤维细胞的糖原和酶活力测定可供确诊；产前诊断可应用培养羊水细胞或绒毛活检组织进行酶活力检测。

第四节　苯丙酮尿症

苯丙酮尿症(phenylketonuria,PKU)属常染色体隐性遗传,是一种常见的氨基酸代谢病,我国发病率约为 1/16 500。按酶缺陷不同可分为两种:①典型PKU:肝细胞缺乏苯丙氨酸-4-羟化酶(PAH),不能将苯丙氨酸转化为酪氨酸,因此,苯丙氨酸在血、脑脊液、各种组织和尿液中的浓度极高,同时产生大量苯丙酮酸、苯乙酸等旁路代谢产物,高浓度的苯丙氨酸及其旁路代谢产物导致脑细胞损伤,绝大多数本病患儿为典型 PKU;②四氢生物蝶呤(tetrahydrobiopterin,BH_4)缺乏型:是由于鸟苷三磷酸环化水合酶(GTP-CH)、6-丙酮酰四氢蝶呤合成酶(6-PTS),或二氢生物蝶呤还原酶(DHPR)等酶缺乏所致,BH_4 是苯丙氨酸、酪氨酸等芳香氨基酸在羟化过程中所必需的共同辅酶,缺乏时不仅苯丙氨酸不能氧化成酪氨酸,而且多巴胺、5-羟色胺等重要神经递质的合成也受阻,加重了神经系统的损害,因此本型临床症状更重,本型仅占本病的 1%~5%左右,其中半数为 6-PTS 缺陷。

【临床表现】

1. 患儿出生时正常,一般在 3~6 个月时开始出现症状,1 岁时明显。

2. 以神经系统症状为主,智能发育落后,可有表情呆滞、行为异常、多动、肌痉挛或癫痫小发作,少数肌张力增高或腱反射亢进。BH_4 缺乏型患儿的神经系统症状出现早且重,常见肌张力减低、嗜睡或惊厥,智能落后明显。

3. 外貌　出生数月后因黑色素合成不足,毛发、皮肤和虹膜色泽变浅,皮肤湿疹常见。

4. 尿和汗液有鼠尿臭味。常有呕吐。

【诊断要点】

本病是少数可治性遗传代谢病之一,早期诊断和治疗可避免神经系统的不可逆性损伤,但因早期不出现明显症状,因此必须借助实验室检测。

1. 新生儿筛查——Guthrie 细菌生长抑制试验　当苯丙氨酸含量＞0.24mmol/L(4mg/dl),即两倍于正常值时,应复查。患儿血浆苯丙氨酸浓度可高达 1.2mmol/L(20mg/dl)以上。

2. 较大儿童的初筛——尿三氯化铁试验和 2,4-二硝基苯肼试验　检测尿中苯丙酮酸。

3. 鉴别各型 PKU——尿蝶呤分析　用高压液相层析(HPLC)测定尿液中新蝶呤和生物蝶呤的含量。①PAH 缺乏:蝶呤总排出量增高,新蝶呤和生物蝶呤的比值正常;②DHPR 缺乏:蝶呤总排出量增高,四氢生物蝶呤减少;③6-PTS

缺乏:新蝶呤和生物蝶呤的比值增高,新蝶呤排出量增加;④GTP-CH 缺乏:蝶呤总排出量减少。

4. 血浆氨基酸分析和尿液有机酸分析　可为本病提供生化诊断依据,且可与其他代谢缺陷病鉴别。

5. 酶学检查　PAH 仅存在于肝细胞中,其活性检测比较困难;DHPR、6-PTS、GTP-CH 的活性可采用外周血细胞测定。

6. DNA 分析　目前对 PAH、DHPR 缺陷可用 DNA 分析进行基因诊断,常用作产前诊断依据。

【治疗】

治疗的关键是减少苯丙氨酸的摄入。一经诊断,应立即治疗;开始治疗年龄愈小,效果愈好。

1. 低苯丙氨酸饮食　婴儿可给予特制的低苯丙氨酸奶粉;幼儿添加辅食应以淀粉类、蔬菜和水果等低蛋白质食物为主。每日苯丙氨酸按 $30\sim50mg/kg$ 供给,以能维持血苯丙氨酸浓度在 $0.12\sim0.6mmol/L(2\sim10mg/dl)$ 为宜;饮食控制至少持续至青春期后。

2. BH$_4$ 缺乏型患儿除饮食控制外,还应给予 BH$_4$、5-羟色氨酸和左旋多巴。

第五节　黏多糖贮积症

黏多糖贮积症(MPS)是一组由于酶缺陷造成酸性黏多糖分子(氨基葡糖聚糖)不能降解的溶酶体贮积症。根据临床表现和酶缺陷,MPS 可分为Ⅰ～Ⅶ等 7 型(Ⅴ型已改称为 IH/S 型)。

【临床表现】

各型 MPS 大多在周岁左右发病,病程都是进行性的,并且累及多个系统,有着类似的临床症状。

1. 体格发育障碍　患儿生长落后、身材矮小;头大,面容丑陋,前额和双颧突出,毛发多而发际低,眼裂小,眼距宽,鼻梁低平,鼻孔大,下颌较小,唇厚;关节进行性畸变,椎骨发育不良而呈扁平,表现为短颈,鸡胸,肋下缘外突和脊柱极度后、侧凸;常见膝外翻、爪状手等改变。

2. 智能障碍　患儿精神神经发育在周岁后逐渐迟缓。

3. 眼部病变　大部分患儿在周岁左右即出现角膜混浊,IS、Ⅱ和Ⅲ型可能有视网膜色素改变,IS 型并可发生青光眼。

4. 其他　常见肝脾肿大、耳聋、心瓣膜损伤、动脉硬化等;晚期可见肺功能不全、颈神经压迫症状和交通性脑积水等继发病变。

【诊断要点】

除根据临床特征外,应进行下列检查。

1. 骨骼X线检查 骨质普遍疏松且有特殊形态改变:颅骨增大,蝶鞍浅长;脊柱后、侧凸,椎柱呈楔形,胸、腰椎椎体前下缘呈鱼唇样前突;肋骨的脊柱端细小而胸骨端变宽,呈飘带状;尺、桡骨粗短,掌骨基底变尖,指骨远端窄圆。

2. 尿液黏多糖检测 通常用甲苯胺蓝呈色法作为本病的筛查试验;或用醋酸纤维薄膜电泳来区分尿中排出的黏多糖类型,以便协助分型。

3. 酶学分析 各型MPS的确切诊断都应依据酶活力测定为准,可以采用外周血白细胞、血清或培养成纤维细胞进行。

4. DNA分析 造成各临床型的酶的编码基因均已定位(Ⅰ型4p16.3;Ⅱ型Xq27-q28;Ⅲ型12q14;Ⅳ型16q24;Ⅵ型5q13-q14;Ⅶ型7q21-q22),可供作诊断研究。

5. 本病应与佝偻病,先天性甲状腺功能减退症,骨、软骨发育不良和黏脂病等相鉴别。

6. 培养羊水细胞可供进行酶活性测定,便于产前诊断。

【治疗】

目前尚无有效治疗方法:骨髓移植或可改变症状,特别适用于智能损伤轻微的患儿;酶替代和基因治疗方法正在研究中。

第六节 戈 谢 病

本病是一种常染色体隐性遗传所造成的β-葡糖脑苷脂酶缺陷,致使葡糖脑苷脂不能水解成神经酰胺和葡萄糖、大量沉积在全身网状内皮系统细胞内,是脂类沉积症中最常见者。其临床特征为脾、肝肿大,脾功能亢进,骨骼病变,也可以出现造血系统和中枢神经系统症状。

【临床表现】

根据临床特征的差异,本病可分为3型。同一家族中的发病者都属相同类型。

1. Ⅰ型 即慢性(非神经)型,是最常见的一型,发病年龄可自生后数月至70岁间,多数在学龄前期因肝、脾肿大和贫血就诊。在发病早期,仅有脾肿大和轻度贫血;随着病程进展,脾脏肿大显著,并出现脾功能亢进现象,贫血显著,白细胞和血小板亦减少;至晚期时,生长发育显著落后,腹部明显膨胀,各种症状加重,贫血加重,白细胞和血小板明显减少,常伴有感染和皮肤黏膜出血倾向,淋巴结轻度肿大,肝功能受损,常见食管静脉曲张、Ⅸ因子等凝血因子缺乏。骨髓浸润导致严重骨痛和关节肿胀,X线检查可见普遍性骨质疏松、髓腔增宽、股骨远端呈烧瓶状和股骨头无菌性坏死等局限性骨质破坏甚至骨折。年长患者面部和四肢暴露部位常见色素沉着和肺部浸润症状。

2. Ⅱ型 又称为急性(神经)型,发病年龄自新生儿期至18个月,以3～4个月者为多见,是预后最差的一型。初起症状以哭声微弱、吸吮能力差和脾脏进行性增大为主,继而出现吞咽困难、斜视、头后仰等症状。多数患儿在6～9月时发生肌张力增高、腱反射亢进、喉喘鸣、惊厥和病理反射等神经系统症状。肺内可有大量戈谢细胞浸润或并发肺炎,多有咳嗽、呼吸困难和发绀。一般在2岁以内死于肺部感染。

3. Ⅲ型 即亚急性(神经)型,较少见,本型常在2岁左右发病,起初以脾肿大为主,肝脾肿大发展缓慢。经过3～7年的无明显症状期后逐渐出现神经系统症状,如斜视、肌痉挛,智能低下和惊厥发作等。晚期出现骨骼病变、脾功能亢进、全血细胞减少和出血症状。患儿常在神经症状出现后2年左右死亡。

【诊断要点】

对脾脏肿大患儿,不论是否伴有贫血、血小板减少、骨质缺损等其他疑似症状,都应考虑本病的可能性。

1. 典型的临床症状和体征。

2. 戈谢细胞检查 患儿骨髓、脾、肝或淋巴结穿刺液均可供检测。戈谢细胞是由脾脏的组织细胞、肝脏的 Kupffer 细胞、肺泡的巨噬细胞和其他器官内的单核细胞族转变形成。是一种直径达 $20～100\mu m$ 的充满脂类的大型细胞,呈圆或卵圆形,含一个或数个偏心的圆形或不整形胞核,染色质粗糙;胞浆浅蓝色,量多,有纤维条状结构,如皱纹纸样。电镜下可见胞浆中有特异性的管状脑苷脂包涵体。糖原染色(PAS)和酸性磷酸酶染色呈强阳性,苏丹黑染色阳性。其浸润部位以脾髓质为主,其他如肝窦状隙、肾小球、肺泡毛细血管、淋巴结、骨髓以及脑神经组织等,亦偶见于胰腺、甲状腺和肾上腺等内分泌腺体。

3. 血清酸性磷酸酶增高。

4. β-葡糖脑苷脂酶活性测定 通常采用外周血白细胞或培养皮肤成纤维细胞进行。由于人体组织中含有多种β-葡糖脑苷脂酶,如所选的方法不当,则结果不尽可靠,必须注意。

5. DNA分析 较酶法诊断可靠,但本病基因突变种类繁多,还有目前尚未查明者,因此分析结果正常者亦不能完全排除本病。

6. 对有本病家族史的孕妇,可测定培养羊水细胞或绒毛细胞中的β-葡糖脑苷脂酶活力、进行产前诊断。近来,亦已开始借助 PCR 方法进行 DNA 分析。

【治疗】

1. 对Ⅱ型主要为对症治疗。

2. Ⅰ型和Ⅲ型患儿脾脏极度肿大且有脾功能亢进者可进行脾切除术,但有可能加重骨骼病变,因此,对这两型患儿应予以长期随访,观察贫血和出血倾向的发展,尽可能推迟手术或仅做部分脾切除。

3. 纯化酶替代疗法已试用于Ⅰ型患儿获得初步效果。但价格极其昂贵,且由于不能通过血-脑屏障而不能用于Ⅱ、Ⅲ型患者。

4. 骨髓移植治疗Ⅰ、Ⅲ型患者亦已获得满意效果,但术后约有10%患儿死亡,故应慎重考虑。

5. 迄今为止,应用基因转移法治疗本病的方法仍在探索中。

第七节　尼曼-匹克病

尼曼-匹克(Niemann-Pick)病是一组罕见的鞘磷脂沉积症,临床上以肝脾肿大和神经系统受损为主,其症状变化多样,儿童期以 A、B、C 三型多见,都是常染色体隐性遗传病。

【临床表现】

各型的共同特点为肝脾肿大和生长发育障碍,有些类型有神经系统被侵犯的症状。

1. A 型(急性神经型,或婴儿型)　是最常见的一型,常在出生后 3~6 个月发病,初起时出现喂养困难,体重不增和肝脾肿大。患儿可能有新生儿期持续黄疸、腹泻、呕吐和淋巴结肿大等情况。病情进展迅速,除肝脾极度肿大外,神经系统症状出现较早,表情淡漠、动作发育迟缓、听视力逐渐丧失、惊厥发作等为常见症状。皮肤常有棕黄色素沉着。约半数患儿可见眼底黄斑部樱红斑点。患儿最终极度消瘦呈恶病质状态,大多在 3 岁左右死亡。

2. B 型(慢性非神经型)　通常发病较 A 型稍晚,常见脾脏肿大,然后出现肝肿大。病情进展缓慢,且不侵犯神经系统,肝功能受损情况亦少见。患儿身材矮小,肺部因弥漫性浸润而容易发生感染。一般不影响寿命。

3. C 型(慢性神经型)　本型常在 2~3 岁间发病。以肝脾肿大为初起症状,但其程度较以上两型为轻;继而出现语言障碍、共济失调和癫痫发作等神经系统症状,并逐渐发展至失定向力、肌张力增高、腱反射亢进和惊厥频繁发作,常在 15 岁前死亡。

4. D 型(Nova Scotia 型)　临床表现与 C 型相似,有些患儿除肝脾肿大和神经系统症状外尚呈现黄疸。本型仅见于加拿大 Nova Scotia 省西部。

5. E 型(成人非神经型)　本型在成人期发病,患者仅见轻度肝脾肿大而无神经系统症状,亦有少数患者临床症状与 C 型类似。

【诊断要点】

对原因不明的肝脾肿大患儿,不论是否伴有神经系统症状,都应考虑本病的可能性,对同时有反复肺部感染者尤需注意。

1. 肝脾肿大、早期出现神经系统症状和骨髓涂片找到典型的泡沫细胞即可对 A 型患儿做出初步诊断。这种泡沫细胞又称尼曼-匹克细胞,其直径为 20～90μm,通常仅见一个偏位的小细胞核,染色质疏松;胞浆充满脂类小滴(胞质体),在未染色片上呈"桑葚"状;Giemsa 染色时,胞浆呈蓝或蓝绿色,内有深浅不一的蓝色颗粒。不同于 Gaucher 细胞的是:酸性磷酸酶染色呈弱阳性;Schultz 反应(检测胆固醇)呈阳性;亦可用位相显微镜或电镜检查鉴别两者。

2. 本症确诊仍需依据酶活性检测,由于正常白细胞中的鞘磷脂酶活性亦比较低,因此通常采用培养皮肤成纤维细胞作为检测材料。酶作用底物以选择2-十六烷酰氨基-4-硝基苯磷酸胆碱为佳。

3. 目前对 A、B 型患者也可通过 DNA 分析确诊;C 型患者则必须用特殊方法检测其细胞内胆固醇脂化能力来确诊。

【治疗】

本症目前尚无有效治疗,基因重组酶替代疗法正试用于 A、B 型病例;C 型病例可试用二甲亚砜。

第八节 肝豆状核变性

肝豆状核变性又称 Wilson 病,是一种常染色体隐性遗传的铜代谢缺陷病。其基本代谢缺陷是肝脏不能正常合成铜蓝蛋白和自胆汁中排出铜量减少,致使血液中非铜蓝蛋白的铜含量增高,大量铜在肝、脑、肾、肌肉和眼等组织中沉积并由尿中排出。

【临床表现】

可分为以下三个阶段:

1. 无症状阶段 患儿肝脏内铜的贮积在婴儿期即已开始,但很少在 6 岁以前出现临床症状,此期间除尿铜增高外一切正常。

2. 肝损害阶段 6～8 岁以后逐渐出现肝脏受损症状,起病隐匿,反复出现疲乏、食欲不振、呕吐、黄疸、浮肿或腹水等,部分病儿可并发病毒性肝炎,少数患儿病情可迅速恶化至急性肝功能衰竭。约 15% 的患儿在肝病症状前可发生溶血性贫血。本阶段患儿尿铜明显增高,血清铜蓝蛋白的含量低下,一般尚无 K-F 环。

3. 肝外组织损害阶段 一般在 12 岁以后逐渐出现其他器官功能受损的症状,此时尿铜更高,血清铜蓝蛋白明显低下。

(1)神经系统:早期构语困难,动作笨拙或不自主运动,表情呆板、吞咽困难、肌张力改变等;晚期常见行为异常和智能障碍。

(2)肾脏:可有肾结石、蛋白尿、糖尿、氨基酸尿和肾小管酸中毒。

(3)角膜色素(K-F)环:常伴随神经系统症状出现,开始时铜在角膜周缘的上、下方沉积为主,逐渐形成环状,呈棕黄色。

(4)背部或关节疼痛,X 线下可见骨质疏松、关节间隙变窄或骨赘生等。

【诊断要点】

1. 根据临床表现、角膜 K-F 环、血清铜蓝蛋白降低和 24 小时尿铜排出量明显增高等实验室检查可确定诊断。

2. 因本病早期症状较隐匿,易被误诊,故对有本病家族史、原因不明的肝病、溶血性贫血、肾脏病变或精神神经症状的患儿,都要考虑本病的可能。

3. 实验室检查

(1)血清铜蓝蛋白:正常人为 $200\sim400mg/L$,患儿低于 $200mg/L$。

(2)24 小时尿铜排出量:正常人 $<40\mu g/24h$,患儿显著升高,常达 $100\sim1000\mu g/24h$。尿铜排出量对观察治疗效果、指导用药剂量有帮助。

(3)肝细胞含铜量测定:正常人为 $20\mu g/g$(干重),患儿可达 $200\sim3000\mu g/g$。

(4)放射性核素铜结合试验:1 次给予患者^{64}Cu 或^{67}Cu(半衰期分别为 12 和 61 小时)$0.3\sim0.5\mu Ci$ 静脉注射,在注射后 $5\sim10$ 分钟、1、2、4、24 和 48 小时各采血 1 次,检测其放射量;正常人 $4\sim48$ 小时之间呈持续上升,而患者在 4 小时后持续下降,其 48 小时血样的记数仅为 4 小时的一半。

(5)基因诊断:本病的基因位于 13q14.3,已开始应用 RFLP 法进行 DNA 分析对本病进行早期诊断。

4. 本病要与急、慢性肝炎、肾脏病、溶血性贫血和某些神经系统疾病相鉴别,可根据阳性家族史及血清铜蓝蛋白、24 小时尿铜等实验室检查进行鉴别。

【治疗】

治疗原则是减少铜的摄入和增加铜的排出。

1. 低铜饮食 每日食物中含铜量不应$>1mg$,不宜进食动物内脏、鱼虾海鲜和坚果等含铜高的食物。

2. 铜络合剂 是治疗肝豆状核变性的主要用药,可与铜离子结合而促进铜排出。青霉胺最为常用,$20mg/(kg \cdot d)$,分次口服。此外还可用曲恩汀(trientine)或四硫钼酸铵(TTM)。

3. 锌剂　可促进肠黏膜细胞分泌金属硫,与铜离子结合而减少铜吸收。可用硫酸锌或醋酸锌,每日剂量相当于 50mg 锌为宜。

4. 对症支持治疗　可保肝、输白蛋白,用左旋多巴改善神经系统症状。

5. 肝移植　发生急性肝功能衰竭或失代偿性肝硬化者,经上述治疗无效者可行肝移植术。

第五章　免疫及变态反应性疾病

机体受到内在的（如衰老、受损和突变的细胞）和外在的（如生物性或理化性）因子刺激后，激活免疫系统，引起免疫反应，以消除这些有害因子，使机体保持稳定。如免疫系统功能不完善，可能发生免疫功能缺陷或低下，发生感染或肿瘤性疾病。如免疫反应过分强烈，产生剧烈的炎症反应，出现变态反应性、炎症性和自身免疫性疾病。

免疫系统由免疫器官、免疫细胞和免疫分子组成。骨髓是干细胞和 B 淋巴细胞发育的场所，胸腺是 T 淋巴细胞发育的器官。脾脏和全身淋巴结是成熟 T 和 B 淋巴细胞定居的部位，也是发生免疫应答的场所。黏膜免疫系统和皮肤免疫系统也是重要的局部免疫组织。

免疫细胞包括淋巴细胞、单核吞噬细胞、粒细胞、红细胞以及肥大细胞和血小板等均来自骨髓多能造血干细胞。

免疫细胞通过其表达的细胞表面分子和分泌的细胞因子在细胞间相互传递信息，发挥各自细胞的特殊生物学功能。

出生时免疫器官和免疫细胞均已相当成熟，但因以往未曾接触抗原，故未能建立免疫记忆反应，出现暂时性免疫反应低下。随着年龄增长，接触抗原的机会增加，免疫反应也逐渐达到正常成人水平。

第一节　免疫缺陷病

一、概　　述

免疫缺陷病（immunodeficiency, ID）是指因免疫活性细胞（如淋巴细胞、吞噬细胞）和免疫活性分子（可溶性因子如白细胞介素、补体蛋白质和细胞膜表面分子）发生缺陷引起的免疫反应缺如或降低，导致机体抗感染免疫功能低下的一组临床综合征。

先天性因素（基因突变或缺失）所致者称为原发性免疫缺陷病（primary immunodeficiency, PID）。生后环境因素或其他原发疾病所致的免疫缺陷，称为继发性免疫缺陷病（secondary immunodeficiency, SID）或免疫功能低下（immunocompromice）。人类免疫缺陷病毒（HIV）感染所致者，称为获得性免疫缺陷病（acquired immunodeficiency syndrome，AIDS）。

迄今已发现 120 种以上 PID，总发病率估计约为 1∶10000（未包括选择性 IgA 缺乏症）。各种免疫缺陷的相对发生率：单纯免疫球蛋白或抗体缺陷占 50%（未包括无症状的选择性 IgA 缺乏症和 IgE 异常）。细胞免疫缺陷占 10%，联合免疫缺陷（同时具有明显 T 细胞和 B 细胞缺陷）占 20%，吞噬细胞和（或）中性粒细胞缺陷占 18%，而补体缺陷占 2%。约 80% 的 PID 存在不同程度免疫球蛋白和（或）抗体缺陷。

【原发性免疫缺陷病的临床表现】

原发性免疫缺陷病的临床表现由于病因不同而极为复杂，但其共同的表现确非常一致，即反复感染、易患肿瘤和自身免疫性疾病。

1. 反复和慢性感染

（1）感染部位：以呼吸道最常见，如复发性或慢性中耳炎、鼻窦炎、结合膜炎、支气管炎或肺炎。其次为胃肠道，如慢性肠炎。皮肤感染可为脓疖、脓肿或肉芽肿。也可为全身性感染，如败血症、脓毒血症、脑膜炎和骨关节感染。

（2）感染病原体：一般而言，抗体缺陷时易发生化脓性感染。T 细胞缺陷时则易发生病毒、结核杆菌和沙门菌属等细胞内病原体感染。此外，也易于真菌和原虫感染。补体成分缺陷易发生奈瑟菌属感染。中性粒细胞功能缺陷时的病原体常为金黄色葡萄球菌。病原体的毒力可能并不很强，常呈机会感染。

（3）感染过程：常反复发作或迁延不愈，治疗效果欠佳，尤其是抑菌剂疗效更差，必须使用杀菌剂，剂量偏大，疗程较长才有一定疗效。

在考虑 PID 时，应排除非免疫性因素造成的感染易感性，如呼吸道或泌尿道畸形或阻塞，入侵性导管等。

2. 自身免疫性疾病和淋巴瘤　PID 患儿未因严重感染而致死亡者，随年龄增长易发生自身免疫性疾病和肿瘤，尤其是淋巴系统肿瘤。其发生率较正常人群高数 10 倍乃至 100 倍以上。淋巴瘤，尤以 B 细胞淋巴瘤（50%）最常见，其次为 T 细胞瘤和霍奇金病（8.6%）、淋巴细胞白血病（2.6%）、腺癌（9.2%）、其他肿瘤（19.2%）。

PID 伴发的自身免疫性疾病包括溶血性贫血、血小板减少性紫癜、系统性血管炎、系统性红斑狼疮、皮肌炎、免疫复合物性肾炎、1 型糖尿病、免疫性甲状腺炎和关节炎等。

【原发性免疫缺陷病的诊断要点】

1. 临床表现　反复和慢性感染、淋巴系统肿瘤和自身免疫性疾病，体检可见感染灶、肝脾肿大、淋巴系统缺如或增生。

2. 过去史和家族史

(1)过去史：脐带延迟脱落是粘附分子缺陷的重要线索。严重的麻疹或水痘病程提示细胞免疫缺陷。可能有移植物抗宿主反应（GVHR）和预防注射引起严重反应史。应排除因营养紊乱、其他疾病、免疫抑制剂、放射治疗、扁桃体、脾或淋巴结切除引起的 SID。

(2)家族史：家族中有可疑 PID 病儿，则应进行家谱调查。PID 现证者也可能是基因突变的开始者，而无明显家族史。家族中常有哮喘、湿疹、自身免疫性疾病和肿瘤病人。

3. 体格检查　感染严重或反复发作，可出现营养不良、轻～中度贫血、体重或发育滞后现象。B 细胞缺陷者的周围淋巴组织如扁桃体和淋巴结变小或缺如。X 连锁淋巴组织增生症的全身淋巴结肿大。反复感染可致肝脾肿大，皮肤疖肿、口腔炎、牙周炎和鹅口疮等感染证据可能存在。

4. 实验室检查　临床表现、过去史和家族史仅是提供诊断 PID 的重要线索，确诊有赖于实验室检查。检查步骤包括初筛试验、进一步检查（表 5-1）和基因诊断。

表 5-1　免疫缺陷病的实验室检查

初筛试验	进一步检查
B 细胞缺陷：	
IgG、M、A 水平	B 细胞计数（CD19 或 CD20）
同种凝集素	IgG 亚类水平
嗜异凝集素	IgD 和 IgE 水平
抗链球菌溶血素 O 抗体	抗体反应（破伤风、白喉、风疹、流感杆菌疫苗）
分泌型 IgA 水平	抗体反应（伤寒、肺炎球菌疫苗）B 细胞活化增殖功能 侧位 X 线片咽部腺样体影
T 细胞缺陷：	
外周淋巴细胞计数及形态 T 细胞亚群计数（CD3, CD4,CD8）	丝裂原增殖反应或混合淋巴细胞培养 HLA 配型
胸部 X 片胸腺影	细胞因子及其受体测定（如 IL-2,IFN-γ,TNF-α）
迟发皮肤过敏试验（腮腺炎、念珠菌、破伤风类毒素、毛霉菌素、结核菌素或纯衍生物）	酶测定：ADA,PNP 染色体分析 胸腺素测定 细胞活化增殖功能 皮肤、胸腺活检

续表

	初筛试验	进一步检查
吞噬细胞缺陷：		
	WBC 计数及形态学	化学发光试验
	NBT 试验	WBC 动力观察
		IgE 水平
		黏附分子测定（CD11b/CD18、选择素配体）
		特殊形态学、移动和趋化性
		变形性、黏附和凝集功能测定
		吞噬杀菌功能测定
		氧化代谢功能测定
		酶测定（MPO、G6PD、NADPH 氧化酶）
补体缺陷：	CH50 活性	调理素测定
	C3 水平	各补体成分测定
	C4 水平	补体活化成分测定
		（C3a、C4a、C4d、C5a）
		补体旁路测定
		补体功能测定（趋化因子、免疫黏附）
		同种异体分析
		补体体内存活时间

注：ADA：腺苷脱氨酶，PNP：嘌呤核苷磷酸酶，G6PD：葡萄糖 6 磷酸脱氧酶，MPO：髓过氧化酶，NADPH：烟酰胺腺苷 2 核苷磷酸，NBT：四唑氮蓝

基因突变分析：许多 PID 证实为单基因遗传，编码功能蛋白质的 DNA 序列已被克隆，明确其染色体的部位并发现突变位点和突变形式。多基因遗传原发性免疫缺陷病的确定较为困难。

一些 PID 可进行产前羊水细胞或绒毛膜标本细胞形态学、DNA 序列分析做出产前诊断。单股结构多态性法（SSCP）也可用于孕妇早期诊断，但结果判断应有阳性家族史。家族成员的 DNA 标本半合子连锁分析，可发现基因突变点不明确的 PID。

多数产前检查方法也可用于发现带病者，但以 DNA 突变和连锁分析最为有用。

【原发性免疫缺陷病的治疗】

1. 一般处理　包括预防和治疗感染，注重营养，加强家庭宣教，增强父母和患儿对抗疾病的信心等。若患儿尚有一定抗体合成能力，可接种死疫苗，如百-白-破三联疫苗。禁用活疫苗如天花、脊髓灰质炎、麻疹、流行性腮腺炎、风疹和结核等，以防发生疫苗诱导的感染。若有感染应及时治疗，如果抗菌药物无效，

应考虑真菌、分枝杆菌、病毒和原虫感染的可能。有时需长期抗菌药物预防性给药。接触水痘病人后,应注射水痘-带状疱疹免疫球蛋白(VZIG)或用阿昔洛韦预防。

T 细胞缺陷患儿不宜输血或新鲜血制品,以防发生移植物抗宿主反应。若必须输血或新鲜血制品时,应先将血液进行放射照射,剂量为 2000～3000rad。供血者应作巨细胞病毒(CMV)筛查。患儿最好不作扁桃体和淋巴结切除术,脾切除术视为禁忌。

当 $CD4^+T$ 细胞计数 1 岁内婴儿 $<0.015\times10^9/L$,1～2 岁 $<0.0075\times10^9/L$,2～5 岁 $<0.005\times10^9/L$,年长儿 $<0.002\times10^9/L$,或任何年龄组 $CD4^+T$ 细胞 $<25\%$ 总淋巴细胞时应进行卡氏肺孢子虫肺炎的预防。

家庭中已确诊 PID 病人,应接受遗传学咨询,孕妇期应作产前筛查,必要时终止孕妊。

2. 替代治疗

(1)静脉注射丙种球蛋白(IVIG):指征仅限于低 IgG 血症,一般剂量为每月静注 IVIG100～400mg/kg。治疗剂量应个体化,以能控制感染,使患儿症状缓解,获得正常生长发育为尺度。

IVIG 的不良反应发生率低于 2%,常出现于注射开始的 30 分钟内,包括背痛、腹痛、头痛、寒颤、发热和恶心。上述不良反应在减慢滴注速率后多能消失。有过敏史者,于注射前先给予阿司匹林或苯海拉明以预防不良反应的发生。极个别病例发生血压下降、呼吸困难等生命危象,应停止静脉滴注,并按过敏反应处理。

(2)血浆及高效价免疫球蛋白:高效价免疫血清球蛋白(SIG)含有高效价特异性抗体,包括水痘-带状疱疹、狂犬病、破伤风和乙肝 SIG。

(3)其他替代治疗:①血浆 20ml/kg,必要时可加大剂量。大剂量静滴时可有唇部针刺感和麻木感,一般并不严重,不必停用。②白细胞输注仅用于中性粒细胞缺陷病人伴严重感染时,而不作持续常规替代治疗。③细胞因子治疗:胸腺素类包括胸腺五肽(TPS)对胸腺发育不全、湿疹血小板减少伴免疫缺陷病有一定疗效;IFN-γ 治疗慢性肉芽肿病、高 IgE 血症、糖原贮积症 I 型和不全性 IFN-γ 受体缺陷病;粒细胞集落刺激因子(G-CSF)治疗中性粒细胞减少症;IL-2 治疗严重联合免疫缺陷病和选择性 IL-2 缺陷病。④腺苷脱氨酶(ADA)缺陷者,可输注红细胞(其中富含 ADA),使部分病人可获得临床改善。牛 ADA-多聚乙二烯糖结合物肌注的效果优于红细胞输注,可纠正 ADA 缺陷所致的代谢紊乱。

3. 免疫重建

(1)干细胞移植:包括:①骨髓移植;②脐血干细胞移植。

（2）基因治疗：仍处于临床验证阶段。

二、以抗体缺陷为主要表现的原发性免疫缺陷病

（一）X-连锁无丙种球蛋白血症

X-连锁无丙种球蛋白血症（X-linked agammaglobulinemia，XLA）为 Bruton 酪氨酸激酶（Bruton tyrosione kininase，*Btk*）基因突变所致。

【临床表现】

1. 反复感染　最突出的临床表现是反复严重的细菌性感染，尤以荚膜细菌，如溶血性链球菌、嗜血性流感杆菌、金黄色葡萄球菌和假单胞菌属感染最为常见。对革兰阴性杆菌如致病性大肠杆菌、铜绿假单孢菌、变形杆菌、沙雷菌等的易感性也明显增高。

对某些肠道病毒，如埃可病毒、柯萨奇病毒及脊髓灰质炎病毒的抵抗能力甚差。应注意口服脊髓灰质炎活疫苗可引起患儿肢体瘫痪。也可并发卡氏肺孢子虫感染。

2. 其他表现　易发生变应性和自身免疫性疾病。包括自身免疫溶血性贫血、类风湿性关节炎、免疫性中性粒细胞减少、脱发、蛋白质丢失性肠病、吸收不良综合征和淀粉样变性。

3. 体格检查　反复感染引起慢性消耗性体质，苍白，贫血，精神萎靡。扁桃体和腺样体很小或缺如，浅表淋巴结及脾脏均不能触及，鼻咽部侧位 X 线检查可见腺样体阴影缺乏或变小。

【诊断要点】

1. 实验室检查

（1）血清免疫球蛋白测定：血清总 Ig＜200～250mg/dl；IgG＜100mg/dl 或完全测不到，少部分病例 200～300mg/dl；IgM 和 IgA 微量或测不出。

（2）抗体反应：同族红细胞凝集素（抗 A 及抗 B 血型抗体）缺如，抗链球菌溶血素 O（ASO）滴度＜25U，锡克试验不能转为阴性。特异性抗体反应缺乏（包括 T 细胞依赖性和 T 细胞非依赖性抗原）。

（3）外周血 B 淋巴细胞计数：淋巴细胞数量正常或轻度下降，成熟 B 细胞（$CD19^+$，$CD20^+$，膜表面 Ig^+）缺如。骨髓 B 细胞和浆细胞缺如，可见少量前 B 细胞。

（4）基因诊断：有阳性家族史的女性妊娠时应进行产前检查，羊水细胞判断为男性（XY）者，应进一步检查羊水或脐带血 B 细胞数量，或采用 DNA 序列分析 *Btk* 基因突变或发现与 *Btk* 紧密连接的复合基因片段（DXS178）以确诊。

2. 鉴别诊断　应与其他低 IgG 血症鉴别，包括婴儿生理性低丙种球蛋白状态、婴儿暂时性丙种球蛋白缺乏症、严重联合免疫缺陷病（SCID）、慢性吸收不良

综合征和重度营养不良。

【治疗】

1. 一般处理 各种支持疗法,包括营养、生活及卫生条件的改善,预防感染的发生,适当的体育锻炼,良好心理状态的维护,对各种并发症的预防和治疗等。

2. 静脉注射丙种球蛋白 该治疗宜早开始,大剂量(400mg/kg,每3～4周一次)明显优于小剂量(200mg/kg,每3～4周一次)疗法;但用量应个体化,以血清 IgG 浓度上升到 10g/L 为度。

(二)普通变异型免疫缺陷病

普通变异性免疫缺陷病(common variable immunodeficiency,CVID)为一组病因不同,主要影响抗体合成的 PID。可发生于任何年龄,多起病于幼儿或青春期。大多数 CVID 是由于 T 细胞功能异常,不能促进 B 细胞免疫球蛋白合成转换。

【临床表现】

1. 反复感染 常见急、慢性鼻窦炎、中耳炎、咽炎、气管炎和肺炎,可导致支气管扩张。病原菌为嗜血流感杆菌、链球菌、葡萄球菌、肺炎球菌等,其次为支原体、念珠菌、卡氏肺孢子虫、单纯疱疹和带状疱疹病毒。约 10% 的患者合并中枢神经系统感染,感染严重程度不及 XLA,常呈慢性发病。病程持续日久,造成器质性损害。部分病例可形成非干酪性肉芽肿,受累部位为肺、肝、脾和皮肤。

2. 其他表现 消化道症状包括慢性吸收不良综合征、脂肪泻、叶酸和维生素 B_{12} 缺乏、乳糖不耐受症、双糖酶缺乏症、蛋白质丢失性肠病等。肠梨形鞭毛虫感染是引起肠道症状的一个重要病因。少数患者出现淋巴结和脾肿大,此可与 XLA 相鉴别。

CVID 易并发多种自身免疫性疾病,如溶血性贫血、特发性血小板减少性紫癜、恶性贫血、中性粒细胞减少症、类风湿性关节炎、系统性红斑狼疮、皮肌炎、硬皮病、慢性活动性肝炎、多发性神经根炎、克罗恩病和非特异性慢性溃疡性结肠炎等。并发恶性肿瘤的几率为 8.5%～10%,包括白血病、淋巴网状组织肿瘤、胃癌和结肠癌等。

【诊断要点】

1. 实验室检查 ①血清免疫球蛋白含量普遍降低,但一般不会低至 XLA 的水平。对各种抗原刺激缺乏免疫应答,血清同族血凝素效价低下。②少数病例外周血 B 细胞减少,呈未成熟状态。③外周血 T 细胞数大致正常,1/3 的病例 $CD8^+$ T 细胞升高,CD4/CD8 T 细胞比值下降(低于 1.0)。外周血 T 细胞增殖反应(PHA)和分化功能低下,产生细胞因子的能力不足。

2. 鉴别诊断 应排除其它 PID,如 XLA、高 IgM 综合征、SCID 以及伴有低免疫球蛋白血症的 SID。

【治疗】

与 XLA 基本相似,静脉注射丙种球蛋白的标准剂量为每月 400mg/kg。近年开展皮下注射丙种球蛋白可用于对静脉注射丙种球蛋白有不良反应者,其价格也比静脉注射丙种球蛋白便宜。经静脉注射丙种球蛋白治疗后仍发生呼吸道和胃肠道感染,可用 IgG 和 IgA 滴鼻或口服。

适当的抗微生物制剂治疗和预防感染甚为重要。使用抗菌药物时,应每 2 周更换一次,以防产生耐药性。贾第虫感染者,可用甲硝唑治疗。

(三) 选择性 IgA 缺陷症

选择性 IgA 缺陷症(SIgAD)在白种人中的发病率为 1/223 至 1/1000,我国患病率为 0.24‰(1∶4100)。可为常染色体隐性遗传或常染色体显性遗传,也可为散发性。

【临床表现】

1. 反复感染　轻者可长期无任何症状,不少患者仅表现轻度的上呼吸道感染。诊断年龄自 6 个月至 12 岁不等,可有自然缓解倾向。

2. 其他表现　部分病例存在胃肠道症状,如腹泻和吸收障碍。可伴智能低下和感觉神经异常,与原发性癫痫也有密切关系。还可伴发哮喘或荨麻疹。

约 50% 的病例伴有自身免疫病,如慢性活动性肝炎、系统性红斑狼疮、皮肌炎、类风湿性关节炎、结节性动脉周围炎、慢性甲状腺炎、混合结缔组织病、特发性肾上腺皮质功能减退症、溶血性贫血和特发性血小板减少性紫癜等。

部分患儿伴发恶性肿瘤,如肺癌、胃癌、结肠癌、直肠癌、乳腺癌、卵巢癌、子宫癌、胸腺瘤、白血病和淋巴瘤等。

【诊断要点】

血清 IgA 水平常低于 0.05g/L,甚至完全测不出可明确诊断。重症患儿唾液中不能测到分泌型 IgA,尿液中含量极低。IgG 和 IgM 水平正常或升高,约 40% 的患儿可测到自身抗体。

【治疗】

一般无需治疗。对于腹泻患者可考虑口服含有丰富的分泌型 IgA 的人初乳。禁忌输含 IgA 的新鲜血和免疫球蛋白制剂。当患者需要输血时,供者也应是 sIgAD,或输给洗过的红细胞。

伴发系统性红斑狼疮等自身免疫性疾病,可用免疫抑制剂。发生感染则以敏感的抗生素或中药积极抗感染。

(四) 选择性 IgG 亚类缺陷病

一种或多种血清 IgG 亚类低于同龄正常均值 2 个标准差以下者称为选择性 IgG 亚类缺陷病。2 岁以上小儿 IgG1 水平低于 2.50g/L,IgG2 低于 0.50g/L,

IgG3 低于 0.30g/L 者可确诊。正常婴儿可能测不出 IgG4。

【临床表现】

可无临床表现,也可表现为反复呼吸道感染,包括上呼吸道感染、副鼻窦炎、中耳炎、鼻炎、支气管炎、支气管扩张、肺炎。少数表现为反复性化脓性脑膜炎、皮肤感染及腹泻。一般情况下感染并不严重,也不危及生命。有可能自然缓解或发展为 CVID。

【诊断要点】

1. 实验室检查　血清 IgG 亚类和抗多糖抗原(b 型流感杆菌、链球菌、肺炎球菌和脑膜炎球菌多糖抗原等)和蛋白质抗原(抗白喉、破伤风类毒素、百日咳杆菌菌体、麻疹病毒等外壳蛋白抗原)特异性 IgG 亚类抗体低下或缺如。

2. 鉴别诊断　需注意与 CVID、共济失调毛细血管扩张症、严重联合免疫缺陷病、骨髓移植后暂时性 IgG 亚类失衡相鉴别。

【治疗】

反复注射联合多糖和蛋白质疫苗(如 b 型嗜血流感杆菌荚膜多糖联合脑膜炎球菌外膜蛋白复合物疫苗)可能提高机体抗体反应。IVIG 的应用应限于有严重临床症状而对抗生素治疗无反应的病儿,每月 200～400mg/kg。合并 sIgAD 的病人应小心监测抗 IgA 抗体的产生。发生感染时,应给予适当抗感染药物。

(五)婴儿暂时性低丙种球蛋白血症

婴儿暂时性低丙种球蛋白血症(transient hypogammaglobulinemia of infancy)是指一种或多种血清免疫球蛋白浓度暂时性降低,随着年龄的增长可达到或接近正常范围的自限性疾病。

【临床表现】

往往因反复中耳炎,咽炎,支气管炎等不威胁生命的感染而就诊,偶会发生黏膜念珠菌病。2～3 岁后免疫球蛋白水平达到正常,即使免疫球蛋白未达正常水平,也不再反复感染。

【诊断要点】

实验室发现血清一种或多种免疫球蛋白低于相同年龄组水平 2 个标准差或 IgG<2.5g/L。

【治疗】

以支持疗法和适当的抗生素治疗为主;发生严重感染时,可考虑使用静脉注射丙种球蛋白。

三、联合免疫缺陷病

联合免疫缺陷病(combined immunodeficiency,CID)是指 T 细胞和 B 细胞

功能联合缺陷引起的 PID,以 T 细胞缺如尤为严重。目前已明确 11 种 CID。

(一) X-连锁严重联合免疫缺陷病

X-连锁严重联合免疫缺陷病(XL-SCID) 是最常见的 SCID,属于 T 细胞缺陷,而 B 细胞无缺陷型,由 IL-2,IL-4,IL-7,IL-9 和 IL-15 共同拥有的受体 γ 链 (γc)基因突变引起。

【临床表现】

1. 感染 发生于生后不久,表现为口腔念珠菌病,呼吸道合胞病毒、副流感病毒 3、腺病毒、卡氏肺孢子虫感染以及革兰阴性菌败血症。巨细胞病毒或其他病原菌引起的慢性肝炎,累及胆管可导致硬化性胆管炎和慢性肝硬化。轮状病毒、贾第虫或隐孢子虫感染可致严重消化不良和恶病质。接种卡介苗(BCG)和非典型分枝杆菌感染可能导致严重或致死性感染。接种脊髓灰质炎疫苗不会引起感染。

2. 其他表现 ①脂溢性皮炎可十分严重,颊黏膜,舌和会阴部可发生慢性深部溃疡,易与移植物抗宿主病发生混淆。②中性粒细胞减少,红细胞发育不全,耐维生素 B_{12} 和叶酸的大细胞贫血。嗜酸性细胞和单核细胞增多提示不常见的感染如卡氏肺孢子虫感染。③可发生慢性脑病如慢性进行性多灶性脑白质病。

【诊断要点】

1. 实验室检查 T 淋巴细胞减少,增殖反应低下和 NK 细胞消失。B 细胞数正常,但功能严重损害,三种免疫球蛋白浓度均低下,甚至缺如。证实 γc 基因突变可确诊 XL-SCID。

2. 鉴别诊断 应与 HIV 感染和其他 CID 相鉴别。

【治疗】

外周血、骨髓和脐血干细胞移植为最佳方案,宜在发生严重感染,尤其是肺炎之前进行。

(二) X-连锁高 IgM 血症

高 IgM 血症可分为 X-连锁和非 X-连锁性。X-连锁高 IgM 血症(X-linked hyper-IgM syndrome,XHIM)占 70%,非 X-连锁性(常染色体隐性和显性遗传)为 30%。XHIM 的病因为 T 细胞 CD40 配体(CD40L)基因突变导致 B 细胞功能障碍。

【临床表现】

1. 感染 出生后 6 个月至 2 岁出现反复上呼吸道感染,细菌性中耳炎和肺炎,卡氏肺孢子虫肺炎可为本病最早的表现。贾第虫和隐孢子虫感染可致迁延性腹泻。扁桃体、皮肤和软组织感染常见,气管周围软组织感染往往威胁生命。

因中性粒细胞减少而致持续性口腔炎和口腔溃疡。

2. 自身免疫性疾病和肿瘤 扁桃体,脾,肝脏等淋巴组织增生和肿大。自身抗体的出现与血小板减少、溶血性贫血、甲状腺功能减退和关节炎有关。淋巴组织肿瘤最为常见,占 XHIM 合并肿瘤的 56%;肝脏和胆道肿瘤也可发生,此很少见于其它原发性免疫缺陷病。

【诊断要点】

1. 实验室检查 ①血清 IgG,IgA,IgE 缺乏或明显降低,IgM 水平正常或高达 1000mg/ml,但其亲和性和特异性低下。②外周血 B 细胞数正常,偶可同时表达 IgM 和 IgG,不表达其它类型免疫球蛋白。T 细胞增殖反应降低。③50%患儿持续性或周期性中性粒细胞减少,25%发生自身免疫性贫血及血小板减少症。④活化的 $CD4^+$ T 细胞 CD40L 表达阴性可确诊本病,应在生后 6 月后才进行此类检查。⑤CD40L 基因突变分析可明确诊断,也可用于产前诊断和发现女性疾病携带者。

2. 鉴别诊断 IgM 增高不明显的病例应与 CVID、中性粒细胞减少症相鉴别。

【治疗】

每月按 500mg/kg 输注 IVIG,使血清 IgG 水平保持正常 IgG 范围的高限。必要时可加大剂量和频率。

预防性甲氧苄氨嘧啶-磺胺甲异噁唑(复方新诺明)治疗以防止卡氏肺孢子虫肺炎。持续性中性粒细胞减少症可用 G-CSF 治疗。淋巴细胞增生,关节炎或其他自身免疫性疾病,对 IVIG 无反应的患儿可采用激素治疗。

及早进行骨髓移植可改善预后。

(三) 其他联合免疫缺陷病

【临床表现】

其他联合免疫缺陷病除有 SCID 的临床表现外尚有其特殊表现。

腺苷脱氨酶(adenosine deaminase,ADA)缺陷有骨骼异常,如肋软骨连接处凹陷,闭合不全和骨盆发育不全等。其它表现有智力发育迟缓、幽门狭窄和肝脏疾病。嘌呤核苷酸磷酸化酶(purine nucleoside phosphorylase,PNP)缺陷时主要表现为 T 细胞免疫功能缺陷而 B 细胞可正常。Jak-3 缺陷可发生于男女婴儿。Rag1/Rag2 缺陷的 T 细胞和 B 细胞均下降,为常染色体隐性遗传。Omenn 综合征常表现有红皮病,鳞屑样皮炎和脱发,嗜酸性粒细胞增多,生长延迟,肝脾和淋巴结肿大,血清 IgE 增高,T 淋巴细胞显著增加,酷似移植物抗宿主病(GVHD)。网状发育不全(reticular dysgenesis)患儿往往出生后不久死亡,可将其视为 SCID 的一个变种。

【诊断要点】

ADA 缺陷患儿红细胞、淋巴细胞或成纤维细胞 ADA 活性极低或缺乏。基因分析可确诊,并有助于家系调查。

PNP 缺陷的 T 淋巴细胞百分率<10%,随着年龄增长可低至 1%～3%,增殖反应明显下降。红细胞溶解液 PNP 活性缺如。检测羊水和羊毛膜细胞 PNP 活性可作产前诊断。

Rag1/Rag2 缺陷患儿 T 细胞和 B 细胞完全缺如,不能产生免疫球蛋白。Omenn 综合征患儿胸腺完全缺乏 T 细胞,淋巴器官萎缩。外周血 T 细胞增多,皮肤和小肠有不同程度的 TCRβV T 细胞浸润。T_H2 细胞异常扩增,部分患儿体外淋巴细胞产生 IL-4,IL-5 增多,而 IL-2,IFN-γ 降低。

Jak-缺陷患者成熟 T 细胞减少甚至缺如。B 细胞功能异常,血清免疫球蛋白低下。免疫印迹证明 Jak3 蛋白缺如或极其低下可明确诊断。

网状发育不全的实验室发现是淋巴细胞和粒细胞显著减少。血小板正常或偏低。

【治疗】

骨髓移植是 ADA 缺陷、PNP 缺陷、Jak-3 缺陷、Rag^1/Rag^2 缺陷、Omenn 综合征和网状发育不全的常规治疗方案。伴有低 IgG 血症者,可用静脉注射丙种球蛋白治疗。聚乙二醇结合 ADA(PEG-ADA)替代疗法可完全纠正 ADA 缺陷患儿的代谢紊乱,使免疫功能得到不同程度的恢复。

四、伴有其他临床表现的原发性免疫缺陷病

(一)湿疹血小板减少伴免疫缺陷综合征

湿疹血小板减少伴免疫缺陷综合征(Wiskott-Aldrich syndrome,WAS)是一种少见的 X-连锁隐性遗传性疾病,WASP 基因突变为其病因。发病率为 1/100000～1/200000。

【临床表现】

1. 出血倾向 出血常在出生时至生后 6 个月内出现,包括紫癜、黑便、咯血和血尿。血小板明显减少,体积变小。血小板减少和出血倾向是唯一临床表现者,称为 X-连锁血小板减少症(XLT)。

2. 异位性湿疹 见于 80% WAS 病儿,常发生于出生后,程度可轻可重,细菌感染和食物过敏可加重湿疹。

3. 感染 化脓性外耳道炎发生率为 78%,鼻窦炎 24%,肺炎 45%,败血症 24%,脑膜炎 7%,肠道感染 13%,卡氏肺孢子虫 9% 和念珠菌感染 10%。可发生严重病毒感染,如巨细胞病毒、水痘病毒、单纯疱疹病毒等。血小板减少、反复

感染、湿疹三联征者只占 27%。

4. 其他表现 ①自身免疫性疾病发生率为 40%，最常见为溶血性贫血，其次为血管炎、肾脏疾病、过敏性紫癜、炎症性肠道疾病、中性粒细胞减少症、皮肌炎、复发性神经血管性水肿、虹膜炎和脑血管炎。②13% 的病例发生肿瘤，主要为淋巴网状恶性肿瘤，个别为胶质瘤、听神经瘤和睾丸癌。③肝脾及淋巴结肿大。

【诊断要点】

1. 实验室检查 血清 IgM 下降，IgG 浓度仅轻度降低或正常，而 IgA 及 IgE 可能升高。同族血凝素滴度很低，抗体反应低下。部分病儿存在 IgG 亚类缺陷，以 IgG2 缺乏为主。B 细胞数量明显增加，而 T 细胞数量显著减少。50% 患儿淋巴细胞增殖反应低下。

淋巴细胞 CD43 表达减少或消失。扫描电镜示淋巴细胞表面微绒毛变少或缺失，较正常者光滑。血小板减少和血小板体积变小。WASP 基因序列分析可明确诊断。

2. 鉴别诊断 应与特发性血小板减少性紫癜、中性粒细胞减少症鉴别。

【治疗】

1. 一般处理 确诊为 WAS 的胎儿宜作剖腹产，以避免分娩时颅内出血。贫血者应补充铁剂。积极治疗湿疹和自身免疫性疾病。输注血小板或新鲜血液制品时，供体必须进行巨细胞病毒筛查和先行照射以防移植物抗宿主病。

给予有效的抗微生物制剂。静脉注射丙种球蛋白可预防感染，用量应较大，每月大于 400mg/kg 或每 2～3 周一次。

2. 脾切除 能使血小板数量增加和体积增大，但有发生败血症的危险，术后应终身使用抗菌药物。

3. 干细胞移植 骨髓或脐血干细胞移植是目前最有效的方法。

(二)胸腺发育不全

胸腺发育不全又称 DiGeorge 综合征(DGS)，大部分病例为部分 DiGeorge 综合征，T 细胞数量及功能正常，很少并发感染。少数病例为完全 DiGeorge 综合征，即指胸腺缺陷或部分缺陷者。本病多为散发，但可呈常染色体显性遗传。

【临床表现】

1. 心脏异常 大多数患者伴有左心流出道畸形(主动脉弓中断)，其次为右心流出道畸形，包括肺动脉闭锁、法洛四联征及肺动脉狭窄等。

2. 低钙血症 手足抽搐通常发生在生后 24 至 48 小时内，随年龄增长而缓解。

3. 面部特征 面部较长、球形鼻尖和狭窄的鼻翼、腭裂、颧骨扁平、眼距增宽、斜眼、低耳垂、耳围凹陷、耳轮发育不全及下颌过小。少见者为小头畸形、身材矮小、指(趾)细长、腹股沟疝和脊柱侧凸。

4. 反复感染　易发生反复感染,表现为慢性鼻炎,反复肺炎(包括卡氏肺孢子虫肺炎),口腔念珠菌感染和腹泻。

5. 其他　存活者可有轻度神经精神发育落后、认知障碍、进行性肌强直和步态不稳等。

发生自身免疫性疾病的机会比正常儿童为高。

【诊断要点】

1. 免疫学实验室检查

(1)不完全 DGS 出生时淋巴细胞数为 $0.05 \times 10^9 \sim 0.15 \times 10^9 /L$,1 岁时基本达到正常范围。可有高 IgG 血症、高抗体反应和自身抗体,但抗体反应的亲和力和持久性不如正常同龄儿童。

(2)完全性 DGS 可残留胸腺组织,但 T 细胞增殖反应缺陷。T 细胞数随年龄增长而上升,但其增殖反应无改善。NK 细胞的数量和功能受损程度与 T 细胞的一致。IgA 缺乏和特异性抗体低下。

(3)产前诊断:羊水细胞或绒毛膜细胞染色体分析发现 22q11 微缺失可做出产前诊断。产前超声学检查可发现心脏畸形。

2. 影像检查　胸部 X 线检查可能提示无胸腺影,可见心脏和大血管异常。磁共振发现部分病例小脑蚓部和后颅凹变小以及前角附近小囊肿形成。

3. 血生化学检测　可发现血清低钙和高磷,甲状旁腺素降低或缺乏。

4. 鉴别诊断　应与单纯先天性心脏病、维生素 D 缺乏性低钙惊厥及其他免疫缺陷病鉴别。

【治疗】

1. 手术治疗　心脏畸形需手术治疗,手术时若需输血,应先行 X 线照射,以防移植物抗宿主病。

2. 低钙血症的治疗　可用钙制剂、维生素 D 和低磷饮食治疗。发生低钙惊厥时,应即刻使用药物止痉和给予静脉注射钙制剂。

3. 感染的防治　严重免疫缺陷者,可用复方新诺明预防感染,也可滴注 IVIG。慎用活疫苗。

4. 免疫重建　完全性 DGS 患者应尽早骨髓移植。

(三)共济失调毛细血管扩张综合征

共济失调毛细血管扩张综合征(ataxia telangiectasia,AT)是一组多系统受累的常染色体隐性遗传性疾病,平均发病率为 1:40000~100000 活产婴。定位于染色体 11q22-23 的 *ATM* 基因突变为其病因。

【临床表现】

1. 神经学表现　共济失调出现于 1 岁内者 20%,2 岁 65%,4 岁 85%。病情呈进行性,最终导致严重运动障碍。可有智力发育迟缓。

2. 毛细血管扩张 1~6 岁时毛细血管扩张见于球结合膜,随年龄增长而更明显并蔓延至鼻侧部、耳、前臂后侧、腿弯部和手足背。

3. 反复感染 慢性支气管扩张症可发生于共济失调及毛细血管扩张之前。与其他免疫缺陷病不同,很少发生机会感染。

4. 其他表现 可能因睾丸或卵巢萎缩而缺乏第二性征,其他表现为生长停滞、抗胰岛素性糖尿病。癌症发病率高出健康同龄人群 100 倍。

【诊断要点】

1. 实验室检查

(1)细胞学检查:外周血淋巴细胞和粒细胞减少,红细胞增多。染色体不稳定和有明显断裂。体外淋巴细胞寿命缩短,对放射线照射和化学辐射高度敏感,照射后不能停止细胞周期。

(2)体液免疫缺陷:80%病例 IgA 缺乏,抗体反应明显缺乏。血清 IgE 缺陷和 IgG2/IgG4 亚类缺乏也较常见。

(3)细胞免疫缺陷:①胸腺缺如,但显微镜下可见散在胸腺网状组织,淋巴细胞稀少,无哈氏小体。②外周血 T 细胞数减少,CD4/CD8T 细胞比率下降。迟发型皮肤过敏反应、增殖反应和排斥反应均可能减弱。

2. 其它检查 肝功能轻度受损,血清甲胎蛋白和癌胚蛋白增高。中枢神经系统、垂体前叶、甲状腺、肾上腺、肝、肾、肺、心、胸腺、平滑肌和脊神经节细胞的形态异常,包括巨大、变形和深染色质的细胞核。

【治疗】

抗生素用于控制感染。合并恶性肿瘤时的放射性治疗宜采用小剂量。

五、原发性吞噬细胞功能缺陷病

(一)慢性肉芽肿病

慢性肉芽肿病(chronic granulomatous disease,CGD)的发病率大约为 1:250000。*CYBB* 基因编码细胞色素 b558 的 gp91^{phox} 亚基基因,位于 Xp21.1;*CYBA* 基因编码 p22^{phox} 分子,定位于 16q24;*NCF1* 基因编码 p47^{phox} 分子,定位于 7q11.23;*NCF2* 基因编码 p67^{phox} 分子,定位于 1q25。4 个基因中任何一个突变都可造成 NADPH 氧化酶活性缺陷,出现 CGD 的临床表现。

【临床表现】

1. 感染 生后数月出现耳和鼻周围皮肤湿疹样改变,逐渐进展为化脓性皮炎,形成瘢痕伴局部淋巴结肿大。感染反复发作,形成肉芽肿。感染部位为肺部感染、溃疡性口腔炎、齿龈炎、肠炎和结肠炎、肛瘘、慢性鼻炎和结膜炎。脓肿常见于肝脏,脾脏,肺及骨。病原体为过氧化氢酶阳性细菌,最常见为金黄色葡萄球菌、沙门菌属,其次为假单胞菌属、曲霉菌属、色素杆菌属、分枝杆菌、放线菌属等。肺曲菌病相当普遍,曲菌脑脓肿可能致命。

2. 其他表现　肉芽肿引起胃窦、食管、小肠和输尿管阻塞。身材矮小可能是主要的主诉。可并发系统性、盘形红斑狼疮以及幼年类风湿性关节炎。

【诊断要点】

1. 实验室检查

(1)NAPDH 氧化酶活性:四唑氮蓝(NBT)试验可用作患者和带病者的筛查,女性杂合子携带者 NBT50％阳性。病儿<2％～5％。患者中性粒细胞不能产生化学发光物,而 X-连锁女性携带者仅产生中等量化学发光物。可采用流式细胞仪测定 NAPDH 氧化酶活性。

(2)中性粒细胞杀菌功能试验:测定中性粒细胞对金黄色葡萄球菌或大肠杆菌的杀菌能力,可作为初筛试验。

(3)CGD 类型鉴别:基因分析发现突变或缺失可确诊 CGD,并能了解 CGD 的不同类型。

(4)产前诊断:利用分子杂交、PCR 和限制性片断多态性分析(RFLP)等方法分析胎儿 DNA,可作产前诊断。

2. 鉴别诊断　应与黏附分子缺陷病、慢性化脓性感染、消化道疾病、生长发育障碍相鉴别。

【治疗】

1. 一般治疗　抗生素和磺胺可预防感染。发生感染时需按致病菌和药物敏感试验进行治疗。外科手术用于治疗阻塞性病变,但术后并发症较为常见。幽门阻塞可用柳氮磺吡啶治疗。

2. 白细胞输注和输血治疗　输血可纠正感染性贫血。白细胞输注用于控制危及生命的感染。

3. 干扰素治疗　人重组干扰素-γ $50U/m^2$,皮下注射,每周三次,明显降低感染频率和程度。

4. 基因治疗和骨髓移植　患者的造血干细胞转染野生靶基因,在体外分化为具有 NADPH 氧化酶活性的中性粒细胞和单核细胞,再回输给患者。骨髓移植可提高患儿循环 NBT 阳性细胞,改善患儿的临床症状。

(二) 中性粒细胞减少症

中性粒细胞绝对计数<1.0×10^9/L 时,可称为中性粒细胞减少症,无论中性粒细胞数量或功能缺陷均导致持续和复发性感染。

【临床表现】

1. 慢性良性中性粒细胞减少症(chronic benign neutropenia,CBN) 发病率大约为 3.9/10 万,无性别差异,多数无家族史。可无任何症状,但常于婴儿期发生严重感染:蜂窝组织炎,乳突炎,中耳炎,咽炎和肺炎,偶有脑膜炎和败血症。病原菌主要为革兰阳性菌。随年龄增长感染发生率会逐渐下降。

2. 周期性中性粒细胞减少症 反复感染伴以周期性循环中性粒细胞数量变化为其特点,每一周期约为 21 天。粒细胞减少期时可发生不明原因发热,牙龈炎,口腔炎,蜂窝组织炎和直肠周围脓肿,10% 死于严重感染。随年龄增长有自行缓解的趋势,少数持续终身。男女均可患病,约 25% 的病例有遗传学背景。

3. 先天性中性粒细胞减少症(Kostmann 综合征) 婴儿早期发生严重化脓感染、严重中性粒细胞减少和粒细胞发育障碍。病原菌为金黄色葡萄球菌、大肠杆菌和铜绿假单胞菌。多早年死于感染,长期存活者易发生恶性肿瘤。为常染色体隐性或显性遗传。

【诊断要点】

1. 实验室检查

(1)慢性良性中性粒细胞减少症:粒细胞绝对计数变异很大,呈非周期性波动从零到接近正常,使诊断极为困难。外周血单核细胞和嗜酸细胞增高,轻度贫血(因炎症所致)和反应性血小板增高。骨髓检查发现髓样增生活跃和粒系统早期发育成熟受阻。

(2)周期性中性粒细胞减少症:严重中性粒细胞减少呈周期性发作,周期为 21 天(14~36 天)。每次粒细胞减少持续 3~10 天。骨髓检查发现粒细胞减少期为粒系统发育不良和成熟障碍,而在间隙期粒系统增生活跃。

(3)先天性中性粒细胞减少症:出生时即可发现中性粒细胞减少,绝对计数低于 $0.1 \times 10^9/L$。可能有轻度贫血。

2. 诊断和鉴别诊断 慢性良性中性粒细胞减少症、周期性中性粒细胞减少症和先天性中性粒细胞减少症之间应进行鉴别。

【治疗】

1. 一般治疗 若病儿无症状,不必用抗菌药物预防感染。应注意口腔牙齿卫生,有明确感染者,应给以有效的抗菌药物。

2. IVIG 用于慢性良性中性粒细胞减少症伴有严重感染者。

3. 重组人类 G-CSF(rhG-CSF) 治疗慢性良性中性粒细胞减少症、周期性中性粒细胞减少症均有一定效果,但不持久。rhG-CSF 每周三次,治疗取得较好的效果,但停药后复发。治疗严重先天性中性粒细胞减少症的剂量更大,IL-3 与 rhG-CSF 有协同作用。rhGM-CSF 的效果不如 rhG-CSF 好。

4. 骨髓移植 是治疗先天性中性粒细胞减少症有效的手段。

5. 其他治疗　脾切除、性激素、锂和糖皮质激素对阻断周期性粒细胞减少有一定疗效。

(三)白细胞黏附分子缺陷症

白细胞黏附分子包括整合素(integrin)和选择素(selectin)及其配体。整合素β链基因缺失致白细胞黏附分子缺陷Ⅰ型(LADI)和选择素配体缺陷致白细胞黏附分子缺陷Ⅱ型(LADⅡ)。

【临床表现】

1. 白细胞黏附分子缺陷Ⅰ型　皮肤黏膜反复细菌性感染,特点为无痛性坏死,可形成溃疡,范围进行性扩大或导致全身性感染。新生儿因脐带感染而致脐带脱落延迟。常见病原菌为金黄色葡萄球菌和肠道革兰阴性菌,其次为真菌感染。感染部位无脓形成为其特点。

重度缺陷病儿的 CD18 分子表达不足正常人的 1%,病情严重,常于婴幼儿期死于反复感染;中度缺陷者 CD18 为正常人的 2.5%~30%,病情较轻,表现为严重的牙龈炎和牙周炎,外伤或手术伤口经久不愈,可存活到成年期。

2. 白细胞黏附分子缺陷Ⅱ型　临床特点与 LADI 相似,但感染较轻,也无脐带脱落延迟。其它表现有严重智力发育迟缓,身材矮小,伴有特殊面容。

【诊断要点】

LAD Ⅰ和 LAD Ⅱ的外周血中性粒细胞显着增高,感染时尤为明显,可高达正常人的 5~20 倍,以 LAD Ⅱ更为突出。中性粒细胞趋化功能减弱。

LAD Ⅰ的 T 细胞和 B 细胞的增殖反应下降,抗体反应降低。ic3b-调理颗粒的结合和吞噬功能障碍,抗体依赖性细胞毒性效应缺失。流式细胞仪发现外周血中性粒细胞 CD18 表现缺失可明确诊断,*ITGB2* 基因分析可发现各种基因突变类型,用于明确诊断、进行产前诊断和发现疾病携带者。

LAD Ⅱ的中性粒细胞无 SLeX 表达可确诊。

【治疗】

1. 抗菌治疗　LAD Ⅰ应常规使用抗菌药物减少细菌性感染的发生,LAD Ⅱ不需预防性使用抗菌药物。一旦发生急性细菌性感染,均应积极使用抗生素控制感染。

2. 干扰素-γ　虽然 IFN-γ 能促进整合素 β₂ mRNA 表达,但未能证实其明显的临床效果。

3. 新鲜粒细胞输注　输注新鲜中性粒细胞可有效的控制感染。

4. 骨髓移植　骨髓移植为目前最有效的治疗手段。

5. 补充岩藻糖　可用岩藻糖口服或静脉给予治疗 LAD Ⅱ,但可诱导机体产生抗 H 抗原的抗体,导致严重溶血,应予慎用。

(四) Chediak-Higashi 综合征

Chediak-Higashi 综合征(CHS)为常染色体隐性遗传性疾病,定位于 1q42-43 上的 *CHS*1 基因突变为其病因。

【临床表现】

1. 毛发色素减退　皮肤毛发色素减退,甚至白化症,虹膜色素浅淡伴有畏光。部分病例皮肤暴露处可有色素沉着。

2. 出血倾向　由于血小板减少而致出血倾向。常有肝脾肿大和全血细胞减少。

3. 神经系统　进行性智力低下、惊厥、颅神经麻痹和进行性周围神经病,包括眼球震颤、斜视和视力下降、肌萎缩、无力、深腱反射减弱、步态不稳和足下垂。

4. 感染和危象　反复皮肤或全身性化脓性感染,病原菌常为金黄色葡萄球菌。所谓"快速进展期"表现为发热、黄疸、假膜性口腔炎、肝脾和淋巴结肿大,全血细胞减少和出血。淋巴组织增生伴全身性淋巴细胞浸润相似于家族性吞噬红细胞性淋巴组织细胞增生症或病毒诱导的噬血细胞综合征。

【诊断要点】

1. 细胞学检查　细胞内巨大细胞器为其特点。淋巴细胞内的巨大颗粒呈圆形或卵圆形,嗜天青色。黑色素细胞内充满黑色素体,分布于细胞核周围。骨髓粒细胞充满空泡和异常颗粒。细胞浆内增大的颗粒还见于单核细胞、红细胞前体、组织细胞、血小板、神经元、肾小管上皮细胞和成纤维细胞。

2. 免疫学检查　中性粒细胞和单核细胞的趋化和细胞内杀菌功能降低,NK 细胞杀伤功能缺乏,抗体依赖性细胞杀伤功能也明显下降。

3. 其它检查　脑 CT 和 MRI 显示播散性脑和脊髓萎缩,电生理研究表明神经纤维传导电位显著受损,肌电图可提示神经源性受损。

【治疗】

尚无特殊治疗方法,控制感染和出血甚为重要。化疗对"加速期"有一定作用,但仅为暂时性缓解。骨髓移植对控制感染、改善免疫功能和"加速期"症状方面均有明显效果,但不能改变色素减退。

六、原发性补体缺陷病

原发性补体缺陷病仅占总 PID 的 2%,现已发现 11 种补体经典途径蛋白、旁路途径 D 因子和 5 种调控蛋白均可发生原发性缺陷。除 C1 抑制物为常染色体显性遗传和备解素为 X-连锁遗传外,其余补体缺陷病均为常染色体隐性遗传。

【临床表现】

补体各成分缺陷可无临床症状,也可出现反复感染和自身免疫性疾病。常见败血症和脑膜炎,其他如反复中耳炎、脓皮病、肺炎。病原菌为奈瑟菌属,其他化脓性细菌也可作为补体缺陷病的致病菌。口腔炎和念珠菌病亦常发生。

常合并的自身免疫性疾病为系统性红斑狼疮(SLE)样综合征、SLE、肾小球肾炎、皮肤血管炎和盘形红斑。各补体成分的主要临床表现见表5-2和表5-3。

C4缺陷病可伴发干燥综合征。C2缺陷病常伴SLE、盘形红斑狼疮、膜增殖性肾小球肾炎、过敏性紫癜、类风湿性关节炎、皮肌炎、克罗恩病、特发性血小板减少性紫癜。C3缺陷表现为反复感染,与低IgG血症的临床过程相似,可伴自身免疫性疾病。C5、C6、C7、C8、C9缺陷者几乎均患风湿性疾病,并有奈瑟菌属感染,4%散发性脑膜炎球菌感染可能与C6、C7、C8、C9缺陷有关。一次或一次以上脑膜炎球菌感染者补体缺陷的可能性为33%。血浆补体调控蛋白缺陷的主要临床表现见表5-3。

C1q抑制物缺陷发生遗传性血管神经性水肿,局部突然肿胀,无荨麻疹、瘙痒、疼痛和红斑。水肿发生于剧烈运动后的损伤部位,因肠壁水肿而产生肠痉挛,也可发生致命性喉水肿。一般持续2~3天。

Ⅰ因子(C3阻抑因子)缺陷和H因子缺陷的临床表现与C3缺陷相似。50%的备解素缺陷发生严重细菌性感染,主要为脑膜炎球菌。C4结合蛋白缺陷可表现为白塞病和复发性血管神经性水肿。

补体成分的杂合子缺陷主要临床表现为风湿性疾病,感染可能不一定突出。

表5-2 血浆补体成分缺陷及其临床表现

补体缺陷	感染			风湿性疾病		
	常见	少见	罕见	常见	少见	罕见
C1q			肺炎链球菌,化脓性B/M	SLE	GN	DV/DLE
C1r		化脓性感染	肺炎链球菌B/M,DGI	SLE		GN
C1rs		化脓性感染		SLE		
C4		化脓性感染		SLE	其他CVD	GN
C2		化脓性感染,肺炎链球菌B/M,脑膜炎球菌M			SLE,GN,DV/DLE,其他CVD	
C3	化脓性感染	肺炎链球菌B/M,脑膜炎球菌M			GN,CV/DLE	SLE,其它CVD,
C5	脑膜炎球菌M	DGI	化脓性感染			SLE,GN
C6	脑膜炎球菌M	DGI	化脓性感染			SLE,GN,其他CVD
C7	脑膜炎球菌M		DGI,化脓性感染			SLE,其他CVD

续表

补体缺陷	感 染			风湿性疾病		
	常见	少见	罕见	常见	少见	罕见
C8	脑膜炎球菌 M	DGI	化脓性感染			SLE,GN
C9		脑膜炎球菌 M				
D因子			DGI,脑膜炎球菌 M			

常见:报道病例中≥50%发生;少见:5%～50%;罕见:<5%。

B/M:菌血症或脑膜炎;DGI:播散性淋球菌感染;DV/DLE:皮肤血管炎或盘状红斑狼疮;GN:不同病理类型肾小球肾炎,常为膜增殖性;M:脑膜炎;其他 CVD:其他胶原血管疾病;化脓性感染:化脓性细菌所致深部或全身感染。

表 5-3　血浆控制成分缺陷与临床表现

缺陷蛋白	感 染			胶原-血管疾病	
	常见	少见	罕见	少见	罕见
C1 INH	血管神经性水肿				
I 因子	其他化脓性感染,脑膜炎球菌 M	肺炎链球菌 B/M			
H 因子		脑膜炎球菌 B/M	其他化脓性感染	GN	SLE
备解素		脑膜炎球菌 M	肺炎链球菌 B/M 其他化脓性感染	DV/DLE	
C4 结合蛋白					CVDs

注:常见:报道病例中≥50%发生;少见:5%～50%;罕见:<5%。B/M:菌血症或脑膜炎;C1INH:C1 抑制物;DV/DLE:皮肤血管炎或盘状红斑狼疮;GN:不同病理类型肾小球肾炎,常为膜增殖性;M:脑膜炎;其他 CVDs:其他胶原血管疾病;其他化脓性感染:化脓性细菌所致深部或全身感染。

【诊断要点】

血管神经性水肿、不明原因的奈瑟菌属感染、风湿性疾病患者,应常规测定血浆 CH50,C3 和 C4 滴度可明确诊断,如 C1q 缺陷者的 C1q 或 CH50 完全缺如。也可测定各个补体成分和补体调节蛋白而确诊相应的补体缺陷病。C1q 具有酯酶作用,测定患者血清水解酯类的能力增高,而特异性诊断 C1q 抑制物缺陷。

C1rs 缺陷伴 SLE 者抗核抗体及其他血清学检查阴性,称为 SLE 样综合征。C3 缺陷的 C3 水平为正常人的 0～3%。C5 缺陷者的血清趋化活性降低。

【治疗】

无特殊治疗方法,一般不需要抗菌药物预防感染。一旦发生感染,应使用有效的抗生素治疗。严重感染者可用血浆治疗,每次 20ml/kg,必要时可加大剂量。

C1q 抑制物缺陷者外伤或手术时宜预防性给予新鲜血浆。使用 C1q 抑制物可作为长期防治,但仍处于研究阶段。半合成雄性素达那唑(danazol)用于预防发作,儿童慎用。6-氨基己酸用于预防,成人每日 7～8 克,儿童相应减量。注射哌替啶可减轻腹痛。急性发作时可用肾上腺素 0.5～1ml(1ml＝1mg)和抗组织胺药物消除水肿。糖皮质激素无作用。

第二节 风湿性疾病

风湿性疾病是一组以结缔组织慢性非化脓性炎症为特征的疾病,常累及多脏器和多系统。本病的病因和发病机制尚不清楚,一般认为与感染、异常的免疫反应和遗传因素有关。

一、风 湿 热

风湿热为 A 组乙型链球菌(简称溶血性链球菌)咽峡炎后引起的全身性结缔组织病。病变以心脏和关节受累为主。还可出现环形红斑和皮下小结或舞蹈病。发病年龄以 5～15 岁多见。本病主要损伤心肌和心瓣膜,反复发作可使2/3病儿遗留慢性心瓣膜病。

【临床表现】

发病前 1～4 周前有链球菌感染史(包括咽峡炎、扁桃体炎或猩红热等)。一般表现为发热 38～40℃,面色苍白,乏力、精神不振、食欲减退、多汗、鼻衄、关节痛和腹痛等。主要症状有:

1. 心脏炎 为儿童期风湿热最常见的表现,40%～80%病例有不同程度累及心肌、心内膜和心包。其表现如下:

(1)心肌炎:心率增快,与体温不成比例,第一心音低钝,可出现奔马律。

(2)心内膜炎:心尖部有Ⅱ～Ⅲ级全收缩期反流性杂音和舒张中期隆隆样杂音,提示二尖瓣受累,急性期后,约半数患儿心尖部杂音可减轻或消失,但心脏增大,伴心力衰竭者杂音则持久存在。胸骨左缘第3～4肋间舒张期杂音提示主动脉瓣受累,杂音一般很少消失。

(3)心包炎:多与心肌炎及心内膜炎同时存在。早期患儿可感到心前区疼痛、心底部或胸骨左缘可听到心包摩擦音,心包积液量一般不多。

(4)心脏扩大。

(5)心力衰竭:表现为心率增快,心脏增大,肝大至肋缘下 3cm 以上,呼吸困难等。心电图示 P-R 间期延长,Q-T 间期延长及 ST-T 改变。

2. 关节炎 75%病例发生关节炎,为游走性多关节炎,膝、踝、肘、腕等大关节有明显肿、热、痛,一般持续 2～3 周消退。

3. 舞蹈病　发生率约 10%,多见于学龄期女孩。在链球菌感染后 2～6 个月发生,可单独出现或合并风湿热的其他表现。患儿先有情绪或性格变化,继之出现无目的、不自主的运动,以面部及四肢多见。如皱眉、蹙额、闭眼、伸舌、咧嘴、缩颈、耸肩等奇异表情,引起进食和语言障碍。手不能持物、写字,解结纽扣均不灵活或不能完成。肌力低下,重者行走困难。舞蹈病呈自限性,病程 1～3 个月,有时可再发。约 26% 病人发生心脏损害。

4. 皮下小结　发生率占 1%～5%。呈豌豆大小、坚硬、无触痛的圆形皮下小结,与皮肤无黏连,常见于肘、膝、腕、指掌、踝等关节伸侧腱鞘附着处,以及头皮和脊柱旁,多为数个,可成批出现。

5. 环形红斑　为风湿热的特征性皮疹,见于 5%～10% 病例。出现于躯干及四肢屈侧,呈淡蔷薇色的环形或半环形,边缘稍隆起,环内肤色正常,不痛不痒,压之退色,常时隐时现。

除上述 5 项主要表现外,尚可有风湿性肺炎、胸膜炎、脉管炎、肾炎等。

【实验室和其他检查】

1. 链球菌感染证据　血清抗链球菌溶血素 O(ASO)＞500U 和抗脱氧核糖核酸酶 B 抗体(抗 DNAseB)阳性。咽拭培养有 A 组 β 溶血性链球菌。

2. 风湿热活动指标　血沉增快,C 反应蛋白阳性。

3. 心电图检查　约 1/3 病例有 P-R 间期延长,尚有二度 I 型房室传导阻滞、ST-T 波改变等。

4. 超声心动图检查　可见少量心包积液,左房室扩大,二尖瓣及(或)主动脉瓣关闭不全。

【诊断要点】

急性风湿热的诊断缺乏特异性指标,主要依据综合临床表现,按 Jones 诊断标准。近年来风湿热的临床表现不典型,症状减轻,可能不完全符合修订的 Jones 标准。在应用 Jones 标准时(表 5-4),需全面综合分析,减少漏诊和误诊。

【鉴别诊断】

1. 发热　应与结核病或其他慢性感染的发热相鉴别,还应与链球菌感染后的低热相鉴别。

2. 关节炎　应与类风湿关节炎、系统性红斑狼疮、结核性风湿病相鉴别,关节痛应与急性白血病和非特异性肢痛(生长痛)相鉴别。

3. 心脏方面　应排除学龄儿童常见的功能性杂音。还需与病毒性心肌炎和感染性心内膜炎相鉴别。

4. 舞蹈病　应与习惯性痉挛、手足徐动症、家族性舞蹈病等鉴别。

表 5-4　Jones 诊断标准(1992)

主要表现	次要表现	链球菌感染证据
1. 心脏炎:有意义的杂音、心包炎、心脏增大、心力衰竭	1. 临床症状:发热、关节痛、有风湿热或风湿性心脏病史	1. 抗链球菌溶血素 O 滴度增加
2. 多关节炎	2. 急性期反应物升高:血沉增快、C反应蛋白阳性	2. 咽培养:A 组溶血性链球菌
3. 舞蹈病	3. 心电图 P-R 间期延长	
4. 皮下小结		
5. 环形红斑		

注:有两项主要表现,或一项主要表现和两项次要表现,再有近期链球菌感染的证据,则风湿热可能性极高。如主要表现为多关节炎,则关节痛不能作为次要表现;如心脏炎为主要表现,则 P-R 间期延长不能作为次要表现。

【治疗】

治疗的目的是控制风湿热急性期症状,减少心瓣膜病及预防复发。

1. **卧床休息**　风湿热自然病程一般 2～4 个月,伴有心脏炎者 4～6 个月,休息可减轻心脏负荷。心脏炎无心脏扩大者需卧床休息 4 周,伴心脏扩大者应卧床休息 6～12 周,伴有心力衰竭者应绝对卧床至心力衰竭控制后 2 周方可逐渐下地活动。

2. **控制感染**　用足量青霉素消除链球菌感染,每日 80 万～160 万 U,分 2 次肌注,共 10～14 日,如青霉素过敏可用红霉素,此后每 4 周肌注长效青霉素 120 万 U,以预防链球菌感染。

3. **抗风湿治疗**

(1)阿司匹林:关节炎无心脏炎患者应用,每日剂量为 80～100mg/kg,分 4 次口服,每 6 小时 1 次。可测血清阿司匹林浓度,使有效的血清药浓度保持在 200～250mg/L 为最适宜。待体温下降、关节症状消失、血沉降至正常、C 反应蛋白转阴后(一般 2～3 周),减量 1/3 服用,用 4～6 周停药。有轻度心脏炎者宜用 12 周。该药的不良反应为恶心、呕吐。此外,尚有头痛、眩晕、耳鸣、听力减退等。出现上述不良反应时,需暂时停药或调整剂量。长期服用阿司匹林可致肝损伤和出血倾向,应定期监测肝功能及凝血酶原时间。少数患儿出现皮疹、血管神经性水肿等过敏反应,偶有发生呼吸性碱中毒或代谢性酸中毒,应予注意。

(2)泼尼松:心脏炎患者需用泼尼松,开始剂量每日 1.5～2mg/kg。总量不超过 60mg/d,分 2～3 次口服,2～3 周后逐渐减量,视病情轻重,总疗程 8～12 周。严重心脏炎者可用静脉输入地塞米松,每日 0.15～0.3mg/kg,症状好转后改用泼尼松口服。为防止反跳现象,可在停激素前同时加用阿司匹林,停激素后继续服用阿司匹林 3～4 周。

4. 心力衰竭的治疗　风湿性心肌炎伴心力衰竭时,需给予糖皮质激素治疗,甚至静脉滴注地塞米松。强心苷制剂的使用宜慎重,采用快速(如地高辛)制剂,短期使用,剂量偏小,不必达到强心苷负荷量。

5. 舞蹈病的治疗　可加用镇静剂,如苯巴比妥、地西泮等。较大儿童可用氟哌啶醇,开始量每次0.5～1mg,每日2次日服,逐渐加量至舞蹈症状消失,最大量每次2～4mg,直至舞蹈症状消失。心功能不全者忌用。

6. 去除病灶　如有慢性扁桃体炎等病灶者,应于病情静止时做手术,术前3天及术后2周均应注射青霉素,以防诱发风湿活动或发生感染性心内膜炎。

7. 预防风湿热复发　风湿热复发的病例往往与首次发作症状相似,心脏炎复发常导致遗留瓣膜病。每4周肌注长效青霉素120万U预防链球菌感染,可明显降低风湿热复发。应持续用药5～10年,或至成年期。如青霉素过敏,可口服红霉素0.25g,每日2次;或用磺胺嘧啶0.5g,每日2次,体重<25kg者,0.25g每日2次。

二、幼年类风湿关节炎

幼年类风湿关节炎是小儿时期一种常见的结缔组织病,以慢性关节炎为主要特点,并伴有全身多系统受累,如皮疹、肝脾和淋巴结肿大以及心脏、眼等病变,本病是儿童时期引起运动障碍和失明的重要原因。

【临床表现】

根据起病后最初6个月的临床表现,可分为三型。

1. 全身型　发病以幼年者较多。弛张高热是本型的特点,体温每日波动于36℃～40℃。皮疹也是本型的典型症状,其特点为于高热时出现,体温下降时即消退。皮疹呈淡红色斑丘疹,也可融合成片,多分布于四肢及躯干部。多数患儿有轻度肝脾及淋巴结肿大。部分患儿出现胸膜炎及心包炎。此型发病初期仅有关节疼痛,而以全身症状为突出表现。部分患儿在急性发病数月或数年后出现关节炎。约25%患儿最终转为慢性多发性关节炎。

2. 多关节型　发病以女孩多见,受累关节≥5个,多为对称性。不仅侵犯膝、踝、腕、肘等大关节,也侵犯手指、足趾等小关节。少数患儿因颈椎关节受累而致颈部活动障碍。颞颌关节受累时可致张口困难和小颌畸形。晚期可出现髋关节受累及股骨头破坏而致运动障碍。关节症状反复发作,最终发生关节强直变形,关节附近的肌肉萎缩。休息后再活动时关节僵硬(晨僵)是本型的特点。本型全身症状较轻,可以有低热、食欲不振、乏力和轻度肝脾、淋巴结肿大。分为2个亚型。

(1)类风湿因子阳性:女性年长儿多见,关节炎较重,约50%患儿遗留关节畸形。

(2)类风湿因子阴性:关节症状较轻,约 10%～15% 发生关节强直变形。

3. 少关节型　以女性幼儿多见。受累关节≤4 个。膝、踝或肘等大关节为好发部位,常为非对称性。约半数患儿发生慢性虹膜睫状体炎而造成视力障碍,甚至失明。部分患儿日后可发展为多发关节炎。

【实验室和其他检查】

1. 实验室检查　多有贫血、白细胞增高(全身型最高可达 $50 \times 10^9/L$ 以上),并有核左移。血沉明显增快。类风湿因子仅见于多关节型类风湿因子阳性亚型。

2. X 线检查　早期关节腔增宽,邻近骨质疏松;后期关节腔变窄或消失。

【诊断要点】

上述临床表现持续 6 周,在排除其他疾病后,可做出诊断。

【鉴别诊断】

1. 以发热、皮疹及关节炎等全身症状为主者,应与感染(败血症、粟粒型肺结核、传染性单核细胞增多症和莱姆关节炎)及恶性病(白血病、淋巴瘤和恶性网织红细胞增多症)等相鉴别。

2. 以关节症状为主者,应与风湿热、化脓性关节炎、关节结核、创伤性关节炎以及其他结缔组织病合并关节炎相鉴别。

【治疗】

1. 一般治疗　保证患儿适当休息和足够营养。不主张过多卧床休息,应鼓励患儿参加运动,采用医疗体育、理疗等以防止关节强直。为防止关节挛缩,可于入睡时采用夹板或支架固定受累关节于功能位,已有畸形者,可行矫形术。

2. 药物治疗

(1)阿司匹林:用量及用法详见风湿热治疗,但疗程更长,维持量需持续服用半年以上或更久。但应警惕阿司匹林的毒性反应。

(2)其他非甾体类抗炎药物:萘普生、双氯芬酸(扶他林)、布洛芬、吲哚美辛。

(3)缓解病情抗风湿药物:如果应用上述药物效果不明显及关节破坏严重者,可加用以下药物:

1)羟氯喹:每日 5～7mg/kg,一次顿服。

2)柳氮磺吡啶:每日 50mg/kg,分次口服。

3. 免疫抑制剂　甲氨蝶呤,每次 10～15mg/m²,每周 1 次口服,肌肉或静脉注射。用于病情较重者,可与非甾体类抗炎药物一起用。

4. 糖皮质激素　该药由于不良反应大,长期使用可致软骨破坏及股骨头无菌性坏死,故全身给药不作为常规。泼尼松的应用指征为:

1)用阿司匹林或其他非甾体类药物不能控制的全身症状如高热,或合并心包炎和胸膜炎者,剂量为每日 0.5～1mg/kg,待症状消失后逐渐减量至停药。

2)局部使用糖皮质激素治疗虹膜睫状体炎无效者,口服剂量为每日 0.5～1mg/kg。

三、系统性红斑狼疮

系统性红斑狼疮是一种炎症性病变涉及许多系统和脏器的全身结缔组织病。患儿体内存在多种自身抗体,以学龄期儿童发病为多见,女性占绝大多数。

【临床表现】

1. 全身症状　常有不规则发热,热型可为持续高热或低热,高热低热交替,间歇发热。发热高低与起病急缓有关。其他全身症状为食欲不振、无力和体重下降。

2. 皮肤症状　其典型症状为面部鼻梁和双颊有蝴蝶状斑。皮疹也可见于四肢暴露部位,对日光敏感,常表现为皮肤潮红,红色斑丘疹、急性丹毒样、大疱样、糜烂结痂,紫癜及出血斑等,可有脱屑,后期可出现皮肤萎缩,局部有色素沉着或减退。少数患儿还出现脱发。口腔及鼻前庭黏膜可出现溃疡和糜烂。

3. 关节症状　最常见为关节痛,亦可兼有肿胀,间歇或持续存在,并伴有活动受限,但发生畸形者少见。

4. 肾脏病变　表现为蛋白尿、血尿及管型尿。部分患者可出现明显水肿,后期可出现氮质血症、尿毒症和高血压。

5. 神经系统病变　常见为头痛、惊厥、偏瘫、癫痫样发作、舞蹈病、多发性神经炎及精神异常。

6. 心血管病变　常可出现心包炎、心肌炎及心内膜炎。以心包炎为最常见,可出现心脏扩大、心音减弱、心包摩擦音和心包积液。瓣膜受累者,在相应部位可听到杂音。心肌炎者出现心律失常、传导阻滞、期前收缩甚至心房纤颤,严重者可发生心力衰竭。

7. 呼吸系统病变　急性期可出现胸膜炎及胸腔积液、肺间质改变和纤维增生,甚至肺出血,临床表现为咳嗽、气促、胸痛、不同程度的呼吸困难,肺部可出现干性或湿性啰音。

8. 消化系统表现　常见为食欲不振、恶心、呕吐、腹痛及腹泻。多数病人可有肝脏增大及肝功能异常。少数病人可出现黄疸及脾脏增大。

9. 血液系统表现　常见为贫血,有溶血存在时,网织红细胞可增多。可出现白细胞总数和淋巴细胞绝对值减少以及血小板减少。

10. 眼部病变　可出现巩膜炎、虹膜炎。眼底检查可见出血、视网膜血管变化、渗出及黄白色云絮状斑。

【实验室和其他检查】

1. 外周血象常见全血细胞减少。末梢血或骨髓涂片可找到狼疮细胞。

2. 血清检查可见多种抗体,如抗核抗体(ANA)、抗 DNA 抗体、抗 ENA 抗体等阳性,血清总补体和 C3、C4,常降低。循环免疫复合物阳性。

3. 有溶血时应查网织红细胞和 Coomb 试验。对有脏器损害时应做有关脏器功能检查,如 X 线观察心、肺,心电图、脑电图、头颅 CT 检查,肝、肾功能和尿常规。

【诊断要点】

美国风湿病学会 1982 年修订的诊断标准摘列如下:①蝶形红斑;②盘状狼疮;③日光过敏;④口腔溃疡;⑤关节炎;⑥胸膜炎或心包炎;⑦癫痫或精神症状;⑧尿蛋白每日 0.5g 以上或有细胞管型;⑨网织红细胞增高或白细胞减低(4×10^9/L 以下)或淋巴细胞减低(1.5×10^9/L 以下)、血小板减低(100×10^9/L 以下);⑩狼疮细胞阳性、Sm 抗体阳性或梅毒血清假阳性;⑪抗核抗体阳性。

以上 11 项中有 4 项阳性,即可诊断本病。

【鉴别诊断】

本病需与风湿热及其他结缔组织病、病毒性感染、各种类型肾脏病、肝炎、血小板减少性紫癜,粒细胞减少症、溶血性贫血等相鉴别。

【治疗】

1. 一般治疗　急性期要卧床休息、避免日光照射。及时去除感染灶,切勿滥用抗生素及磺胺药等。

2. 药物治疗

(1)糖皮质激素:用于全身症状严重,伴内脏受累(肾、脑、心脏)及严重溶血性贫血者。原则为开始用大剂量,然后缓慢减量,长期维持。

用法:

1)泼尼松:口服剂量为每日 1.5~2mg/kg,待症状基本消失、实验室指标好转(血沉降至正常,补体上升,抗 DNA 抗体下降),才开始减量,可按原量隔日顿服或减少每日总量。在减量过程中应定期复查实验室指标,如症状出现反复或抗 DNA 抗体滴度上升,不应再减量,必要时甚至需增加泼尼松的用量。

2)严重的狼疮肾炎或有中枢神经系统症状时,可用甲泼尼龙冲击治疗,剂量与用法同急进性肾炎。

(2)免疫抑制剂

1)环磷酰胺冲击疗法:剂量为 500~1000mg/m²(最大量为 1000mg/次),每月 1 次,疗程为 6~8 个月,以后改为每 3 个月 1 次,剂量不变。可用于严重的狼疮肾炎及严重狼疮脑病患者。

2)硫唑嘌呤:剂量为每日 2mg/kg。

3)霉酚酸酯(又名骁悉):可用于狼疮肾炎。剂量为每日 20～30mg/kg,疗程至少 3 个月,一般服用 1 年。

(3)其他治疗

1)阿司匹林及其他非甾体类抗炎药物:用于关节症状明显而又未合并内脏损害者。

2)羟氯喹:用于皮肤症状严重者,每日 6mg/kg,分 2 次口服。

3)大剂量丙种球蛋白静脉滴注:用于糖皮质激素和环磷酰胺效果欠佳的病例,也用于难以治疗的血小板持续不升的病例。剂量为每次 400mg/kg,每日 1 次,5 日为 1 疗程或 1g/kg 每日 1 次,共两次。1 个月后可重复 1 疗程。

四、皮 肌 炎

皮肌炎是一种亚急性或慢性结缔组织病,以皮肤及横纹肌弥漫性非化脓性炎症为特征,病理变化为广泛性血管炎。血管炎病变可见于皮肤、肌肉、皮下组织、胃肠道、中枢神经系统和内脏器官的包膜。女孩患病较男孩为多,各年龄均可发病。

【临床表现】

1. 起病多缓慢,全身症状可有全身不适、食欲减退、体重下降、无力、疲乏、轻度发热,不久即出现皮肤或肌肉症状。部分病人起病较急,病情进展迅速。

2. 皮肤症状　急性期皮肤损害的特点为红斑与水肿后期表现为皮肤萎缩和毛细血管扩张。

(1)水肿:颜面及四肢出现非凹陷性水肿,眼眶周围水肿为其特点。

(2)皮肤红斑:常先发生于面部,有时可呈"蝴蝶状"但常累及上下眼睑,呈紫红色,颜面毛细血管扩张。

(3)后期表现:指关节、肘和膝关节的伸面可见皮肤发皱、萎缩和微细脱屑,此称 Gottron 征。指甲周围皮肤萎缩并伴有甲皱毛细血管扩张。皮下组织可有钙质沉着,表现为坚硬的弹丸状皮下结节,间或穿过皮肤面排出白色渗出物。

3. 肌肉症状　表现为肌肉疼痛、无力。通常先侵犯四肢肌肉,大都两侧对称。初起表现为上楼困难、不能蹲下,病变部位肌肉肿胀并有触痛,进而逐渐僵硬而活动受限,严重者坐、立、行动及翻身均有困难。咽部及食管肌肉受累时可出现吞咽困难和反呛。肋间肌和膈肌受累时可引起呼吸困难,甚至危及生命。心肌受累时可发生心力衰竭,晚期肌肉萎缩,可致关节挛缩。

4. 其他症状　病儿有毛发增多现象。出现胃肠道血管炎时可致溃疡、出血及黑便,甚至穿孔。

【实验室及其他检查】

可有血沉增快、血清丙种球蛋白增高,天冬氨酸转氨酶(AST)、乳酸脱氢酶(LDH)和肌酸激酶(CK)均增高。肌电图可有肌电活动性改变,尚可做肌肉活体组织检查。

【诊断与鉴别诊断】

结合临床表现、肌酶增高、肌电图和肌活检结果,可做出诊断。

鉴别诊断　本病应与系统性红斑狼疮、硬皮病相鉴别。还应与脊髓灰质炎、感染性多发性神经根炎、先天性肌萎缩、进行性肌营养不良、进行性骨化性肌炎等相鉴别。

【治疗】

1. 一般治疗　在急性期护理工作很重要,如有咽下肌受累,吞咽困难,喂食时必须非常小心,必要时用鼻饲,如有呼吸肌受累时需用人工呼吸机。急性症状消退后,应及早进行按摩及被动运动,并加用透热电疗、水疗等以减轻或防止肌肉萎缩及肢体挛缩。

2. 药物治疗

(1)糖皮质激素:为治疗首选药物,泼尼松口服,开始剂量为每日 2mg/kg,分 3～4 次服用。待血清肌酶指标降至正常、肌力恢复正常后再持续用药1～2个月,然后缓慢逐渐减量,以后用最小有效量维持 1～2 年或更久,减量过程中如发现血清肌酶值再次升高或肌力下降时,应增加用量。

(2)免疫抑制剂:应用泼尼松 2～4 个月效果不满意者,可加用免疫抑制剂,如甲氨蝶呤,剂量同幼年类风湿关节炎。

(3)对治疗不满意者可加用丙种球蛋白静脉滴注,剂量同系统性红斑狼疮。

(4)其他:如应用维生素 E。

五、硬 皮 病

硬皮病是小儿时期较少见的结缔组织病,可分为限局性硬皮病和系统性硬化症(系统性硬皮病)两型。前者以皮肤硬化为主,后者除皮肤硬化外内脏器官也受侵犯。儿童硬皮病多表现为局限型,女孩多见,多见于学龄期儿童。

【临床表现】

1. 限局性硬皮病　皮肤病变可分为斑型(morphea)和线型(linear)两种。斑型病变为多发性,斑块范围直径从数毫米到数厘米,损害多发生于躯干和肢体,但很少在面部。线型病变可自较小区域扩展到整个肢体,有时侵犯头皮。初呈紫色,界限分明,隆起于皮肤表面。萎缩后皮肤变硬,中央色淡,边缘色深,形成瘢痕,皮肤弹性消失,甚至局部发生挛缩。皮肤病变深部骨骼可有发育障碍。

2. 系统性硬化症

(1)皮肤病变:受累皮肤多发于面部、颈部、躯干部、四肢及肢端。部分病人只侵犯半身皮肤。最初皮肤可见红斑,有蜡样感,随即僵硬,类似皮革,不能捏起皱褶。皮肤萎缩与皮下组织黏连后,可使前额平坦发亮、鼻形尖小、面容呆板、口唇紧缩,手指僵硬、四肢关节屈曲挛缩,胸部皮肤受累时可致呼吸浅表。受累局部可有痒感。皮肤可有黄褐色色素沉着或象牙色,并可并发钙质沉着及雷诺现象。

(2)内脏病变:食管受累时可因食管弛缓扩张而引起呕吐和咽下困难。肺部病变为广泛纤维化而影响呼吸功能。心脏可有冠状动脉硬化、心肌纤维化和心包炎,甚至心力衰竭。

【实验室及其他检查】

血常规及血沉多数正常,约半数以上患者抗核抗体阳性,30%～40%患者类风湿因子滴度升高。免疫球蛋白值增高。胸部 X 线检查、肺功能检查、钡餐造影、心电图、超声心动图可确定内脏受累的部位和程度。

【诊断与鉴别诊断】

根据典型的皮肤损害的表现,大部分病人可以确定诊断,必要时可以做皮肤活体组织检查以与嗜酸性肌膜炎相鉴别。

系统性硬化症需与感染诱发的自限性硬肿症(soleredema)鉴别,后者颈和肩带周围组织受累,不伴有雷诺现象。

【治疗】

目前尚无满意疗法。

1. 限局性硬皮病 可以局部使用糖皮质激素。严重病例使用青霉胺治疗。剂量同系统性硬化症。

2. 系统性硬化症 早期应进行综合治疗,并加用青霉胺、糖皮质激素及免疫抑制剂。青霉胺剂量为最初 2 个月给予每日 3mg/kg,以后每月增加每日 2～3mg/kg,最后达每日 10～15mg/kg。一般剂量为每日 250～500mg。免疫抑制剂如甲氨蝶呤用量同幼年类风湿关节炎。

六、混合性结缔组织病

混合性结缔组织病是一种结缔组织疾病综合征,其特征为具有系统性红斑狼疮、硬皮病、皮肌炎三者相结合的临床现象,并伴有异常高滴度的抗核糖核蛋白抗体(抗 RNP 抗体),本病以学龄儿童为多见,女性多于男性。

【临床表现】

与其他结缔组织病相似,有不同程度发热。

1. 多发性关节炎 为最常见症状,占 93%。多数在发病初期即存在,以小关节受累多见,早期常被诊断为幼年类风湿关节炎。

2. 雷诺现象 即肢端动脉痉挛现象。此现象占 85%,半数病例在病初即存在,有时为最早出现的症状,少数重型病例可发生指、趾端缺血性溃疡或坏死。

3. 皮肤表现 有硬皮病样皮肤改变者占 79%,最常见为手指呈腊肠样改变,皮肤绷紧、增厚并伴有显著水肿。其他皮肤表现,包括面部蝶形红斑、皮肌炎样皮疹以及甲皱毛细血管扩张等。

4. 心脏改变 可累及心肌和心包。以心包炎为多见,多在病后 1 年内发生,有时可引起严重充血性心力衰竭。

5. 肾脏病变 较系统性红斑狼疮少见,发生率 30%,表现为蛋白尿或血尿。

6. 神经系统症状 占 10%,表现为三叉神经痛,此外还可有头痛、无菌性脑膜炎、癫痫样发作及周围神经病变。

7. 其他症状 半数病例可见肌无力,多数病例肝、脾及淋巴结肿大,少数患儿可出现肺间质浸润、肺动脉高压及胸腔积液。

【实验室及其他检查】

30%～40%病人有中度贫血、白细胞和血小板减少、血沉增快。血清多种肌酶如 AST、CK 升高,抗核抗体阳性,呈斑点型图形,尤其是抗 RNP 抗体明显增高,阳性率为 100%。约半数以上患儿类风湿因子阳性。食管造影可见蠕动减弱及下端扩张。肌电图可见多发性肌炎的改变。

【诊断要点】

上述重叠的临床表现,实验室检查有高滴度斑点型抗核抗体及抗 RNP 抗体,而没有抗 Sm 及抗 DNA 抗体可诊断本病。

【治疗】

1. 一般治疗 除注意休息和加强营养外,应对症处理,如有雷诺现象时除用血管扩张剂外,注意保温,避免寒冷时外出,关节肿痛时加用非甾体类抗炎药物,配合理疗及体育疗法,以防止关节强直和肌肉挛缩。

2. 药物治疗

1)糖皮质激素:泼尼松(每日 2mg/kg)适用于有肾脏病变、心肌炎、肌炎及血小板减少病例。

2)免疫抑制剂:如环磷酰胺及硫唑嘌呤等。

七、血 管 炎 综 合 征

(一)过敏性紫癜

过敏性紫癜是以毛细血管和小动、静脉为主的变态反应性疾病。以皮肤紫癜、胃肠道症状、关节肿痛及肾脏损害为主要临床表现。常见发病年龄为5岁以上,男孩发病略多于女孩。春秋季发病较多。

【临床表现】

1. 皮肤紫癜 多见于下肢及臀部。其他部位如上肢也可出现,多为两侧对称。初为淡红色斑丘疹。渐变为紫色、棕色而消退。除紫癜外,同时可出现荨麻疹、多形性红斑或血管神经性水肿等。

2. 关节症状 可伴有关节痛及关节肿胀,多见于膝关节和踝关节。病变为一过性,多于数日内消退,不遗留关节变形。

3. 消化道症状 常为腹痛,多呈严重疼痛,同时伴有呕吐。可出现血便或粪便隐血阳性。少数病儿可出现肠套叠、肠梗阻或肠穿孔等并发症。

4. 肾脏症状 表现为肉眼血尿或显微镜下血尿或蛋白尿。

5. 其他 发病多较急,50%～60%患儿于病前1～3周有上呼吸道感染史,约50%患儿出现不规则低热。

【实验室检查】

血小板计数,出、凝血时间和血块收缩试验等均正常;毛细血管脆性试验正常。出血严重时,红细胞及血红蛋白降低。白细胞中度增加,嗜酸细胞正常或稍增多。血沉增快,C反应蛋白阳性,血浆IgA增高。肾脏损害者,有蛋白尿、血尿,严重蛋白尿时可出现低蛋白血症。有消化道出血者,可有肉眼血便或粪便隐血阳性。

【诊断与鉴别诊断】

对症状典型者不难作出诊断。非典型病例,如在紫癜出现前出现关节或胃肠道症状者,诊断较为困难。

本病需与血小板减少性紫癜、链球菌感染后肾小球肾炎、系统性红斑狼疮、败血症、弥散性血管内凝血者相鉴别。

【治疗】

1. 一般治疗 急性期应注意休息,避免与可疑的药物或食物性过敏原接触。若发病前曾有细菌感染如链球菌感染,应给足量青霉素注射7～10日,补充维生素C和维生素P。

2. 对症治疗 关节肿痛者可加用非甾体类抗炎药物。

3. 糖皮质激素及免疫抑制剂 糖皮质激素对控制严重胃肠道出血和腹痛效果显著。一般采用泼尼松每日1～2mg/kg口服,胃肠道症状消退后应逐渐减量至停药。糖皮质激素对皮肤紫癜及肾脏损害无效,也不能阻止肾脏病变的进展。对于严重肾脏损害可试用免疫抑制剂如环磷酰胺、硫唑嘌呤等(见肾病综合征治疗)。

(二)川崎病

川崎病又称皮肤黏膜淋巴结综合征,是小儿时期的一种以全身小血管炎为主要病理改变的急性发热出疹性疾病。血管炎可侵犯全身多个系统,各脏器均可受累,以心脏及血管病变最严重。冠状动脉炎形成动脉瘤或动脉狭窄、闭塞及血栓性梗死。主要死亡原因为急性心肌梗死。约 5％患儿可遗留缺血性心脏病。为儿童期主要后天性心脏病之一。

【临床症状】

1. 主要症状

(1)发热持续 5 天以上;高热 39℃～40℃,多数持续 10 天左右,抗生素治疗无效。

(2)四肢末端改变:急性期手足硬肿、充血 2 周后自指(趾)端大片脱皮从甲缘下开始。

(3)多形性红斑皮疹:发热后 1～4 日躯干、四肢出现充血性斑丘疹,或麻疹样、猩红热样皮疹,可融合成片。

(4)双侧球结膜充血。

(5)口腔改变:唇充血、干裂、出血,杨梅舌,口腔及咽部黏膜弥漫充血。

(6)急性非化脓性颈淋巴结肿大。

2. 其他有意义的临床表现

(1)心血管系统:听诊有心脏杂音、奔马律及心音低钝。可发生心绞痛或心肌梗死。偶见体动脉瘤及肢端坏疽。

(2)胃肠道:腹泻呕吐、胆囊肿大、麻痹性肠梗阻、黄疸。

(3)皮肤:卡介苗接种处充血、结痂,有小脓疱。恢复期指甲有横沟。

(4)呼吸道:咳嗽、流涕,胸片示肺部有片影。

(5)关节:红肿、疼痛。

(6)神经系统:惊厥、昏迷、面神经麻痹、脑脊液单核细胞增多。

(7)其他:急性期可见会阴部充血、脱屑及虹膜炎。

【实验室及其他辅助检查】

1. 白细胞增多伴核左移,病程第 2 周血小板增多,轻度贫血,血沉加快,C反应蛋白阳性,可见蛋白尿、沉渣白细胞增多,脑脊液淋巴细胞轻度增多以及血清转氨酶升高。

2. 心电图示 P-R、Q-T 间期延长,异常 Q 波,低电压,ST-T 改变及心律失常。胸片心影增大。

3. 约30％～50％经二维超声心动图可证实冠状动脉扩张及动脉瘤。冠状动脉造影用于观察冠状动脉狭窄的程度及远端病变,有多发性冠状动脉瘤及心肌缺血症状的患者可进行冠状动脉造影,以全面了解冠状动脉病变程度,指导进一步治疗。

【诊断与鉴别诊断】

1. 诊断　具有上述 6 项主要症状的 5 项即可诊断,如有 4 项,而二维超声心动图或冠状动脉造影显示冠状动脉瘤,亦可诊断本病,但应排除其他疾病。

2. 鉴别诊断　应与各种出疹性传染病如麻疹和猩红热、淋巴结炎、败血症、病毒性心肌炎、风湿热、类风湿病及其他结缔组织病相鉴别。

【治疗】

1. 阿司匹林　每日 30～50mg/kg,分 2～3 次口服,热退后数日改为每日 3～5mg/kg,直至症状消失,血小板数恢复正常停药,疗程 2 个月。如有冠状动脉病变者,每日 3～5mg/kg 维持,直至冠状动脉内径恢复正常。

2. 大剂量丙种球蛋白滴注　宜在病程 10 日内应用,可迅速退热,防止发生冠状动脉瘤的形成。单剂丙种球蛋白 1～2g/kg,于 8～12 小时缓慢输入。

3. 随访　本病需长期随访,一般半年到 1 年,有冠状动脉病变者至少每半年复查超声心动图 1 次,直至病愈。

(三)多发性大动脉炎

本病又称无脉症、高安病。学龄女孩多见,男女之比为 1：8。病变主要发生在主动脉及其主要分支,呈渐进性全层动脉炎,动脉壁增厚,引起节段性狭窄、瘤样扩张或闭塞。

【临床表现】

1. 疾病的活动症状　发病后有发热、皮疹、肌痛、关节痛、厌食、多汗、体重下降等。

2. 动脉的血流受阻引起的症状　取决于大动脉狭窄的部位,按病变发生部位分为四型:

(1) I 型:病变位于主动脉弓及其头臂分支,引起大脑、头部及上肢不同程度供血不足的症状,如头痛、头晕、视力减退、失语、惊厥、晕厥、偏瘫、上肢冷、麻木或乏力等。上肢脉搏不对称、患侧减弱或消失,血压降低或测不到。颈动脉或锁骨下动脉听到血管杂音。

(2) II 型:胸、腹主动脉及其分支出现病变,可有下肢无力、疼痛或跛行,股动脉及足背动脉搏动减弱或消失;肾动脉常受累,出现严重高血压、高血压脑病、心脏扩大及心力衰竭,胸骨旁或上腹部可听到血管杂音。

(3) III 型:混合 I、II 型病变。此型最多见,上述症状兼有之。

(4) IV 型:肺动脉受累,常与上述各型并存,可发生肺动脉高压,患儿出现呼吸困难、心悸。

儿童患者起病较急,较突出表现为严重高血压脑病、心脏扩大、心力衰竭。

活动期症状往往被忽视或与动脉狭窄引起的供血不足症状同时出现。病程迁延,活动与静止期症状交替出现,多数逐渐加重,偶有自行缓解者。

【实验室及其他检查】

1. 血液检查　活动期有轻度贫血、白细胞增多、血沉加快,C反应蛋白阳性。血清白蛋白降低,α_1、α_2和γ球蛋白增高。IgG升高。

2. 眼底检查　本病的特征改变为乳头周围有新生血管和动脉血流中断现象。Ⅰ型可见乳头苍白、视神经萎缩,视网膜动、静脉不同程度的扩张和相互吻合;Ⅱ和Ⅲ型可见高血压眼底改变。

3. 心电图　可见左室肥大及劳损。少数有异常Q波及心肌缺血改变。

4. X线检查　①胸部平片可有心脏扩大,以左心室为主。Ⅰ型见升主动脉膨隆,降主动脉变细,Ⅳ型见肺动脉隆突,肺纹理稀疏。②选择性主动脉造影可显示受累动脉的范围和程度。受累动脉壁不规则、狭窄或闭塞,间有瘤样扩张。肺动脉造影可显示肺动脉呈不规则狭窄及闭塞,右肺及左下肺动脉多见。③静脉肾盂造影可示患侧肾脏缩小,显影不佳。

5. 超声波检查　超声心动图检查示左房室增大。腹部超声波检查可见患侧肾脏缩小、肾动脉狭窄。

【诊断与鉴别诊断】

诊断:根据临床表现应考虑本病的可能。确诊有赖于动脉造影。

鉴别诊断:

1. 上肢血压高于下肢者,应与先天性主动脉缩窄鉴别。

2. 血压增高者应与肾炎、嗜铬细胞瘤及肾动脉肌纤维增生症鉴别。

【治疗】

1. 活动期用免疫抑制剂　首选糖皮质激素,口服泼尼松每日2mg/kg,1~2个月后开始逐渐减量,用小剂量维持1~2年。疗效不满意者,可与环磷酰胺或硫唑嘌呤联合应用。

2. 并发高血压、高血压脑病、心力衰竭的治疗　高血压、心力衰竭时,选用卡托普利效果较好,每日口服1~5mg/kg,分2~3次,小量开始,逐渐增加用量。尚可用钙拮抗剂硝苯地平或氨氯地平。

3. 手术治疗　动脉狭窄可行球囊导管血管成形术,以扩张狭窄段,或行人工血管搭桥术。单侧肾动脉狭窄致严重高血压者,可采用自身肾移植。一般不主张做肾切除,因健侧肾脏长期受高血压影响,常有不同程度的继发性病变。

(四) 结节性多动脉炎

结节性多动脉炎是一种全身中、小肌性动脉致炎性疾病。男孩较多,多在学龄后期发病。

【临床表现】

发病常较急剧。常伴发热、体重减轻、乏力、肌肉及关节痛等。

1. 皮肤病变 典型的皮肤症状为沿动脉走行的皮下结节,有自发性疼痛及触痛,可反复发作。发作时多伴有明显发热,除典型皮下结节外还可出现其他类型皮疹,如红色斑丘疹、荨麻疹或出血性皮疹,常伴有水肿、网状青斑,偶见溃疡及四肢坏疽。

2. 心血管系统症状 可有心肌炎,冠状血管受侵犯时心率增快、心脏扩大,严重者可发生心肌梗死、心力衰竭。冠状动脉瘤破裂可引起心包积血甚至压塞。

3. 肾脏症状 多数病例(60%左右)有肾脏损害,出现持续蛋白尿甚至血尿及管型尿,常伴有高血压。晚期可出现少尿及肾功能衰竭。

4. 消化系统症状 以腹痛较多见,轻者有恶心、呕吐、腹泻及便秘,重者有胃肠道出血、溃疡、肠坏死及穿孔等。肝脏受累时可出现黄疸。

5. 神经系统症状 周围神经受累时可出现麻木或疼痛,部分病例可因脑血管栓塞而发生惊厥、昏迷及偏瘫等。

6. 关节肌肉表现 约50%患儿可出现关节痛或关节炎,有时为本病的早期症状。关节表现常呈一过性,无关节变形。骨骼肌中、小动脉受累时,常表现为多发性肌痛和间歇性跛行。

7. 眼底检查 除血管痉挛和视网膜有渗出外,部分病人可见到小动脉瘤及血管周围炎症,偶可见视网膜中央动脉血栓形成,晚期可有视网膜出血。

【实验室及其他检查】

可见轻度贫血,中性粒细胞和嗜酸性粒细胞增多、血沉增快、C反应蛋白阳性、血清丙种球蛋白增高,尿检查有蛋白、红细胞及管型。乙型肝炎表面抗原阳性率为30%。皮肤、肌肉及皮下结节的活体组织检查可确诊。血管造影可见肝、肾、脑动脉血管瘤。

【诊断与鉴别诊断】

诊断标准:1990年美国风湿病协会的诊断标准。

1. 体重下降 病初即有体重下降≥4kg。

2. 网状青斑 四肢或躯干呈斑点及网状斑。

3. 睾丸疼痛或触痛 应除外感染或其他原因所致者。

4. 肌痛、无力或下肢肌压痛。

5. 单神经病或多神经病。

6. 舒张压≥90mmHg。

7. 肌酐、尿素氮升高 血尿素氮≥14.3mmol/L(40mg/dl)或肌酐>132.7μmol/L(1.5mg/dl)。

8. 乙型肝炎病毒　血清中检测到 HBsAg 或 HBsAb。

9. 动脉造影异常　包括内脏血管动脉瘤或阻塞。

10. 中小动脉活检　做病理检查示动脉壁内有粒细胞或粒细胞和单核细胞浸润。

上述 10 条中至少有 3 条阳性者，可以认为是结节性多动脉炎。

鉴别诊断：因本病累及范围较广，临床表现多样，故必须与以下多种疾病相鉴别：

1. 继发性多动脉炎　如系统性红斑狼疮。

2. 其他血管炎　如川崎病、过敏性紫癜、多发性大动脉炎、韦格纳肉芽肿。

3. 其他疾病　如败血症、各种肾小球肾炎、急腹症等。

【治疗】

1. 一般治疗　注意休息，去除感染灶等。

2. 糖皮质激素及免疫抑制剂　用法同系统性红斑狼疮。

3. 其他治疗　可用抗凝药物（如加用小剂量阿司匹林、双嘧达莫等）或钙离子阻断剂。

第三节　变态反应性疾病

变态反应性疾病又称过敏性疾病，是一种造成机体损伤的异常免疫反应。患者常为特应性（atopy）个体，当接触过敏原后，即可发生变态反应性疾病。特应性个体多有遗传学背景，血清 IgE 增高，血液和分泌物中嗜酸性粒细胞增多，过敏原皮肤试验或过敏原激发试验阳性。

一、变应性鼻炎

变应性鼻炎是常见的变态反应性疾病，本病的发生有两个基本因素，即特应性和反复多次暴露于外界变应原。

【临床表现】

发病时鼻痒、鼻塞、连续打喷嚏、大量清涕和嗅觉减退；有时伴有结膜、上腭和外耳道发痒。并发鼻窦炎时，可有发热、面颊胀痛和乏力。

多发病于婴儿晚期和幼儿期，初为常年性发作，逐渐转为季节性。任何强烈的气味、污染的空气，甚至气温变化都会诱导发病。

因经常搓揉而致鼻梁皮肤横纹，鼻翼肥大。伴结膜炎者结膜轻度充血水肿。

【诊断要点】

1. 窥鼻镜检查　可见鼻黏膜苍白水肿，水样分泌物多，镜下可见多量嗜酸性粒细胞。

2. 实验室检查　相应的变应原速发型皮肤试验阳性(反应常在 10～15 分钟内发生)。放射性变应原吸附试验(RAST)或酶联免疫吸附测定(ELISA)可发现患者血清特异性 IgE。必要时作鼻黏膜激发试验:50%(w/v)变应原浸液滴入一侧鼻内,另一侧作对照,如 15 分钟内过敏原一侧出现鼻痒、流涕或喷嚏等症状则为阳性反应。

3. 鉴别诊断　应与鼻中隔歪曲或鼻甲肥大、药物性鼻炎(鼻塞时应用缩血管药物用量过大或使用时间太长,引起扩血管性反跳)、症状性鼻塞(感冒或甲状腺功能减退)、血管运动性鼻炎和慢性鼻炎鉴别。

【治疗】

1. 避免接触变应原　如对花粉过敏者在发病季节避免去园林或野外,对屋尘过敏者扫地时应戴口罩,对尘螨过敏者宜用吸尘器清洁室内。有条件者发病季节卧室内实验空气滤清器,并紧闭窗门,甚至异地治疗。

2. 抗组胺类药物　急性期口服抗组胺药物,如羟嗪、异丙嗪和氯苯那敏(扑尔敏)等。它们尚有一定镇静和抗胆碱作用。氯雷他定每日一次,体重>30kg 每次 10mg;<30kg 每次 5mg。

3. 局部滴入 0.5%麻黄素可减轻鼻黏膜肿胀和鼻塞。

4. 糖皮质激素和色甘酸钠　口服泼尼松每日 10～20mg 可控制大多数症状,但由于其副作用,仅适用于少数重症患者。局部应用的培氯松(beclomethasone)气雾剂,每日 3～4 次,每次吸入 150μg(揿 3 次),对大多数病人有良效而无全身性激素不良反应。在局部应用皮质激素或色甘酸钠之前,如患者鼻塞严重,宜先用 0.5%麻黄素滴鼻收缩血管,以使药物能达鼻腔深部。新鲜配制的 4%色甘酸钠(sodium cromoglycate)溶液滴鼻,每日 4 次,每次 5～10 滴,具有防止效果。

5. 抗原脱敏治疗　对找到明确吸入性抗原或合并有哮喘的患者,可以试用此疗法(详见支气管哮喘)。

二、支气管哮喘

支气管哮喘(bronchial asthma)简称哮喘,是由各种细胞和细胞组分参与的气道慢性炎症,这种气道炎症使易感者对各种激发因子具有气道高反应性,并可引起气道缩窄。表现为反复发作的喘息、呼吸困难、胸闷或咳嗽等症状。常在夜间或清晨发作、加剧,常常出现广泛多变的可逆性气流受限,多数患儿可经治疗或自行缓解。近三十年来哮喘患病率及死亡率均有所上升。于 1990 年及 2000 年我国调查 27 个城市儿童哮喘近二年患病率由 0.91%上升至 1.50%,患病率平均上升 65%。

【临床表现】

1. 咳喘反复发作,常在夜间或凌晨加剧,吐白色黏痰,年长儿常突然发作,婴幼儿常为上呼吸道感染后诱发。

2. 个人有湿疹或过敏性鼻炎等特应性疾病史。部分患儿一级亲属有哮喘史或过敏史。

3. 体征　在中度至重度哮喘吸气时出现三凹症,在呼气时因胸部内压增高,肋间隙反见凸出。叩诊两肺呈鼓音,心浊音界缩小,提示已发生肺气肿,并有膈下移,致使有时可能触到肝、脾。全肺可闻及喘鸣音及干啰音,严重病例两肺几乎听不到呼吸音,尤其处于哮喘持续状态时。由上呼吸道感染引起者,肺部常可闻及干、湿性啰音,并伴发热。

4. 血白细胞计数大多正常,嗜酸细胞可增多,伴有细菌感染时,白细胞总数和中性多核细胞可增多。

5. 胸部 X 线检查　哮喘在发作期多数病儿呈单纯性过度充气及伴血管阴影增加,缓解期大多正常。合并感染时如肺炎时肺部有浸润,发生其他合并症时可出现不同征象,如气胸、纵隔气胸、肺大泡及肺结核等。

6. 肺功能测定　使用肺功能仪和峰流速仪测定肺功能可对气流受限程度和可逆性做出评估,有助于疾病的诊断和监测。

【诊断要点】

反复性咳嗽及喘息,特别在运动、病毒感染或吸入变应原时加重高度提示哮喘。根据病史及典型哮喘发作诊断一般无困难。根据 1998 年全国儿科哮喘协作组在宜昌制定的儿童哮喘防治常规(试行)对儿童哮喘诊断标准如下:

1. 婴幼儿哮喘诊断标准

(1)年龄<3 岁,喘息发作≥3 次。

(2)发作时双肺闻及呼气相哮鸣音,呼气相延长。

(3)具有特应性体质,如过敏性湿疹、变应性鼻炎等。

(4)父母有哮喘病等过敏史。

(5)除外其他引起喘息的疾病。

凡具有以上每 1、2、5 条即可诊断哮喘。如喘息发作 2 次,并具有第 2、5 条,诊断为可疑哮喘或喘息性支气管炎(<3 岁)。如同时具有第 3 和(或)第 4 条时,可考虑给予哮喘治疗性诊断。

2. 3 岁以上儿童哮喘诊断标准

(1)年龄≥3 岁,喘息发作可追溯与某种变应原或刺激因素有关。

(2)发作时双肺闻及以呼气相为主的哮鸣音,呼气相延长。

(3)支气管舒张剂有明显的疗效。

（4）除外其他引起喘息、胸闷和咳嗽的疾病。

对各年龄组疑似哮喘同时肺部有哮鸣者,可做以下任何一项支气管舒张试验:①用 β_2 受体激动剂（β_2 激动剂）的气雾剂或溶液雾化吸入。②0.1％肾上腺素 0.01ml/kg 皮下注射,每次最大量不超过 0.3ml。在做以上任何一项试验后 15 分钟,如果喘息明显缓解及肺部哮鸣音明显减少,或一秒钟用力呼气容积（FEV_1）上升率≥15％,为支气管舒张试验阳性,可作哮喘诊断。

3. 咳嗽变异性哮喘(cough variant asthma)　诊断标准(儿童年龄不分大小)

（1）咳嗽持续或反复发作＞1 月,常在夜间（或清晨）发作、痰少、运动后加重。临床无感染征象,或经较长期抗生素治疗无效。

（2）用支气管扩张剂可使咳嗽发作缓解（基本诊断条件）。

（3）有个人过敏史或家族过敏史,气道呈高反应性,变应原皮试阳性等可作辅助诊断。咳嗽变异性哮喘又名过敏性咳嗽,是一种潜在隐匿形式哮喘,可发生于任何年龄,其唯一症状是慢性咳嗽,无明显阳性体征,易被误诊为支气管炎,反复呼吸道感染,其发病机制多数认为与哮喘相同,亦以持续气道炎症及气道高反应性为特点。故采用哮喘治疗的原则,能取得较好疗效。

4. 哮喘严重程度分级

（1）间歇发作:间歇出现症状,＜每周 1 次短期发作（数小时～数天）,夜间哮喘症状≤每月 2 次,发作间期无症状,肺功能正常,PEF 或 FEV_1≥80％预计值,PEF 变异率＜20％。

（2）轻度:症状≥每周 1 次,但＜每天 1 次,发作可能影响活动和睡眠,夜间哮喘症状＞每月 2 次,PEF 或 FEV_1≥80％预计值,PEF 变异率 20％～30％。

（3）中度:每日有症状,影响活动和睡眠,夜间哮喘症状＞每周 1 次,PEF 或 FEV_1≥60％,＜80％预计值,PEF 变异率＞30％。

（4）重度:症状频繁发作,体力活动受限,严重影响睡眠,PEF 或 FEV_1＜60％预计值,PEF 变异率＞30％。

【治疗】

1. 糖皮质激素　全球哮喘防治策略中强调糖皮质激素是最有效的抗变态反应药物,主要为吸入疗法。在哮喘重度发作时可短期口服泼尼松或静脉滴注甲泼尼龙。吸入疗法:丙酸培氯松（BDP）,布地奈德（BUD）儿童每日 200～400μg,重度年长儿可达 600～800μg/d,应用氟替卡松时剂量则减半。年幼儿在应用定量气雾剂激素吸入时应配合储雾罐吸入 BDP 或 BUD,剂量为 200～1000μg/d。病情控制后,则可停用平喘药。以后每 1～6 个月复核一次治疗方案,如控制没有达到,则考虑升级治疗。但首先应:核查病人用药技术,病人遵循用药计划的情况及周围环境控制情况（避免变应原及其它触发因素）。哮喘已被控制并至少维持 3 个月，则有可能逐步降级治疗。吸入激素疗程偏长，达 1 年以上，现亦有主张轻、中度患者疗程可达 3～5 年。吸入激素后应漱口，以减少口腔鹅口疮及声嘶发生。

2. 支气管扩张剂

(1)β_2 受体激动剂：速效 β_2 激动剂是最有效的支气管扩张剂（沙丁胺醇、特布他林），现主张在有症状时按需吸入，但在症状未全控制时，用作激素吸入的补充治疗，但其使用剂量每天<3～4 次，每次 1～2 揿（100μg/揿），但在常规剂量不能控制时，一般不再增加剂量。有夜间症状亦可吸入长效 β_2 激动剂如福莫特罗及口服美普清等。

(2)茶碱类：对平滑肌有直接松弛作用，并能抑制磷酸二酯酶，阻止气道平滑肌内 cAMP 分解，使平滑肌张力降低，气道扩张。急性发作时可静脉滴注。有夜间发作症状可用控释茶碱，剂量 6～10mg/(kg·d)，分为 1～2 次口服。

(3)抗胆碱类药：异丙托溴胺(ipratropium bromide)对气道平滑肌有较强松弛作用，而对心血管系统作用较弱，出现峰值时间约在 30～60 分钟。其作用部位以大、中气道为主，而 β_2 受体兴奋剂主要作用于小气道，故两药有协同作用。

(4)硫酸镁：一般认为镁能调节多种酶的活性，能激活腺苷环化酶，激活低下的肾上腺素能 β 受体的功能，并降低支气管平滑肌的紧张度，使支气管扩张而改善通气情况。儿童用量为 0.025g/kg(25%硫酸镁每次 0.1ml/kg)加 10%葡萄糖溶液 20ml 在 20 分钟内静脉滴注，每日 1～3 次，可连续使用 2～3 天，能取得一定支气管解痉及镇静作用。

(5)其他抗炎药物和抗组胺药物

1)色甘酸钠(sodium cromoglycate,SCG)：为抗过敏药，一般认为 SCG 治疗儿童过敏性哮喘比成人效果好，副作用少，在轻中度哮喘患儿可用色甘酸钠。2mg、5mg/揿气雾剂(每次 2 揿)每日 3～4 次吸入。

2)西替利嗪、氯雷他定：阻断 H_1 受体，具有抗过敏活性，无镇静作用。

3)酮替芬(ketotifen)：有抗过敏作用，对儿童哮喘疗效较成人稍好，其不良反应为口干、困倦、头晕等，年幼儿口服 0.5mg，每日 1～2 次，儿童及成人 1mg，每晚 1 次，对有特应性过敏性鼻炎，湿疹的年幼哮喘患儿应用较多。

4)白三烯调节剂：如扎鲁斯特、孟鲁斯特。对二氧化硫、运动和冷空气等刺激及各种变应原如花粉、毛屑等引起的速发相和迟发相炎症反应均有抑制作用。孟鲁斯特已用于 2～5 岁儿童，4mg 口服，每天 1 次，可用于轻中度哮喘，与激素吸入具有叠加作用。

(6)其它药物

1)特异性免疫治疗：目前通过正规应用各种药物及采取必要的预防措施基

本上可以满意地控制哮喘,在无法避免接触变应原或药物治疗无效时,可以考虑针对变应原进行特异性免疫治疗。一般坚持应用 2~3 年。特定免疫治疗只能由经过培训的专业医务人员来执行。

2)免疫调节剂:因反复呼吸道感染诱发喘息发作者可酌情加用免疫调节剂,如胸腺肽、卡介菌核糖核酸等。

3)中药:急性发作期:辨证施治。缓解期:健脾、补肾扶正等方法进行预防治疗。

三、特应性皮炎

特应性皮炎又称湿疹,常见于小婴儿而名为婴儿湿疹,但也可发生在任何年龄。

【临床表现】

以红斑、丘疹、水疱、渗出、结痂和奇痒为特征,呈慢性病程。反复发作及慢性进程,可出现苔藓样变。风团样或荨麻疹样皮损不是特应性皮炎的典型改变。

摄入某些食物或吸入变应原可加剧皮炎,但大多数病例往往难以确定某种特应性抗原。气温改变、出汗、接触去污剂和肥皂、局部或全身感染以及摩擦或抓搔所致损伤等也可使特应性皮炎恶化。

往往有特应病症的家族史,且易发生变应性鼻炎和支气管哮喘。

【诊断要点】

典型的皮肤损害易于做出诊断。约 80% 病儿血清 IgE 水平增高,常有抗皮肤或多种变应原特异性 IgE 类抗体及嗜酸性细胞增多。

【治疗】

1. 一般治疗 避免摄入、吸入或接触可疑的过敏原,尽量减少与肥皂、去污剂或粗糙织物等刺激物接触,保持皮肤适当的湿度。

2. 抗组胺药物 可缓解瘙痒,若同时用镇静剂效果更好,可用羟嗪、异丙嗪和氯苯那敏等。

3. 糖皮质激素 类固醇乳剂能有效地减轻炎症反应,局部涂敷直至皮炎完全控制;但不可用于渗出或感染的皮肤,大面积频繁使用可致全身吸收,长期局部应用能导致皮肤萎缩。严重的特应性皮炎患者可能需要短程(数天)的全身性激素治疗。

4. 湿敷 用于急性渗出严重者。以 3~4 层生理盐水纱布贴敷于渗出性皮损区,15~20 分钟更换纱布一次,勿因盐水蒸发使纱布过分干燥。一般 1~2 天后皮损渗出减轻,可改用乳剂治疗。

5. 煤焦油软膏 局部用于慢性皮炎,宜避光。

6. 抗生素治疗　若皮损继发感染应予以抗生素治疗。

四、接触性皮炎

接触性皮炎(contact dermatitis)为皮肤接触变应原引起的迟发性变应反应性疾病。皮肤病变主要局限于暴露变应原的部位,再次暴露变应原可导致皮炎复发。高度变应体质的患者,甚至吸入变应原也能诱发皮炎。胎儿时期即可致敏,婴儿期对致敏原引起的变应反应更为强烈,维持于整个儿童时期,到成年期逐渐减弱。

【临床表现】

暴露变应原后24~48小时内发病,偶有于12小时起病者。轻症病人仅为红色斑丘疹,重者可发生疱疹,甚至破溃和渗液。受累与未受累皮肤边界在急性期非常分明,慢性病例的皮肤损害增厚,边界不清。严重的瘙痒是本病的特点。

一次短暂的变应原暴露引起轻~中度皮损,可于数天内消失;严重的皮肤损害需要2~3周才得以消退。若持续暴露于变应原,则皮损也将会持续存在。

接触变应原后的致敏时间一般为7~10天,但也有在反复多次接触数周或数年才被致敏者,取决于变应原的性质。一些变应原如树脂油、油漆、常青树和橡树等能引起多数人变应,而另一些变应原性较弱,只对少数人发生致敏效应。

【诊断要点】

暴露部位皮损,边界分明;若有变应原接触史,诊断更易明确。

若因吸入变应原而致的接触性皮炎,应与特应性皮炎和其他皮肤炎症性疾病鉴别。

【治疗】

明确和隔离变应原,局部使用止痒霜剂或洗剂,必要时应给予局部或全身肾上腺皮质激素。合并感染时应用适当的抗生素治疗。

五、荨麻疹和血管性水肿

荨麻疹和血管性水肿(urticaria & angioedema)又称风疹块和血管神经性水肿,可同时发生。常迅速出现和消失,反复发作不超过6周者属急性,反之属慢性,儿童患者多属急性型。

【临床表现】

可发生于任何年龄。荨麻疹表现为皮肤上突然发生风团,于数分钟或数小时后即可消退,一般不超过24小时,成批发生,有时一天反复出现多次。呈鲜红色和浅黄白色,大小不等,疏散排列、邻近损害能互相融合,形成特殊的圆形、环形、地图形，波及全身，消退后不留痕迹。剧痒、烧灼或刺痛感，有时表面可出现水疱。一般急性型经数天至 1～2 周停发，也有反复发作，病程缠绵 1～2 月以上。

血管性水肿发生在皮下组织较疏松部位或黏膜，呈局限性短暂性大片肿胀，边缘不清，不痒，通常累及眼睑、唇、舌、外生殖器、手和足，常和荨麻疹一起发生。若累及上呼吸道，可能会阻塞咽喉而危及生命；如累及胃肠道，可能出现腹痛，有的还伴有恶心、呕吐，以致进行不必要的外科探查。一般都在 2～3 日后消失。

寒冷性荨麻疹分遗传性和获得性两种，前者从婴儿开始，症状随年龄增长而减轻，常持续一生，在全身受冷后数小时发疹，损害为不超过 2cm 直径的红斑性丘疹，可伴发热、畏寒、关节痛、肌痛和头痛等，可持续 48 小时；后者常在学龄期前后起病，皮肤暴露寒冷后发作，吸入冷空气或进食冷的食物或饮料偶然黏膜发生肿胀。除了暴露部位发生风团外，患儿还可发生全身性症状，如潜入冷水后发生知觉丧失，甚至淹溺。症状多在数月后消失。

【诊断要点】

1. 实验室检查

(1)外周血嗜酸粒细胞增高，血清 IgE 可增高。

(2)寒冷性荨麻疹患者血清中可测出冷球蛋白或冷纤维蛋白质。

(3)血清病表现为荨麻疹者的循环免疫复合物可增高，补体 C3 水平及总补体活性降低。

(4)C1 抑制物(C1 INH)缺陷患者血清中缺乏 C1 INH 或仅有无活性的 C1 INH，还可伴有补体系统上游成分(C1,C4,C2)水平异常。

2. 诊断和鉴别诊断 根据皮损为风团，发生快，消退亦迅速，再根据各型的特点，不难诊断。诊断确立后应寻找有关致病因素。本病需与丘疹性荨麻疹和多形性红斑鉴别。

【治疗】

1. 首先应寻找病因并加以去除。

2. 抗组胺类药物

(1)抗组胺受体 H_1 拮抗剂：慢性、物理性荨麻疹选用羟嗪(hydroxyzine,安泰乐)每次 25～50mg，一日 3 次。寒冷性荨麻疹可用赛庚啶每次 4mg，一日 3 次或氯他啶每次 1mg，一日 4 次。精神性和胆碱能性荨麻疹宜用羟嗪治疗。这些药物都有嗜睡作用。以下新药无口干和嗜睡作用：阿伐斯汀(acrivastine)，每次 8mg，一日 3 次；阿司咪唑(astemizole)，每次 10mg，一日 1 次；特非那定(terfena-dine)，每次 60mg，一日 2 次；氯雷他定，每次 10mg，每日 1 次。

(2)抗组胺受体 H_2 拮抗剂：H_1 拮抗剂无效者，可合并应用组胺受体 H_2 拮抗剂如西咪替丁或兰替丁,有时可取得满意效果。酮替芬亦可合并使用。

3. 拟交感神经药物 用于急性荨麻疹和(或)神经性水肿,尤其是喉水肿患者,应用0.1%肾上腺素0.5~1ml皮下注射,可隔20~30分钟再注射0.5ml;发作频繁病例可试用长效制剂如肾上腺素油剂。

4. 糖皮质激素 用于急性严重病例如过敏性休克、血清病性荨麻疹或伴发坏死性皮肤血管炎的荨麻疹,对慢性病例效果不显著。

5. 其它药物

(1)抑肽酶(aprotinin)静脉注射治疗慢性荨麻疹有一定疗效,10次为一疗程,可用2~3疗程。

(2)慢性荨麻疹患者还可试用静脉注射普鲁卡因,肌肉注射组胺蛋白,口服羟氯喹、利舍平、维生素K等。

(3)钙制剂有改善毛细血管通透性作用。

(4)精神因素引发者可采用地西泮等镇静剂。

(5)抗生素和磺胺类制剂适用于感染引起的荨麻疹患者。

(6)先天性C1 INH缺陷者可用活性减弱的雄性激素(attenuated andro-gens)如达那唑(danazol),司坦唑醇(stanozolol)等,但不用于小儿和孕妇。抗纤维蛋白溶解酶药物如6-氨基己酸,每日6~8g,可控制或预防发作。

6. 外科处理 喉头水肿引起呼吸道阻塞时应进行气管切开或插管,以保持呼吸道畅通。用可搽止痒洗剂如1%樟脑、1%薄荷炉甘石洗剂,一日多次。

六、血 清 病

血清病(serum sickness)是由于注射动物免疫血清(如破伤风抗毒素、白喉抗毒素、各种蛇毒抗毒素以及抗淋巴细胞球蛋白等)或药物(如青霉素、链霉素、磺胺类、水杨酸盐、保太松、苯妥英钠,以及右旋糖酐等巨分子药物等)后所并发的一种免疫复合物性疾病,属典型的Ⅲ型变态反应。

【临床表现】

注射异种血清或球蛋白后1~3周内发病,若过去有同样血清接种史者,可在1~3天内发生。

主要为荨麻疹样风团,紫癜样皮疹或麻疹样皮疹等;常在注射部位首先发生。发热多渐起,最高至38~39℃,伴全身淋巴结不同程度肿大,质软而稍有压痛。

部分病人可有喉头水肿表现。有的病人在发热的同时尚有腹痛、恶心、呕吐等表现。皮疹后2天左右还可有关节疼痛、肿胀等关节炎症状;常累及多关节,呈对称性。偶有多发性神经炎、肾小球肾炎或(和)心肌炎等严重并发症者。

【诊断要点】

1. 实验室检查 对本病的帮助不大,可有白细胞总数中等度升高,但嗜酸粒细胞增多少见。血清总补体与 C3 均可下降,有时血清免疫复合物增高,这些虽可帮助本病诊断,但并非特异性。

2. 诊断和鉴别诊断 本病最重要的诊断依据是注射血清、抗淋巴细胞球蛋白或药物史以及上述特征性的临床表现。应与感染性疾病和风湿性疾病相鉴别。

【治疗】

1. 一般处理 一般说来本病的症状不重,具有自限性。因此,治疗应以对症给药为主。

(1)发热或关节痛者可用水杨酸制剂。

(2)有皮疹者可用苯海拉明,每日 2～3 次,每次口服 25～50mg。

(3)10％葡萄糖酸钙 10～20ml 每日静脉注射可有一定效果。

(4)赛庚啶或羟嗪在接受白喉抗毒素血清注射后第 4～16 天连续使用,能减少血清病的发生。

(5)累及神经系统、肾脏或其它内脏的重症患者,应使用糖皮质激素治疗,开始可应用氢化可的松 100～200mg 静脉注射(或相当剂量的泼尼松口服),2～3 日后视病情而逐步减量。

2. 紧急处理 0.1％肾上腺素每次 0.1～0.3ml 皮下注射,对血管神经性水肿,呼吸困难或严重荨麻疹甚为有效,必要时可每隔半小时重复一次。

3. 预防和脱敏 严格掌握药品和血清免疫制品的使用指征,尽量少采取静脉给药的途径。如必须应用异种血清制品时,应先仔细询问有无过敏病史及既往血清应用史,然后必须作皮肤敏感试验。方法如下:

(1)先以未稀释的血清一滴,置于前臂屈侧,再以消毒针尖在血清内作划痕数条(以不出血为度);

(2)观察半小时如无反应,再以 1:10 稀释的血清 0.1ml 作皮内试验;

(3)再观察 20 分钟,注射处未出现直径超过 1cm 的红斑或硬结者,或周围亦无伪足样丘疹属阴性,此时方可把血清注入肌肉。

若皮肤试验为阳性,则应尽量不用,必须应用血清者,可依下法脱敏:

1)先口服抗组胺药物;

2)半小时后以稀释 20 倍的血清 0.1ml 皮下注射;

3)待 20 分钟后再以稀释 10 倍的血清 0.1ml 皮下注射;

4)20 分钟后如仍无反应,则以不稀释的血清 0.1ml 皮下注射;

5)再观察 15 分钟,确认无反应后即依次每 15 分钟皮下注射 0.2ml、0.5ml、

1.0ml 和 2.0ml，最后以剩余量皮下或肌肉注射。

在脱敏及注射血清时，必须准备好肾上腺素及肾上腺皮质激素等，以防诱发过敏性休克。在脱敏过程中，随时可酌情应用 0.1％肾上腺素 0.1～0.3ml 皮下注射，以对抗可能发生的反应。即使经过脱敏，完成全量注射后，仍应严密观察 1～3 小时，以防出现迟发反应。

七、过敏性肺炎

过敏性肺炎（hypersensitivity pneumonitis，HP）又名外源性过敏性肺泡炎（extrinsic allergic alveolitis）、"空调肺"和"农民肺"，是因吸入不同的变应原引起的肺部和全身性过敏性疾病。

已知致病过敏原有真菌（放线菌、曲菌、青霉菌、白霉菌和头孢子菌等）和鸟血清、鸡、鸭、牛、猪的蛋白质成分。也有找不到过敏原者。

【临床表现】

急性起病者，呈间发性全身性和肺炎表现，也可为慢性渐进性肺部疾病。急性发病者表现为发热、寒颤、乏力、咳嗽和呼吸困难，与一般感染性肺炎难以鉴别。接触变应原后症状持续 12～18 小时可自行消失，但也有持续数天者。对糖皮质激素的反应极佳。

隐匿性起病者，是由于长期暴露于变应原所致，表现为进行性咳嗽、运动后呼吸困难、食欲减退、体重减轻和软弱，常无发热。肺部存在细湿啰音，偶可见杵状指，儿童病例由于伴有吸收不良，消瘦更为明显。

【诊断要点】

1. 实验室检查

（1）血液学检查：急性发病者的外周血白细胞计数可高达 $25 \times 10^9/L$，以中性粒细胞为主，嗜酸细胞并不增高。

（2）胸部 X 线检查：呈弥散性间质性细网状浸润，伴多发性小结节和肺底部斑片状阴影。慢性病例表现为肺支气管血管纹理粗糙；肺气肿常见于儿童。

（3）肺功能实验：用力肺活量（forced vital capacity，FVC）下降。慢性病例的肺顺应性下降，伴以功能残气量和总肺活量降低，肺泡毛细血管气体交换和二氧化碳弥散受阻。血气分析发现动脉血氧分压（PaO_2）、氧饱和度和动脉二氧化碳分压均下降。FEV_1 和其它流量仪测定多为正常，但儿童病例常因伴有毛细支气管炎和哮喘而下降。

（4）皮肤试验：对可疑的抗原进行皮内试验，可呈阳性反应。

（5）血清学和免疫学检查：凝胶扩散试验可发现抗原特异性抗体，血清补体常下降。但均无特异性。

2. **诊断和鉴别诊断** 过敏性肺炎的诊断有赖于临床表现、体格检查和实验室检查。采用可疑的变应原进行体内激发试验或实验室体外刺激试验有助于确定变应原。应与哮喘、毛细支气管炎和支气管肺炎鉴别。

【治疗】

该病的治疗原则为脱离变应原，必要时应改变环境，包括家庭搬迁和更换工作。症状严重的病例应使用肾上腺皮质激素，疗程常需数月，直到肺功能稳定为止。

八、药物变应反应

药物变应反应（allergic reaction to drugs）是指由变态反应引起的药物不良反应，占全部药物不良反应的 3%～25%。临床表现多种多样，轻重不一，有时不易与原发疾病相鉴别，容易误诊；药物变应反应的病程进展也难以估计，有可能迅速发展而危急生命。因此，早期认识药物变应反应，并给予及时处理甚为重要。

【临床表现】

急性全身性变态反应最为严重，迅速发展而危急生命。青霉素是最常引起药物变态反应的制剂，其它如在鸡蛋培养系统中制备的疫苗（麻疹-风疹-腮腺炎疫苗和流感疫苗）和其它含有蛋白质的药物也易于诱导 IgE 性变态反应（Ⅰ型）。

血清病样反应于首次用药的 7～10 天发生，以往曾有用药史者，则最快可在数小时内，也可迟至数日发病。引起血清病样反应最常见的药物仍然是青霉素，其次为头孢克洛和磺胺。

成人青霉素变应反应的发生率为 1%～2%，但在儿童时期要低得多，确切的发生率尚不清楚。青霉素变应反应可发生于使用青霉素数分钟内，表现为严重的过敏性休克（急性变态反应型）。也可于用药后数小时发病，表现为荨麻疹（速发型）。发生于用药数天至数周者，表现形式多样，包括血清病样反应、药物热和嗜酸细胞增多症等。氨苄西林和阿莫西林还能导致非免疫性斑丘疹样皮肤损害。

造影剂过敏样反应发生率大约为 1.6%，尚无儿童的有关资料。表现为荨麻疹、哮吼、呼吸困难、低血压或休克，也可引起血管张力性改变如恶心、呕吐、潮红和发热。严重者可有生命危险。

阿司匹林和非甾体类抗炎药物引起荨麻疹和血管性水肿已早为人知，这些药物还能导致支气管痉挛，有时非常严重。主要发生于成人病例，特别是患有多发性鼻息肉和鼻窦炎者，但已有儿童病例的报道，以年长儿为多见。常见的药物变应反应见表 5-5。

表 5-5　药物过敏反应的临床表现

变态反应	
皮肤表现：	荨麻疹、血管性水肿、接触性皮炎、日光性皮炎、紫癜、剥脱性皮炎、斑丘疹性发疹、大泡性渗出性红斑和结节性红斑
呼吸系统表现：	哮喘、过敏性肺炎、鼻-鼻窦炎、肺嗜酸细胞浸润综合征
血液系统表现：	血小板减少、中性粒细胞减少和溶血性贫血
过敏性血管炎和血清病	
肝脏疾病：	肉芽肿性肝炎
肾脏疾病：	
其它：	药物热、淋巴结病和嗜酸细胞增多症

【诊断要点】

实验室检查。

1. **皮肤过敏试验**　仅对青霉素和在鸡蛋培育的疫苗具有过筛作用。采用青霉素或其裂解物（benzyl penilloate 和 benzyl penicilloate）试验可了解是否会发生青霉素过敏，但非绝对可靠。偶有在作青霉素皮肤试验时即发生变应反应。我国法定使用青霉素类药物之前，必须先进行完整的青霉素皮肤试验，阴性者才能使用。氨苄青霉素和羟氨苄青霉素呈迟发型皮肤变应反应，不可能即刻了解其结果。

头孢菌素类与青霉素之间存在交叉过敏原，因此青霉素过敏者使用这类抗生素亦应小心。

2. 嗜酸细胞计数增高、Coombs 试验阳性（溶血性贫血）和抗核抗体阳性（伴系统性红斑狼疮样综合征）。皮肤斑贴试验可明确过敏原，但应非常小心的进行，避免加重皮肤损害。

3. 造影剂过敏样反应血清组胺、补体激肽活性增高。

【治疗】

1. **停用该药物**　一旦药物变应反应确立，应立即停药；对可疑药物也宁可停药观察。应有详细记录，建立终身档案，还必须列出与该药有交叉变应反应的药物（也属于禁用之列），并告之病人及其家属。

2. **紧急处理**　维持生命体征（包括呼吸、脉搏、血压、瞳孔、神志等）管理，必要时应进入 ICU 监护。全身性剥脱性皮炎和 Coombs 阳性溶血性贫血可用全身性糖皮质激素。急性肾功能衰竭时给予血液透析。

3. **抗过敏药物治疗**　包括抗组胺类药物以止痒和缓解皮肤损害；也可局部

使用肾上腺皮质激素。

4. 脱敏疗法 如果引起过敏的药物为原发疾病必须使用,而又有脱敏的可能性者,应在征得病家同意的情况下,谨慎地进行脱敏。即使脱敏成功,在用药物过程中亦应非常小心,以防迟发性变应反应的发生。

5. 以往有过敏史又必须进行造影者,于进行造影前12、7和1小时口服泼尼松,术前1小时还给予苯海拉明和肾上腺素。上述处理可使变应反应的发生率下降到3%。皮肤过敏试验不能预测是否会发生造影剂变应反应。

6. 阿司匹林和非甾体类抗炎药物变应反应可用阿司匹林和非甾体类抗炎药物进行脱敏治疗,可缓解鼻炎和鼻窦炎的症状,但不能改善呼吸道高反应性。为保持对这类药物的脱敏状态,必须长期每天服用阿司匹林或非甾体类抗炎药物,一旦停药7天左右即可复发。

第六章 感染性疾病

第一节 百 日 咳

百日咳是由百日咳嗜血杆菌引起的急性呼吸道传染病。临床特征为咳嗽逐渐加重,继显阵发性咳嗽,阵咳结束吸气时常可听到深长鸡啼样吸气性吼声。病程可长达2~3个月。幼儿易并发肺炎及百日咳脑病。

【临床表现】

1. 初咳期(7~10日) 有咳嗽或低热等上呼吸道症状。3~4日后咳嗽渐加重,日轻夜重。体检肺部无阳性体征。

2. 痉咳期(约4周) 出现阵发性痉挛性咳嗽,每次咳嗽十余声至数十声,阵咳终末有鸡啼样吸气性吼声,如此重复多次,直至咳出大量黏稠痰液或吐出胃内容物为止。剧咳患儿常伴眼睑浮肿、眼结合膜出血、舌系带溃疡。新生儿和2~3个月的婴幼儿常缺乏典型痉咳,常以阵阵发憋、青紫、拒奶为主要表现,发生窒息、惊厥,甚至心跳停搏。

3. 恢复期(2~3周) 阵咳痉咳逐渐减少直至消失。

【诊断要点】

1. 流行病学史 发病前1~3周有百日咳患者接触史。或无百白破三联疫苗接种史。

2. 体征与症状 阵发性痉挛性咳嗽伴咳嗽末了发出特殊的吸气性吼声,常见眼睑浮肿、眼结膜出血、舌系带溃疡。婴幼儿患病则以憋气、发绀和拒奶为特征。

3. 实验室检查

(1)血象:痉咳期白细胞总数高达 $20 \times 10^9 \sim 50 \times 10^9 / L$,淋巴细胞分类可达 $60\% \sim 80\%$。

(2)条件许可做以下检查:

1)细菌培养:鼻咽拭子或咳碟法培养百日咳杆菌阳性。

2)免疫荧光实验:取鼻咽分泌物涂片,特异性抗原阳性。

3)血清学检查:双份血清特异性抗体效价≥4倍可确诊。

本病应与百日咳综合征,急性支气管炎、肺炎、气管内异物、肺门淋巴结核相鉴别。

【治疗】

1. 病原治疗 首选大环内酯类抗生素:红霉素,50mg/(kg·d),分 4 次口服,控制感染,疗程 7～10 日,早期治疗效果较好。新一代大环内酯类,罗红霉素 5～8mg/(kg·d),分 2 次口服;阿奇霉素 10mg/(kg·d),每日 1 次口服,效果更佳。

2. 对症治疗

(1)痰液黏稠不易咳出时,可应用祛痰剂或用 α-糜蛋白酶 5ml 加 0.9 氯化钠注射液 20ml 作气雾吸入。

(2)痉咳影响睡眠可给予苯巴比妥每次 3～5mg/kg 或氯丙嗪每次 0.5～1mg/kg,口服或肌注。

(3)维生素 K_1 可缓解痉咳,减少出血,剂量为＜1 岁每日 20mg,＞1 岁每日 50mg,肌注,疗程 7 日。

(4)6 个月以下婴儿痉咳重者或有百日咳脑病者可加用糖皮质激素,以缓解痉咳,减轻炎症。泼尼松 1～2mg/(kg·d),口服,或地塞米松 0.2～0.4mg/(kg·d),静滴。疗程 7 日。

(5)普鲁卡因静脉封闭疗法可减少婴儿窒息及阵发性痉咳,每次 5～8mg 加入 10％葡萄糖注射液 50ml,静滴,连用 5～7 日。

3. 新生儿及婴儿百日咳的治疗 红霉素改为静滴,参照对症治疗。窒息时应即时做人工呼吸、给氧、吸痰,窒息时间过长而致心跳停搏时,立即作心脏按压、气管插管、加压给氧等。

4. 并发症的治疗 若出现肺炎、脑病、结核病恶化等并发症时,应予相应的治疗措施。

第二节 猩 红 热

猩红热是由 A 组乙型(β 型)溶血性链球菌所致的急性出疹性传染病。临床特征为发热、咽峡炎、全身鲜红色皮疹、疹退后出现脱皮。少数患儿病后 2～3 周发生急性肾小球肾炎或风湿热等并发症。

【临床表现】

1. 体检 从发热至出红疹的时间为数小时至 36 小时。热性面容,咽部及扁桃体充血及炎症明显,可见黄色或白色化脓性渗出物。口腔黏膜充血,舌质红,红肿舌乳头突出于白苔处形成"草莓舌",或白苔剥脱。舌乳头明显红肿的

"杨梅舌"。颈前及颌下淋巴结肿大,有压痛。皮疹始于颈部及上胸,一日内迅速蔓延至全身。皮疹呈点状约 1mm 大小,略隆起,密集,猩红色,疹间多无正常皮肤可见。皮疹扪之粗糙感,压之色褪呈苍白,肘前、腋窝、腹股沟等及皮肤皱褶处红疹密集呈皱褶红线(pastialine),面部潮红但无皮疹,口唇周围苍白,形成苍白圈。恢复期皮疹渐退,呈小片或大片脱皮。

2. 外科性猩红热 病原菌经皮肤或黏膜伤口引起局部感染,皮疹从伤口周围先出现,再波及全身,有发热及局部化脓性病灶,无咽峡炎及草莓舌。

本病早期可并发化脓性病变,如颈淋巴结炎、咽后壁脓肿、鼻窦炎、中耳炎、肺炎等;晚期可并发变应性疾病,如急性肾炎、风湿热、心肌炎、关节炎等。

【诊断要点】

1. 流行病学史 发病前有与猩红热、咽峡炎或扁桃腺炎患者接触史。

2. 体征与症状 急性起病,有发热、化脓性咽峡炎、杨梅舌,全身皮肤细小红疹,疹退后皮肤呈现片状或屑状脱皮。有并发症者出现相应的临床症状。

3. 实验室检查

(1)血象:白细胞总数及中性粒细胞分类增高。

(2)条件许可做以下检查:

1)细菌培养:咽拭培养 A 组 β 型溶血性链球菌阳性。

2)病原检测:咽拭涂片用乳胶凝集法或荧光技术测抗原阳性。

本病需与麻疹、风疹、金黄色葡萄球菌败血症、川崎病、药疹及其他出疹性疾病鉴别。

【治疗】

1. 病原治疗 青霉素是特效药物,肌注或静滴均可,剂量 5 万 U/(kg·d),严重者应加大剂量,疗程 7～10 日。对青霉素过敏者,可选用红霉素,剂量为 30～50mg/(kg·d),分 3～4 次口服,或分 2 次静滴,还可选用第一代头孢菌素及新一代大环内酯类抗生素。

2. 对症治疗 高热用退热药,皮疹痒时可用抗过敏药物。

3. 并发症的治疗 化脓性病灶需引流、切开排脓;心肌炎、肾炎等应予相应的治疗措施。

第三节 白 喉

白喉是由白喉棒状杆菌引起的急性呼吸道传染病。临床特征为病原菌侵入部位,主要在咽扁桃体及其周围组织形成不易剥脱的灰色伪膜,并有全身中毒症状,严重者并发心肌炎及周围神经炎。

【临床表现】

起病较缓,发热一般不超过39℃,而全身中毒症状重,有面色苍白、精神萎靡、乏力、呕吐、脉细速等。根据病变部位和中毒症状轻重可分为下列类型:

1. 咽白喉 咽和扁桃体中度充血,扁桃体上有点状成小片状灰白色伪膜,边缘清楚,不易被擦去,硬行刮剥可致出血。重者伪膜迅速扩展至咽后壁、鼻咽部或咽喉部,伪膜质厚,呈灰白色、黄色、污秽灰色或黑色,周围组织肿胀明显,伴口臭,甚至发展成"公牛颈"。颌下、颈淋巴结肿大,有压痛,可并发心肌炎及周围神经麻痹等。

2. 喉白喉 中毒症状不重,而以喉部症状及喉梗阻为主要表现。干咳呈犬吠样、声音嘶哑甚至失音。有喘鸣音及进行性吸气性呼吸困难,呈三凹症。梗阻严重者可烦躁不安,面色苍白、口唇发绀,甚至窒息、昏迷、惊厥。

3. 鼻白喉 全身症状轻,主要表现为慢性鼻炎,单侧为多。鼻塞,流出浆液血性分泌物,鼻孔四周皮肤红肿、糜烂,浅溃疡、结痂、持久不愈。

4. 其他部位白喉 皮肤白喉呈局部慢性溃疡,覆有灰白膜性渗出物。结合膜、外耳道、女婴外阴部、新生儿脐带处也可受感染,形成局部伪膜或血性分泌物。

【诊断要点】

1. 流行病学史 发病前1周内有白喉患者接触史,或无百白破三联疫苗接种史。

2. 体征与症状 发热、乏力、苍白,可在咽和扁桃体,或鼻腔和气管等处见局部白色伪膜。梗阻严重者出现烦躁、紫绀和昏迷。

3. 实验室检查

(1)血象:白细胞总数增高,中性粒细胞可达80%。

(2)细菌学检查:取伪膜边缘处的分泌物直接涂片可找到白喉杆菌,取分泌物培养阳性可确诊。

(3)免疫荧光检查:将咽拭子培养4小时之菌落,用特异抗血清进行免疫荧光检查,阳性率和特异性高,有助早期诊断。

本病应与急性化脓性扁桃体炎、鹅口疮、奋森咽峡炎或溃疡性咽炎、EB病毒感染鉴别。喉白喉要与无伪膜的急性喉炎、喉水肿、气管异物等区别。鼻白喉与鼻腔异物及先天性梅毒相鉴别。

【治疗】

1. 隔离及休息

严格隔离治疗。卧床休息2～4周,重症4～6周。

2. 病原治疗

(1)白喉抗毒素:为本病的特异性治疗,应尽早给予足量以中和局部病灶内和血液中的游离毒素。剂量:轻型 2 万～4 万 U,重症 4 万～8 万 U,极重者 10 万 U,肌注。治疗较晚的患儿用半量静脉缓慢滴注,余半量肌注,或 1 次静滴。注射前必须询问有无马血清注射史、过敏史,并作皮试,皮试阳性者必须按操作步骤进行脱敏。先用 1/10 稀释液,第一次注射 0.2,20 分钟后无反应用倍量注射一次,三次以上无反应即全量肌肉注射。

(2)抗生素:首选青霉素,对各型的白喉均有效,剂量为每日 80 万～160 万 U,分 2 次肌注,疗程 7～10 日。青霉素过敏者,可用红霉素 25～50mg/(kg·d),分 4 次口服,疗程同上。也可用新一代大环内酯类抗生素:罗红霉素 5～8mg/(kg·d),或阿奇霉素 10mg/(kg·d)。抗菌治疗持续至白喉菌培养 3 次阴性方可停药。

(3)并发症的治疗:若出现喉梗阻、心肌炎、周围神经麻痹等并发症,则予相应治疗措施。

第四节　细菌性痢疾

细菌性痢疾(简称"菌痢")是由志贺菌属(或称痢疾杆菌属)所引起。共分四群:志贺痢疾杆菌、福氏痢疾杆菌、鲍氏痢疾杆菌和宋内氏痢疾杆菌。多见于夏秋季。临床特征为腹泻、脓血便及里急后重症状。中毒型可发生休克和呼吸衰竭,甚至死亡。

【临床表现】

1. 急性痢疾　起病急,有发热、腹痛、腹泻,粪便呈黏液样或脓血样,每次量少,伴里急后重症状。少数发生中毒型菌痢者病势凶险,骤起高热 达 40～41℃,反复或持续惊厥,转入昏迷,迅速发生休克,或中枢性呼吸衰竭。病初肠道症状不明显,需灌肠采集大便检查才发现黏液脓血便。

2. 慢性菌痢　病程超过 2 个月,长期或间歇性腹泻伴脓便,在暴食、冷食或劳累后急性发作。有乏力、贫血等表现。

3. 带菌者　有或无痢疾史,大便性质正常,但培养有痢疾杆菌生长。

【诊断要点】

1. 流行病学史　多见于夏秋季,有不洁饮食史或有痢疾接触史。

2. 体征与症状　发热、腹痛、腹泻,伴有脓血便和里急后重。中毒型菌痢起病急骤,全身中毒症状明显。

3. 实验室检查

4. 血象　急性期白细胞总数增加,伴中性粒细胞比率升高。慢性期血红蛋白及红细胞减少。

5. 粪便检查　肉眼有黏液、脓血状。镜检见大量脓细胞与红细胞,平均每个高倍视野白细胞尤其脓细胞在 15 个以上,出现吞噬细胞为本病特征性表现。

6. 粪便培养　应在药物治疗前。取新鲜粪便的黏液,或作肛拭培养。

【治疗】

1. 病原治疗

(1)普通型菌痢

1)抗菌药物:可选用下列之一口服:①庆大霉素 10mg/(kg·d)。②卡那霉素 40mg/(kg·d)。③呋喃唑酮(痢特灵)5~10mg/(kg·d)。④诺氟沙星 15mg/(kg·d),学龄儿童必要时可用。以上药物每日量分 3~4 次口服,疗程 7 日。

2)复方磺胺甲噁唑(SMZCO)50mg/(kg·d),分 2 次口服,疗程 7 日。

3)小檗碱(黄连素):每片 0.1g,剂量为 10~20mg/(kg·d),分 3~4 次口服,疗程 7~10 日。

(2)中毒型菌痢

1)高热处理:高热顽固不降先用安乃近 10mg/kg,肌注,同时给头罩冰袋或冰帽等物理降温。仍不能降热,则用盐酸氯丙嗪及异丙嗪各 1mg/kg,肌注,或加入 10% 葡萄糖液 50ml 静滴。

2)反复惊厥处理:先用地西泮 0.1~0.3mg/kg,肌注或静注,静注时密切观察患儿呼吸情况。同时用 20% 甘露醇 1~2g/kg,快速静注,以降低脑水肿,必要时每 4~6h 重复 1 次,直至惊厥控制。

3)抗休克处理:发生休克即给予右旋糖酐 40(儿童 10ml/kg),其后用 5% 碳酸氢钠 5ml/kg 静注。经上述处理血压仍不上升,可用 东莨菪碱 0.03mg/kg 或山莨菪碱 0.2~2mg/kg,静注,必要时 5~30min 重复 1 次,直至血压回升。

4)抗菌药物:可用庆大霉素 3~5mg/(kg·d),分 2 次,静脉滴注,或用氨苄西林 150mg/(kg·d),分 2 次静脉滴注,病情好转改为口服。以上药物无效可用头孢哌酮 100mg/(kg·d),分 2 次,静脉滴注。

(3)慢性菌痢:药物治疗同急性菌痢,疗程 10~14 日。也可两种药物交替使用,服用 1 个疗程有改善但未痊愈者可隔 1~2 周间隙再用,共 2~3 个疗程,也可交替用庆大霉素及小檗碱保留灌肠,每日 1 次。

(4)微生态制剂:有利调理肠道菌群平衡状态,协助肠道正常功能的恢复,但应与抗生素间隔 2 小时服用。

2. 对症治疗　患者消化道隔离至症状消失,停药 3 天,其后每日取粪便培养,连续 3 次培养阴性为治愈。发热予以退热剂。腹痛剧烈可给予针刺穴位、热敷腹部,必要时可选用解痉药物,口服 6‰颠茄合剂或颠茄片,每次 0.2~0.6mg/kg,3 次/日。腹泻频繁,每日 10 次以上者,影响休息和药效者,可加少量氯丙嗪。严重腹泻或婴儿有呕吐不能进食,应静脉补液并补充电解质,维持水、电解质平衡。

第五节　伤寒和副伤寒

伤寒是由伤寒沙门菌引起的急性肠道传染病。副伤寒是由副伤寒甲、乙、丙型沙门菌分别引起的副伤寒甲、副伤寒乙及副伤寒丙。临床特征以持续高热,全身软弱,部分患儿有腹泻,肝脾肿大,玫瑰疹和白细胞低下。重型者常并发中毒性心肌炎、肝炎、或肠出血、肠穿孔等。

【临床表现】

1. 伤寒

(1)典型伤寒:起病可急可缓,有发热、乏力、全身不适。体温逐日递增上升,并出现食欲不振、腹胀、便秘。少数患儿有稀疏淡色玫瑰疹。1 周后进展至极期,体温升高达 39~40℃,持续 2~3 周,有精神萎靡、神志淡漠,年长儿可见到相对缓脉。半数以上患儿出现肝及脾肿大,以肝大为主。此时易发生并发症,如中毒性心肌炎、中毒性肝炎、胆囊炎等,出现相应症状。病程 3~4 周后体温下降,全身情况逐渐改善,但体质虚弱者需 2~4 周才完全恢复。

(2)重型伤寒:起病急,毒血症症状严重,常有过高热、谵妄、昏睡、甚至昏迷。并发症发生率高,少数出现休克或弥散性血管内凝血。

(3)婴儿伤寒:症状不典型,起病急,有高热,惊厥,常伴呕吐和腹泻。体温呈弛张热,持续 2 周左右,肝脾肿大明显。

2. 副伤寒　热型不规则,病程较伤寒短,病情较伤寒轻,常伴急性胃肠炎症状。副伤寒丙可呈败血症表现,有高热、寒战,甚至出现黄疸及类似脑膜炎症状或精神神经症状。

【诊断要点】

1. 流行病学史　多见于夏秋季,2~3 周内有过与伤寒病人接触史,或当地有伤寒流行。

2. 体征与症状　持续高热,精神萎靡,体弱、肝脾肿大、玫瑰疹,重型毒血症症状严重。

3. 实验室检查

(1)血象:周围血象中白细胞总数降低,嗜酸粒细胞明显减少或消失。婴儿伤寒或儿童副伤寒可呈白细胞升高,中性粒细胞占优势。

(2)血清学检查:肥达反应于第一周末至第 2 周开始升高,4 周达最高峰。"O">1:80,"H"≥1:160 为阳性。在患病毒感染,结缔组织病,日本血吸虫病时可出现暂时性假阳性

(3)细菌学检查:血培养是确诊的依据。治疗前取血作培养。骨髓培养阳性率较血培养高,尤适合于已用抗菌药物,血培养阴性者。早期玫瑰疹刮取物涂片或培养也可获阳性结果。病程第 2～3 周取粪便及尿进行沙门菌培养。治疗疗程结束,于停药 3 周后取粪便进行培养,每日 1 次,连续 3 次培养。

【治疗】

1. 病原治疗

(1)非耐药菌:任选下列药物之一。

1)复方磺胺甲噁唑(SMZco),30～50mg/(kg·d),分 2 次口服。

2)氯霉素:30～50mg/(kg·d),分 3～4 次静脉滴注或口服,白细胞较低者应慎用。

3)氨苄西林:200mg/(kg·d),分 2～3 次静脉滴注,不良反应中多见皮疹,停药即退。治疗 3～4 天体温不退可改用下列药物之一。

4)阿莫西林:60～100mg/(kg·d),分 3～4 次口服。

5)阿莫西林-克拉维酸:60～90mg/(kg·d),分 2 次静脉滴注。

6)阿米卡星:4～8mg/(kg·d),分 2 次静脉滴注。

7)诺氟沙星:15mg/(kg·d),在大龄儿童应用,分 2～3 次口服。

(2)耐药菌:可选用下列药物之一。

1)头孢哌酮:50～100mg/(kg·d),分 2～3 次静脉滴注。

2)头孢曲松:50～100mg/(kg·d),分 2～3 次静脉滴注。

3)头孢噻肟:50～100mg/(kg·d),分 2～3 次静脉滴注。

抗菌药物治疗至体温正常后 5 日,然后停药 5 日,再用药 5 日,为全程治疗,可预防复发。

(3)副伤寒:副伤寒甲及乙感染可先用复方磺胺甲噁唑(SMZco),25mg/(kg·d),分 2 次口服,无效即改用伤寒非耐药菌治疗方法。副伤寒丙败血症的治疗同伤寒治疗。

2. 对症治疗 消化道隔离至症状消失,粪便培养 3 次阴性。给高热量、高营养、易消化的无渣饮食。恢复期患儿食欲增强时应注意给适量易消化饮食,逐渐增加,严忌过饮过食,引起肠道并发症。高热纳差者给予 10%葡萄糖液 500～1000ml 静脉滴注。

3. 并发症治疗

（1）中毒性心肌炎：卧床休息、给氧、镇静，大量维生素 C，能量合剂。

（2）中毒性肝炎：保肝治疗。

（3）肠出血：禁食、补液、止血剂、输血。

（4）肠穿孔：外科处理。

第六节　鼠　伤　寒

鼠伤寒是由鼠伤寒沙门菌引起的急性肠道传染病。临床特征以发热、腹泻、呕吐和脱水等，近年来致病菌大多为耐药性强的病原菌。顽固难治。

【临床表现】

1. **胃肠炎型**　占总发病例的 80％ 左右，婴儿以不规则发热及腹泻为主要症状。体温多在 38℃ 左右，有的可高达 40℃，热程 7～14 天或更长。每日腹泻 10 多次，也可多至几十次。粪便形状呈多样易变，有时黄色或墨绿色稀便，有时黏液或脓血便，有腥臭味，顽固难治。可伴有脱水，酸中毒。部分患儿可出现荨麻疹样皮疹。多有贫血，营养不良等并发症。

2. **败血症型**　中毒症状重，可持续高热，精神萎靡，嗜睡，惊厥，昏迷症状。多同时有胃肠道的表现，可累及全身多系统感染，如中毒性肝炎，肺炎，肝脾肿大，尿路感染，中毒性心肌炎，心包炎等，也可出现休克或脑水肿症状。

3. **局灶型**　表现为一个脏器感染的症状，如鼠伤寒脑膜炎、鼠伤寒胸膜炎。

4. **隐匿型**　无临床症状，而粪便培养阳性的带菌者。

【诊断要点】

1. **流行病学史**　常由摄入被鼠伤寒沙门菌污染的不洁食物及动物源性的食物史，或鼠伤寒接触史。

2. **体征与症状**　发热及腹泻，粪便形状多样易变，顽固难治，伴有脱水、酸中毒。全身多系统感染时中毒症状重。

3. **实验室检查**

（1）血象：白细胞总数大多正常，有局灶化脓性病变时明显升高，可达（20～30）$\times 10^9$/L，轻度贫血。

（2）粪便检查：部分粪便有黏液和血，有时镜下白细胞增多。

（3）细菌学检查：胃肠炎型易从呕吐物和粪便培养阳性。血培养阳性为败血症型。可取骨髓、脓液、胸腔积液等进行培养，反复培养可提高阳性率。

（4）血清学检查　鼠伤寒抗体≥1：80 以上为阳性。

【治疗】

1. **病原治疗**　可选用下列药物，一般选两种以上联合使用，疗程 10～14 日。

(1)复方磺胺甲噁唑(SMZco):30～50mg/(kg·d),分 2 次口服。

(2)庆大霉素:10mg/(kg·d),分 3～4 次口服。

(3)氯霉素:30～50mg/(kg·d),分 3～4 次静脉滴注或口服,白细胞较低者慎用。

(4)氨苄西林:200mg/(kg·d),分 2～3 次静脉滴注,与 SMZco 合用有协同作用。

(5)阿莫西林:40～80mg/(kg·d),分 3～4 次口服,新生儿及早产儿每次 7～13mg/kg,每日 3 次。

(6)阿莫西林-克拉维酸:口服小儿混悬液,1 岁以下,1.25ml/次;1～2 岁;2.5ml/次;2～6 岁,5ml/次,3 次/日。混悬液:6～12 岁,5～10ml/次,3 次/日。片剂,12 岁以上,1～2 片/次,3 次/日。静脉滴注,<3 个月每次 30mg/kg,2～3 次/日,3 个月至 12 岁,每次 30mg/kg,3～4 次/日。12 岁以上,1.2g/次,3～4 次/日。

(7)治疗 3～4 日症状无改善者可改用第 3 代头孢菌素,如头孢哌酮、头孢曲松、头孢噻肟等。

2. 对症治疗　患者肠道隔离至粪便培养阴性。给高热量、高营养、易消化的流质或半流质饮食。补充多种维生素。高热时予退热剂,同时给物理降温。有轻、中度失水口服补液盐,轻度脱水,50ml/(kg·d),中度脱水,80～100ml/(kg·d);严重脱水者需静脉补液,纠正酸中毒,维持水、电解质平衡。中毒症状严重并有循环衰竭者可输血或血浆以维持有效血容量,必要时可采用糖皮质激素。

第七节　霍　乱

霍乱是由 O1 群分小川、稻叶和彦岛三种血清型和 O139 霍乱弧菌引起的烈性肠道传染病,又称 2 号病。临床特征为急性腹泻、呕吐、脱水和电解质紊乱,可并发肾(功能)衰竭及急性肺水肿。

【临床表现】

1. 典型霍乱

(1)吐泻期:绝大多数患儿以急剧腹泻、呕吐开始,大便初为水样,迅速转为米泔水样,无粪质,无粪臭略带鱼腥味,并含大量片状黏液,每日数十次至难以计数。呕吐多在腹泻后开始,常为喷射性或连续性,先含胃内容物,后可像米泔水样或清水样。本期持续数小时至 1～2 天。

(2)脱水期:迅速出现脱水和周围循环衰竭,烦躁不安,声音嘶哑,眼球下陷,面颊深凹,口唇干燥,皮肤弹性消失,手指皱瘪。腹直肌及腓肠肌痉挛、疼痛,尿量减少。重型者极度软弱,重度脱水、休克,并发肾功能衰竭、急性肺水肿。此期一般为数小时至 2～3 天。

(3)恢复期:脱水及时纠正后,腹泻次数减少乃至停止,发音恢复,皮肤湿润,尿量增加,可有反应性高热。

2. 暴发型霍乱 甚罕见,起病急骤,不待吐泻症状出现即因循环衰竭而死亡。

3. 带菌者 临床可无任何症状,但可排菌 5～15 天,粪便检查病原菌阳性。

【诊断要点】

1. 流行病学 病前有食不洁水产品史,或到过疫区和密切接触史。

2. 体征与症状 急剧腹泻、呕吐,大便呈米泔水样,无粪汁,迅速出现脱水和电解质紊乱,腹直肌及腓肠肌痉挛、疼痛。重者并发肾功能衰竭及急性肺水肿。

3. 实验室检查

(1)血液检查:白细胞总数增至$(25～60)×10^9/L$,中性粒细胞及大单核细胞增多,血浆比重和红细胞压积升高。血清钾、钠、氯化钠、碳酸氢盐降低,尿素氮增高。

(2)尿液检查:可有蛋白、红细胞、白细胞及管型。

(3)粪便检查

1)常规镜检:可见黏液和少许红白细胞。

2)涂片染色:取粪便涂片,可见革兰阴性稍弯曲的弧菌。

3)悬滴检查:将新鲜粪便作悬滴成暗视野显微镜检,可见运动活泼呈穿梭状的弧菌。

(4)血清制动试验:可鉴定 O1 群或非 O1 群及 O139 型霍乱弧菌。

(5)分离培养:治疗前取呕吐泻物送培养,若阳性则可诊断。

【治疗】

1. 病原治疗

(1)轻型霍乱:可选用:①复方磺胺甲噁唑(SMZco)50mg/(kg·d),分 2 次口服。②庆大霉素 10mg/(kg·d),分 4 次口服。③诺氟沙星 15mg/(kg·d),学龄儿童可用,分 2～3 次口服。

(2)重型霍乱:氨苄西林 200mg/(kg·d),分 2～3 次静脉滴注。抗菌药物疗程 3 天。

2. 对症治疗 严格胃肠道隔离,直至粪便 3 次培养阴性。

(1)补液疗法

1)静脉补液:重型:治疗开始时以生理盐水 20ml/kg,作快速静脉滴注,待血压回升正常后改用 3:2:1 液体(5%葡萄糖 3 份,生理盐水 2 份,1.87%乳酸钠或 1.4%碳酸氢钠 1 份)。按病情轻重 24 小时补液量为 100~200ml/kg,控制钠的输入,以免发生高钠血症。快速补液 30 分钟后,血压仍不回升,应考虑采用糖皮质激素地塞米松 0.5~1mg/kg,或氢化可的松每次 10mg/kg 静脉注射,以及血管活性药物,东莨菪碱 0.03mg/kg 或山莨菪碱 0.2~2mg/kg,静脉注射,必要时 5~30 分钟重复一次,直至血压上升。补液期应密切观察病情,以防止急性肺水肿的发生。

2)口服补液:轻度脱水 50ml/(kg·d),中度脱水 80~100ml/(kg·d)。重度脱水先予静脉补液,待休克纠正后予口服补液盐。

(2)纠正酸中毒:按公式计算:5%NaHCO$_3$ 毫升数=(22-实测 HCO$_3^-$)×0.5×体重(kg);或=(-BE)×0.5×体重(kg)。无条件测血气或重症需紧急处理时按 5%NaHCO$_3$ 5ml/kg 给予,能提高二氧化碳结合力 4.4mmol/L。

(3)补钾、钙:原则见尿补钾,一般剂量为氯化钾 200~300mg/(kg·d),分 3~4 次口服或配成静滴浓度为 0.2%~0.3%,禁忌静脉推注。有缺钙肌肉痉挛者用 10%葡萄糖酸钙 5~10ml,静脉滴注,必要时重复。

(4)纠正心力衰竭:如出现心力衰竭,肺水肿时,应暂停或减慢补液速度,予强心药物,毛花苷 C 负荷量:>2 岁 0.03mg/kg;<2 岁 0.04mg/kg,首剂用负荷量的 1/3~1/2,余量分 2 次,间隔 6~8 小时 1 次,静脉缓滴,必要时用呋塞米 1~2mg/(kg·次),肌内或静脉注射。

第八节　流行性脑脊髓膜炎

流行性脑脊髓膜炎是由脑膜炎双球菌引起的化脓性脑膜炎,好发于冬春季,也可全年散发的呼吸道传染病。暴发性流脑不及时抢救会严重威胁生命。

【临床表现】

1. 普通型　骤起发热,有头痛、呕吐、嗜睡、颈强,脑膜刺激症状包括布氏征、克氏征阳性。部分患儿发生惊厥,甚至昏迷,全身皮肤出现瘀点。

2. 暴发型脑膜炎球菌败血症(华-佛综合征)　全身中毒症状明显,数小时内体部广泛出现瘀点、瘀斑,中央可坏死呈紫黑色,迅速发生休克及弥散性血管内凝血(DIC)。患儿抽搐不止,陷入昏迷,脑水肿加剧,可引起呼吸衰竭或脑疝。按临床表现分为休克型、脑膜脑炎型及混合型。

【诊断要点】

1. 骤起发热，有头痛、呕吐、颈强，脑膜刺激症状包括 Brudzinski 征、Kernig 征阳性，全身皮肤出现瘀点。

2. 辅助检查

(1)血象：白细胞总数升高，中性粒细胞占优势。中毒症状严重时，白细胞数可减少。入院后初 12h 内每 4h 进行血小板测定，进行性减少者需注意发展为 DIC。

(2)脑脊液检查：细胞数增加至 $1000 \times 10^6/L$ 以上，以中性粒细胞为主，蛋白质增加，糖减少。

(3)细菌学检查：皮肤瘀点涂片，染色找细菌。咽拭、血液及脑脊液培养。脑脊液离心，取沉淀物涂片，染色找细菌。

(4)血电解质及血 pH 测定：昏迷及休克者多次随访复查。

(5)DIC 指标测定：有出血倾向者测定。在用肝素后仍有出血者，应随访 DIC 指标，注意继发性纤溶发生。

(6)抗原检测：有条件者采用乳胶凝集实验、血凝抑制实验，酶联免疫吸附试验测定。

【治疗】

1. 病原治疗 首选青霉素加氯霉素，或青霉素加氨苄西林静滴。青霉素每日 20 万～40 万 U/kg，氯霉素每日 50～70mg/kg(使用中严格监测血常规及氯霉素血浓度)，氨苄西林每日 200～300mg/kg，分 4 次。上述治疗后 2 日重复脑脊液检查，若未好转，即改用头孢噻肟每日 100mg/kg，分 3 次静滴，或头孢曲松每日 100mg/kg 分 1～2 次静滴。

2. 对症治疗

(1)降温：体温过高予以安乃近 5～10mg/kg，肌注及物理降温。

(2)止痉：出现惊厥用苯巴比妥饱和量 20mg/kg，维持量 5mg/kg 肌注或地西泮 0.1～0.3mg/kg，肌注或静注(静注时应注意患者呼吸)。颅内压升高及惊厥不止，应予 20％甘露醇 1.25ml 静注，每 4～6h 1 次，直至颅内压升高症状消失。

(3)呼吸道隔离至咽拭培养阴性，或病后 7 日。暴发型脑膜炎球菌败血症应有专人严守床旁，密切观察病情，及时进行抢救。

3. 并发症治疗

(1)抗休克：应补充血容量。纠正酸中毒及应用血管活性药物。先予中分子右旋糖酐 10ml/kg 静注，然后用 5％碳酸氢钠 5ml/kg 静注(可提高 10％二氧化碳结合力)。血压仍不改善即用东莨菪碱或山莨菪碱静注，前者剂量每次0.01～0.03mg/kg，后者每次 0.5～1mg/kg，每 10～15min 静注 1 次，直至血压回升。

也可用多巴胺静滴。地塞米松每次 0.5mg/kg 静注有助休克恢复,可用 1～2次,间隔 12h。

(2)DIC 处理:皮肤瘀点迅速增加伴血小板减少,在未测定 DIC 指标前可先用肝素 1mg/kg,静滴或静注 1 次,必要时 4 小时后再给 1 次。其后,需按 DIC 测定结果应用抗凝药物或抗纤溶药物。有继发性纤溶所致出血现象时需及时用 6-氨基己酸 80～100mg/kg 溶于生理盐水或 10％葡萄糖液 100ml 静滴,或用氨甲苯酸 100mg 静注。以后随病情在数小时后重复应用。

(3)呼吸衰竭处理:出现呼吸不规则、减慢、变浅,及时用洛贝林(山梗菜碱)3～6mg 静注或静滴,隔数小时应用 1 次。并可与尼可刹米 0.25g 交替静滴。发生气道阻塞或呼吸衰竭,立即气管插管吸管,吸引分泌物及机械呼吸。

(4)硬膜下积液:婴幼儿 B 群流脑易并发硬膜下积液,小量自行吸收,量多可硬膜下穿刺放液,每次 20ml,每日或隔日 1 次。4～5 周后仍抽液不尽或有感染时,考虑外科治疗。

4. 对症治疗

(1)一般治疗:高热予以物理降温及退热剂如安乃近 5～10mg/kg,肌注。出现惊厥用苯巴比妥饱和量 20mg/kg,维持量 5mg/kg 肌注或地西泮 0.1～0.3mg/kg,肌注或静注(静注时应注意患者呼吸)。颅内压升高及惊厥不止应予 20％甘露醇每次 0.25～1.0g/kg 静注,每 4～8 小时 1 次,直至颅内压升高症状消失。

(2)糖皮质激素应用:不列为常规。对中毒症状严重,颅内压增高明显的患儿可短期用 3 日,常选用地塞米松每日 0.5mg/kg,分 2 次静滴或静注。

5. 并发症治疗

(1)硬膜下积液:小量自行吸收,量多可硬膜下穿刺放液,每次 20ml,每日或隔日 1 次。4～5 周后仍抽液不尽或有感染时,考虑外科治疗。

(2)脑室管膜炎:除全身抗生素治疗,可作侧脑室控制性引流,再在脑室注入有效抗生素。

第九节　化脓性脑膜炎

细菌引起的脑膜炎称化脓性脑膜炎。常见致病菌随年龄而异,新生儿期主要为大肠杆菌、金黄色葡萄球菌,婴幼儿期为肺炎链球菌及流感杆菌,年长儿为肺炎链球菌及金黄色葡萄球菌。

【临床表现】

1. 典型化脑　起病急,有发热、头痛、呕吐,继而出现嗜睡、惊厥,重者昏迷。

并有颈项强直及 Brudzinski 征、Kernig 征等脑膜刺激症状。累及脑神经者可出现面神经、动眼神经、外展神经等受损的表现。

2. 新生儿化脑 表现面色差、精神萎靡、拒食、有阵哭及两眼凝视,或发生惊厥。前囟饱满,易发生呼吸衰竭与循环衰竭。

3. 婴儿化脑 2个月~2岁患儿常表现发热、呕吐、嗜睡、惊厥,囟门未闭者出现囟门饱满,脑膜刺激症状多不明显。病前常有上呼吸道感染史。

4. 并发症表现 小儿化脑病程中易发生并发症。经有效抗生素治疗后,若脑脊液已好转,但体温不退,出现前囟饱满、惊厥等症状应疑及硬膜下积液。在小婴儿尚应考虑并发脑室管膜炎。

【诊断要点】

1. 起病急,有发热、头痛、呕吐、惊厥,并有颈项强直及布氏征、克氏征等脑膜刺激症状。

2. 辅助检查

(1)血象:白细胞升高,中性粒细胞增加。

(2)脑脊液检查:外观混浊,细胞数明显增加多在 $500 \sim 10000 \times 10^6$/L 以上,中性粒细胞占优势,蛋白质升高,糖明显减少,氯化物稍有降低。颅内压明显升高者进行腰椎穿刺时应谨慎缓慢放液。

(3)细菌检查

1)脑脊液涂片:离心沉淀物涂片及染色找细菌。

2)脑脊液及血培养。

(4)免疫学检查:有条件的单位进行抗原或抗体检测,可用乳胶凝集试验、直接荧光抗体染色、酶联免疫吸附试验等。

(5)酶谱测定:化脑脑脊液乳酸脱氢酶(LDH)及其同工酶 LDH_4、LDH_5 明显升高,可作为辅助检查。

(6)其他检查:疑有硬膜下积液或脑室膜炎者可经未闭囟门 B 超探测。病程中出现定位体征或脑电图有局灶性变化时可进行 CT 检查。

【治疗】

1. 病原治疗 抗生素治疗化脑原则是选用抗菌作用强、毒性低、易透过血-脑屏障的抗菌药物。剂量要足、疗程要长,在临床症状消失、脑脊液恢复正常后按不同致病菌继续用药 5~7 日。

(1)肺炎链球菌化脑:首先选用青霉素,剂量每日 20 万~40 万 U/kg,分 4~6 次静注或快速静滴。对青霉素过敏者用氯霉素每日 50mg/kg 或氨苄西林每日 200mg/kg,分 3~4 次静滴。

(2)流感杆菌化脑:氨苄西林及氯霉素作为首选,效果不佳用头孢呋辛每日

100mg/kg 或头孢曲松每日 100mg/kg,前者每日分 2～3 次,后者每日分 1～2 次静滴。

(3)金黄色葡萄球菌脑膜炎:选用耐酶青霉素如苯唑西林或氯唑西林,剂量每日 150～200mg/kg。由于不易透过血-脑屏障,故辅以鞘内注射每次 5mg。用药 48 小时脑脊液变化无明显好转,改用头孢噻肟每日 100mg/kg,分 3～4 次静滴,或头孢曲松每日 100mg/kg,分 1～2 次静滴。

(4)革兰阴性杆菌化脑:新生儿大肠杆菌化脑及院内获得克雷伯杆菌或其他革兰阴性杆菌化脑,可应用哌拉西林每日 200mg/kg 与阿米卡星每日 8mg/kg 联合静滴,前者每日分 3～4 次,后者分 2 次。治疗 48 小时效果不佳改用头孢噻肟或头孢曲松。

(5)病原菌不明化脑:先用青霉素联合氯霉素或氨苄西林静滴,无效可改用头孢噻肟或头孢曲松静滴。

2. 对症治疗

(1)一般治疗:高热予以物理降温及退热剂如安乃近 5～10mg/kg,肌注。出现惊厥用苯巴比妥饱和量 20mg/kg,维持量 5mg/kg 肌注或地西泮 0.1～0.3mg/kg,肌注或静注(静注时应注意患者呼吸)。颅内压升高及惊厥不止应予 20%甘露醇,每次 0.25～1.0g/kg 静注,每 4～8 小时 1 次,直至颅内压升高症状消失。

(2)糖皮质激素应用:不列为常规。对中毒症状严重,颅内压增高明显的患儿可短期用 3 日,常选用地塞米松每日 0.5mg/kg,分 2 次静滴或静注。

3. 并发症治疗

(1)硬膜下积液:小量自行吸收,量多可硬膜下穿刺放液,每次 20ml,每日或隔日 1 次。4～5 周后仍抽液不尽或有感染时,考虑外科治疗。

(2)脑室管膜炎:除全身抗生素治疗,可作侧脑室控制性引流,再在脑室注入有效抗生素。

第十节 败 血 症

败血症是由致病菌或条件致病菌侵入血液并繁殖引起的全身症状,严重者发生感染性休克及迁徙性病灶。常见致病菌有金黄色葡萄球菌、大肠杆菌及肺炎链球或肺炎杆菌、链球菌等。在小婴儿及免疫功能低下者,表皮葡萄球菌可为致病菌。

【临床表现】

1. 普通型 骤起高热,全身不适伴寒战,可有呕吐及腹泻等胃肠道症状,部分患儿出现少量皮肤瘀点。金葡菌败血症患者皮肤出现多形态皮疹,有荨麻疹、麻疹样皮疹、猩血热样皮疹、脓疱疹,常有迁徙性损害如肺部浸润、关节炎、骨髓炎、皮肤化脓病变、心内膜炎等。

2. 暴发型　全身中毒症状明显,面色灰或发绀,可有惊厥或昏迷,亦可迅速陷入休克,部分患儿短期内进展至多脏器功能衰竭。

3. 亚急性败血症　低热或中等度热数周甚至数月,伴精神萎靡、消瘦、苍白、贫血常出现肝脾肿大。

4. 新生儿败血症　表现短拒食、反应差、面色青灰、常有黄疸、肝脾肿大、体温不升、易并发细菌性脑膜炎

【诊断要点】

1. 全身中毒症状明显,高热伴寒战,部分患儿出现少量皮肤瘀点。皮肤出现多形态皮疹,常有迁徙性损害如肺部浸润、关节炎、骨髓炎、皮肤化脓病变、心内膜炎等。

2. 辅助检查

(1)血象:白细胞升高,以中性粒细胞为主,内含中毒性颗粒。金葡菌败血症可有贫血及白细胞减少。

(2)细菌培养:用药前取血 2～3ml 作培养,分离致病原进行药物敏感试验。

(3)其他检查:累及有关脏器则相应进行 ECG、B 型超声波、胸部 X 线、超声心动图、肝肾功能等检查。

【治疗】

1. 病原治疗

(1)革兰阳性菌

1)葡萄球菌:当前,金黄色葡萄球菌和表皮葡萄球菌对抗菌药物的敏感性相似,因此药物治疗相同,选择下列之一静滴:①苯唑西林每日 100mg/kg。②红霉素每日 30～50mg/kg。③头孢唑啉或头孢拉定每日 100mg/kg。上述药物每日分 3～4 次静滴。可联合应用阿米卡星每日 4～8mg/kg,后者分 2 次静滴。

上述药物应用 2 日后病情无明显改善,可以用磷霉素钠每日 300mg/kg,分 3～4 次静滴,联合应用阿米卡星或头孢拉定,对敏感菌大多有效。

对耐药葡萄球菌败血症常应用去甲万古霉素 20～30mg/(kg·d)或头孢曲松 100mg/kg,每日 2 次静滴,或头孢噻肟每日 100mg/kg,分 3～4 次静滴。这两种第三代头孢菌素主要对革兰阴性菌作用强,但对耐药球菌也有良好的作用。

严重金葡菌败血症,或考虑为院内感染耐药金葡菌所致败血症,可联合使用耐酶青霉素及头孢菌素。若无效则改用去甲万古霉素。

2)肺炎球菌:青霉素为首选,每日 10 万～20 万 U/kg,分 3～4 次静滴。

3)溶血性链球菌:青霉素为首选。对青霉素过敏可用红霉素或头孢唑啉。

(2)革兰阴性杆菌

1)大肠杆菌:首选哌拉西林每日 200～300mg/kg 或氨苄西林每日 100～200mg/kg,分 3～4 次静滴,联合应用氨基糖苷类抗生素(庆大霉素每日 5mg/kg 或阿米卡星)。上述治疗无效,改用头孢呋辛每日 100mg/kg 或磷霉素钠。仍无效可用第三代头孢菌素(头孢哌酮每日 100mg/kg 或头孢噻肟,或头孢曲松)。

2)克雷伯杆菌及产气杆菌:此类杆菌耐药性强,可首先用第二代或第三代头孢菌素(头孢呋辛、头孢哌酮、头孢噻肟或头孢曲松等)。

3)铜绿假单胞菌:敏感菌首先用阿米卡星或哌拉西林。耐药菌应选用下列之一:①头孢哌酮＋舒巴坦:每日 40～80mg/kg,分 2～4 次静注或静滴。②头孢他定每日 100mg/kg,分 2～3 次静注或静滴。③环丙沙星每日 5～10mg/kg,分 2 次静滴。上述药物治疗无效,可选用氨曲南每日 80～120mg/kg,分 3～4 次静滴。

(3)厌氧菌:甲硝唑每日 15mg/kg,分 2～3 次静滴。也可用克林霉素每日 30～40mg/kg,分 2～3 次静滴。

2. 对症治疗

(1)一般治疗:保持水和电解质平衡,严重者酌情给予全血或血浆支持。

(2)糖皮质激素应用:一般不用,对暴发型败血症全身中毒症状严重者,在首选有效抗菌药物同时,可应用地塞米松每日 0.5～1mg/kg,分 2 次静滴,1～3 日即停用。

3. 并发症治疗 化脓性病灶不论其为原发性或迁徙性,均应及时切开排脓或加以引流。

第十一节 先天性梅毒

先天性梅毒又称胎传梅毒。大多在婴儿 3 个月内开始出现症状;少数在数年后缓慢出现症状,与胎儿感染时间早晚有关。

【临床表现】

1. 早期胎传梅毒 出生后 3 个月内开始出现症状。

(1)全身症状:营养不良,哭声低,有低热及贫血。

(2)梅毒性鼻炎:为常见症状,分泌物呈脓性或带血。侵犯喉部引起喉炎及声音嘶哑。

(3)皮肤损害:出现皮疹,呈斑丘疹、鳞屑性丘疹或水疱性皮损,见于手掌、臀部和生殖器。口角、鼻孔及肛周发生线状糜烂,愈后形成放射状瘢痕。

(4)其他:骨软骨炎致四肢肿痛。

2. 晚期胎传梅毒 出生后数年逐渐出现症状。

(1)骨骼病变:前额圆凸,马鞍鼻,军刀胫骨。

(2)牙齿:楔状齿,恒齿排列不齐。

(3)其他:儿童期出现神经性耳聋、智力障碍及眼部病变,包括视神经萎缩、角膜炎、虹膜炎、视网膜炎。

【诊断要点】

1. 常见症状 鼻腔分泌物呈脓性或带血,出现皮疹,呈斑丘疹、鳞屑性丘疹或水疱性皮损,常伴有骨骼病变。

2. 实验室检查

(1)筛选实验(RPR):待测血清 $50\mu l$ 中加 1 滴 RPR 抗原制剂,8 分钟后观察反应,混浊者为阳性。

(2)确诊试验:以梅毒螺旋体抗原测血清抗体,阳性者确诊。如有药盒供应,采用梅毒螺旋体血细胞凝集法(TPHA)。抽血 2ml 检测。

【治疗】

1. 病原治疗

(1)青霉素:首日肌注 3 万 U/kg,以后逐渐增加至每日 5 万 U/kg,疗程10~15 日。

(2)大环内酯类抗生素:母亲对青霉素过敏的婴儿可用琥乙红霉素每日 20mg/kg,先予每日 1mg/kg,逐渐增加,总量分 3 次日服,疗程 10~15 日。新一代红霉素如阿奇霉素效果更好,剂量每日 10mg/kg,每日口服 1 次,自小剂量开始,疗程 5 日,不良反应少。

2. 对症治疗 鼻炎继发感染可用敏感抗生素治疗。

第十二节 淋 病

淋病是由淋病双球菌所引起的泌尿生殖系感染的性传播性疾病。临床上以尿道排出脓性分泌物为特征。主要通过性交传染,极少数也可通过受污染的衣裤、被褥、寝具、毛巾、浴巾、坐厕或马桶圈及手等间接传染。淋菌经黏膜侵入后,倾向上行性蔓延,可侵犯生殖器官各个部分,也可播散引起关节炎、腱鞘炎、肝周围炎、心内膜炎及脑膜炎。

【临床表现】

接触史:有不洁性交或间接接触传染史。本病潜伏期通常为 2~5 日,少数为 10 日。平均为 3~5 日。

1. 男性淋病 大多数男性淋病患儿的症状和体征均较为明显。

(1)急性淋病

1)尿道口红肿发痒及轻度刺痒,继而有稀薄黏液流出,引起排尿不适,24小时后症状加剧。

2)尿痛:其特点为排尿开始时尿道外口刺痛或灼热痛,尿排尽后疼痛减轻。严重者龟头触到内裤时觉疼痛,行走时多取躬腰姿势。

3)尿道口溢脓:开始为浆液性分泌物,以后逐渐出现黄色黏稠的脓性分泌物,能自行流出,污染内裤,也有的于尿道口处脓液集聚为半球状,特别是清晨起床后分泌物的量较多,有时脓痂堵住尿道外口,尿液呈乳白混浊样。若有包皮过长,可引起包皮炎、包皮龟头炎,严重时可并发嵌顿包茎。

4)严重者尿道黏膜外翻,腹股沟淋巴结亦可受到感染而引起红肿疼痛,甚至化脓。

5)部分病人有尿频、尿急,夜尿增多。当病变上行蔓延至后尿道时,可出现终末血尿、血性精液、会阴部轻度坠胀等现象。夜间常有痛性阴茎勃起。

6)全身症状一般较轻,个别可引起发烧(38℃左右)、全身不适、食欲不振等。

(2)慢性淋病:多由急性淋病治疗不当,也有因患儿体质虚弱或伴有贫血或结核时,病情一开始即呈慢性经过。

1)患儿尿痛轻微,排尿时仅感到尿道灼热或轻度刺痛,常可见终末血尿。

2)尿道外口不见排脓,挤压阴茎根部或用手指压迫会阴部,尿道外口仅见少量稀薄浆液性分泌物渗出,尿液一般透明,但可见淋丝浮游于其中。

3)患儿多有慢性腰痛,会阴部坠胀感,少数患儿出现神经官能症。

4)淋病反复发作者,可出现尿道狭窄,一般为全尿道狭窄。少数患儿可引起输精管狭窄或梗塞,发生精液囊肿。

(3)男性淋病的合并症

1)淋菌性前列腺炎:为淋病后尿道炎的常见并发症,除有发热、尿痛、尿频、尿急,肛门、会阴坠胀、压迫感,疼痛向腰部放射、尿后加重外,肛门指检有前列腺肿大、触痛,前列腺液有大量脓细胞,卵磷脂小体减少,可查到淋病双球菌。

2)淋菌性附睾炎:发病急,初起时阴囊或睾丸有牵引痛,疼痛进行性加重且向腹股沟处放射,发热,体温可升高至39~40℃。附睾肿大、压痛,阴囊皮肤潮红、灼热,严重时可触及肿大的精索及腹股沟淋巴结,病儿因疼痛而叉腿行走。成年期可致生育能力丧失。

3)其他合并症:有淋菌性精囊炎、膀胱炎、蜂窝织炎、海绵体炎等。

2. 女性淋病 大多数可无症状,有症状者往往也不太明显,一直到出现严重病变时才被发现。

(1)急性淋病:急性期主要侵犯尿道及宫颈,最常见的有淋菌性宫颈炎、尿道炎、尿道旁腺炎、前庭大腺炎。

1)淋菌性宫颈内膜炎:宫颈管是淋病双球菌最易感染的地方,一旦感染后,表现为多量脓性白带,检查见宫颈充血,有较多脓性分泌物,有宫颈触痛及宫颈举痛。若阴道脓性分泌物较多者,常有外阴刺痒和烧灼感,因常和尿道炎并见,故也可有尿频、尿急等泌尿系症状。

2)淋菌性尿道炎、尿道旁腺炎:一般在感染后 2~5 日出现症状。尿道口充血、有压痛,并有脓性分泌物,轻度尿频、尿急、尿痛,排尿时有烧灼感,挤压尿道旁腺有脓性分泌物。

3)淋菌性前庭大腺炎:表现为前庭大腺红、肿、热、痛。严重时形成脓肿,即前庭大腺脓肿,患者运动、走路困难,腺体触痛明显,全身症状有高热,怕冷等。

(2)慢性淋病:由急性转变而来,一般症状较轻。部分患者有下腹坠胀。腰酸背痛,白带较多等,部分患者有下腹疼痛,月经过多。部分患者伴有盆腔炎,成年后继发不育、宫外孕等妇科疾病。

(3)女性青春期淋病的合并症:主要为淋菌性盆腔炎,包括急性淋菌性输卵管炎、子宫内膜炎、输卵管卵巢脓肿、腹膜炎等。表现为月经后发作,多数急性输卵管炎病儿可无症状至月经后,在此之前月经可有延长,月经量增多;突发高热,体温常在 38℃以上,寒战、头痛、食欲不振、恶心呕吐等;下腹部疼痛,以一侧为重,咳嗽或打喷嚏时疼痛加剧;若有宫颈感染者,脓性白带增多,腹部检查时有腹膜刺激症状,肠鸣音减弱,双侧附件增厚、压痛,可在附件处或子宫后凹陷触到肿物,有波动感。

(4)幼女淋菌性外阴阴道炎:多为间接感染,表现为外阴及阴道部炎症,阴道脓性分泌物较多,有时阴道及尿道有绿色分泌物,排尿疼痛,会阴部红肿。由于分泌物较多,可流至肛周,引起刺激症状,使肛周黏膜皮肤发生红肿溃破,严重时可感染直肠,引起幼女淋菌性直肠炎。

3. 泌尿生殖系外的淋病

(1)淋菌性结膜炎:表现为眼结膜充血水肿,脓性分泌物渐多,角膜呈云雾状,严重者可发生溃疡、穿孔,导致失明。

(2)淋菌性咽炎:表现为咽喉部有炎症和分泌物,一般症状较轻,特征性不强。

(3)直肠淋病:轻者肛门有瘙痒和烧灼感,排出黏液和脓性分泌物。重者有里急后重,大量脓性或血性分泌物排出。

(4)淋菌性关节炎:可以是多发性关节炎或局限性大关节炎。膝、肘、腕、踝与肩关节易发,常合并淋菌性滑膜炎和淋菌性腱鞘炎,关节抽取液查到淋病双球菌,可导致骨质破坏,引起纤维化骨关节强直。

(5)淋菌性肝周围炎:表现为突发右上腹部疼痛,深呼吸和咳嗽时疼痛加剧,发热,恶心呕吐,触诊时右上腹有明显压痛,X线胸透可见右侧有少量胸腔积液。

(6)淋菌性皮炎:常发生在冠状沟、阴茎体和会阴部,偶尔发于生殖器以外如手部等处,皮损初为圆形、卵圆形红斑,此后为水疱、脓疱或糜烂,四周绕以鲜红色晕。在皮损处可查到淋病双球菌。

(7)淋菌性败血症:患者多为女性,往往在月经时发生。表现为开始轻度发热、不适、关节疼痛,后全身症状加重,出现寒战、高热、头痛头晕、恶心呕吐、淋巴结肿大,肢体末端关节面初起出现稀疏红色小丘疹,后为小脓疱或出血性坏死灶,血液或关节液培养出淋病双球菌。常伴发脑膜炎、心内膜炎、心包炎、肝炎、腹膜炎、肺炎等。

【诊断要点】

1. 本病根据感染史,尿灼痛,尿频,脓性分泌物自尿道或宫颈中排出的主要症状,以及病损分泌物涂片,培养获淋病双球菌即可确诊。

2. 实验室检查 采取病损处分泌物或穿刺液涂片作革兰染色,在多形核白细胞内找到革兰染色阴性的淋病双球菌,可作初步诊断,经培养及免疫学方法鉴定则可确诊。酶联免疫吸附试验检测生殖道分泌物特异性抗原,阴性者可排除本病,阳性结果有诊断意义。但最好进一步培养以区别假阳性。

【治疗】

1. 病原治疗

(1)急性淋病:首选青霉素,青霉素过敏者改用强力霉素、红霉素。不适于上述药物治疗或治疗失败者,选用壮观霉素、头孢曲松、氧氟沙星、诺氟沙星、环丙沙星等。

1)普鲁卡因青霉素 G 240 万 U,分两侧臀部肌肉一次注射。每侧臀部注射 120 万 U,在肌注前口服丙磺舒 0.5g。

2)头孢三嗪或氟嗪酸。

(2)慢性淋病:常伴有后尿道或生殖道炎症。故其有效治疗浓度要高,需维持高浓度的时间要长。普鲁卡因青霉素 240 万 U,一次肌注;或继之用氨苄西林或阿莫西林 0.25g 口服,1 次/日,共 10 日。

2. 对症治疗 适当休息,避免过度劳累和剧烈活动,禁食刺激性食物和浓茶及咖啡。禁用公共浴盆、桶、巾。患处用 1:5000~8000 高锰酸钾溶液外洗,内裤消毒。

3. 并发症治疗

(1)盆腔炎:一般采用联合用药,林可霉素,静脉注射,加庆大霉素 4mg/kg

静脉滴注,随后改为 1mg/kg,3 次/日,至少 4 日。病情改善后 48 小时,再连续口服林可霉素,10～14 日为 1 疗程。

(2)幼女外阴阴道炎:青霉素 G 每日 10 万 U/kg,肌内注射,加口服丙磺舒 25mg/kg。

第十三节 弓 形 虫 病

弓形虫病是由弓形体引起的一种人畜共患的疾病。与猫、家畜及饲养动物密切接触,或食未煮熟的肉类可得病。由于弓形虫寄居部位不同,表现症状不一。宫内感染可引起早产、死产及胎儿多种病变或畸形。

【临床表现】

1. 全身性弓形虫病 有发热,持续一至数周;伴淋巴结肿大,皮疹,肌肉、关节痛。播散至脏器,发生急性脑膜脑炎、肝炎、肺炎、心肌炎、结合膜炎等。

2. 局限性弓形虫病 局限在个别系统或脏器病变,以淋巴结肿大最为常见,常累及颈部,腋窝及腹股沟等处,大小不一,黄豆大至鸡蛋大,质韧,无压痛。侵犯肝脏可引起肝炎,急性发作时出现黄疸,部分进展成慢性肝炎或重症肝炎。弓形虫可单独侵犯肺部,形成片状或斑点状病变,慢性肺炎病程持续 2～3 年。此外有弓形虫肾炎、脑炎等。

3. 先天性弓形虫病 侵犯胎儿任何脏器,以肝脏、神经系统及眼部为甚,常发生在第一胎,生产后有小头畸形、脑积水、颅内钙化灶等,或出生时有黄疸、肝脾肿大。婴儿出现症状愈早,提示病变愈严重。也有在数年后出现智力障碍或癫痫发作。

【诊断要点】

1. 有发热,伴淋巴结肿大,皮疹,可有脑积水,颅内钙化灶等。

2. 实验室检查

(1)病原检查:取患者血液或脑脊液沉淀物涂片、淋巴结活检、肝组织活检等临床标本,染色后镜检找弓形虫的滋养体。

(2)特异性抗体测定:用血凝抑制法或酶联免疫吸附试验测定弓形虫特异性抗体,IgM 抗体阳性提示急性感染,IgG 抗体阳性为以往感染。

(3)血象:白细胞增加,淋巴细胞升高,有时出现异型淋巴细胞,一般<10%。

【治疗】

1. 病原治疗

(1)复方新诺明(SMZco)每日 25mg,/kg,分 2 次口服,疗程 2 周,间歇 2 周,再用一疗程。根据病程连续间歇性用药数周至数月。

(2)对磺胺类药物过敏可用乙胺嘧啶每日 0.5mg/kg,每日 1 次口服或乙酰螺旋霉素每日 20～30mg/kg,分 3 次口服,疗程同上。

(3)上述治疗效果不佳可用阿奇霉素每日 10mg/kg,每日 1 次口服,用 5 日停 2 周,再服 5 日停 2 周,如此反复服用数周至数月。

2. 对症治疗 高热予以物理降温及退热剂如安乃近 5～10mg/kg,肌注。

3. 并发症治疗 并发急慢性肝炎,加强保肝治疗。可用甘草酸二胺(甘利欣)、复方氨基酸、门冬氨酸钾镁等。

第七章 结核病

结核病是由结核杆菌引起的慢性传染病,全身各器官都可累及,但以肺结核为最常见。小儿肺结核主要为原发性,年长儿可以见到继发性肺结核。小儿肺外结核发生率也较高。结核病在我国仍为一常见病,不容忽视。

当前结核病流行存在两大问题:一为人类免疫缺陷病毒感染及艾滋病对结核病病程发展的不良影响,二为多重耐药结核菌感染问题。因此近 10 年结核病在许多国家结核病流行呈上升趋势,引起了广泛注意。

在诊断上宜综合分析临床症状、体征、结核病接触史及 X 线检查、结核菌素试验及实验室检查等资料,切忌片面性。

治疗原则:①早治。早治病变较易恢复。②剂量适宜。剂量适宜才能有效,也不易产生耐药性。③联合用药。菌群中细菌对药物敏感性不一,有不同比例的自然耐药变异菌存在时,联合用药可以防止耐药性产生,同时又可达到全面消灭不同代谢状态下的细胞内和细胞外结核杆菌的目的,减少复发机会。④规律用药。不能任意中断、停药或用用停停,以防止耐药性产生,但遵守医嘱执行的间歇疗法不属用药不规律。⑤疗程要足。疗程足,治疗才能彻底并防止复发恶化,但疗程足不一定必须长疗程。目前短程化疗已在全球推广。⑥分段治疗。分强化阶段和巩固阶段。强化阶段目的在于迅速消灭生长繁殖活跃的结核菌;巩固阶段治疗目的在于清除持存菌,防止复发。

第一节 结 核 感 染

由结核杆菌感染引起的结核菌素试验阳性,而全身找不到结核病灶,称结核感染。它可以有或无结核中毒症状。

【诊断要点】

1. 临床表现　可有结核中毒症状如发热、盗汗、疲乏、体重下降,食欲不振、睡眠不安等。

2. 体征　可见全身浅表淋巴结轻度肿大、疱疹性结膜炎、结节性红斑等。

3. 实验室及其他检查　有结核病接触史。结核菌素试验(PPD)阳性(阳性标准参阅全国高等医药院校教材儿科学第 5 版),肺部 X 线检查正常。

【治疗】

1. 预防性治疗 结核感染有下列情况者需要预防性治疗：①3 岁以下婴幼儿。②结核菌素试验近期由阴性转阳性者。③有结核中毒症状者。④近期患急性传染病（如麻疹、百日咳）者。⑤应用糖皮质激素或免疫抑制剂治疗其他疾病者。⑥结核菌素试验呈强阳性反应者。⑦结核菌素试验一般阳性，但与活动性肺结核病人有密切接触史者。

2. 用药及疗程 异烟肼每日 10mg/kg，一次顿服，每日总量不超过 0.3g。疗程为 6～9 个月。

第二节 原发性肺结核

原发性肺结核为结核杆菌初次侵入肺部后发生的原发感染，包括原发综合征及支气管淋巴结结核。是小儿肺结核病中最常见的主要类型，约占各型肺结核总数的 85%。前者由肺原发病灶、局部淋巴结病变和二者相连的淋巴管炎组成；后者以胸腔内肿大淋巴结为主，而肺部原发病灶或因其范围较小，或被纵隔影掩盖，X 线检查无法查出，或原发病灶已经吸收，仅遗留局部肿大淋巴结。

【临床表现】

1. 症状轻重不一，可分三类。第一类可无症状，仅在体检做 X 线检查时发现；第二类，起病缓慢，可有低热、食欲不振、疲乏及盗汗等结核中毒症状；第三类，突然高热达 39～40℃，但一般情况尚好，2～3 周后转为低热，并有明显结核中毒症状，此类多见于婴幼儿。当气管受压或发生支气管结核时，可出现百日咳样痉挛性或双音咳嗽、喘憋等症状，多能问出结核病接触史。

2. 体征

（1）过敏性表现：如结节性红斑、疱疹性结膜炎、过敏性关节炎。

（2）肺部体征：可不明显，与肺内病变不一致。若有支气管结核，肺部可闻痰鸣音及喘鸣音等。

3. X 线检查 原发病灶可呈圆形或片状阴影，可占一个肺段或肺叶，密度多不均匀，多位于上叶的下部或下叶的上部，气管旁或支气管旁淋巴结肿大，多不对称。有气管结核时可出现肺不张和（或）肺气肿。

必要时可做 CT 扫描可显示气管旁和支气管旁肿大淋巴结以及 X 线平片难以发现的病灶。

4. 实验室检查 结核菌素试验（PPD）多阳性，由痰或胃液可找到或培养出结核杆菌，纤维支气管镜检查或活检有助诊断和治疗。

【诊断要点】

1. 临床表现 具有上述症状、体征。

2. X线检查 具有上述表现。

3. 结核菌感染的依据 患儿无卡介苗接种史或肩部不见卡痕,有结核病接触史,PPD试验阳性,胃液或痰液涂片或培养发现结核杆菌,但阳性率不高。

4. 在X线检查前,应与上感、流感、支气管炎、伤寒、风湿热等鉴别。在X线检查后应与各种肺炎相鉴别。胸内淋巴结肿大明显时,应与纵隔良性及恶性肿瘤相鉴别。

【治疗】

1. 抗结核药物 病情较轻者,联合应用异烟肼(INH或H)和利福平(RFP或R),疗程6~9月。病情严重时加用链霉素(SM或S)肌肉注射2月或吡嗪酰胺(PZA或Z)口服3月,即(2SHR/4HR)或3HRZ/3 HR。剂量:异烟肼10mg/(kg·d)(最大300mg/d),利福平10mg/(kg·d)口服(最大450mg/d),链霉素20~30mg/(kg·d)(最大0.75 g/d),吡嗪酰胺20~30mg/(kg·d)。因链霉素可致听力损害,5岁以下儿童慎用,如有条件可做脑干测听检测。

2. 外科治疗 胸腔内淋巴结高度肿大,有破入气管引起窒息或破入肺部引起干酪性肺炎之可能时,可考虑胸腔内淋巴结摘除术,原发空洞经久不闭合,洞壁较厚,常发生播散者,宜考虑外科治疗。

第三节　急性粟粒型肺结核

急性粟粒型肺结核是全身血行播散性结核病在肺部的表现,主要是干酪性原发灶或胸腔内的干酪性淋巴结中的大量结核杆菌一次或近期多次进入血流而引起全身血行播散性结核病。也可仅限于肺部。此型结核约90%发生在原发感染后1年内尤其是3~6个月内,3岁以下患者占60%左右。

【临床表现】

1. 多为急性起病,以发热为首发症状,主要分五型:①脑膜炎型:有发热、头痛、呕吐、脑膜刺激征等症状,约占病例53.9%。②肺型:有发热、咳嗽、呼吸困难、发绀、肺湿啰音及心衰等症状,约占病例31.5%。③伤寒型:占病例5.5%,有高热、明显中毒、肝脾肿大等症状。④败血症型:除高热、明显中毒症状外,可见紫癜及出血等症状。⑤其他:少数婴幼儿消化不良、营养障碍和明显消瘦。

2. 体征 缺乏明显肺部体征,临床与X线所见不一致是其特点。当病变融合,除出现呼吸困难外,还可听到细湿啰音。半数病儿可见肝、脾肿大,少数病例可见皮肤粟粒疹,眼底可见结核结节。

3. X线检查 一般于症状出现2周、个别病例3~5周后在X线片上可见到典型改变:呈两肺对称性、均匀一致粟粒状阴影或小点状阴影。此外,多数病例可见到原发病灶或(和)肿大淋巴结的征象。透视检查往往只能发现肺野呈均匀性密度增高或纹理增多,而不能见到明显的粟粒结节阴影,因此需拍 X 线照片才能明确诊断,有时尚需重复摄片或做 CT 方能确诊。

4. 实验室检查

(1)结核菌素试验(或 PPD)多为阳性,但有 5%左右的患者呈假阴性。

(2)血常规检查:白细胞约 40%的病例升高,可达 $20×10^9/L(20000/mm^3)$,中性粒细胞增多及核左移,白细胞亦可减少,然而其中性粒细胞仍高。少数病儿见全血细胞减少。

(3)痰或胃液找到结核杆菌。

(4)腰穿检查脑脊液,半数病例合并结核性脑膜炎者可有常规及生化改变,培养结核杆菌可阳性。

【诊断要点】

1. 临床表现 具有上述症状、体征。

2. X 线检查 具有上述影像学表现。

3. 结核菌感染的依据 患儿可无卡介苗接种史,或肩部未见卡痕。有结核病接触史,PPD 试验阳性,胃液或痰液涂片或培养发现结核杆菌。但 5%左右的患儿 PPD 试验呈假阴性。

4. 应与流感,伤寒病、败血症、风湿热、肺炎、波状热等急性发热性疾病鉴别。X 线片呈现粟粒状阴影后,需与朗罕细胞组织细胞增生症、肺含铁血黄素沉着症、真菌性肺炎、支气管肺炎、恶性肿瘤肺部转移等病相鉴别。

【治疗】

1. 全身治疗 注意营养,尤其是蛋白质和维生素的供给。

2. 抗结核药物治疗 联合应用 INH、RFP、SM 以及 PZA,其中 SM 用 2 月、PZA 用 3～6 月、RFP 用 6～9 月,INH 用 9～12 月。

3. 糖皮质激素 可促进渗出病变吸收、增进食欲、减轻中毒症状及改善一般状态。可应用泼尼松每日 1～2mg/kg,最大量 45mg/d,4 周后逐渐减量,3～4 周结束。

4. 合并脑膜炎 按结核性脑膜炎处理。

5. 肺部病变广泛融合并发生心衰,抗心衰治疗。

第四节 干酪性肺炎

干酪性肺炎是原发性肺结核中最严重病型之一。在小儿抵抗力低下及对结核杆菌变应反应性增高的情况下,带有大量结核杆菌的干酪物质进入肺组织而致病。一般多由支气管淋巴结液化破入支气管,其干酪物质进入支气管引起,或由原发灶液化崩溃进一步扩散所致;或由血行播散性肺结核迅速融合溶解演变而成。临床上分大叶性和小叶性干酪性肺炎,前者多见于婴幼儿,后者多见于较大儿童。

【临床表现】

1. 大叶性干酪性肺炎起病急,有高热及明显结核中毒症状,小叶性干酪性肺炎起病较缓,症状轻重不一,有长期低热及慢性中毒症状。两者多有咳嗽、咳痰、痰中带血或咯血。

2. 体征　可听到管状呼吸音及大量中小湿啰音。

3. X线检查　大叶性干酪性肺炎呈大片浓密阴影,边缘往往凸出,其内可见透亮区。小叶性干酪性肺炎呈一侧或双肺散在密度不均匀的团块状阴影,其内可见蜂窝状透亮区,或大小不等的无壁空洞。

4. 实验室检查

(1)结核菌素试验(PPD)多呈阳性,但可有假阴性。

(2)痰或胃液找到结核杆菌。

(3)外周血象呈白细胞增高,以中性粒细胞为主并有核左移。

【诊断要点】

1. 临床表现　具有上述症状、体征。

2. X线检查　具有上述影像学表现。

3. 结核菌感染的依据　患儿无卡介苗接种史或肩部未见卡痕,有结核病接触史,PPD试验阳性,胃液或痰液涂片或培养发现结核杆菌。但5%左右的患儿PPD试验呈假阴性。

4. 大叶性干酪性肺炎应与大叶性肺炎、肺脓肿等相鉴别。小叶性干酪性肺炎应与支气管肺炎、多发性金黄色葡萄球菌性肺脓肿等相区别。

【治疗】

抗结核药物及糖皮质激素的应用,同急性粟粒型肺结核。如有缺氧及心衰存在,给氧吸入和强心剂治疗。注意营养。

第五节　结核性胸膜炎

小儿结核性胸膜炎多为渗出性。多见于3岁以上儿童。主要发生在原发感染6个月内。可由肺原发病灶经淋巴管或直接侵入胸膜;亦可由血行播散累及胸膜而致胸膜炎。胸膜炎多发生在一侧,亦可双侧同时或先后发生,也可为多发性浆膜炎的一部分。

【临床表现】

1. 起病可急可缓。发热为 $38\sim40℃$，$1\sim2$ 周后转为低热，同时可伴有胸痛，咳嗽，气促及结核中毒症状。胸水量多且增长迅速时，可有呼吸困难。

2. 体征 病侧胸廓运动受限，叩诊浊音，呼吸音减低或消失，大量积液时气管和心脏向对侧移位。当渗出液将出现或消退时，可听到胸膜摩擦音。

3. X 线检查 中等量积液时，于胸腔下部呈均匀致密有弧形上缘的阴影，大量积液时，呈均匀致密阴影，心脏纵隔向健侧移位。患叶间胸膜炎时，后前位胸片呈中下肺野大片一致性阴影，侧位胸片呈梭形致密阴影。肺底积液时，可见横膈上盘状阴影，需进一步做变换体位的胸部透视以明确诊断。

4. 实验室检查 胸水为草黄色渗出液，偶为血性渗出液，比重大于 1.016，白细胞数可为 $(100\sim1000)\times10^6/L$（$100\sim1000/mm^3$），以淋巴细胞为主，Rivalta 试验（＋），蛋白质大于 $25g/L$（$2.5g/dl$），可找到结核杆菌，但阳性率不高。

5. 超声波检查 有助于判明包裹性积液的存在，并协助行穿刺定位。

【诊断要点】

1. 临床表现 具有上述症状、体征。

2. X 线检查 具有上述表现。

3. 结核菌感染的依据 患儿可无卡介苗接种史，有结核病接触史，PPD 试验阳性，痰液或胸水涂片或培养发现结核杆菌。

4. 应与下列病相鉴别 ①重症支气管肺炎或病毒性肺炎合并的胸膜炎；②支原体肺炎合并的胸膜炎；③风湿热极期发生的浆膜炎；④结缔组织病病累及浆膜出现的胸腔积液；⑤恶性肿瘤累及胸膜而出现的胸腔积液等。

【治疗】

1. 抗结核药物 同原发性肺结核。

2. 糖皮质激素 糖皮质激素可促进胸水吸收，减少胸膜黏连，减轻中毒症状。应用泼尼松每日 $1\sim2mg/kg$，2 周后减量，$4\sim6$ 周结束用药。如在减量过程中或停激素后胸水增多或复现，同时伴有发热等症状，可将激素回加至反跳前的剂量，$1\sim2$ 周后再逐渐减量。

3. 胸腔穿刺 病初应进行诊断性穿刺，送胸水做常规及细菌学等检查。在应用抗结核药加糖皮质激素治疗后，一般不需反复胸腔穿刺抽液，但当胸水量较大，出现呼吸困难时，可做胸腔穿刺抽液治疗。若胸膜炎转为结核性脓胸，宜反复抽脓，并以 1‰碳酸氢钠液冲洗脓腔，并注入 INH。

4. 外科治疗 适应证为：①胸膜明显增厚，影响呼吸功能，根据条件和可能可考虑做胸膜剥脱术。②包裹性结核性脓胸，内科治疗无效时，可考虑手术治疗。

第六节　浸润性肺结核

浸润性肺结核属成人型肺结核,为已感染过结核病的儿童,在原发病变痊愈一个时期后又发生的活动性肺结核。多为内源性病灶复燃所致。此类病变大多来自原发感染初血行播散遗留的陈旧病灶(常在肺尖部),亦可由原发性肺结核治愈后再次由外界感染引起。主要见于10岁以上年长儿童。

【临床表现】

1. 起病可缓可急。起病较缓者,除结核中毒症状外,可有发热、咳嗽、咯血、胸痛等症状,起病急者,颇似流感和肺炎的症状。

2. 体征　可无阳性体征,若病变较大时,可有叩诊浊音、听诊呼吸音低,有时听到湿啰音。

3. X线检查　一般呈圆形或絮状或团块状阴影,多位于肺上部。有时可见空洞形成或支气管播散性病灶,局部淋巴结不肿大,往往可见已愈的原发性结核的钙化灶。

4. 实验室检查　结核菌素试验阳性,痰或胃液涂片或培养找到结核杆菌。

【诊断要点】

1. 临床表现　具有上述症状、体征。

2. X线检查　具有上述表现。

3. 结核菌感染的依据　患儿可无卡介苗接种史,有结核病接触史,PPD试验阳性,痰液涂片或培养发现结核杆菌。

4. 需与各种肺炎、肺脓肿、肺囊肿、肺真菌病、良性和恶性肿瘤等鉴别。

【治疗】

1. 抗结核药物治疗　同原发性肺结核。

2. 糖皮质激素　一般仅对病变较广泛、中毒症状较重者,考虑并用。泼尼松1mg/kg,4周后逐渐减量,3~4周结束用药。

3. 外科治疗　病变为孤立性结核瘤或慢性空洞时,经内科治疗无效,而且局限时,可考虑外科治疗。

第七节　腹 腔 结 核

腹腔结核主要包括肠结核、结核性腹膜炎及肠系膜淋巴结结核。三者常同时存在,偶可表现为以某一脏器为主的单独病态。结核性腹膜炎可分为三型:渗出型、黏连型及干酪溃疡型。

【临床表现】

1. 多表现有低热、体重减轻,食欲不振等全身结核中毒症状。

2. 消化道障碍症状 主要表现为消化不良、恶心、呕吐、腹胀或腹泻与便秘相交替。患溃疡性肠结核时可有粪便中带血。

3. 黏连型和干酪溃疡型腹腔结核可有反复发作,部分或完全性肠梗阻,伴吸收不良综合征时可出现各种营养缺乏症,包括进行性消瘦,营养不良性水肿、贫血和糙皮病,甚至发生恶病质。

4. 腹部体征 对增殖性肠结核、肠系膜淋巴结核于深触诊时,可触到肿块并有压痛;患渗出性腹膜炎时有腹水征,患黏连性腹膜炎时则触诊腹壁有揉面感。对干酪溃疡型病儿,腹部可触到肿块及有压痛,严重病例可见脐瘘、肠瘘和腹壁瘘。

5. X线检查 多同时有肺结核。早期病儿钡餐和钡灌肠可见肠蠕动亢进、肠段激惹性增强和肠管痉挛,后期可出现充盈缺损、黏连、肠管狭窄和狭窄上段扩张。由狭窄引起不完全性肠梗阻时,可见肠管充气、肠管内多处液平面。

【诊断要点】

1. 临床表现 具有上述症状、体征。

2. X线检查 具有上述表现。

3. 结核菌感染的依据 患儿多无卡介苗接种史,有结核病接触史,PPD试验阳性,腹水涂片或培养发现结核杆菌。

4. 肠系膜淋巴结结核需与急性和慢性阑尾炎,非特异性肠系膜淋巴结炎、淋巴瘤等鉴别。渗出性腹膜炎需与各种原因(如心脏病、肾脏病、肝硬化及营养不良性水肿、肝静脉阻塞综合征、恶性肿瘤等)引起的腹水以及化脓性腹膜炎、大网膜囊肿相鉴别。黏连型和干酪溃疡型腹膜炎则应与炎症性肠病、腹部良性或恶性肿瘤及蛔虫肠梗阻鉴别。

【治疗】

1. 注意饮食 少渣饮食,注意营养。

2. 抗结核药物 同急性粟粒型肺结核。

3. 糖皮质激素 尤其是渗出型,宜用泼尼松每日 $1\sim2mg/kg$,$<40mg/d$,4周后逐渐减量,4周内结束用药。若有肠结核,慎用糖皮质激素,以避免发生肠穿孔。

4. 外科治疗 当并发急性或慢性反复性肠梗阻时可考虑外科手术。

第八节 结核性脑膜炎

结核性脑膜炎是小儿结核病最严重的一种病型。常发生在初染 1 年内,尤其是 3 月~6 月内,好发于 5 岁以下婴幼儿。结核性脑膜炎发病常为全身血行播散型结核的一部分,少数为隐匿的血行播散时在脑膜或脑实质的结核病灶引起,一旦有干酪病灶破溃入蛛网膜下腔或脑室管膜系统即可发生结脑。

【临床表现】

1. 一般结核中毒症状 包括发热、食欲减退、消瘦、睡眠不安、性情及精神改变等。

2. 神经系统症状和体征 ①脑膜刺激症状和体征:患儿可有恶心、呕吐、头疼、颈强直、Brudzinski 征(+)、Kernig 征(+)以及 Babinski 征(+)。②颅神经损害:常见面神经,动眼神经,外展神经麻痹。③脑实质受损症候:常见偏瘫、失语、肢体异常运动等表现。④颅压增高现象:表现头疼、呕吐、肌张力增高、惊厥、意识障碍,以及脑疝危象。⑤脊髓障碍症候:表现为根性疼痛,以及截瘫、大小便失禁或潴留等。

3. 病程分期

(1)前驱期(早期):约 1~2 周,患儿可有发热、食欲减退、睡眠不安、性情改变、烦躁好哭或精神呆滞、便秘或呕吐、年长儿可述头疼。

(2)脑膜刺激期(中期):约 1~2 周,头疼持续并加重,呕吐、多为喷射性,知觉过敏,易激惹,烦躁或嗜睡交替出现。婴儿可惊厥,出现早,且发作后意识尚清。出现脑膜刺激征、颅神经麻痹、颅压增高和脑积水的症状、体征以及偏瘫症状。

(3)昏迷期(晚期):约 1~3 周,以上症状逐渐加重,神志由意识朦胧、半昏迷而进入昏迷。常见在惊厥后陷入昏迷,阵挛性或强直性痉挛发作频繁,颅压增高及脑积水症状更加明显,可呈角弓反张,去大脑或去皮层强直,终因呼吸心血管运动中枢麻痹而死亡。

4. 脑脊液检查 压力增高($200\sim360mmH_2O$),也可因炎性黏连,椎管梗阻而压力降低。外观:早期多为无色透明,而中期或晚期可为混浊,呈玻璃样,浅黄或橙黄色。65%的结脑患儿脑脊液标本静置 24 小时,可有薄膜形成,典型的薄膜呈漏斗状,从液面中央倒置至试管底部,用它做涂片更易找到结核杆菌。白细胞轻~中度增高($25\times10^6\sim500\times10^6$/L),约 2/3 病例白细胞在 $100\times10^6\sim500\times10^6$/L,约 5%病例白细胞超过 1000×10^6/L,个别病例可高达 10000×10^6/L 以上。大多数病例(约 86%)以淋巴细胞占优势,但在急性期或恶化期可以中性粒细胞占优势。一般经过一周左右转变为淋巴细胞占优势。偶见结脑患儿脑脊液白细胞数始终在正常范围。脑脊液蛋白增高大多在 40～300mg/dl 之间。蛋白含量显著增高多提示脑脊液循环发生障碍,脊髓蛛网膜炎性黏连,椎管梗阻。糖含量降低,氯化物降低占 80.2%,常低于 640mg/dl,一般多较化脓性脑膜炎明显。糖和氯化物同时降低是结核性脑膜炎的典型改变。

结核性脑膜炎脑脊液改变常最早出现白细胞升高,其次是蛋白升高,再其次是糖和氯化物下降。在结核性脑膜炎的早期糖和氯化物可以正常。

小儿结核性脑膜炎在治疗后脑脊液糖首先恢复,继而是白细胞下降,蛋白降低,糖持续降低往往提示预后不良。

5. X 线检查 胸部 X 线检查约 85% 结脑病儿的胸片有结核病的改变,其中 90% 为活动性病变。按病型分类,呈粟粒型结核者占 47.6%。胸片证明有血行播散性结核病,对确诊结核性脑膜炎很有意义。脑 CT 扫描可见脑室扩张、颅底铸形强化及脑实质病变如结核瘤等。

6. 结核菌素试验 结核性脑膜炎病人结核菌素多呈阳性反应,但约 5% 为假阴性。

7. 皮肤粟粒疹 在血行播散性结核病人可以出现。眼底检查约 14% 病儿的脉络膜上发现结核结节。在皮肤粟粒疹及眼底找到结核结节,对结脑的诊断与胸片证明有粟粒型肺结核具有同样重要的诊断意义。

【诊断要点】

1. 临床表现 具有上述症状、体征。

2. 胸部 X 线检查 发现结核病灶。

3. CSF 检查 呈典型改变、脑 CT 检查有上述发现。

4. 结核菌感染的依据 患儿多无卡介苗接种史,有结核病接触史,PPD 试验阳性,CSF 涂片或培养发现结核杆菌。

5. 出现脑征或做脑脊液检查前,应与上呼吸道感染,手足搐搦症、风湿热舞蹈病、消化不良、伤寒、肠蛔虫症等相鉴别。脑征出现或脑脊液检查后,应与病毒性脑炎,不规则治疗的化脑、脑肿瘤、脑脓肿、脑囊虫病、隐球菌性脑膜炎、脑血管畸形和脑脱髓鞘病等相区别。

【治疗】

结核性脑膜炎的治疗主要是抓住两个环节,一是控制炎症,二是控制颅内压。

1. 抗结核药物 同急性粟粒型肺结核。

2. 控制颅内压

(1)糖皮质激素:可抑制炎症渗出,从而降低颅内压,并可减少黏连,从而利于脑脊液循环。一般用泼尼松每日 $1\sim2mg/kg$，$<45mg/d$。$4\sim6$ 周后开始逐渐减量，$6\sim8$ 周结束用药。急性期可加用氢化可的松每日 $50\sim100mg$，静滴 1 周后停用。

(2)20％甘露醇：每次 $0.5\sim1.5g/kg$，在 $20\sim30$ 分钟内静脉注入。由于渗透压差，脑脊液渗入静脉，从而起到降低颅内压的作用。根据颅内压情况，每日可 $2\sim3$ 次，$2\sim3$ 天后逐渐减少次数，$7\sim10$ 天停用。在应用 2 次甘露醇之间，静脉滴入半张含钠液，维持水和电解质平衡。

(3)醋氮酰胺：如果应用糖皮质激素及甘露醇后，颅内压逐渐好转，在停用甘露醇前 $1\sim2$ 天，加用醋氮酰胺每日 $20\sim40mg/kg$，$<0.75g/d$，口服。此药能抑制碳酸酐酶，从而减少脑脊液的产生。根据颅内压情况，可服用 $1\sim3$ 个月或以上，可每日服用，亦可间歇服用，如服 4 天停 3 天。需注意代谢性酸中毒之发生，必要时可加用等量碳酸氢钠口服。

(4)侧脑室穿刺引流：若用激素及甘露醇后，颅内压增高仍未能被控制，或病儿于入院时已出现脑疝先兆症状，应立即做侧脑室穿刺引流，以抢救病儿生命。同时，可争取时间使抗结核药物发挥作用控制炎症，从而彻底控制颅内压。

侧脑室穿刺引流的适应证：主要为急性脑积水及慢性脑积水急性发作，应用其他降颅压措施无效，或已出现脑疝先兆症状时，应尽早进行，一般出现头痛、呕吐加重、尖叫、知觉过敏，嗜睡或嗜睡与烦躁交替，面色苍灰、前囟饱满或头颅破壶音阳性、瞳孔忽大忽小、口周发绀、呼吸不整或暂停、四肢肌张力增高及内旋时应立即做侧脑室引流；不要等待抽搐昏迷或昏迷加深，眼结膜水肿、瞳孔不等大、心律不整，心率减慢时才做，这时为时已晚，引流效果不好。

(5)脑外科治疗：若为阻塞性脑积水，经侧脑室引流等治疗难以奏效，而脑脊液已恢复正常，为彻底解决颅压高的问题，可考虑做脑外科手术，如做侧脑室小脑延髓池分流术等。慢性交通性脑积水保守治疗效果不佳时，于脑脊液恢复正常后可考虑行脑室腹腔分流术。

第八章　消化系统疾病

第一节　口　腔　炎

口腔炎指口腔黏膜的炎症,多见于婴幼儿,可单独发生,也可继发于全身疾病。

【诊断要点】

1. 鹅口疮(白色念珠菌性口炎)　系口腔黏膜白色念珠菌感染。多见于新生儿、营养不良、腹泻以及长期应用广谱抗生素或糖皮质激素的患儿,大多通过不洁食具感染。口腔黏膜表面覆盖白色乳凝块样小点或小片状物,可逐渐融合成大片,不易擦去。擦去后黏膜粗糙、充血、不痛,不流涎。重者有低热、拒食、吞咽困难。取片状物显微镜下可见真菌菌丝和孢子体。

2. 疱疹性口腔炎　由单纯疱疹病毒感染所致,冬春季多见,年龄愈小,全身及口腔症状越重。骤起发热、拒食、流涎、烦躁;舌、牙龈及口腔各部位均可散在有单个或成簇的小疱疹,周围有红晕,破后呈浅表溃疡,其表面覆盖假膜,常伴颌下淋巴结肿大,病程1～2周。

3. 溃疡性口腔炎　由链球菌、金黄色葡萄球菌、肺炎链球菌、绿脓杆菌和大肠杆菌等致病菌感染引起的口腔炎症,常发生于急慢性感染和机体抵抗力降低时。病初黏膜充血、水肿、疱疹,后出现境界清楚的溃疡,创面覆盖较厚的纤维素性渗出物形成的灰白色或黄色假膜,剥离后呈现出血性糜烂面;患处疼痛、拒食、烦躁;发热、淋巴结肿大。血常规白细胞常增高。

4. 坏疽性口腔炎(走马疳)　主要为梭状芽孢杆菌和奋森螺旋体混合感染引起,多发生于营养不良、抵抗力差的小儿或百日咳、麻疹患儿。起病急,发热,拒食,精神萎靡,多有明显中毒症状;溃疡始于牙龈,腐烂、坏死、易出血,蔓延至唇、颊发生大块腐败坏死可穿通面颊;口恶臭,流涎,常伴颌下淋巴结肿大。

【治疗】

1. 注意口腔清洁,淡盐水清洁口腔,溃疡性口腔炎、坏疽性口腔炎以1‰～3‰双氧水或1∶2000高锰酸钾液清洗溃疡面,多饮水。

2. 局部涂西瓜霜、锡类散、珠黄散等,鹅口疮涂布1%甲紫溶液或1∶10万单位制霉菌素甘油;疼痛严重者进食前局部涂布 2% 利多卡因。

3. **抗感染** 疱疹性口腔炎可选用阿昔洛韦类药物抗病毒治疗;溃疡性口腔炎、坏疽性口腔炎选用针对病因的抗生素。

4. 发热者用退热剂。

5. 供给维生素,加强全身治疗。

第二节 胃食管反流病

胃食管反流(gastroesophageal reflux,GER)是指胃内容物包括从十二指肠流入胃的胆盐和胰酶反流入食管。分生理性和病理性两种。病理性反流伴临床症状称胃食管反流病。病理性胃食管反流是由于下食管括约肌(LES)的功能障碍、食管廓清能力降低、食管黏膜的屏障功能破坏及胃、十二指肠功能失常所引起。

【诊断要点】

1. 临床表现

(1)食管内症状

1)呕吐:是小婴儿 GER 的主要临床表现。除一般性溢乳外,相当一部分为进行性喷射性呕吐。呕吐物多为乳汁和乳块,亦可为黄色或草绿色胃内容物,说明伴有十二指肠胃食管反流。部分呕吐物为血性或伴咖啡样物,反映并发食管炎所致出血。

2)反胃:是年长儿 GER 的主要症状。空腹时反胃为酸性胃液反流,称为"反酸"。但也可有胆汁、胰液溢出。发生于睡眠时的反胃,常不被患者察觉,醒来可见枕上遗有胃液或胆汁痕迹。

3)胃灼热:是年长儿的最常见症状,多为上腹部或胸骨后的一种温热感或烧灼感,典型情况下,多出现于饭后 1~2 小时。

4)胸痛:也见于年长儿,疼痛位于胸骨后、剑突下或上腹部,常放射到胸、背、肩、颈、下颌、耳和上肢,向左臂放射较多,少数患者有手和上肢的麻木感。

5)吞咽困难:因炎症刺激引起食管痉挛所致。无语言表达能力的婴儿则表现为喂食困难,患儿有较强的进食欲望及饥饿感,但吃一口后即表现出烦躁、拒食。

(2)食管外症状

1)呼吸系统的症状:反复呼吸道感染、慢性咳嗽、吸入性肺炎、哮喘、窒息、早产儿呼吸暂停、喉喘鸣等呼吸系统疾病。

2)咽喉部症状:咽部异物感、咽痛、咳嗽、发音困难、声音嘶哑、喉喘鸣、喉炎等症状。

3）口腔症状：反复口腔溃疡、龋齿、多涎，系反流物刺激损伤口腔黏膜所致。

4）全身症状：最多见为贫血、营养不良。少见症状有：①婴儿哭吵综合征：指婴儿病理性 GER 伴神经精神症状，表现为应激性增高，进食时哭吵，烦躁不安。②Sandifer 综合征：是指病理性 GER 患儿类似斜颈的一种特殊的"公鸡样"的姿态，同时伴有 GER、杵状指、蛋白丢失性肠病及贫血貌。

2. 实验室和其他检查

（1）24 小时食管动态 pH 值监测：为首选诊断方法。不仅可以发现反流，还可以区分生理性还是病理性。食管 pH 下降到 4 以下持续 15 秒以上定义为一次反流。Biox-ocha 评分＞11.6 考虑为病理性胃食管反流。

（2）食管钡餐造影：X 线分级对判断 GER 产生程度有一定帮助。①0 级：无内容物反流入食管下端；②Ⅰ级：少量胃内容物反流至食管下端；③Ⅱ级：反流至食管，相当于主动脉弓平面；④Ⅲ级：反流至颈部食管；⑤Ⅳ级：频繁反流至咽部，且伴有食管运动障碍；⑥Ⅴ级：反流合并吸入气管或肺。Ⅰ～Ⅲ级为轻度，Ⅳ、Ⅴ级为重度。5 分钟内有 3 次反流即可确立有 GER 存在。

（3）食管动力功能检查：下食管括约肌压力低下、腹段括约肌或总长度短于正常儿者常伴有 GER，但压力正常并不能除外 GER。

（4）食管内镜检查及黏膜活检：通过内镜及活组织检查可确定是否有食管炎的病理改变，并能确定其程度，但不能反映反流的严重程度。

（5）胃-食管核素闪烁扫描：可诊断有无 GER，并能观察食管功能。同时了解胃排空、食管清除等作用，当肺内出现标记的 ^{99m}Tc，即可证实呼吸道症状与 GER 有关。

以上各种方法均存在一定的假阳性、假阴性。目前推荐联合应用两种测定方法，保证诊断的准确性。以食管吞钡造影配合食管动力检查与 24 小时食道 pH 动态监测最为常用。

【治疗】

凡诊断为病理性胃食管反流的患儿，需及时进行治疗。

GER 治疗目的：缓解症状，治愈食管炎症、溃疡，预防复发，防治并发症。主要通过增加抗反流机制及消除反流物的作用进行治疗。

1. 一般治疗 包括体位治疗和饮食治疗。

（1）体位：新生儿、婴幼儿体位认为前倾俯卧 30°最佳，但此体位可能增加婴儿猝死的危险，应慎重。年长儿右侧卧位抬高 15～20cm，以利胃排空减少反流。

（2）饮食和喂养方式：新生儿宜少量多餐，以减少胃容量。婴儿以稠奶喂养（配方奶加米糊增厚）。年长儿少量多餐，以高蛋白低脂饮食为主。

2. 药物治疗 根据 GER 的发病机制,药物治疗目的为增加 LES 压力,抑制胃酸分泌,促进食管蠕动及胃排空。

(1)促胃肠动力剂:多潘立酮,系多巴胺 D_2 受体拮抗剂,使胃肠道上部的蠕动和张力恢复正常,促进胃排空,增加胃窦和十二指肠运动,协调幽门收缩,增加食管蠕动和 LES 的张力。剂量:每次 0.3mg/kg,每天 3～4 次。

西沙必利,系 5-羟色胺受体(5-HT4 受体)激动剂。刺激肠肌间神经丛的乙酰胆碱释放,加强并协调全胃肠运动,增加 LES 压力,缩短食管酸暴露时间,减少 GER 参数。不良反应为短暂的腹痛,肠鸣,稀便,有报道可致心电图 Q-T 延长,应用时应注意心电图的监测。剂量:新生儿每次 0.1mg/kg,婴幼儿每次 0.15～0.2mg/kg,儿童每次 0.3mg/kg,每天 3～4 次,最大剂量每次 5mg。

(2)止酸药:抑制胃酸分泌的药物主要包括组胺 H_2 受体拮抗剂、质子泵抑制剂。可选用西咪替丁(cimetidine),每天 10～15mg/kg,分 4 次;雷尼替丁(ranitidine),每天 3～5mg/kg,每天 2 次;质子泵抑制剂:奥美拉唑(omeprazole,洛赛克),每天 0.7mg/kg,一天 1 次。尤其适用于食管炎者。

3. 手术治疗 绝大多数 GER 患儿经一般疗法和药物治疗后能痊愈,如有下例情况可考虑手术治疗:

(1)内科治疗 6～8 周和严格的药物治疗无效,有严重的并发症(消化道出血、营养不良、生长迟缓);

(2)严重的食管炎或缩窄形成或发现有裂孔疝者;

(3)有呼吸道并发症如呼吸道梗阻、反复吸入性肺炎或窒息、伴支气管肺发育不良者。手术应严格掌握适应证。目前多采用 Nissen 胃底折叠术加胃固定术来完成抗反流作用。

第三节 慢 性 胃 炎

慢性胃炎指各种原因引起的胃黏膜慢性炎症性病变,病理变化基本局限于黏膜层,严格的讲,应称为"慢性胃黏膜炎"。本病临床非常多见。

目前认为慢性胃炎是由多种因素作用造成。病因持续存在或反复发生即可形成慢性病变,病因较复杂。幽门螺杆菌(helicobacter pylori,Hp)感染为慢性胃炎的最主要的原因。其他细菌、病毒感染,如结核杆菌、乙肝病毒、单纯疱疹病毒感染与胃炎有关,牙齿、齿龈、扁桃体、鼻窦等处慢性感染灶细菌或毒素吞入可导致胃黏膜炎症改变。粗糙食物及过热、过冷、过酸的刺激性食物,长期饮酒、浓茶、浓咖啡可导致胃黏膜的损伤。某些药物,如非甾体类抗炎药(NSAIDS),胆汁反流、长期吸烟可破坏胃黏膜屏障。持续精神紧张、多种慢性病、X 线照射、胃内潴留、遗传、免疫等因素均可参与发病。

【诊断要点】

1. 临床表现　腹痛、餐后饱胀、嗳气、食欲减退、返酸、恶心、呕吐等,以腹痛多见,非特异性,部位、性质不定,可位于上腹部、脐周,也有表现为下腹痛,间歇性隐痛多见,少数为阵发性剧痛,与饮食关系不大,伴胃黏膜糜烂出血者可有呕血、黑便;萎缩性胃炎患者可有贫血、消瘦、舌炎、腹泻等。

体检可有上腹压痛。部分患儿无症状。

2. 实验室和其他检查

(1)胃镜检查:浅表性胃炎:黏膜充血、水肿,呈花斑状红白相间,如麻疹患儿的皮肤;黏膜上有黏液斑附着,不易剥脱,脱落后黏膜表面常发红或有糜烂;微小结节形成呈微细状、粗糙颗粒状或结节状隆起;黏膜糜烂、出血、出现散在小点状小片状新鲜或陈旧性出血。萎缩性胃炎:黏膜多呈苍白或灰白色,黏膜下血管可显露。

(2)胃黏膜病理组织学改变:上皮细胞变性,小凹上皮细胞增生、固有膜炎症细胞浸润、腺体萎缩。炎症细胞主要是淋巴细胞、浆细胞。

根据有无腺体萎缩诊断为慢性浅表性胃炎、慢性萎缩性胃炎;

根据炎症程度,慢性浅表性胃炎分为轻、中、重三级;

轻度:炎症细胞浸润较轻,多限于黏膜的浅表 1/3,其他改变均不明显;

中度:病变程度介于轻～重之间,炎症细胞累及黏膜全层的浅表 1/3～2/3;

重度:黏膜上皮变性明显,且有坏死、胃小凹扩张、变长变深、可伴肠腺化生,炎症细胞浸润较重,超过黏膜 2/3 以上,可见固有膜内淋巴滤泡形成;

如固有膜中性粒细胞浸润,应注明"活动性"。

(3)Hp 检查:胃窦黏膜 Hp 培养、胃窦黏膜组织切片 Warthin-Starry 银染色、胃窦黏膜快速尿素酶试验、^{13}C-尿素呼气试验、粪便 Hp 抗原(HpSA)检测等。

(4)X 线检查:如腹部平片、胃肠钡餐,对慢性胃炎诊断帮助不大,但有助于鉴别诊断。

(5)胃酸测定:应用五肽胃泌素或增大剂量组织胺法测定,浅表性胃炎胃酸正常或略低,萎缩性胃炎则明显降低。

胃泌素测定:胃泌素由胃窦 G 细胞分泌,由于反馈作用胃酸低时胃泌素分泌增高,胃酸高时胃泌素分泌减低,此外血清胃泌素高低与胃窦黏膜有无病变关系密切,无酸病人胃泌素若不高,说明胃窦黏膜病变严重,G 细胞减少。

(6)血、粪便常规:胃黏膜糜烂出血者可有贫血,大便潜血阳性,萎缩性胃炎患者可有贫血。

本病需与消化性溃疡、慢性肝胆系统疾病、非溃疡性消化不良鉴别。

【治疗】

1. 一般治疗 去除病因，如慢性扁桃体炎、副鼻窦炎等慢性感染，胆汁反流等，避免使用损害胃黏膜的药物，饮食应多次少餐，软食为主，避免生冷及刺激性食物。

2. 药物治疗

（1）Hp 相关性胃炎需进行根除 Hp 治疗。

（2）其他慢性胃炎尚无特效疗法，主要是对症治疗。

1）增强胃黏膜抵抗力：麦滋林-S 颗粒 30～40mg/(kg·d)，分 3～4 次；硫糖铝 20mg/kg，每日 3 次；铝碳酸镁（胃达喜）<6 岁，0.25，>6 岁，0.5，每日 3 次；思密达等。

2）对腹痛明显者，可加用柳酸剂，常用雷尼替丁 3～5mg/(kg·d)，西咪替丁 10～15mg/(kg·d)，分早晚二次或一次顿服，治疗 4 周，不作常规用药。

3）胃肠动力药：胃肠动力缓慢者可选用多潘立酮每次 0.3mg/kg，每天 3～4 次。

4）其他：胃炎胶囊、胃炎干糖浆、中药制剂养胃冲剂，肠胃康冲剂，胃苏冲剂，三九胃泰等可选用。

第四节 消化性溃疡

消化性溃疡主要指胃、十二指肠黏膜及其深层组织被胃消化液所消化（自身消化）而造成的局限性组织丧失。主要指胃和十二指肠的溃疡。本病可发生于小儿任何年龄，以学龄儿童为主。消化性溃疡分二大类：原发性（特发性）溃疡和继发性（应激性）溃疡。根据部位分：胃溃疡，十二指肠溃疡，复合性溃疡（胃和十二指肠溃疡并存）。消化性溃疡的确切的发病机制未明。目前认为消化性溃疡的胃和十二指肠内侵袭因子与黏膜防御失去平衡的结果。消化性溃疡的发生与黏膜损害因素（胃酸、胃蛋白酶）增强，保护因素（胃黏膜屏障、黏液重碳酸盐屏障、血沉、前列腺素、细胞生长因子等）的减弱以及幽门螺杆菌（helicobacter pylori，Hp）感染有关。十二指肠溃疡的发病以损害因素增强为主，而胃溃疡的发病则以保护因素减弱为主。

【诊断要点】

1. 临床表现

（1）新生儿期：此期胃溃疡多于十二指肠溃疡，以急性应激性溃疡多见，通常见于早产儿，有窒息、缺氧史，低血糖，呼吸窘迫综合征，严重中枢神经系统疾病的患儿。以突然上消化道出血及穿孔为主要特征，大多在出生 24～48 小时发生,起病急骤,呕血、便血、腹胀、休克,易被误诊,往往在手术或尸解时才被确诊。少数患儿表现为哭吵、拒奶、呕吐等非特异症状。

(2)1个月~3岁:此年龄期仍以急性应激性溃疡为多,胃溃疡和十二指肠溃疡发病率相等。应激性溃疡临床表现危急,呕血、便血、穿孔可以是首发症状。原发性溃疡则多表现为食欲差,呕吐,进食后阵发性哭闹、腹胀不适,因呕吐和吃奶差引起生长发育迟缓,也可表现呕血和黑便。

(3)3岁~6岁:原发性溃疡渐增多,胃溃疡和十二指肠溃疡发病率相近。临床表现多有腹痛,不规则间隙性,常位于脐周,与进食无明显关系,有时也表现为"心窝部疼痛",进食后加重,部分病人有夜间痛,清晨腹痛。进食后呕吐是另一常见的临床表现。黑便、呕血可为主要症状。

(4)6岁以上儿童:以原发性溃疡及十二指肠溃疡多见。临床症状渐渐与成人接近。腹痛为最常见的临床表现。大多呈间歇性,偶尔持续性或周期性间以数周或数月。部位多位于剑突下,也可在脐周。多为隐痛,也可为剧烈烧灼感。与进食无关。有时进食后缓解,但数小时后又再度发作。还可出现嗳气、泛酸、便秘、消瘦。一些患儿无慢性腹痛,突然呕吐、黑便、昏厥甚至休克。也有表现为慢性贫血伴粪便隐血阳性。

并发症:消化道出血、溃疡穿孔、幽门梗阻,以出血为多见。

2. 确诊需要依靠 X 线检查和内镜检查。

(1)胃镜检查:胃镜检查是诊断消化性溃疡最可靠的方法,具有确诊价值。不仅诊断率高,达 95%,而且在确定溃疡的数目、形状、部位和分期情况下更为可靠。溃疡多呈圆形、椭圆形,少数呈线形、不规则形。十二指肠溃疡有时表现为一片充血黏膜上散在小白苔,形如霜斑,称"霜斑样溃疡"(salami ulcer),在小儿不少见。根据部位分:胃溃疡,十二指肠溃疡,复合性溃疡(胃和十二指肠溃疡并存)。根据胃镜所见分三期:①活动期:溃疡基地部有白色或灰白色厚苔,边缘整齐,周围黏膜充血水肿,有时易出血,黏膜向溃疡集中。霜斑样溃疡属活动期。②愈合期:溃疡变浅,周围黏膜充血水肿消退,基地出现薄苔。③瘢痕期:溃疡基地部白苔消失,遗下红色瘢痕,以后红色瘢痕转为白色瘢痕,其四周黏膜辐射状,表示溃疡完全愈合,可遗留轻微凹陷。

(2)X 线检查:应用硫酸钡进行胃肠造影。壁龛或龛影是唯一确诊溃疡的 X 线直接征象。一些征象如局部压痛、胃大弯痉挛切迹、幽门梗阻、十二指肠球部激惹、痉挛、畸形,能提示溃疡的存在但不能作为确诊依据。X 线诊断小儿消化性溃疡的准确性大约为 60%。急性溃疡浅表,愈合快,更易误诊。

(3)Hp 的检测:常规检测 Hp,在胃窦距幽门 5cm 内取胃黏膜组织,作细菌培养、组织切片染色、快速尿素酶试验等,或进行[13]C-尿素呼吸试验。

【治疗】

消化性溃疡治疗应达到四个目的:缓解症状,促进愈合,预防复发,防止并发症。所有无严重并发症的患儿均应首先进行内科治疗,只有在内科治疗无效的顽固性溃疡病儿或发生大出血、穿孔、器质性幽门梗阻时,才考虑外科手术治疗。内科治疗包括药物治疗,消除有害的因素如避免应用 NSAID 等,减少精神刺激,休息。

1. 一般治疗　饮食方面以容易消化,刺激性小的食物为主;饮食有节制,定时适当;少吃冷饮、糖果、油炸食品,避免含碳酸盐饮料、浓茶、咖啡,酸辣调味品等刺激性食物。培养良好生活习惯,有规律生活,保证充足睡眠,避免过分疲劳和精神紧张。继发性溃疡病者应积极治疗原发病。

2. 药物治疗　消化性溃疡的药物治疗包括抑制胃酸分泌,强化黏膜防御能力,根治 Hp 感染。

(1)抑制胃酸治疗:抑制胃酸治疗是消除侵袭因素的主要途径。

1)组胺 H_2 受体拮抗剂:常用的 H_2 受体拮抗剂为雷尼替丁,每天 $3\sim5mg/kg$,每日 2 次或睡前一次,疗程 $4\sim8$ 周;西咪替丁,每日 $10\sim15mg/kg$,每日 2 次,疗程 $4\sim8$ 周;法莫替丁(farmotidine),0.9mg/kg,睡前一次,疗程 $2\sim4$ 周。一般来说,H_2 受体拮抗剂为相当安全的药物,严重的不良反应发生率很低。最常见的有腹泻,头晕,嗜睡,疲劳,肌痛,便秘;其他少见的有泌乳,男性乳房发育(雷尼替丁几乎无此不良反应);中性粒细胞减少,贫血,血小板减少;血清肌酐升高;大剂量静脉注射的患儿可引起血清转氨酶升高,心动过缓,低血压,精神错乱。

2)质子泵抑制剂:奥美拉唑(omeprazole),每日 $0.6\sim0.8mg/kg$,清晨顿服,疗程 $2\sim4$ 周,溃疡绝大多数能愈合。

3)中和胃酸的药物:氢氧化铝凝胶、铝碳酸镁等。起缓解症状和促进溃疡愈合的作用。

4)胃泌素 G 受体阻止剂:丙谷胺,主要用于溃疡病后期,作为其他制酸药(尤其是质子泵抑制剂)停药后维持治疗时抗胃酸反跳,促进溃疡愈合质量,防止复发。抗胆碱能制剂很少应用。

(2)强化黏膜防御能力

1)硫糖铝:疗效相当于 H_2 受体拮抗剂,常用剂量每日 $10\sim25mg/kg$,分四次,疗程 $4\sim8$ 周。主要优点是安全,偶尔可引起便秘、恶心。该药分子中含铝,长期服用,尤其当肾衰竭时会导致铝中毒。

2)铋剂类:胶态次枸橼酸铋钾(CBS),果胶酸铋钾,复方铝酸铋。剂量每日 $6\sim8mg/kg$,分 3 次,疗程 $4\sim6$ 周。CBS 治疗消化性溃疡疗效与 H_2 受体拮抗剂相似,主要优点在于能减少溃疡的复发率。此可能与其对 Hp 有杀灭作用有关。CBS可导致神经系统不可逆转损害、急性肾衰竭。尤其当长期、大剂量应用时,小儿应用时应谨慎,严格掌握剂量和用药时间。最好有血铋监测。

3)柱状细胞稳定剂:麦滋林-S(marzulene-S)、替普瑞酮(teprenone)、吉法酯(gefarnate)等。主要作为溃疡病的辅助用药。尤其与抗胃酸分泌类药物联合使用,有促进溃疡愈合作用,也用于溃疡疾病恢复期维持治疗,以促进溃疡愈合质量及胃黏膜功能恢复,防止复发。

4)其他:表皮生长因子、生长抑素等治疗溃疡并已在临床研究中。

(3)抗Hp治疗:临床常用的药物有:次枸橼酸铋钾(CBS)每日6~8mg/kg,阿莫西林每日50mg/kg,甲硝唑每日25~30mg/kg,替硝唑每日10mg/kg,呋喃唑酮每日5~10mg/kg、克拉霉素每日10~15mg/kg。一类是以铋剂4~6周与二种抗生素(阿莫西林、甲硝唑、替硝唑、呋喃唑酮)2周联合,一类为质子泵抑制剂(PPI)联合二种抗生素(克拉霉素、阿莫西林、甲硝唑或替硝唑)1~2周组成"三联"方案。

3. 治疗实施 初期治疗:H_2受体拮抗剂或奥美拉唑作为首选药物,硫糖铝也可作为第一线治疗药物。Hp阳性患儿应同时进行抗Hp治疗。

维持治疗:抗酸药物停用后可用柱状细胞稳定剂、丙谷胺维持治疗。对多次复发、症状持久不缓解,伴有并发症,合并危险因素如胃酸高分泌,持续服NSAID、或Hp感染等可予H_2受体拮抗剂或奥美拉唑维持治疗。

4. 手术治疗 消化性溃疡手术是切除大部分胃液分泌的面积,切断迷走神经以防止胃酸产生。手术指证:①溃疡病合并大出血、急性穿孔和器质性幽门梗阻;②顽固性溃疡,经积极内科治疗不愈;③术后复发性溃疡;④怀疑为恶性溃疡。

第五节 慢性再发性腹痛

慢性再发性腹痛(recurrent abdominal pain,RAP)指在3个月或3个月以上的时间内至少有3次不连续的腹痛发作,可分为器质性及功能性两大类。器质性RAP常见病因:消化性溃疡病、食管炎、炎症性肠病、复发性肠梗阻、便秘、胰腺炎、胆绞痛、碳水化合物不耐受症、寄生虫感染等、泌尿系疾病。功能性RAP的确切病因尚未肯定。心理因素:精神紧张及压抑,父母离异,家庭不和睦,惧怕上学等;躯体因素:自主神经功能不稳定,肠管运动功能不良,遗传素质等。RAP小儿的痛觉阈值较正常人低,故对疼痛刺激的敏感性增高,也可能与内源性β-内腓肽活性增高有关。腹痛发作以晨起多见,常局限于脐周,程度不定,有时表现为难以忍受的剧痛,可每日发作或每周发作1~2次,每次持续时间不超过1小时,大多数能自行缓解,可伴有面色苍白、恶心呕吐、头痛及排便异常等自主神经功能异常。

【诊断要点】

1. 病史

(1)腹痛性质、部位与饮食及活动的关系：上消化道病变疼痛位于脐上,末端回肠及阑尾疼痛位于右下腹,结肠疼痛在下腹部,而大多数肠道感染和神经精神异常者疼痛局限性不明。腹绞痛提示病变为蠕动性器官如肠,隐痛则为非蠕动性器官如胰腺、腹膜等。

(2)患者一般情况：伴体重丧失、乏力、食欲减退、生长迟缓等提示有器质性病变或精神异常,常伴有其他特有症状。

(3)伴随症状：大便习惯改变、便血为消化道病变,多尿、尿通、尿流改变等为泌尿道病变,心理异常者必有行为异常。

(4)家族史：家属中有消化性溃疡、胰腺炎、胰囊性纤维增生症对诊断均有参考价值。

(5)外伤史：腹部外伤可引起胰腺炎和浆膜下血肿。

2. 体检　全面而细致的体检,尤其是腹部的检查很重要。

3. 实验室和其他检查

(1)血、尿、粪常规,大便隐血、寄生虫卵,尿淀粉酶、尿糖、尿酮体等,血肝、肾功能,血、尿淀粉酶。有腹水者,做腹腔穿刺液检查,怀疑胆道疾患,作十二指肠引流液检查;

(2)胸腹摄片、钡餐、钡灌肠、静脉肾盂造影等,腹部超声检查,消化道上下内镜检查,心电图、脑电图,CT、MRI 等,按需要选作。

【治疗】

1. 密切观察全身状况及腹痛的表现,一旦有外科情况,及时进行处理。

2. 对因治疗　如抗炎、抑酸、驱虫等。

3. 对症处理　如输液,使用解痉剂等。

4. 严禁随意注射吗啡、杜冷丁等强烈止痛剂,以免掩盖病情。

第六节　婴儿肝炎综合征

婴儿肝炎综合征是指一岁以内的婴儿(包括新生儿)主要表现为黄疸,肝脾肿大和肝功能异常的临床症候群。病因复杂,可因病毒感染(包括甲型肝炎病毒、乙型肝炎病毒、丙型肝炎病毒,巨细胞病毒,风疹病毒、埃可病毒、腺病毒、水痘病毒和 EB 病毒等)、遗传性代谢缺陷(如半乳糖血症、遗传性果糖不耐症、糖原贮积症Ⅳ型、氨基酸代谢障碍如酪氨酸血症、尼曼-匹克病、戈谢病、二羟酸尿症、特发性肝血红蛋白沉着病和 α_1 抗胰蛋白酶缺乏症等)和肝内胆管及间质发育障碍(如肝内胆管缺如、胆管发育不良、胆管囊性扩张、肝纤维化等)引起,一些其他的原因如朗罕细胞性组织细胞增多症、化学物和药物中毒等也可导致肝功能损害。如能查出病因,明确诊断,就不再称婴儿肝炎综合征。

【诊断要点】

1. 病史　流行病史,家族肝病史和遗传病史。

2. 临床表现

(1)黄疸:轻重不等,粪便可呈黄色,也可呈淡黄色或陶土样。

(2)胃肠道症状:纳差,恶心,呕吐,腹胀,腹泻。

(3)肝(脾)肿大。

(4)营养障碍:重者常伴蛋白质-热量不足,淤胆型常伴脂溶性维生素缺乏。

(5)出血:因凝血因子缺乏,表现为颅内出血、消化道出血、皮肤瘀斑瘀点、注射处出血不止。

(6)尿色加深。

(7)其他:如神经系统损害见于先天性巨细胞病毒,风疹病毒、弓形虫感染和半乳糖血症等。先天性心脏病见于风疹,巨细胞病毒和弓形虫感染;白内障见于风疹、半乳糖血症;朗罕细胞性组织细胞增多症等时则有发热、皮疹等。

3. 实验室检查　血清总胆红素双相增高,常以结合胆红素增高为主;转氨酶增高或正常;血清 γ-谷氨酰转肽酶(γ-GT)、血清碱性磷酸酶(AKP)、5′-核苷酸酶(5′-NT)、血清胆汁酸增高;部分病人凝血酶原时间延长。

4. 病因检查

(1)肝炎病毒甲、乙、丙、丁、戊抗体测定;

(2)血清抗 CMV 抗体(IgM,IgG),血、尿 CMV-DNA 检测,有条件对尿、唾液及脑脊液等进行病毒分离;

(3)根据实验室条件检测弓形体、单纯疱疹病毒、EB 病毒,柯萨奇病毒 B组、埃可病毒、微小病毒 B19 等;

(4)送血培养和中段尿培养发现有无败血症和泌尿系统感染;

(5)常规进行甲状腺功能测定;

(6)疑为各种代谢性疾病可做相应的化验检查:半乳糖血症-空腹血糖、尿液还原糖测定,果糖不耐症-果糖耐量试验,α_1-抗胰蛋白酶(α_1-AT)缺乏症-血清 α_1-AT 小于正常值的 20%;酪氨酸血症-有机酸分析(GC-MS)等;

(7)疑为胆道疾患者,动态十二指肠引流,肝胆 B 超,磁共振胆管成像术(MRCP),SPECT,腹腔镜等;

(8)必要时肝组织穿刺活检。

【治疗】

婴儿肝炎综合征在明确病因后,应按原发病治疗,但大多数早期难以确定病因,临床上以对症治疗为主。

1. 利胆退黄 腺苷蛋氨酸(思美泰)用于肝内胆汁淤积症,30～60mg/(kg·d),疗程2周。中药茵栀黄、苦黄合剂等。

2. 护肝改善肝细胞功能 甘草酸单胺、葡醛内酯等。

3. 维生素K_1 每天10mg,可迅速纠正维生素K_1依赖凝血因子缺乏。

4. 微生态制剂 对改善症状有效。

5. 加强支持治疗 白蛋白,维生素补充。

6. 防治感染 细菌感染予以相应的抗生素。CMV感染者可予以更昔洛韦。

第七节 腹 泻 病

在未明确病因前,粪便性状改变与粪便次数比平时增多,统称为腹泻病(diarrheal disease)。

根据病程腹泻病分为:急性腹泻病(acute diarrheal disease):病程在2周以内;迁延性腹泻病(persistent diarrheal disease):病程在2周～2个月;慢性腹泻病(chronic diarrheal disease):病程在2个月以上。按病情分为:轻型,无脱水,无中毒症状;中型,轻度至中度脱水或有中毒症状;重型:重度脱水或有明显中毒症状(烦躁、精神萎靡、嗜睡、面色苍白、高热或体温不升、白细胞计数明显增高等)。根据病因分为:感染性,痢疾、霍乱、其他感染性腹泻等。非感染性,包括食饵性(饮食性)腹泻,症状性腹泻,过敏性腹泻,其他腹泻病如乳糖不耐症、糖原性腹泻等。从粪便性状分为水样便性和脓血便性腹泻病,本节主要介绍前者。

【诊断要点】

根据发病季节、年龄、粪便性状、排便次数做出初步诊断,对于脱水程度和性质,有无酸中毒以及钾、钠等电解质缺乏,进行判断。必要时进行细菌、病毒以及寄生虫等病原学检查,作为病因诊断。

1. 临床表现

(1)消化道症状:腹泻时粪便次数增多,量增加,性质改变,粪便次数每日3次以上,甚至10～20次/日,呈稀便、糊状便、水样便,少数患儿黏液脓血便。判断腹泻时粪便的硬度比次数更重要。如果便次增多而粪便成形,不是腹泻。人乳喂养儿每天排便2～4次呈糊状,也不是腹泻。恶心、呕吐是常见的伴发症状,严重者呕吐咖啡样物,其他有腹痛、腹胀、食欲不振,严重者拒食等。

(2)全身症状:病情严重者全身症状明显,大多数有发热,体温 38℃～40℃,少数高达 40℃以上,烦躁不安,精神萎靡、嗜睡、惊厥、甚至昏迷。随着全身症状加重,可引起神经系统、心、肝、肾功能失调。

(3)水、电解质及酸碱平衡紊乱:主要为脱水及代谢性酸中毒,有时还有低钾血症,低钙血症。

1)脱水:一般表现为体重减轻,口渴不安,皮肤苍白或苍灰、弹性差、前囟和眼眶凹陷,黏膜干燥,眼泪减少,尿量减少。严重者可导致循环障碍。按脱水程度分为轻度、中度、重度。脱水的评估见表 8-1。

2)代谢性酸中毒:脱水大多有不同程度的代谢性酸中毒。主要表现为精神萎靡、嗜睡、呼吸深长呈叹息状,口唇樱红,严重者意识不清、新生儿及小婴儿呼吸代偿功能差,呼吸节律改变不明显,主要表现为嗜睡、面色苍白、拒食、衰弱等,应注意早期发现。

3)低钾血症:病程在 1 周以上时低钾血症相继出现。营养不良者出现较早且较重。在脱水未纠正前,因血液浓缩、尿少,血钾浓度可维持正常,此时很少出现低钾血症。输入不含钾的液体后,随着血液被稀释,才逐渐出现。血清钾低于 3.5mmol/L 以下,表现为精神萎靡,肌张力减低,腹胀,肠蠕动减弱或消失,心音低钝。腱反射减弱或消失。严重者昏迷、肠麻痹、呼吸肌麻痹,心率减慢,心律不齐,心尖部收缩期杂音,可危及生命。心电图表现 ST 段下移,T 波压低、平坦、双相、倒置,出现 U 波,P-R 间期和 Q-T 间期延长。

表 8-1 脱水及液体丢失量的估计

症状和体征	轻度脱水	中度脱水	重度脱水
一般情况	口渴、不安、清醒	口渴、烦躁不安、昏睡易激惹	嗜睡、萎靡不振、昏迷、发冷、四肢厥冷
桡动脉波动	正常	慢而弱	细数,有时触不到
收缩压	正常	正常～低	低于 10.7kPa 或听不到
呼吸	正常	深,可增快	深而快
皮肤弹性	正常	稍差	极差,捏起后展平>2秒
口唇	湿润	干	非常干
前囟	正常	凹陷	非常凹陷
眼眶	正常	凹陷	深凹陷
眼泪	有	无	无
尿量	正常	量少色深	数小时无尿
体重损失	5%	5%～10%	10%以上
液体丢失量(ml/kg)	50	50～100	100～120

4)低钙血症和低镁血症:在脱水与酸中毒纠正后可出现低钙血症。表现烦躁,手足搐搦或惊厥,原有营养不良、佝偻病更易出现,少数患儿可出现低镁血症,表现为手足震颤,舞蹈病样不随意运动,易受刺激,烦躁不安。严重者可发生惊厥。

(4)几种常见感染性腹泻的临床表现特点

1)轮状病毒性肠炎:好发于秋冬季,呈散发或小流行,病毒通过粪-口途径以及呼吸道传播。多见于6～24月的婴幼儿。潜伏期1～3天,常伴发热和上呼吸道感染症状。发病急,病初即有呕吐,然后腹泻,粪便呈水样或蛋汤样,带有少量黏液,无腥臭,每日数次至十余次。常伴脱水和酸中毒。本病为自限性疾病,病程3～8天,少数较长,粪便镜检偶见少量白细胞。病程1～3天内大量病毒从粪便排出,最长达6天。血清抗体一般3周后上升,病毒较难分离,免疫电镜、ELISA或核酸电泳等均有助于病因诊断。

2)诺沃克病毒:多见于较大儿童及成年人,临床表现与轮状病毒肠炎相似。

3)大肠杆菌肠炎:常发生于5～8月份,病情轻重不一。致病性大肠杆菌肠炎粪便呈蛋汤样,腥臭,有较多的黏液,偶见血丝或黏冻便,常伴有呕吐,多无发热和全身症状。主要表现水、电解质紊乱。病程1～2周。产毒素性大肠杆菌肠炎,起病较急,主要症状为呕吐、腹泻,粪便呈水样,无白细胞,常发生明显的水、电解质和酸碱平衡紊乱,病程5～10天。侵袭性大肠杆菌肠炎,起病急,高热,腹泻频繁,粪便呈黏冻状,带脓血,常伴恶心、腹痛、里急后重等症状,有时可出现严重中毒症状,甚至休克。临床症状与细菌性痢疾较难区别,需作粪便培养鉴别。出血性大肠杆菌肠炎,粪便次数增多,开始为黄色水样便,后转为血水便,有特殊臭味,粪便镜检有大量红细胞,常无白细胞。伴腹痛。可伴发溶血尿毒综合征和血小板减少性紫癜。

4)空肠弯曲菌肠炎:全年均可发病,多见于夏季。可散发或暴发流行。以6个月～2岁婴幼儿发病率最高,家畜、家禽是主要的感染源,经粪-口途径动物→人或人→人传播。潜伏期2～11天。起病急,症状与细菌性痢疾相似。发热、呕吐、腹痛、腹泻、粪便呈黏液或脓血便,有恶臭味。产毒菌株感染可引起水样便,粪便镜检有大量白细胞及数量不等的红细胞,可并发严重的小肠结肠炎、败血症、肺炎、脑膜炎、心内膜炎、心包炎等。

5)耶尔森菌小肠结肠炎:多发生于冬春季节,以婴幼儿多见。潜伏期10天左右。无明显前驱症状。临床症状多见且与年龄有关。5岁以下患儿以腹泻为主要症状,粪便为水样、黏液样、脓样或带血。粪便镜检有大量白细胞,多半腹痛、发热、恶心和呕吐。5岁以上及青少年以下腹痛、血白细胞增高、血沉加快为主要表现,酷似急性阑尾炎。本病可并发肠系膜淋巴结炎、结节性红斑、反应性关节炎、败血症、心肌炎、急性肝炎、肝脓肿、结膜炎、脑膜炎、尿道炎或急性肾炎等。病程1～3周。

6)鼠伤寒沙门菌肠炎:全年发病,以4～9月发病率最高。多数为2岁以下婴幼儿,易在儿科病房发生流行。经口传播。潜伏期8~24小时。主要临床表现为发热、恶心、呕吐、腹痛、腹胀、"喷射"样腹泻,粪便次数可达30次以上,呈黄色或墨绿色稀便,水样便,黏液便或脓血便。粪便镜检可见大量白细胞及不同数量的红细胞,严重者可出现脱水、酸中毒及全身中毒症状,甚至休克,也可引起败血症,脑脊髓膜炎。一般病程2~4周。带菌率高,部分患儿病后排菌2个月以上。

7)金黄色葡萄球菌肠炎:很少为原发性,多继发于应用大量广谱抗生素后或继发于慢性疾病基础上。起病急,中毒症状重。表现为发热、呕吐、频泻。不同程度脱水、电解质紊乱,严重者发生休克。病初粪便为黄绿色,3~4日后多转变为腥臭,海水样便,黏液多。粪便镜检有大量脓细胞及革兰阳性菌。培养有葡萄球菌生长,凝固酶阳性。

8)伪膜性肠炎:多见长期使用抗生素后,由于长期使用抗生素导致肠道菌群失调,使难辨梭状芽孢杆菌大量繁殖,产生坏死毒素所致。主要症状为腹泻,粪便呈黄稀、水样或黏液便,少数带血,有伪膜排出(肠管型),伴有发热、腹胀、腹痛。腹痛常先于腹泻或与腹泻同时出现。常伴显著的低蛋白血症,水、电解质紊乱,全身软弱呈慢性消耗状。轻型患儿一般于停药后5~8天腹泻停止,严重者发生脱水、休克至死亡。如果患儿腹泻发生于停药后或腹泻出现后持续用抗生素,则病程常迁延。

9)白色念珠菌肠炎:多发生于体弱、营养不良小儿,长期滥用广谱抗生素或糖皮质激素者。口腔内常伴有鹅口疮。粪便次数增多,色稀黄或发绿,泡沫较多,带黏液有时可见豆腐渣样细块(菌落),粪便在镜下可见真菌孢子和假菌丝,作粪便真菌培养有助于鉴别。

2. 实验室和其他检查

(1)粪便常规检查:粪便显微镜检查,注意有无脓细胞、白细胞、红细胞与吞噬细胞,还应注意有无虫卵、寄生虫、真菌孢子和菌丝。有时需反复几次才有意义,有助于腹泻病的病因和病原学诊断。

(2)粪便培养:对确定腹泻病原有重要意义。一次粪便培养阳性率较低,需多做几次,新鲜标本立即培养可提高阳性检出率。

(3)粪便乳胶凝集试验:对某些病毒性肠炎有诊断价值,如轮状病毒、肠道腺病毒等。有较好敏感性和特异性。对空肠弯曲菌肠炎的诊断有帮助。

(4)酶联免疫吸附试验:对轮状病毒有高度敏感性、特异性。有助于轮状病毒肠炎和其他病毒性肠炎诊断。

(5)聚丙烯酰凝胶(PAGE)电泳试验:此法可检测出轮状病毒亚群及不同电泳型,有助于轮状病毒分类和研究。

(6)粪便还原糖检查:双糖消化吸收不良时,粪便还原糖呈阳性,pH值<6.0。还原糖检查可用改良斑氏试剂或Clinitest试纸比色。

(7)粪便电镜检查:对某些病毒性肠炎有诊断价值。如轮状病毒性肠炎,诺沃克病毒性肠炎等。

(8)血白细胞计数和分类:病毒性肠炎白细胞总数一般不增高。细菌性肠炎白细胞总数可增高或不增高,半数以上的患儿有杆状核增高,杆状核大于10%,有助于细菌感染的诊断。

(9)血培养:对细菌性痢疾、大肠杆菌和沙门菌等细菌性肠炎有诊断意义,血液细菌培养阳性者有助于诊断。

(10)血生化检查:对腹泻较重的患儿,应及时检查血 pH、二氧化碳结合力、碳酸氢根、血钠、血钾、血氯、二氧化碳结合力、血渗透压,对于诊断及治疗均有重要意义。

(11)血浆蛋白、白蛋白测定:对迁延性和慢性腹泻者。也可作纤维结肠镜检查。

(12)小肠黏膜活检:用于慢性腹泻患儿。经口作小肠黏膜活检并收集十二指肠液是了解慢性腹泻病理生理最好方法并可诊断疾病。

(13)消化吸收功能试验:对迁延性和慢性腹泻者,必要时作乳糖、蔗糖或葡萄糖耐量试验,呼气氢试验(一种定量非侵入性测定碳水化合物吸收不良的方法,有条件可以应用),甚至蛋白质、碳水化合物和脂肪的吸收功能检查等。

(14)其他检查:腹部透视、腹部摄片、胃肠造影、气钡对比双重造影、腹部 B 型超声检查,纤维结肠镜检查,免疫学检查等。

【治疗】

腹泻病的治疗原则为预防脱水,纠正脱水,继续饮食,合理用药。

1. 急性腹泻的治疗

(1)脱水的防治

1)预防脱水:腹泻导致体内大量的水与电解质丢失。因此,患儿一开始腹泻,就应该给口服足够的液体并继续给小儿喂养,尤其是婴幼儿母乳喂养,以防脱水。选用以下方法:①ORS(世界卫生组织推荐的口服液):本液体为 2/3 张溶液,用于预防脱水时加等量或半量水稀释以降低张力。每次腹泻后,2 岁以下服 50~100ml,2~10 岁服 100~200ml,大于 10 岁的能喝多少就给多少。也可按 40~60ml/kg,腹泻开始即服用。②米汤加盐溶液:米汤 500ml+细盐 1.75g 或炒米粉 25g+细盐 1.75g+水 500ml 煮 2~3 分钟。用量为 20~40ml/kg,4 小时服完,以后随时口服能喝多少给多少。③糖盐水:白开水 500ml+蔗糖 10g+细盐 1.75g。用法用量同米汤加盐溶液。

2)纠正脱水:小儿腹泻发生的脱水,大多可通过口服补液疗法纠正。重度脱水需静脉补液。

a. 口服补液:适用于轻度、中度脱水者。有严重腹胀、休克、心肾功能不全及其他较重的并发症以及新生儿,均不宜口服补液。分两个阶段,即纠正脱水阶段和维持治疗阶段。纠正脱水应用 ORS,补充累积损失量,轻度脱水给予 50ml/kg,中度脱水

50～80ml/kg,少量多次口服,以免呕吐影响疗效,所需液量在 4～6 小时内服完。脱水纠正后,ORS 以等量水稀释补充继续丢失量,随丢随补,也可按每次 10ml/kg 计算。生理需要量选用低盐液体,如开水、母乳或牛奶等,婴幼儿体表面积相对较大,代谢率高,应注意补充生理需要量。

b. 静脉补液:重度脱水和新生儿腹泻患儿均宜静脉补液。

第一天补液:包括累积损失量、继续损失量和生理需要量。累积损失量根据脱水程度计算,轻度脱水 50ml/kg,中度脱水 50～100ml/kg,重度脱水 100～120ml/kg。溶液电解质和非电解质比例(即溶液种类)根据脱水性质而定,等渗性脱水用 1/2 张含钠液,低渗性脱水用 2/3 张含钠液,高渗性脱水用 1/3 张含钠液。输液滴速宜稍快,一般在 8～12 小时补完,约每小时 8～10ml/kg。对重度脱水合并周围循环障碍者,以 2∶1 等张含钠液 20ml/kg,于 30～60 分钟内静脉推注或快速滴注以迅速增加血容量,改善循环和肾脏功能。在扩容后根据脱水性质选用前述不同溶液继续静滴,但需扣除扩容量。对中度脱水无明显周围循环障碍不需要扩容。继续丢失量和生理需要量能口服则口服,对于不能口服、呕吐频繁、腹胀者,给予静脉补液,生理需要量每日 60～80ml/kg,用 1/5 张含钠液补充,继续损失量是按"失多少补多少",用 1/3 含钠溶液补充,两者合并,在余 12～16 小时补完,一般约每小时 5ml/kg。

第二天补液:补充继续丢失量和生理需要量。能口服者原则同预防脱水。需静脉补液者,将生理需要量和继续丢失量二部分液体(计算方法同上所述)一并在 24 小时均匀补充。

3)纠正酸中毒:轻、中度酸中度无需另行纠正,因为在输入的溶液中已含有一部分碱性溶液,而且经过输液后循环和肾功能改善,酸中毒随即纠正。严重酸中毒经补液后仍表现有酸中毒症状者,则需要用碱性药物。常用的碱性药物有碳酸氢钠和乳酸钠。在无实验室检查条件时,可按 5%碳酸氢钠 5ml/kg 或 11.2%乳酸钠 3ml/kg,可提高 CO_2 结合力 5mmol/L。需要同时扩充血容量者可直接用 1.4%碳酸氢钠 20ml/kg 代替 2∶1 等张含钠液,兼扩容和加快酸中毒纠正的作用。已测知血气分析者,按以下公式计算:

需补碱性液(mmol)数=(40−CO_2 结合力)×0.5×体重(kg)/2.24;或
$$=BE×0.3×体重(kg)$$

5%碳酸氢钠(ml)= BE×体重(kg)/2

碱性药物先用半量。

4)钾的补充:低钾的纠正一般按氯化钾 3～4mmol/(kg·d)或 10%氯化钾 3ml/(kg·d),浓度常为 0.15%～0.3%,切勿超过 0.3%,速度不宜过快。患儿如能口服,改用口服。一般情况下,静脉补钾,需肾功能良好,即见尿补钾。但在重度脱水患儿有较大量的钾丢失,补液后循环得到改善,血钾被稀释。酸中毒纠正,钾向细胞内转移,所以易造成低血钾。重度脱水特别是原有营养不良或病程长,多日不进食的患儿,及时补钾更必要。一般补钾 4～6 天,严重缺钾者适当延长补钾时间。

5)钙和镁的补充:一般患儿无须常规服用钙剂,对合并营养不良或佝偻病的患儿应早期给钙。在输液过程中如出现抽搐,可给予 10% 葡萄糖酸钙 5～10ml,静脉缓注,必要时重复使用。个别抽搐患儿用钙剂无效,应考虑到低镁血症的可能,经血镁测定,证实后可给 25% 硫酸镁,每次给 0.2ml/kg,每天 2～3 次,深部肌注,症状消失后停药。

(2)饮食治疗:强调腹泻患儿继续喂养,饮食需适应患儿的消化吸收功能,根据个体情况,分别对待,最好参考患儿食欲、腹泻等情况,结合平时饮食习惯,采取循序渐进的原则,并适当补充微量元素和维生素。母乳喂养者应继续母乳喂养,暂停辅食,缩短每次喂乳时间,少量多次喂哺。人工喂养者,暂停牛奶和其它辅食 4～6 小时后(或脱水纠正后),继续进食。6 个月以下婴儿,以牛奶或稀释奶为首选食品。轻症腹泻者,配方牛奶(formula milk)喂养大多耐受良好。严重腹泻者,消化吸收功能障碍较重,双糖酶(尤其乳糖酶)活力受损,乳糖吸收不良,全乳喂养可加重腹泻症状,甚至可引起酸中毒,先以稀释奶、发酵奶、奶谷类混合物、去乳糖配方奶喂哺,每天喂 6 次,保证足够的热量,逐渐增至全奶。6 个月以上者,可用已经习惯的平常饮食,选用稠粥、面条,并加些植物油、蔬菜、肉末或鱼末等,也可喂果汁或水果食品。密切观察,一旦小儿能耐受即应恢复正常饮食。遇脱水严重、呕吐频繁的患儿,宜暂禁食,先纠正水和电解质紊乱,病情好转后恢复喂养。必要时对重症腹泻伴营养不良者采用静脉营养。腹泻停止后,应提供富有热卡和营养价值高的饮食,并应超过平时需要量的10%～100%,一般 2 周内每日加餐一次,以较快地补偿生长发育,赶上正常生长。

(3)药物治疗

1)抗生素治疗:临床指证为:①血便;②有里急后重;③大便镜检白细胞满视野;④大便 pH7 以上。非侵袭性细菌性腹泻重症、新生儿、小婴儿和原有严重消耗性疾病者如肝硬化、糖尿病、血液病、肾衰竭等,使用抗生素指证放宽。

a. 喹诺酮类药:治疗腹泻抗菌药的首选药物。常用诺氟沙星(氟哌酸)和环丙沙星。由于动物试验发现此类药物可致胚胎关节软骨损伤,因此在儿童剂量不宜过大,疗程不宜过长(一般不超过 1 周)。常规剂量:诺氟沙星每日 15～20mg/kg,分 2～3次口服;环丙沙星每日 10～15mg/kg,分 2 次口服或静脉滴注。

b. 小檗碱:用于轻型细菌性肠炎,每日 10mg/kg,分 3 次口服。

c. 呋喃唑酮(痢特灵):每日 5～7mg/kg,分 3～4 口服。

d. 氨基糖苷类:本类药临床疗效仅次于第三代头孢菌素与环丙沙星,但对儿童不良反应大,主要为肾及耳神经损害。庆大霉素已很少应用。阿米卡星每日 5～8mg/kg,分次肌注或静脉滴注。妥布霉素 3～5mg/kg,分 2 次静脉滴注或肌注。奈替米星

4～16mg/kg,1 次或分 2 次静脉滴注。6 岁以下小儿慎用。

e.第三代头孢菌素及氧头孢烯类:腹泻的病原菌普遍对本类药敏感,包括治疗最为困难的多重耐药鼠伤寒沙门菌及志贺菌。临床疗效好,副作用少,但价格贵,需注射给药,故不作为临床第一线用药,仅用于重症及难治性患者。常用有头孢噻肟、头孢唑肟、头孢曲松、拉氧头孢等。

f.复方新诺明:每日 20～50mg/kg,分 2～3 次口服。近年来,因其耐药率高,较少应用。<3 岁慎用,<1 岁不用。

g.其他类抗生素:红霉素是治疗空肠弯曲菌肠炎的首选药,每日 25～30mg/kg,分 4 次口服或一次静脉滴注,疗程 7 天。隐孢子虫肠炎口服大蒜素片。真菌性采用制霉菌素,氟康唑或克霉唑。伪膜性肠炎停用原来抗生素,选用甲硝唑、万古霉素、利福平口服。

2)肠黏膜保护剂:蒙脱石,1 岁以下,每日 3.0(1 袋),1～2 岁每日 3.0～6.0,2～3 岁每日 6.0～9.0,3 岁以上每日 9.0,每天分 3 次。溶于 30～50ml 液体(温水、牛奶或饮料)中口服。首剂量加倍。

3)微生态疗法:常用药:①乳酶生,为干燥乳酸杆菌片剂,每次 0.3,每日 3 次;②乐托尔(lacterol fort),为嗜酸乳酸杆菌及其代谢产物,每包含菌 100 亿,每次 50～100 亿,每日 2 次;③回春生(丽珠肠乐),为双歧杆菌活菌制剂,每粒胶囊含双歧杆菌 0.5 亿,每次 1 粒,每日 2～3 次;④妈咪爱(medilac-vita),为活菌制剂,每袋含粪链球菌 1.35 亿和枯草杆菌 0.15 亿,每次 1 袋,每日 2～3 次;⑤培菲康,为双歧杆菌、乳酸杆菌和肠球菌三联活菌制剂,胶囊每次 1～2 粒,散剂每次 1/2～1 包,每日 2～3 次。

2.迁延性和慢性腹泻的治疗

(1)预防、治疗脱水,纠正水、电解质和酸碱平衡紊乱。

(2)营养治疗:此类病人多有营养障碍。小肠黏膜持续损害、营养不良继发免疫功能低下的恶性循环是主要的发病因素。营养治疗是重点,尽早供给适当的热量和蛋白质以纠正营养不良状态,维持营养平衡,可阻断这一恶性循环。一般热量需要在每日 669.4kJ/kg(160kcal/kg),蛋白质每日 2.29g/kg,才能维持营养平衡。饮食的选择,应考虑到患儿的消化功能及经济状况,母乳为合适饮食,或选用价格低廉,可口的乳类食品,具体参照"急性腹泻"饮食治疗。要素饮食是慢性腹泻患儿最理想食品,含已消化的简单的氨基酸、葡萄糖和脂肪,仅需少量肠腔内和肠黏膜消化,在严重小肠黏膜损害和伴胰消化酶缺乏的情况下仍可吸收和耐受。应用时浓度用量视临床状况而定。少量开始,2～3 天达到所要求的热卡和蛋白质需要量。每天 6～7 次,经口摄入或胃管重力间歇滴喂。当腹泻停止,体重增加,逐步恢复普通饮食。对仅表现乳糖不耐受者选用去乳糖配方奶,豆浆,酸奶等。对严重腹泻儿进行要素饮食营养治疗后腹泻仍持续、营养状况恶化,需静脉营养。

静脉营养(TPN)的成分是葡萄糖、脂肪、蛋白质、水溶性和脂溶性维生素、电解质、微量元素。中国腹泻病方案推荐配方为每日脂肪乳剂 $2\sim3g/kg$,复方结晶氨基酸 $2\sim2.5g/kg$,葡萄糖 $12\sim15mg/kg$,液体 $120\sim150ml/kg$,热卡 $209.2\sim376.6kJ/kg(70\sim90kal/kg)$。24 小时均匀进入体内。

长期 TPN 会导致肠黏膜萎缩,肠腺分泌减少及胆汁黏稠,而且长期输注葡萄糖,会影响食欲。因此,一旦病情好转,即改经口喂养。也可采用部分经口喂,部分静脉供给营养素和液体。

(3)抗生素:要十分慎重,用于分离出特异病原的感染,并根据药敏试验结果指导临床用药。

(4)肠黏膜保护剂。

(5)微生态疗法。

(6)中医治疗:对慢性腹泻治疗有一定的疗效。

第八节 消化道出血

消化道出血按部位分上消化道出血和下消化道出血两种,前者指屈氏韧带以上消化道出血,包括食管、胃、十二指肠、胰腺、胆道出血,后者指 Treitz 韧带以下小肠和大肠出血。小儿消化道出血病因依年龄而异,可由消化道局灶病变引起,也可为全身疾病的局部表现。

消化道出血的临床表现为呕血、便血或两者并存。上消化道出血多表现为呕血或排柏油样便,下消化道出血多表现为便血,大便可呈鲜红、暗红或果酱样,出血量多时也可表现呕血。消化道任何部位出血 $10\sim15ml$ 大便潜血阳性,出血超过 60ml 肉眼可见血便。由于小儿消化道出血病因复杂,病情变化快,对成人属不多的血量可危及小儿生命,故必须尽早做出诊断。

【诊断要点】

1. 确定出血诊断、估计出血量及速度并判断活动性出血

(1)确定消化道出血:呕血、黑便应与因口、鼻、咽喉部疾病出血相区别,通过病史、体格检查不难鉴别,并须排除因食动物血、碳粉、铁剂、铋剂等所引起的黑便。正确区别咯血和呕血,大量咯血时,血液咽入消化道,引起呕血或黑便,应加以鉴别。

(2)上、下消化道出血鉴别(表 8-2)

表 8-2 上下消化道出血的鉴别

鉴别要点	上消化道出血	下消化道出血
病史	呕血史,曾有溃疡病、肝、胆疾病史	常有下腹痛、排便异常、血便史
出血先兆	上腹痛、恶心呕吐	中下腹不适、下坠感
出血方式	呕血伴柏油样便	便血,无呕血
便血特点	柏油样便,无血块	暗红或鲜红色,稀,量多时可有血块

(3)出血量和出血速度的估计:根据排出体外的血量,血容量减少所致的周围循环表现特别对脉搏血压的动态观察,血红蛋白、血细胞比容的下降综合判断。急性失血量超过血容量 1/5,慢性失血量超过血容量的 1/3 可显示循环衰竭的症状体征。

(4)出血停止/持续的判断

出血停止:①心率、脉搏、血压恢复正常;②临床症状明显好转;③肠鸣音不再亢进;④胃管抽吸液的颜色由血性变清;⑤隐血试验转阴;⑥血尿素氮恢复正常。

出现下列迹象,考虑继续出血:①心率又复增快,血压下降;②反复呕血或黑便增多,稀薄便,甚至呕鲜红色血,解暗红色粪便;③虽经补液、输血等,但周围循环衰竭表现未见明显改善;④红细胞计数,血红蛋白等持续下降,网织细胞计数持续升高;⑤补液与尿量足够的情况下,血尿素氮持续或再次增高。

2. 明确病因及出血部位 在诊断消化道出血病因时,内镜、放射性核素显像、血管造影,根据不同的临床表现选择使用,互相补充可使诊断率提高。

(1)血象变化:早期血红蛋白、红细胞、血细胞比容均可能在正常范围内,约在出血 3～4 小时后出现贫血。

(2)粪便隐血试验:对消化道出血的诊断有肯定价值。

(3)胃镜、结肠镜检查:是消化道出血病因诊断的首选方法。胃镜对上消化道出血诊断病因的诊断正确率 72%～96%,结肠镜对下消化道出血诊断的正确率为 85%～96%。急诊内镜(指出血后 24 小时进行)可提高诊断率,区分活动性出血或近期出血,安全可靠。

(4)胃肠钡剂造影:钡餐造影和钡灌肠可以观察全消化道的形态和功能,至今仍是诊断消化道出血病因的措施,放在内镜后作为补充检查手段。在急性活动出血时或中止出血 48 小时内不宜做。

(5)核素^{99m}锝(^{99m}Tc)显像检查:主要适用于急性消化道出血的定位诊断和慢性间歇性消化道出血部位的探测,也可作为选择性腹腔动脉造影的初筛检查。^{99m}TcO$_4^-$ 腹部扫描特别适用于胃黏膜异位先天性病变(Meckel 憩室、肠重复畸形)的诊断。

(6)选择性动脉血管造影:对于反复消化道出血而内镜检查和胃肠道钡剂造影未获确诊者或各种原因不能接受急诊内镜检查者,可做选择性动脉血管造影。检查时机选择在出血的活动期,当出血量在 0.5ml/分以上时,可显示造影剂外溢,从而确定出血部位。对于血管畸形,动脉瘤及一些富血管性肿瘤即使在出血间歇期,也可血管形态异常而明确诊断。为创伤性检查,不作为首选方法。

(7)小肠镜检查:对于推测病变在小肠者,可以应用小肠镜检查。

(8)腹腔镜检查。

【治疗】

1. 一般治疗 卧床休息,严密观察心率、血压等生命体征。缺氧者给予氧气吸入,烦躁不安者用适量镇静剂。呕血病例应保持呼吸道通常以防窒息。

出现休克或上腹饱胀恶心者,禁食,但应视病情尽早进食,呕血停止后 12 小时即可进流汁饮食。早期进食可中和胃酸,保持营养,维持水、电解质平衡,促进肠蠕动利于积血排出。

上消化道出血量大时放置胃管,用于判断病情,胃减压,抽出胃液和积血,灌注药物。去甲肾上腺素 2～3mg 加生理盐水 20ml 从胃管注入,必要时隔 4～6 小时重复,但作用时间短,疗效不够理想。也可灌注巴曲酶、凝血酶、云南白药等。

注意补充血容量。根据估计的失血量决定补液量,如血红蛋白低于 60g/L,血压降低,则予以输血。尽可能根据中心静脉压调整。对肝硬化者,宜用鲜血。

纠正电解质和酸碱平衡紊乱。

2. 抑制胃酸分泌的药物 临床常用质子泵抑制剂(PPI)和 H_2 受体拮抗剂(H_2RA)。奥美拉唑 0.6～0.9mg/(kg·d);雷尼替丁 3～6mg/(kg·d),静脉注射,分 3～4 次;西咪替丁 20～30mg/(kg·d),静脉注射,分二次;法莫替丁 0.5～0.9mg/(kg·d),静脉注射,分二次。

3. 生长抑素及其类似物 临床常用的有二种,一种是生长抑素 14 肽(SS-14 肽),首剂 3.5μg/kg 静脉推注,继以 3.5μg/(kg·h)静脉维持。另一种为人工合成生长抑素 8 肽(奥曲肽)。

4. 血管加压素 具有收缩内脏血管,减少门脉血流量,降低门脉压力作用。多用于门脉高压食管胃底静脉破裂出血。副作用大。

5. 内镜治疗 内镜直视下各种止血方法的发展和运用,使消化道出血尤其是上消化道出血的手术率和死亡率下降。主要方法有:

(1)内镜直视下局部喷洒止血药物:直接喷洒于胃肠黏膜糜烂渗血部位。

孟氏液:5％～10％孟氏液 10～30ml,需新鲜配制。是强烈的收敛剂,促进血小板和纤维蛋白血栓形成及红细胞凝集,形成一层棕色膜。

凝血酶、巴曲酶、去甲肾上腺素、云南白药等。

(2)内镜下直、结肠息肉高频电凝切除术。

(3)组织粘合剂止血治疗:Histoacryl 与国产粘合剂 D-TH。

(4)硬化剂治疗:在内镜直视下对曲张静脉内及静脉旁路用硬化剂,使局部血栓形成,静脉管壁增厚,管腔闭塞,静脉周围黏膜凝固坏死纤维化,从而达到止血目的。主要适用于食管胃底静脉曲张破裂出血。常用硬化剂有 5‰鱼肝油酸钠、95％酒精、0.5％～1.0％乙氧硬化醇,也可用组织粘合剂 histoacryl 或 D-TH。

(5)食管静脉曲张套扎术:用于食管静脉曲张。

(6)金属夹止血治疗(Clip 夹钳止血)适用于食管胃底静脉曲张破裂出血。

(7)其他:电凝止血、微波止血、激光光凝。

6. 介入治疗 在各种影像学方法的引导下经皮穿刺和(或)插入导管对疾病进行治疗。经导管不仅可诊断还可治疗消化道出血。血管加压素经动脉灌注治疗、选择性动脉栓塞术。

7. 手术治疗 有下列情况考虑手术治疗:

(1)经内科治疗效果不佳,呕血或黑便次数增多,呕血转鲜红色,黑便转为暗红色伴肠鸣音亢进;

(2)急性大失血时,给足够的血容量补充后,循环血量仍未见改善或好转后又恶化;

(3)经积极治疗,红细胞计数、血红蛋白及血细胞比容继续下降。

第九章　呼吸系统疾病

第一节　急性上呼吸道感染

急性上呼吸道感染简称上感,是小儿时期最常见的疾病,有一定的传染性,绝大多数与鼻病毒、呼吸道合胞病毒、腺病毒、柯萨奇病毒、埃可病毒等感染有关,亦可由肺炎支原体、溶血性链球菌、肺炎链球菌、流感嗜血杆菌和葡萄球菌等直接引起或继发感染所致。临床常根据受累及的部位而诊断为急性鼻(咽)炎、咽峡炎、咽(喉)炎、扁桃体炎等。婴幼儿患感冒后,往往全身症状重而局部症状轻,炎症易向邻近器官扩散而引起喉炎、气管-支气管炎、肺炎等并发症,故需要及时诊治。

【临床表现】

症状可轻可重。一般年长儿症状较轻,婴幼儿症状较重。

1. 轻者只有鼻部症状,如流涕、鼻塞、喷嚏等,也可有流泪、轻咳、咽部不适,约在 3~4 天内自然痊愈。如炎症涉及鼻咽或咽峡部及扁桃体,常有发热(持续 3~7 天),咽部肿痛,扁桃体、颌下或颈部淋巴结肿大,甚至发生恶心、呕吐或腹泻。

2. 重者可突然高烧达 39~40℃或以上,发冷、头痛、全身乏力、精神不振、食欲减退,睡眠不安,咳嗽频繁,咽部红肿或有疱疹及溃疡(称疱疹性咽峡炎)。可有扁桃体肿大,出现滤泡、斑点状白色或脓性渗出物,咽痛和全身症状均加重,鼻咽分泌物由稀薄变黏稠,亦可有中耳炎、鼻窦炎、支气管炎等。高热者可出现惊厥、腹痛等。

3. 血象　白细胞在病毒感染时多偏低或正常;合并细菌感染时多增高,严重病例也可减低。

4. 婴幼儿可继发中耳炎、喉炎、颈淋巴结炎、支气管炎、支气管肺炎、败血症等。有的则可引起心肌炎、脑膜炎。链球菌感染后可引起肾炎、风湿热等自身免疫性疾病。

【诊断要点】

1. 根据病史及临床表现不难诊断。

2. 与流行性感冒鉴别比较困难,除了病原学诊断有区别外,流感最大的特点是突然发生和迅速传播。临床症状较重,表现为发病急骤、发热、寒战、头痛、肌痛、乏力等不适,体温在 39～41℃之间,流感的流行病史对诊断有重要意义。

3. 麻疹、百日咳、脊髓灰质炎、流脑、流行性出血热、猩红热、流行性腮腺炎等传染病的早期,均可出现上感样症状,须详细询问病史及流行病学情况,密切观察病情变化,结合有关化验及特殊检查进行综合分析,以便做出正确诊断。

4. 婴幼儿上感往往有呕吐、腹痛、腹泻等消化系统症状,可能被误诊为胃肠道疾病,必须慎重鉴别。

5. 与过敏性鼻炎的鉴别 有典型的过敏症状,病史,常与吸入变应原有关。常打喷嚏、鼻痒、鼻塞、流清水样鼻涕,但一般不发热,鼻黏膜苍白水肿,鼻腔分泌物涂片显示嗜酸性粒细胞增多,及(或)血清特异性 IgE 测定其含量增高,上述表现支持变应性鼻炎的诊断。

【治疗】

1. 治疗

(1)一般治疗:充分休息,多饮水、给予有营养而易消化的食物、增加维生素。加强护理,保持室内空气新鲜和适当的温度与湿度。

(2)对症治疗:①发热:体温 38℃ 以下,一般可不处理。高热或有热惊厥史者应积极降温,可以头部冷敷,或口服阿司匹林 5～10mg/kg,或对乙酰氨基酚口服 5～10mg/kg,安乃近滴鼻、小儿解热栓肛门塞入,均有良好的降温作用;②鼻塞:轻者不必处理,影响哺乳时,可于授乳前用 0.5％麻黄素 1～2 滴,滴鼻;③止咳化痰;④镇静止痉:烦躁时苯巴比妥 2～3mg/kg,口服。

(3)抗病毒药物治疗:因上感多为病毒所致,目前尚无有效的抗病毒药物,现常用的有利巴韦林口服或雾化吸入。

(4)抗生素类药物:链球菌所引起的咽炎或扁桃体炎,用青霉素类或第一代头孢菌素治疗,疗效较好。

(5)中药:辨证施治,有一定疗效。

2. 预防

(1)加强体育锻炼,多做户外活动,保持室内空气新鲜,增强营养和身体抵抗力,防止病原体入侵。

(2)根据气候变化适当增减衣服,加强护理,合理喂养,积极治疗佝偻病和营养不良。

(3)流行性感冒流行时不带孩子去公共场所。小儿集体机构,可用食醋 2～10ml/m³ 加水 1～2 倍,加热熏蒸至全部气化,每日一次,连续 5～7 日。

(4)必要时可采用免疫调节剂。

第二节　急性支气管炎

急性支气管炎是婴幼儿时期的多发病、常见病，多继发于上呼吸道感染，也常为某些传染病（如麻疹、百日咳、白喉等）的一种临床表现。

急性支气管炎的病原体是各种细菌或病毒，或为混合感染。凡可引起上呼吸道感染的病原体均可引起急性支气管炎。在病毒感染的基础上，可继发细菌感染。常见的致病菌为肺炎链球菌，流感嗜血杆菌及β溶血性链球菌A组等。营养不良、佝偻病、特应体质等是本病发生的诱因。

【临床表现】

1. 发病可急可慢，多先有上呼吸道感染症状，逐渐出现明显的咳嗽。轻者无明显病容，重者可有发热、头痛、乏力、纳差、精神萎靡等，也可伴有腹痛、呕吐、腹泻等消化道症状。咳嗽一般持续7～10天。如不及时治疗感染，可向下蔓延导致肺炎。

2. 胸部听诊有或多或少不固定的干性啰音及大、中湿啰音，咳嗽或体位变化后可减少或消失。

3. 血象　白细胞数正常或偏低，继发细菌感染者可升高。胸部X线检查多阴性或仅见双肺纹理增粗、紊乱。

【诊断要点】

根据患儿的呼吸道症状、体征，结合辅助检查多可诊断，但应注意与支气管异物、肿瘤压迫、肺炎早期等疾病相鉴别。

【治疗】

1. 一般治疗　注意休息，给予易消化食物，卧室温度、湿度要适宜。一般不用镇咳药物，咳嗽重、妨碍休息者可予适量镇静药物。痰多者可口服止咳化痰剂，也可给予雾化吸入治疗。

2. 其它治疗　并发细菌感染者，可选用适当抗生素，局部理疗也有效。

3. 预防　同上感。一旦感冒，应积极治疗，以免病情进展。

第三节　毛细支气管炎

毛细支气管炎是婴儿期常见的下呼吸道炎症性疾病。多见于2岁以内，尤以6个月左右婴儿最为多见。微小的呼吸道管腔易因黏稠分泌物阻塞，黏膜水肿及平滑肌痉挛（1岁半以内）而发生梗阻，并可引起肺气肿或肺不张。本病多发于冬春两季，呈散发性或流行性发病，后者称为流行性毛细支气管炎，又因该病是以喘憋为主要特征的一种特殊类型肺炎,故又称喘憋性肺炎。

本病可由不同的病原所致,呼吸道合胞病毒(RSV)最常见,其次为副流感病毒(以 3 型最常见)、腺病毒等。亦可伴细菌混合感染。

【临床表现】

1. 感染是以上呼吸道感染症状开始。大多数有接触呼吸道感染病人的历史。接触后潜伏期为 4～5 天。初始出现上呼吸道症状,2～3 天后出现下呼吸道症状,症状轻重不等,重者呼吸困难发展很快,迅速出现发作性喘憋。大多数婴儿有发热,体温高低不一,低热(或无热)、中等发热及高热各占 1/3,一般伴有呕吐,但不严重,多无严重腹泻。由于肺气肿和胸腔膨胀压迫腹部,使进食和喂养困难。喘憋发作时呼吸加速、费力,呻吟并伴呼气延长和呼气喘憋。婴儿呼吸频率 60～80 次/分,甚至 100 次/分以上,脉搏快而细,150～200 次/分。患儿有明显的鼻扇和三凹征,部分面部苍白和发绀。

2. 胸部检查时可见胸廓饱满呈桶状,叩诊呈鼓音(或过清音),听诊可闻哮鸣音,偶闻笛音等干啰音,当喘憋缓解时,可有弥漫性细湿啰音、中湿啰音或捻发音。因肺气肿严重致横膈和肝脾下移,由于过多换气引起不显性失水量增加,加之入量不足,部分患儿多发生较严重脱水,小婴儿还可能发生代谢性酸中毒。其他症状包括:轻度结膜炎,程度不等的喉炎,少数病例有中耳炎。

3. 典型病儿的血气分析显示 PaO_2 下降和 $PaCO_2$ 正常或增高。pH 值与疾病严重性相关。病情较重的婴儿可有代谢性酸中毒,由于通气/灌流(V/Q)不均而出现低氧血症。严重者可发生 Ⅰ 型或 Ⅱ 型呼吸衰竭。

4. 胸部 X 线表现不均一。大部分病例表现有全肺程度不等的阻塞性肺气肿,约半数有支气管周围炎影像或有肺纹理增厚,可出现小点片阴影。10% 的病例出现肺不张。RSV 感染后多可检测到肺功能异常。10%～50% RSV 下呼吸道感染患儿可发生复发性喘息。在 RSV 支气管肺炎分泌物中检测到较高水平 RSV-IgE 特异性抗体的患儿中,有 70% 患儿具有喘息症状。

5. 本病病程一般为 5～10 天,预后较佳。近年来治疗措施得当,发展成重症者已较少见。

【诊断要点】

1. 本病发病年龄偏小(2 岁以内),发病初期即出现明显喘憋;体检两肺闻及喘鸣音及细湿啰音。

2. X 线检查胸片显示明显肺气肿及小片状阴影。本病诊断不难,但尚需与支气管哮喘、粟粒性肺结核、呼吸道异物等相鉴别。

【治疗】

1. 治疗 关键是控制感染和喘憋。

（1）一般治疗：室内增加空气湿度极为重要。重症病例合理应用雾化吸入，对患儿有一定帮助，可稀释痰液，易于咳出。一般雾化可与给氧同时进行，雾化后及时予以拍背、吸痰以保持呼吸道通畅。

（2）喘憋的治疗：喘憋较重者，应抬高头部和胸部，以减轻呼吸困难。缺氧明显时最好雾化给氧。喘憋发作期间，宜用异丙嗪镇静并缓解支气管痉挛，一般口服，每次 1mg/kg，每日 2 次。烦躁明显者可加用水合氯醛灌肠。喘憋严重者可短期应用糖皮质激素。近有报道应用硫酸镁静滴亦可止喘，可以试用。

（3）及时补充液体以纠正脱水，一般先予口服补液，不足时可以静脉补给 5％～10％葡萄糖液，加入少量生理盐水及大量维生素 C。如有代谢性酸中毒，可予碳酸氢钠补碱，剂量按公式[0.3×体重（kg）×剩余碱（负值）＝补给碳酸氢钠（mmol）]计算。

（4）对出现呼吸衰竭者，应保持呼吸道通畅，排除分泌物。必要时行气管插管进行机械通气。

（5）并发心力衰竭时，应及时给予地高辛治疗。

（6）抗感染：抗病毒药物可选用利巴韦林（病毒唑）、双黄连等，如无细菌感染征象，一般不应使用抗生素。如交叉细菌感染时可用相应抗生素。

2. 预防　同支气管肺炎。

第四节　肺　炎

肺炎至今仍是小儿最常见的疾病，是 5 岁以内小儿的第一位死因。国内统计，肺炎占小儿内科总住院人数的 24.5％～56.2％，WHO 已将小儿肺炎列为全球重要儿科疾病之一，我国政府也将其列为儿保四病之一。

【分类】

1. 病理分类　大叶肺炎、支气管肺炎、间质性肺炎等。

2. 病因分类　细菌性肺炎、病毒性肺炎、真菌性肺炎、支原体和衣原体肺炎、吸入性肺炎等。

3. 病程分类　急性肺炎（病程在 1 个月以内）、迁延性肺炎（病程在 1～3 个月）、慢性肺炎（病程在 3 个月以上）。

4. 病情分类　轻症肺炎（以呼吸系统症状为主）、重症肺炎（有严重并发或过高热或体温不升）。

【病因】

主要是细菌和病毒，其次是支原体等病原体感染所致。常见细菌有：肺炎链球菌、流感嗜血杆菌、金黄色葡萄球菌、卡他莫拉菌、肺炎克雷白杆菌、大肠杆菌等,主要引起支气管肺炎或大叶性肺炎。常见病毒有:呼吸道合胞病毒、腺病毒、副流感病毒、流感病毒、巨细胞包涵体病毒、麻疹病毒等,主要引起间质性肺炎。引起小儿肺炎的病原体在不同时期和地区不尽一致。发达国家小儿急性呼吸道感染(ARI)的病原体80%为病毒,而发展中国家则以细菌性肺炎为主,我国尚无确切资料统计。有人估计,小儿肺炎的病原体中,细菌、病毒和混合性感染各占1/3左右。病毒感染后,由于免疫功能、呼吸道防御屏障受到破坏,易继发细菌感染,此外,真菌和寄生虫(卡氏肺孢子虫)等肺部感染亦不容忽视。

【发病机制】

近年来,对有关在病原体作用下体内免疫应答中的细胞免疫和体液免疫及其相互间的关系在发病机制中的作用,超氧阴离子、各类炎性介质、氧自由基等对细胞膜、细胞质的损害和在整个病理过程中作用的研究,都取得了很大进展;在治疗中除了抗感染外,并注意了调节免疫功能,保护细胞功能,减少或消除免疫性损伤、炎性介质和氧自由基损伤等,提高了治愈率、降低了病死率。

【诊断】

临床上准确判定不同肺炎的病原体,对正确的治疗极为重要。但由于病原学诊断的滞后,临床医生仍然要凭借对各类肺炎特点的了解,并仔细观察病情,进行全面分析,做出基本估计和经验治疗。如果有条件借助细菌学、病毒学、血清学技术,则可明确诊断,经验治疗应及时改为病原学治疗。还有两点值得注意:肺炎可以有各种并存症和并发症,也可以继发于其他疾病;肺炎时,除呼吸道的症状和体征外,常有其他系统的改变,甚至可以掩盖原发病,而其他系统的疾病也常出现呼吸系统的症状。这就要求我们必须弄清主次,抓住主要矛盾。

一、支气管肺炎

支气管肺炎又称小叶性肺炎,为小儿最常见的肺炎。四季均可发病,尤以冬春气温骤变季节多见。多见于婴幼儿。据世界卫生组织统计,全世界每年约有400万婴幼儿死于肺炎。我国每年约有30万左右5岁以下儿童死于肺炎,占西太平洋地区5岁以下儿童肺炎死亡总数的2/3。

本病的病原体为细菌和病毒。一般由肺炎链球菌、葡萄球菌、链球菌、流感嗜血杆菌、大肠杆菌、肺炎杆菌、铜绿假单胞菌等引起。常见病毒为呼吸道合胞病毒、腺病毒、副流感病毒、流感病毒、麻疹病毒等。真菌(白色念珠菌、放线菌)引起的肺炎近年有增加趋势。凡能诱发上呼吸道感染的各种病因皆可导致肺炎。许多慢性疾病,如佝偻病、营养不良、先天性心脏病、贫血和唐氏综合征等,都易并发本病。

【临床表现】

轻症主要表现呼吸系统症状,重症因严重缺氧、二氧化碳潴留及毒血症,除呼吸系统外,尚累及循环系统、消化系统、神经系统,并可引起电解质及酸碱平衡紊乱而出现一系列相应的症状和体征。

1. **一般症状** 起病或急或缓,开始常有上感或气管炎症状。发热为本病最早表现,一般为高热,热型不定。但新生儿或体弱儿亦可不发热。患儿常有烦躁不安、精神萎靡、食欲减退或呕吐、腹泻等症状。

2. **呼吸道症状** 主要有咳嗽、气促、呼吸增快,重症有鼻翼扇动、口周和指(趾)端发绀及三凹征等。两肺满布中、细湿性啰音。叩诊多为正常,但当病灶融合累及部分或整个肺叶时,可出现肺实变体征。肺部炎症发展到一定严重程度,或(和)支气管黏膜充血水肿及黏稠分泌物的堵塞,均可导致肺部换气功能及通气功能障碍而引起急性呼吸衰竭,它是导致婴幼儿肺炎病情恶化和死亡的主要原因之一。

3. **其他系统的症状与体征** 根据我国卫生部制定的《小儿肺炎防治方案》的诊断标准,重症肺炎除呼吸系统症状之外,可并发心力衰竭、呼吸衰竭、DIC、超高热或体温不升、中毒性脑病等。

(1)循环系统症状:心力衰竭是重症肺炎最常见的并发症。诊断标准见心力衰竭节。诊断时须注意心衰前期,即肺动脉高压期的临床表现,如出现呼吸困难、心率增快、鼻翼扇动、三凹征明显、烦躁不安、肺啰音增多或酸中毒等,应密切观察。

(2)神经系统:表现为精神萎靡、嗜睡或烦躁不安,严重者可出现意识障碍、视神经乳头及球结膜水肿、昏迷甚至惊厥。但惊厥发作也可能与高热或低钙血症有关。病情进一步发展,颅内压增高而形成脑疝,患儿可因中枢性呼吸衰竭而死亡。当出现以上症状时应考虑有脑水肿或中毒性脑病。并发脑膜炎时,出现脑膜刺激征及脑脊液改变。中毒性脑病诊断依据为:①嗜睡8小时以上,眼球上窜、斜视、凝视;②球结膜水肿,前囟紧张;③昏迷、昏睡、反复惊厥(除外高热、低钙血症等原因);④瞳孔改变,对光反射迟钝或消失;⑤中枢性呼吸节律不整或暂停;⑥脑脊液压力增高,细胞数、蛋白正常或偏高。如有①～②项出现提示脑水肿,伴有其他一项以上可确诊。

(3)消化系统:多伴有食欲减退、呕吐、腹泻等症状。毒血症和严重缺氧可导致DIC,吐咖啡样物,大便隐血试验阳性甚至血便。发生中毒性肠麻痹时,可有腹胀、肠鸣音减弱或消失。有时下叶肺炎可引起急性腹痛,应与腹部外科疾病鉴别。

(4)水、电解质和酸碱平衡紊乱:由于缺氧,代谢障碍,加以发热,进食少,患儿常有代谢性酸中毒,严重者可同时有呼吸性酸中毒或混合性酸中毒。血清钠、氯常偏低,血清钾大都在正常范围。多有水潴留倾向。因呼吸增快、呼吸道失水增多及过分地限制液体摄入量也可造成脱水。

4. 实验室和其他检查

(1)实验室检查:有条件的可进行病原学检查,确定病原。无此条件的可查白细胞计数和分类、C反应蛋白等。在多数细菌性肺炎,白细胞总数和中性粒细胞增多,C反应蛋白明显升高;病毒性肺炎则白细胞总数正常或减少,C反应蛋白正常。

(2)X线诊断:沿支气管分布的小斑片状肺实质浸润阴影,以两肺底部、中内带及心膈角较多。由于细支气管的阻塞,可以发生局部肺不张或肺气肿。在致密阴影内也可见到密度减低区,表示液化,形成多发性小脓肿。

【诊断要点】

1. 诊断 根据呼吸道症状及体征,临床诊断不难,应该做胸部X线检查。并以相应的标本(咽拭子、痰液或肺泡灌洗液)进行标本涂片、染色镜检或细菌培养或病毒抗原检测等以确定病原。还可以根据白细胞计数和分类、C反应蛋白等协助判断病原为病毒或细菌。

2. 鉴别诊断 普通支气管肺炎应与支气管炎、支气管哮喘合并肺部感染、肺结核等鉴别。重症肺炎则根据其并发症的不同,分别与相应疾病鉴别,如并发心力衰竭者与心肌炎等鉴别,并发中毒性脑病者需与中枢神经系统感染等鉴别。

【治疗】

1. 一般治疗

(1)休息和护理:卧床休息,保持室内空气新鲜,并保持适当的室温(18~20℃)及湿度(55%)左右,保持呼吸道通畅,且应常翻身及更换体位。尽量减少不必要的检查和治疗操作,烦躁不安常可加重缺氧,可给适量的镇静药物。

(2)饮食:供给充足水分,宜给热量丰富,含有较多维生素并易于消化吸收的食物。有缺钙历史者应同时补充钙剂。

2. 支持疗法 病情较重、病程较久、体弱、营养不良者可考虑输血浆或静滴免疫球蛋白、肌注干扰素等,以提高机体抵抗力。

3. 抗生素治疗 用药原则为选用敏感抗生素,及时、足量或联合应用。

(1)合理选择:①根据临床诊断先进行经验治疗。经验治疗应考虑社区感染或院内感染、新生儿或年长儿感染、营养良好或营养不良基础上的感染、急性或慢性感染、当地耐药菌株的流行情况及变迁情况等。②经验治疗应根据抗菌药物的抗菌谱、体内外药代动力学特点及临床使用中的药效学特点、不良反应、药源及价格等,选用合适的类别及品种。③病因特异性治疗,应用抗菌药物前应采集相应的标本作病原学检查或培养,根据细菌学诊断及药敏结果,选用敏感抗生素,即由经验治疗转为病因治疗,以选用最佳类别和品种的抗菌药物。

(2)合理使用:选择最佳给药方案,采用正确的剂量、合适的给药途径、给药间隔时间和恰当的疗程,使之达到最大杀菌(抑菌)效应,并尽量减少毒副反应。

(3)合理联用:联合抗生素用药的指征为:①原因不明的严重感染。②单一抗生素不能控制的严重感染和(或)混合感染。③长期用药细菌有产生耐药的可能性者。④联合用药使毒性较大的药物得以减量者。联用的机制为:①二者作用机制相同,作用环节或作用位点不同,如磺胺抑制二氢叶酸合成酶,TMP 抑制二氢叶酸还原酶,使细菌叶酸代谢双重受阻。②二者作用机制不同,有协同作用,如青霉素类和头孢类抗生素作用于细菌细胞壁,使其形成受阻,而氨基糖苷类抗生素易通过受损的细胞壁,进入菌体靶位发挥作用。罗红霉素与复方新诺明联用对流感杆菌有效。③与 β-内酰胺酶抑制剂联合,以抑制超广谱 β-内酰胺酶。④支原体或衣原体与细菌混合感染可选用 β 内酰胺抗生素之一种加大环内酯类之一种联合用药效果较好。

4. 对症疗法

(1)高热者可用物理降温或药物降温。

(2)咳嗽者用止咳祛痰剂,气喘重者可用异丙嗪或氨茶碱。

(3)有低氧症状者吸氧。

(4)腹胀者可用生理盐水灌肠,肛管排气,无效者肌注新斯的明每次 0.03~0.04mg/kg,对过度腹胀可用胃肠减压,松节油热敷等。如因低钾所致可补钾。

(5)糖皮质激素疗法:危重患儿中毒症状明显者,特别是中毒性脑病或喘憋较重者,可用氢化可的松 4~8mg/kg 静滴,一般用 3~5 天,病情改善后停药。

(6)亚冬眠疗法:对细支气管痉挛严重、烦躁不安、高热不退者,可用亚冬眠疗法,氯丙嗪及异丙嗪每次各 1mg/kg,肌注,每 6 小时 1 次。

(7)并发脓胸、脓气胸者应及时处理,包括胸腔抽气、抽脓、闭式引流等。

(8)重症肺炎合并呼吸衰竭和心力衰竭的治疗,见呼吸衰竭和心力衰竭节。

(9)重症肺炎并发脑水肿:不宜应用大量高渗性脱水药,因可使血液循环量骤增,加重心脏负担,诱发或加重心衰,此时应先用呋塞米减轻心脏前负荷,再应用小剂量甘露醇脱水,地高辛强心,并控制输液速度。地塞米松能减轻脑水肿,降低颅内压。剂量为每次 0.2~0.6mg/kg,酌情每 6 小时 1 次,一般不超过 3 日。

(10)液体疗法:肺炎患者常有钠、水潴留趋势,故液量及钠盐均应适当限制,中毒症状明显及进食少者,可静脉补液,液体量 60~80ml/(kg·d),以 1/3~1/5张为宜。如伴有严重吐泻,应根据血清钾、钠、氯及血气分析结果给予补液。单纯呼吸性酸中毒的治疗以改善通气功能为主,但当血 pH<7.20,已失代偿并

合并代谢性酸中毒时,可给 5% 碳酸氢钠 2～3ml/kg,静脉输入。必须指出,在通气功能未改善前,使用碳酸氢钠有加重二氧化碳潴留的可能。因此,保证充分通气和氧合是应用碳酸氢钠纠正酸中毒不可忽视的前提。

【预防】

1. 广泛进行卫生宣教工作,使父母及儿童工作者都具有正确的育儿知识及各种常见传染病的预防知识。

2. 加强小儿体格锻炼,室温不宜过高、过低,随气候变化加减衣服,预防感冒,及时治疗佝偻病及营养不良症。

3. 在流感及呼吸道感染流行时要少到公共场所,居室可用食醋熏蒸,用量为 10ml/m³,以水稀释 1～2 倍,晚上睡前关闭门窗加热熏蒸 1 小时,每日 1 次,连续 3～5 日,或用利巴韦林滴鼻,或口服防治上感的中成药等。

4. 积极治疗小儿上感、气管炎等疾病。

5. 疫苗的应用,如流感疫苗、肺炎链球菌疫苗等可按指征使用。

二、支原体肺炎

支原体肺炎(mycoplasma pneumonia,MPP)是由支原体(mycoplasma,MP)感染引起的肺部急性炎症,其基本病理呈现间质性肺炎或毛细支气管炎样改变,临床表现以顽固性剧烈咳嗽为特征。MPP 全年都有散发感染,深秋和初冬为高峰季节,每 4～7 年可在世界范围内同时发生流行。MPP 的发病率各地报道差异较大,一般认为 MPP 在肺炎总数中所占的比例可因年龄、地区、年份以及是否流行年而有所不同。其感染最常见于学龄儿童和青年,次高峰为 5 岁以下儿童,近 10 年来 5 岁以下小儿 MPP 发病率显著增加,但罕见于刚出生至 6 个月的婴儿。

【临床表现】

1. 潜伏期一般为 2～3 周。一般起病较缓慢,但亦有急性起病者。

2. 呼吸道症状突出,表现为剧烈阵咳、痰少。

3. 肺部常常在整个病程中无任何阳性体征(肺部 X 线检查阴影显著),这是本病的特点之一。少数病例呼吸音减弱,有干、湿性啰音,这些体征常在 X 线改变之后出现。

4. 部分病人有肺外损害,如可并发神经系统、血液系统、心血管系统、皮肤、肌肉和关节等肺外并发症,如脑膜脑炎、神经根炎、心肌炎、心包炎、肾炎、血小板减少、溶血性贫血及皮疹。多发生在呼吸道症状出现后 10 天左右。

【X 线检查】

多表现为单侧病变,大多数侵犯下叶,以右下叶为多,常呈淡薄片状或云雾状浸润,从肺门延伸至肺野,呈支气管肺炎的改变。少数呈均匀的实变影,类似大叶性肺炎。有时两肺见弥漫网状或结节样浸润阴影,呈间质性肺炎的改变。大部分患儿有肺门淋巴结肿大或肺门阴影增宽。有时伴胸腔积液。往往一处已消散而它处有新的浸润发生,肺部 X 线变化较快也是其特点之一。

【实验室检查】

外周血白细胞计数大多正常,但也有白细胞减少或偏高者。血沉轻、中度增快。部分病儿血清转氨酶、乳酸脱氢酶增高。发病期间从痰、鼻分泌物、咽试子中可分离培养出 MP。血清抗体可通过补体结合试验、间接血球凝集试验、酶联免疫吸附试验、间接免疫荧光试验、冷凝集试验等测定。近年来国内外已有人通过抗原检测来早期诊断 MPP。以 PCR 法检测患儿痰等分泌物及肺组织中 MP,敏感性高。

【诊断要点】

1. 多发年龄为 5～18 岁;

2. 咳嗽突出而持久;

3. 肺部体征少而 X 线改变出现早且明显;

4. 用青霉素无效,大环内酯类抗生素治疗效果好;

5. 外周血白细胞数正常或升高;

6. 血清冷凝集滴度＞1：32(阳性率 50％～70％),可作为临床诊断的参考。确诊必须靠咽拭子分离 MP 特异性抗体检查阳性等。早期诊断法有 ELISA 抗体检测 MP 及 PCR 法检测 MP-DNA 等。

7. 该病应与下列疾病相鉴别:①病毒及细菌性肺炎;②肺结核;③百日咳;④军团菌病;⑤病毒性上感等。

【治疗】

小儿 MPP 的治疗与一般肺炎的治疗原则基本相同,宜采用综合治疗措施。包括一般治疗、对症治疗、抗生素的应用、糖皮质激素的应用以及肺外并发症的治疗 5 个方面。

1. 一般治疗

呼吸道隔离:由于 MPP 可造成小流行,患儿病后排 MP 可达 1～2 个月之久。婴儿时期仅表现为上呼吸道感染症状,在重复感染后才发生肺炎。在感染 MP 的同时容易再感染其他病毒,导致病情加重或迁延不愈。因此,对患儿或有密切接触史的小儿应尽可能做到呼吸道隔离,以防再感染和交叉感染。

护理:保持室内空气新鲜,供给营养丰富、宜于消化的食物及足够的液体。保持口腔卫生及呼吸道通畅,经常给患儿翻身、拍背、变换体位,促进分泌物排出,必要时可适当吸痰,清除黏稠分泌物。

氧疗:对病情严重有缺氧表现者或气道梗阻现象严重者,应及时给氧。

2. 对症处理

祛痰:目的在于使痰液变得稀薄易于排出,否则会增加细菌感染的机会。除加强翻身、拍背、雾化、吸痰外,可选用溴己新、乙酰半胱氨酸、氨溴索(沐舒坦)等祛痰剂。频繁而剧烈的咳嗽会影响患儿的睡眠和休息,可适当给予镇静剂如水合氯醛或苯巴比妥,酌情给予小剂量可待因镇咳,但次数不宜过多。

平喘:对喘憋严重者,可选用支气管扩张剂,如氨茶碱口服,每次 4~6mg/kg,每 6 小时 1 次;也可用 β_2-受体激动剂和 M-受体阻滞剂。

3. 抗生素的应用 治疗 MP 感染,应选择能抑制蛋白质合成的抗生素,包括大环内酯类抗生素如红霉素、克拉霉素、阿奇霉素等。

4. 糖皮质激素的应用 鉴于 MP 感染的组织损伤包括了直接、免疫和炎性介质等损伤,释放的炎性介质至少有酸性水解酶、中性蛋白水解酶和溶酶体酶等。所以,对急性期病情发展迅速严重的 MP 肺炎或肺部病变迁延而出现肺不张、肺间质纤维化、支气管扩张或肺外并发症者,可应用糖皮质激素。如氢化可的松,每次 5~10mg/kg,静滴;或泼尼松 1~2mg/(kg·d),分次口服,一般疗程 3~5 天。应用激素时注意排除结核等感染。

5. 肺外并发症的治疗 目前认为并发症的发生与免疫机制有关。因此,除积极治疗肺炎、控制 MP 感染外,可根据病情使用激素,针对不同的并发症采用不同的对症处理办法。

【预防】

主要是隔离病人。在高危人群中应用红霉素作药物性预防。

三、腺病毒肺炎

腺病毒肺炎于 1958 年在我国以流行和散发的形式发病,北方比南方多见,病情较重,病死率高。由于病毒基因组型遗传日趋稳定,1982 年后发病率下降,病情减轻。

目前已知有 41 个血清型,在我国已发现有 1~7 和 11、14、21 型,以 3、7 型为主,毒力也最强。由接触和呼吸传播,80% 发生在 6 月至 2 岁的婴幼儿,无性别差异。北方多见于冬春,南方多见于夏末秋初。可致全身性感染,多脏器受累。

【临床表现】

症状轻重不一,主要有以下表现:

1. 一般症状 潜伏期 2~7 天,起病急骤,稽留高热或不规则发热,一般在 39℃ 以上,半数以上超过 40℃,热程一般 7~14 天,病初即有全身中毒症状,如面色苍白或青灰等。

2. 呼吸系统 咳嗽出现早。呈单声咳嗽、频咳或阵咳,继而出现呼吸困难及发绀、鼻翼扇动、三凹征等。肺部体征出现较迟,多在高热 3～4 天后,叩诊浊音,可出现细湿啰音,并渐渐增多,可表现大片融合实变体征,呼吸音减弱或闻及管状呼吸音。少数见胸膜炎或胸腔积液。

3. 循环系统 心率增快,每分钟达 160 次或 200 次以上,严重者可合并急性心衰,少数并发心肌炎,心电图示窦性心动过速、T 波和 ST 段改变及低电压,个别有Ⅰ～Ⅱ度房室传导阻滞或肺性 P 波。

4. 神经系统 表现为嗜睡、精神萎靡或烦躁不安,严重者表情呆滞、昏迷及惊厥,颈部抵抗感,少数可发生中毒性脑病。

5. 消化系统 多数有呕吐和腹泻,粪便镜检可见少量白细胞,严重者常有腹胀或吐咖啡样物,甚至有胃肠出血等,预后多不良。

6. 其他 肝脾肿大极为常见,严重者或急性心衰时更著,但质地软,随病情好转渐回缩,如病情继续发展可出现弥散性血管内凝血(DIC)和多脏器功能不全综合征(MODS)的一系列表现。

【实验室和其他检查】

白细胞总数可减少、正常或略升高,但以轻度减少或正常多见。如升高且以中性粒细胞为主,多提示继发细菌性感染。咽拭子及多种组织、体液和排泄物中,均可分离到病毒;双份血清抗体恢复期可升高 4 倍以上,免疫荧光和免疫酶标检查,病毒快速诊断阳性率达 70％以上。单抗(McAb)技术,不但可靠性高,而且可确定型别和发现新亚型。X 线检查:早期仅纹理增多和模糊,继而见肺实变阴影,可呈片状、大片状或融合性病灶,但不受肺叶的限制,轻者仅见纹理粗乱和小片阴影。因有气道阻塞,故灶性肺气肿、广泛性肺气肿或肺不张也常见。约 15％有胸膜炎或胸腔积液。病灶消散和吸收一般要 1 个月左右,如以后又见新病灶,要考虑继发感染。

【并发症】

1. 急性心力衰竭 出现早,除缺氧和肺炎的作用外,还有腺病毒的直接作用,甚至发生心肌炎。

2. 中毒性脑病 中枢神经系统几乎都有不同程度的损害,严重者可成为中毒性脑病,从而有昏迷、抽风等。深度昏迷、持续抽风者,预后多不良。

3. 继发细菌性肺炎 在病程中,特别是一周后,病情加重,X 线检查病灶增多,白细胞总数和中性粒细胞增多,即提示细菌性感染,多为大肠杆菌、肺炎链球菌、肺炎杆菌、金黄色葡萄球菌和铜绿假单胞菌等,亦可发展为肺脓肿、脓胸等。

4. DIC 和 MODS 如病情得不到控制或继发严重感染,均易发生。一旦发生,预后凶险。

【诊断要点】

首先依据流行病学和临床特点,如一起病或略有上感症状即持续高热,抗生素治疗无效,早期出现全身中毒症状和多系统受累表现,肺部体征出现晚,肝脾肿大和易出现心衰,6月～2岁小儿多见等,结合 X 线和实验室检查即可诊断,但确诊和分型要靠血清学、病毒学和 McAb 技术。

【预后】

随着对其认识的深入和治疗手段的发展,病死率逐年下降,20 世纪 80 年代初已降到 5%以内,但仍是肺炎的一个主要死因,而且后遗症较多。据随访,形成慢性支气管炎、肺炎、肺气肿和支气管扩张者达 5.9%。

【治疗】

本病的一般治疗和护理以及对并发症的治疗与"支气管肺炎"的治疗相同。以下仅介绍相关的药物治疗。

干扰素:干扰素能诱导正常细胞产生抗病毒蛋白,抑制病毒 mRNA 信息的传递,诱导产生蛋白激酶,降解病毒 RNA,使病毒蛋白合成减少,生长受抑制。剂量为 50 万～100 万 IU,每日肌注 1 次共 5～6 次。

【预防】

流行期,群众性预防,早期诊断、隔离和治疗,仍是十分重要的。

四、金黄色葡萄球菌肺炎

本病多见于婴儿及新生儿,儿童亦可感染。病情较严重,发病以冬春季较多。由于广泛应用抗生素,葡萄球菌的耐药菌株明显增加。

本病由金黄色葡萄球菌(简称金葡菌)引起。金葡菌对干燥、热(50℃、30 分钟)具有相当大的抵抗力。60 年代前出现了链球菌和以后的金葡菌耐药性,许多菌株能产生青霉素酶,诱发了耐甲氧西林金葡菌(MRSA)并在 80 年代后不断增加,万古霉素的应用大幅度上升,现在已出现耐万古霉素的金葡菌。

【临床表现】

1. 起病急,病情发展迅速,变化较大及易于化脓为其特点。一开始可有 1～2 天上呼吸道感染症状,或有皮肤小脓肿的病史,数天到 1 周后,突起高热、咳嗽、呻吟、喘憋、发绀,呼吸、心率加速。

2. 肺部体征出现较早,早期呼吸音减低,有散在的中、细湿性啰音,呼吸音减弱及语音震颤增强,但婴幼儿即或有脓气胸或大量胸腔积脓,听诊时呼吸音仍可听到,当脏层胸膜坏死时,可形成支气管胸膜瘘,以致造成张力性气胸,此时患儿突然呼吸困难,纵隔向对侧移位,发绀严重,很快发生呼吸衰竭,甚至引起突然死亡。

3. 伴纵隔气肿时呼吸困难加重,颈部可有皮下气肿出现,扪之有握雪感(捻发感)。亦可为暴发性起病,突发发绀,呼吸困难、嗜睡、烦躁、呕吐、超高热,甚至昏迷、惊厥与休克,迅速陷于全身衰竭。早期缺乏物理体征及 X 线改变,与全身严重的中毒症状不相称。新生儿、早产儿及营养低下、全身瘦弱的婴幼儿,可见低热、无热或体温不升,精神萎靡,拒乳、呕吐,面色苍白,呼吸微弱、心搏无力,迅速进入全身衰竭状态。

【诊断要点】

1. 病原学诊断

(1)在抗生素治疗前必须进行痰、鼻咽拭子、浆膜腔液、血液培养,可获金葡菌。40%2 岁以下婴儿及 20%年长儿患者有菌血症,阳性者应作药物敏感试验。

(2)细菌培养、痰培养及涂片可发现金黄色葡萄球菌,但可靠性差;合并胸腔积液时,胸腔液培养出金黄色葡萄球菌。

(3)抗原检测方法,如对流免疫电泳(CIE)检测金葡菌感染患者血清中的磷壁酸抗体,以滴定度≥1:4 为阳性,阳性预测率为 98.6%,诊断率为 94.6%,可作金葡菌感染病原学诊断的补充。复查该抗体的升降还有助于病情监测,以供治疗参考。

2. 临床表现 一岁以下尤其是 3 个月以下婴儿患肺炎时,病情发展迅速,伴肺大泡(泡性肺气肿)、脓胸、脓气胸或肺脓肿形成者,为金葡菌肺炎的典型改变。

3. 病儿或其密切接触的亲属身体任何部位的皮肤脓肿,或其他葡萄球菌感染灶的存在,可提供有价值的诊断线索。

4. 应与下列疾病相鉴别

(1)原发性肺结核进展期有空洞形成:患儿有密切结核接触史,PPD 试验阳性,X 线胸片示肺门淋巴结阴影增大,周围可有炎性改变,肺内大片浸润,其中有透光区。

(2)支气管异物(透 X 线)形成的肺脓肿:患者可有发热、咳嗽,肺部及 X 线表现类似肺脓肿,但对一般抗生素治疗效果不好,应警惕由异物所致。患儿有异物吸入呛咳史,支气管异物除形成肺脓肿外,还可能有某节段或小区域肺不张的 X 线表现。

(3)横膈疝伴肠曲进入胸腔:最多者为胸腹裂孔疝,多见于新生儿,儿童也可见到。按进入胸腔脏器的多少及年龄不同有很大差别,临床可有呼吸困难及发绀,食后及哭闹后加剧,可反复发生肺炎,腹痛与呕吐。体检时可见患儿患侧胸壁呼吸运动减弱,心界向健侧移位。患侧叩诊呈鼓音,呼吸音减低或消失,并可闻及肠鸣音。X线可协助诊断,确诊后应手术治疗。

(4)原发性肺念珠菌病:可有急性发热,咳嗽、吐痰,X线检查可有类似肺炎或肺脓肿改变,抗生素治疗无效,痰涂片及痰培养可有白色念珠菌。抗真菌治疗效果好。

【治疗】

本病必须采用综合治疗,治疗原则与一般肺炎相同。

抗生素的选择:在取得培养结果后,立即选用敏感抗生素,足量、联合、静脉用药。常采用不同作用机制(即作用于细菌细胞壁和抑制细菌蛋白合成)的两种抗生素。疗程约4~6周,有并发症者用药时间应延长。①对甲氧西林敏感金黄色葡萄球菌(MSSA)首选苯唑西林或氯唑西林,50~200mg/(kg·d),分3~4次,静脉滴注;备选第1代或第2代头孢菌素。②对MRSA可用万古霉素与利福平联合治疗,万古霉素30~50mg/(kg·d),静滴;利福平12mg/(kg·d),口服或利福霉素静滴。

【预防】

1. 注意营养,合理的生活制度,多进行户外活动,勤洗澡,搞好皮肤黏膜清洁卫生,增强体质,提高机体免疫力。

2. 避免滥用抗生素,以减少耐药金葡菌株的产生。

3. 医院及新生儿室要健全卫生消毒隔离制度,新生儿室及手术室要定期进行空气、墙壁、地板、被褥、食具、医疗器械等的消毒,严禁有金葡菌感染的人员进入,以免感染传播。

第五节 肺 脓 肿

肺脓肿(lung abscess)是化脓性细菌感染所致的肺化脓症。可见于各年龄组小儿,以继发于肺炎者为多见,亦可由于呼吸道异物吸入或继发于败血症及邻近组织化脓病灶的直接蔓延所致(如肝阿米巴或膈下脓肿等),此外肺囊肿、肺部肿瘤或异物压迫也可继发肺化脓性感染。病原菌以金黄色葡萄球菌、厌氧菌常见,其他细菌包括肺炎链球菌、流感嗜血杆菌、大肠杆菌、克雷白杆菌、铜绿假单胞菌和厌氧菌等。肺吸虫、蛔虫、阿米巴、真菌感染也可引起肺脓肿。原发性或继发性免疫功能低下和免疫抑制剂应用均可促其发生。急性期如积极治疗多数可以治愈,超过3个月则脓腔周围纤维组织增生,洞壁增厚,称为慢性脓肿。

【临床表现】

1. 症状 起病较急,多数有高热、畏寒,热型不一,以间歇热或弛张热最为常见,可伴寒战、常有咳嗽、呼吸急促、面色苍白、乏力盗汗、精神不振、纳差、体重下降等;年长儿可诉胸痛,病初可咳出少量痰液,随着病变的进展脓肿与支气管相通,咳嗽加重并咳出大量臭味脓痰,有时痰中带血甚至大量咯血。痰量多时收集起来静置后可分三层:上层为黏液或泡沫,中层为浆液,下层为脓块或坏死组织。病变发展快时可形成张力性脓气胸及支气管胸膜瘘。

2. **体征**　多有中毒症状或慢性消耗表现。脓肿早期可因病变范围小,位置较深,常无异常体征。脓肿形成后,其周围有大量炎性渗出,局部叩诊可呈浊音或实音,语颤增强,呼吸音减弱,脓痰咳出后如脓腔较大,已与支气管相通时,叩诊可呈空瓮音,听诊可闻管状呼吸音,严重者可出现呼吸困难、发绀、数周后可出现杵状指(趾)等。如有支气管胸膜瘘则可出现脓胸或脓气胸的相应体征。

3. **实验室检查**　急性期外周血白细胞数及中性粒细胞数有明显增高,可有核左移。慢性期白细胞数增高不明显,可有贫血、血沉增快。痰培养或涂片可获致病菌,脓痰下层部分镜下见弹力纤维。

4. **X 线检查**　早期胸部 X 线摄片显示片状致密阴影,边缘不清。脓腔形成后,若脓液经支气管咯出,胸片可见空洞,内见液平面,周围为炎性浸润影。脓肿可单发或多发。慢性肺脓肿则以厚壁空腔为主要表现,周围为密度增高的纤维索条。异物吸入引起者,则以两下肺叶多见。

5. **纤维支气管镜检查**　对异物吸入所致的肺脓肿,可取出异物,也可以取脓液进行细菌培养或将抗生素注入脓腔治疗。

【诊断要点】

除根据上述病史、症状、体征和实验室检查资料外,主要依靠 X 线后前位及侧位胸片示片状致密阴影或空洞其内有液平面,同时可以测定脓肿的数目、大小及部位。空洞边缘较厚,其周围的组织有炎性浸润,脓肿的大小比较稳定,在短时间内改变不大。B 型超声、CT 检查可协助鉴别肺脓肿和脓胸。本病应与肺大泡、先天性肺囊肿、支气管扩张继发感染及包裹性脓胸、肺结核相鉴别。

【治疗】

1. **抗生素治疗**　在一般抗细菌感染用药的基础上,根据临床疗效及细菌培养和药物敏感试验,选用合适的抗生素,疗程 4～6 周,必要时适当延长。除全身用药外,又可用抗生素液雾化吸入。亦可自气管滴注抗生素,使在脓腔内达到较高的药物浓度。

2. **痰液引流**　痰液引流是重要的治疗手段。常用方法:①引流前先做雾化吸入并口服祛痰剂,鼓励咳嗽,轻拍背部,使痰液易于排出。根据病变部位,进行体位引流,每日 3 次。②引流不畅或治疗效果不佳时,可作支气管镜检查吸出脓痰并注入抗生素,将纤维支气管镜插至病变部位的支气管开口处吸痰,常规送细菌培养、结核菌和细胞学检查。用消毒生理盐水局部反复冲洗,然后注入抗生素,每周1～2次,直至症状消失。局部用抗生素须根据药物敏感试验而定。③若脓腔较大又靠近胸壁,依据 X 线检查或超声波定位,在常规消毒下经肺直接穿刺脓腔,尽可能将脓液抽净,然后注入稀释的抗生素。但经肺穿刺有一定的危险性,易发生气胸和出血,应作好给氧及止血的准备。尽量避免反复穿刺,以免引起健康的肺组织和胸腔感染。④经皮穿刺放置引流管:经正侧位胸片或透视确定脓腔部位后,首先在局麻下用细长针试穿胸腔,一旦抽出脓液,立即停止抽吸,按原路径及深度插入导管穿刺针,置入内径 11.5mm 的细长尼龙管或硅胶管至脓腔内,退出导管。置管长度应使尼龙管在管腔内稍有卷曲,便于充分引流。皮肤缝线固定尼龙管。定时经管抽吸脓液,用生理盐水或抗生素液灌洗脓腔,管外端接低负压引流袋。等脓液引流干净,复查胸片,脓腔基本消失后夹管数天,无发热、咳脓痰等症状,拔管。此方法创伤小,置管不受脓腔部位限制,并可多个脓腔同时置管引流。

3. 支持疗法　注意休息及营养,给予高热量、高蛋白、高维生素、易消化饮食,重症或体质虚弱者可少量多次输氨基酸、血浆或全血。

4. 手术治疗　病程在 3～6 个月以上者,经内科保守治疗 2 个月以上无效,脓腔已包裹,脓腔壁上皮化和并发支气管扩张,且脓腔为单个而非多发,药物和引流治疗均有困难时,应考虑外科手术切除病灶。

第六节　化脓性胸膜炎

化脓性胸膜炎是胸膜化脓性感染并有胸腔积脓,故又称为脓胸。多继发于肺部感染和败血症,胸腔积脓多时可涉及整个一侧胸腔,亦可局限一处成包裹性脓胸。此病可发生于任何年龄,多见于 2 岁以下的婴幼儿,年长儿多继发于未经适当治疗的肺炎、败血症或其他邻近器官的炎症。病原菌以化脓性球菌为主,最常见为金黄色葡萄球菌,其次为流感嗜血杆菌、肺炎链球菌,也可见于革兰阴性杆菌、厌氧菌。

【临床表现】

1. 症状　在肺炎、败血症等治疗过程中,如持久不愈,体温持续高热不退或退后复升,全身情况恶化,出现咳嗽、发憋、气急、胸痛、发绀、呼吸困难等应考虑并发脓胸。如突然出现呼吸困难、烦躁、紫绀,甚至发生呼吸、循环衰竭症状,应考虑有张力性气胸。脓胸的病情视积脓多少及肺组织压缩程度而异。

2. 体征　肺部体征视积脓多少而不同。大量脓胸时,患侧胸廓呼吸运动受限,胸廓饱满,肋间隙增宽,语颤减低,叩诊积液部位为实音或浊音,并可随患儿体位改变而变化。听诊呼吸音减低或完全消失,在肺与积液交界面附近可听到管状呼吸音,有肺炎者则同时有湿啰音。脓液大量时,可出现纵隔移位,心尖搏动移位。胸膜发生黏连时呈包裹性脓胸。脓胸病程超过 2 周时可出现胸廓塌陷、肋间隙变窄、胸段脊柱凸向对侧或侧弯,当脓胸感染完全控制后,这些畸形多能逐渐恢复。

3. 实验室检查

(1)外周血白细胞数明显增高,多在 $20 \times 10^9/L$ 以上,中性粒细胞增高,有核左移及中毒颗粒。血清 C 反应蛋白可增高。

(2)胸腔穿刺抽出液检查:多为脓性,白细胞数增高以中性粒细胞为主,培养或涂片可获病原菌,并作药物敏感试验,为选用抗生素做依据。脓液性状与病原菌有关,金黄色葡萄球菌感染为黄绿色或黄褐色,脓液极黏稠;肺炎链球菌感染为黄色黏稠脓液;链球菌感染为淡黄色稀薄脓液;厌氧菌感染为恶臭脓液。

4. X 线检查　脓液少时,立位胸片可见肋膈角消失或膈肌运动受限,胸腔下部积液处可见抛物线样弧形阴影,且随体位而改变。脓液多时,一侧胸腔呈均匀密度增高影,其内不见肺纹理,肋间隙增宽,纵隔和心脏向健侧移位。进入气体后可见气液平面。如因黏连而成包裹性脓胸,则 X 线可见梭形或卵圆形阴影,位置相对固定,不随体位有所改变。采取不同体位(立位、仰卧位、侧卧位)摄片或透视,可以帮助判断胸膜腔积液量的多少、积液的位置、有无包裹。

5. 超声波检查　可确定积脓的部位、多少,用于胸腔穿刺定位及鉴别胸腔积液与胸膜增厚。

【诊断要点】

1. 根据严重的感染中毒症状、呼吸困难,气管和心浊音界向对侧移位,病侧叩诊大片浊音,且呼吸音明显降低,大致可考虑为脓胸。

2. 胸部 X 线检查可确诊胸腔有积液。积液时胸部 X 线可见大片均匀昏暗影,肺纹多被遮没,且纵隔明显被推向对侧。边缘清楚的片状阴影,可能为包裹性脓胸。肺叶间积液时,侧位 X 线片显示叶间梭状阴影。X 线检查脓胸时,还应明确积脓的部位,立位做胸部透视时,则应将身体从后前位转至侧位,可以由此判断脓液积留在上部或下部,前侧、后侧、内侧或旁侧。必要时可行 CT 检查以协助诊断。

3. 此病确诊必须根据胸腔穿刺抽得脓液,并做脓液培养及涂片检查。

4. 本病常须与大叶性肺炎、肺不张、大量心包积液、大范围的肺萎陷、巨大肺大泡及肺脓肿、膈疝、巨大膈下脓肿、肺包虫或肝包虫病、结缔组织病合并胸膜炎鉴别。

【治疗】

1. 一般治疗　给予支持疗法增加营养,补充维生素以改善全身营养状况,酌情输血、血浆等。出现发绀、呼吸困难者及时给氧;发热者应及时给予降温,出现烦躁不安可予镇静等对症处理。

2. 控制感染　应尽早明确病原菌。未明确前,可根据病史及脓液的性质选择两种以上有效抗生素,足量静脉给药,若脓液培养结果回报后可根据药敏选用抗生素。如为金黄色及表皮葡萄球菌感染,应选用头孢菌素加半合成青霉素类;对肺炎链球菌感染仍首选青霉素;对革兰阴性杆菌感染可用二、三代头孢菌素或与氨基糖苷类合用;疑有厌氧菌感染可用甲硝唑治疗。一般疗程在4周以上,至体温、白细胞正常、脓液吸收后再逐渐停药。

3. 胸腔穿刺抽脓　为重要的治疗手段,应尽早进行。穿刺疗法原则:①诊断性穿刺可定性定位。②三天内可采用每日穿刺抽脓使肺膨胀。③任何时间脓液增多或有张力时,均应先穿刺再考虑引流。早期脓液较稀时,可每天或隔天一次,尽量把脓抽尽,直至脓液消失。脓液黏稠时,可注入生理盐水冲洗,还可适当注入抗生素。在穿刺排脓时,如出现频繁咳嗽、呼吸困难或有休克症状,应立即停止操作,给予吸氧等处理。如每天穿刺抽脓,3~4日后中毒症状仍未减轻,积脓减少不明显,治疗效果不满意时,应改变排脓方式。

4. 胸腔闭式引流　若经穿刺排脓,3日后脓液增长快、量多且稠、不易抽尽、中毒症状不见好转,穿刺排脓不畅及呼吸困难或胸壁已发生感染、病灶呈包裹性而穿刺困难时,应尽可能采取闭式引流。

(1)适应证:①年龄小,中毒症状重;②脓液黏稠,反复穿刺排脓不畅,或包裹性不宜穿刺引流;③张力性脓气胸,紧急时在患侧胸前第2~3肋间先穿刺排气,达到减压后再作闭式引流;④有支气管胸膜瘘,或内科治疗1个月,临床症状未见好转或胸壁已并发较严重感染者。

(2)方法:见临床技术操作规范(儿科学分册,中华医学会编著,2004年)。

5. 手术治疗　慢性脓胸,脓液多,高热不退,脓腔黏连分隔或有支气管胸膜瘘管或胸壁感染时,应考虑外科手术修补治疗。

[附] 气胸

气胸(pneumothorax)指胸膜腔内蓄积有气体。从早产婴到少年儿童均可见。气胸主要有三种:①自发性气胸:多发生于青年及年长儿,原因不清,常在用力时突然发生。②继发性气胸:气胸大部分继发于肺部感染,其中以金葡菌肺炎占首位。此外粟粒性肺结核、新生儿胎粪吸入、朗罕氏组织细胞增生症、百日咳、气道异物、先天性肺囊肿等病也可引起。③外伤性气胸:常由于各种胸腔及肺穿刺、胸部外伤、骨折、气管切开术、胸腔手术、机械通气及心肺复苏等造成的外伤引起。此外,临床上又将气胸分为闭合性、开放性或张力性气胸等不同类型。张力性气胸指胸腔内的压力超过大气压,是儿科急症,需要紧急处理。

【临床表现】

1. 症状 婴幼儿气胸发病较急,症状依胸腔内气量的大小及是否具有张力性而异。小量局限性气胸可以全无症状,只有X线检查可以发现。大部分在原发病程中突然出现呼吸困难、烦躁、刺激性咳嗽、胸痛、发绀,与原发病有明显差别,严重者可出现呼吸衰竭,少量气胸无症状。

2. 体征 患侧胸廓饱满,呼吸运动减弱,语颤减弱,叩诊呈鼓音,呼吸音减弱。在胸腔大量积气时,特别是张力性气胸时,可见肋间饱满,膈肌下移,气管与心脏均被推移至健侧。右侧气胸时,肝浊音界下移或消失,左侧则心相对浊音界缩小。积气可形成纵隔气肿及锁骨上窝、胸骨上窝、腋下、胸背皮下气肿。

3. 实验室检查 血气分析提示低氧血症,二氧化碳分压多不升高。

4. X线检查 患侧肺野透亮度增强,肺组织被压缩在肺门附近成团状或条索状阴影,边缘清楚,萎陷的肺野外区无肺纹理。胸膜腔内有少量气体时只见沿胸廓有一透光带;大量气体多致纵隔移位和膈肌下降;有液体时可见液平面。另外应注意肺压缩程度、是否伴随纵隔气肿、皮下气肿等。

【诊断要点】

根据典型症状及体征临床诊断不难。X线正侧位透视和拍片可协助诊断。可见萎缩的肺边缘即气胸线,压迫性肺不张的肺组织被推向肺门成一团状。气胸部分呈过度透明,不见任何肺纹理,但在新生儿气胸时可位于前及内方而将肺组织推向后方。后前位不见气胸线,或仅在肺尖可见肺外缘有少许气胸影像,而气胸呈一透明弧形影,凸面向外,在透亮弧形圆边外可见致密的萎陷肺阴影。张力性气胸时可见气管及心脏被推向健侧,横膈下移。新生儿气胸有时诊断困难,用透光法可查出患侧透光度增加以协助诊断。

此外,气胸应与肺大泡、大叶性肺气肿、先天性含气肺囊肿或横膈疝鉴别。

【治疗】

1. 一般治疗及对症治疗 患者取半卧位或坐位;保持安静,尽量避免移动;烦躁、剧咳时可予镇静、止咳剂;缺氧时及时吸氧;保证充足营养和水分,必要时静脉补液。

2. 胸腔排气 在抽气前应先进行胸透检查,以明确诊断。小量气胸如气胸占胸腔容积不到20%,无需抽气,密切观察,待其自行吸收。气胸量较大或张力较高引起呼吸困难时,可行床边X线检查,以明确气胸程度及有无积液或并发症,并采取以下措施,详见临床技术操作规范(儿科学分册,中华医学会编著,2004年)。

(1)注射器穿刺抽气:本方法简便,适于急救时用。病儿取卧位,用橡皮管连接注射器与胸腔穿刺针,在常规消毒皮肤及局麻下于患侧胸前第 2～3 肋间、锁骨中线外侧穿刺,反复抽气,每次将抽出气体排出时应先以血管钳夹紧橡皮管,抽气时速度要慢。

(2)水封瓶闭式引流排气:适用于张力性及开放性气胸合并胸腔积液。患儿取卧位,选用导尿管或较硬的塑料管,结合 X 线透视确定气胸部位,选择相应穿刺点,一般位于前胸 2～3 肋间,有胸腔积液时常在腋中线第 6～7 肋间作引流,常规消毒皮肤,局部麻醉后,切开皮肤,以止血钳穿透肋间放引流管进入胸腔2～3cm,与无菌水封瓶连接进行持续排气,水封瓶中放入无菌生理盐水,水深 3～6cm,瓶中玻璃管插入水中 1～2cm,水封瓶可置床边地上。注意观察水封瓶中玻璃管的水平面是否随呼吸上下移动,有无气体排出。如瓶中不再出气泡时,经检查无导管堵塞,可考虑用止血钳夹住排气管,经 24～36 小时仍不见有呼吸困难时,可考虑拔管。

3. 控制感染　选用适当的抗生素控制感染。

4. 手术治疗

(1)张力性气胸或开放性气胸经闭式引流 1 周后,仍有多量气体逸出,考虑有支气管胸膜瘘或有活瓣,应手术修补。

(2)反复发生气胸,宜考虑做胸膜黏连术或胸膜剥离术。

[附]　脓气胸

脓气胸(pyopre umothorax)多继发于肺部化脓菌特别是金葡菌感染,如肺炎、肺脓肿,在婴幼儿较多见。肺炎或脓胸可使肺部边缘的肺泡或小支气管破裂,形成支气管瘘管,以致胸腔与支气管系统互相连通,成为气胸,如胸膜腔内有脓液即成脓气胸。

【临床表现】

1. 症状　为脓胸与气胸的总和,可有张力性气胸的表现。

2. 体征　患侧呼吸音明显降低,心脏、气管向健侧移位,叩诊可有鼓音或浊音,可随体位变动,如脓液稀薄,摇动患儿胸部可闻击水声。

3. X 线检查　无论 X 线摄片或透视都应选立位。肺立位 X 线片显示积气和积液,肺组织受压,心影及气管向健侧移位。

【诊断要点】

根据临床症状和体征,结合肺立位 X 线透视或摄片即可诊断。但应注意与肺大泡或肺囊肿鉴别。偶见较大的肺大泡或肺囊肿,内有积液,似脓气胸,可利用透视,转动患儿的体位,观察大泡的位置。如为肺大泡或肺囊肿,其位置在肺内,且与呼吸运动有联系,而局限性脓气胸则位于肺外。

【治疗】

1. 一般治疗 对症及支持疗法,积极治疗原发病。

2. 控制感染 选用适当的抗生素控制感染。

3. 非张力性脓气胸时治疗与脓胸相仿;张力性脓气胸多采取闭式引流。

4. 手术治疗 若有持续支气管胸膜瘘存在,则应及早手术,施行支气管瘘闭合手术。

第七节 支气管扩张

支气管扩张(bronchiectasis)可分为先天性和后天性两大类。先天性支气管扩张较少见,可因支气管软骨发育缺陷或气管支气管肌肉及弹力纤维发育缺陷所致。后天性支气管扩张常继发于反复呼吸道感染、百日咳、麻疹和腺病毒重症肺炎等。从形态上可分为柱状及囊状两大类,柱状者较轻。支气管扩张可为局限性,亦可广泛存在。

【临床表现】

1. 症状 主要为咳嗽与多痰。多见于清晨起床后或变换体位时,痰量或多或少,含稠厚脓液,臭味不大,常有不规则发热,病程日久者可见不同程度的咯血、贫血和营养不良。患儿易患上、下呼吸道感染,常常在同一病区复发肺炎,甚至并发肺脓肿。

2. 体征 与肺炎近似,但轻重不一,有时听诊无异常,但大多数在肺底可闻湿啰音,有时听到喘鸣音,管状呼吸音,痰鸣音或呼吸音减低及呼吸音不对称等。病程久者可出现胸廓畸形、气管移位、杵状指(趾)等。还可合并副鼻窦炎、营养不良、肝脾肿大、淀粉样变性病及肥大性骨关节病。

3. 实验室检查

(1)外周血白细胞总数及中性粒细胞多在正常范围,继发感染时则可升高。血红蛋白一般无明显改变,个别有轻度贫血,红细胞沉降率轻度增快。

(2)痰液检查无恒定致病菌,多为混合感染,故在治疗前宜进行痰液培养药物敏感试验。

4. X线检查 轻者只有肺纹理增多,排列紊乱,边缘模糊;病变明显时双中下肺可见大小不等的环状透光阴影、卷发影或蜂窝状影,以肺底部和肺门附近为多见,常伴有肺段或肺叶不张。继发肺部感染时,常见云絮状或斑片状阴影,吸收缓慢。

体层X线检查/CT可见变形的支气管,支气管镜检查可以识别病变的性质、推测病变的部位,为支气管造影创造条件。支气管造影可显示支气管呈柱状、梭状或囊状扩张,更能明确支气管扩张病变的部位、范围和性质。

【诊断要点】

支气管扩张的诊断,根据患儿曾有麻疹、百日咳、重症病毒性肺炎、鼻窦炎、反复呼吸道感染及慢性肺部感染等病史,并有长期持续性咳嗽、大量咳痰尤其是在清晨和夜间为著,以及咯血等症状,查体肺部闻到固定的啰音,且经久不消失等典型临床表现,再结合胸部 X 线摄片、肺部 CT 检查和支气管造影不难确诊。但目前由于加强了呼吸道感染的防治,支气管扩张的发病率已逐渐减少,症状也不典型,因此,对有下列情况者应警惕支气管扩张的发生。①反复肺部感染,病灶固定不变,又难以用一般的支气管炎或肺炎解释者。②患支气管淋巴结核伴有持久肺不张者,该区支气管可能扩张。③在肺部 X 线平片中如见支气管性影增大,或肺底部贴近心影处有三角形稠密影,则很可能有支气管扩张。④不明原因的咯血者。⑤各种因素导致的肺不张,原发病已解除而肺不张仍存在者。凡在临床中碰到上述任一种情况时,均宜采用高分辨 CT 或支气管造影以明确诊断。

【治疗】

1. 病因治疗 积极治疗原发病,如副鼻窦炎、反复呼吸道感染等。

2. 控制感染 因多属混合感染,故应根据药物敏感试验选择使用有效的抗生素。

3. 体位引流 为重要的治疗方法,根据不同的部位采取不同的体位引流。

(1)肺上叶病变:取坐位,并根据肺段部位使身体向前、后或侧位倾斜。

(2)右中叶病变:取左侧卧位,背与床面成 45 度,床脚垫高 30cm 左右。

(3)肺下叶病变:床脚垫高,腰部垫高,患侧向上,侧底段侧卧;背、后底段俯卧;前底段仰卧。

每日 2～4 次,每次 15～20 分钟,配合雾化吸入或服用化痰剂及拍背等,使痰液排出。

4. 咯血的治疗

(1)小量咯血者,可以不必处理。

(2)对中小量咯血者,可给予止血药止血,常用的药物有维生素 K_1、酚磺乙胺、卡巴克络等。

(3)对反复咯血者,可用纤维支气管镜进行止血治疗。对大量咯血者,应防止窒息,采取侧卧位,并给予镇静,亦可用垂体后叶加压素静脉滴注止血。

5. 加强对症和支持疗法,保证营养,输血、补液等。

6. 手术治疗

手术指征：①经内科治疗 9～12 个月，仍然无效；②严重病变局限于一个肺叶或一侧；③反复咯血，不易控制；④反复感染，药物不能控制，病情逐渐恶化。

第八节　呼吸道异物

气管、支气管异物（foreign bodies in the trachea and bronchi）是儿科常见的急症，多见于 3 岁以内尤其是 1 岁左右的小儿，当吃食瓜果、豆类食物或口含玩弄小玩具时误将其吸入或坠入气管、支气管，较小的异物进入气管内可出现呛咳、呼吸困难，较大的异物阻塞气管则发生窒息而死亡。

【临床表现】

1. 症状　常有剧烈呛咳，继以呕吐及呼吸困难，如异物排除症状即减轻或缓解。异物较大可嵌于喉头窒息而死。较尖较小的异物嵌于喉头者，除有吸气性呼吸困难和喉鸣外，大部分有声音嘶哑甚至失声。异物停留时间长者，可有疼痛及咯血等症状。异物进入气管除阵发性咳嗽外，尚有：①气喘哮鸣，于张口呼吸时更明显；②气管拍击音，由异物撞击声门下引起，咳嗽时更显著；③气管撞击感，触诊时可有撞击感觉。如异物进入一侧支气管，症状可暂时减轻。异物久留在支气管可致局部炎症，出现黏膜充血肿胀、分泌物增加，亦可有反复发热、咳嗽、咳痰、咯血等，引起慢性支气管炎、肺炎、支气管扩张或肺脓肿等症状。

2. 体征　随异物而异，视梗阻的部位及性质而定。气管异物常有呼吸音减低及痰鸣，一侧支气管异物时，则患侧呼吸音消失，叩诊为浊音或实音。

3. X 线胸部检查　对不透 X 线的异物可确定大小、部位及形状；对透 X 线的异物，可观察呼吸道梗阻情况确定。金属异物可借 X 线检查确定诊断，其他异物位于支气管可表现为心影反常大小现象，即心脏因胸内压力增高，呼气相时心影比吸气相时小。支气管异物可见一侧（多右侧）肺气肿或肺不张，多数可见到纵隔摆动征象，即吸气相纵隔向病侧移位，呼气相纵隔向健侧移位，少数患儿 X 线首先表现为气胸和纵隔气肿。

4. 支气管镜检查　可直接发现气管或支气管异物。

【诊断要点】

典型病例根据病史、症状、体征即可诊断。支气管异物慢性病例往往被误诊为肺炎，必要时可作胸部 X 线透视或拍片，尤以胸透为重要，必要时可行支气管镜检查。

1. 误吸异物的病史　为诊断呼吸道异物的重要依据，一定要仔细询问，一般家长多能详述。

2. 典型的症状、体征　①气喘哮鸣，因空气经过异物阻塞处而发生，于张口呼吸时听得更清楚;②气管拍击音,异物随呼出气流撞击声门下发生,以咳嗽时更为显著,如异物固定不动则无此音;③气管撞击感。胸部体征可有呼吸音减低及闻痰鸣音。

3. 胸部 X 线透视　可见心影反常大小现象及纵隔摆动征。

一般根据上述特点即可诊断,特殊病例必要时可行支气管镜检查确诊。

【治疗】

1. 现场急救　异物吸入后,如及时发现应根据呼吸困难的程度边送医院边现场抢救,如病情垂危,可立即取垂头俯卧式,手掌连续拍击患儿背部,若为主气管异物有可能被咳出。

2. 异物取出术　一般可经直接喉镜、纤维气管镜取出异物,若因取出异物以致喉部损伤而可能发生喉水肿时,术后应给予 1～2 天的抗生素及糖皮质激素治疗,严重者可适当延长用药时间,喉梗阻严重者应行气管切开术。

误吸入液状物质时,应及时刺激咳嗽,或经鼻腔将导管放入气管吸引,必要时也可作直接喉镜或支气管镜吸引。

第九节　反复呼吸道感染

反复呼吸道感染(recurrent respiratory tract infection)是指一年内发生呼吸道感染或肺炎次数过于频繁,超过了一定范围的呼吸道感染。对儿童的健康成长有极其不良的影响,反复呼吸道感染的儿童,往往会出现免疫功能低下。

【临床表现】

1. 症状　根据感染的部位不同而异,与某一部位感染的相应症状一致。如发热、流涕、鼻塞、咳嗽、咳痰、气促等。如治疗不及时,不恰当,往往有向慢性发展的倾向,如慢性鼻窦炎、慢性咽炎、慢性扁桃体炎等,此时患儿可有营养不良的表现,如消瘦、贫血等。

2. 体征　依感染部位的不同而表现出不同的体征。如扁桃体炎时可见扁桃体肿大伴渗出物;肺炎时肺部听诊可闻湿啰音等。

3. 实验室检查

(1)血常规:其变化由当时感染性质(病毒或细菌等病原)而定。细菌感染者白细胞偏高,病毒感染者白细胞正常或偏低。

(2)免疫功能检查:免疫异常或免疫缺陷是反复呼吸道感染重要的或关键的原因。可测定血清免疫球蛋白了解体液免疫功能有无异常,以 IgG、IgA 下降者为多数。细胞免疫的指标有 E 玫瑰花试验下降;T 细胞亚群改变;CD3、CD4 下降及 CD4/CD8 比例下降或倒置;B 细胞计数部分病人有改变。

（3）X线检查：无特异性，由当时下呼吸道感染性质而定。

【诊断要点】

根据1987年4月在成都召开的全国小儿呼吸道疾病学术会议上，制订了反复呼吸道感染的诊断标准。根据不同年龄每年感染的次数决定，见表9-1。

表 9-1　反复呼吸道感染的诊断参考标准

年龄(岁)	上呼吸道感染 （次/年）	下呼吸道感染 （次/年）
0~2	7	3
3~5	6	2
6~14	5	2

注：(1)上呼吸道感染第2次距第1次至少7天以上。

(2)若上呼吸道感染次数不够，可加上下呼吸道感染的次数；不足者需观察1年。

【治疗】

1. 加强锻炼，增强体质　增强患儿的体质为治病及预防之本。加强体育锻炼，注意户外活动；对患儿注意生活护理，保持生活环境的空气流通，合理安排膳食等。

2. 根治隐藏的病灶与病因，反复化脓灶应给予根除。

3. 在急性发作期，应积极治疗相应的急性感染，并控制症状，要防止滥用抗生素。

4. 对症可以根据病情给以中西医结合治疗，对一些考虑有免疫功能低下的患儿，可应用免疫调节剂治疗，如胸腺素、卡介苗、免疫核糖核酸、中药黄芪等。

第十章　循环系统疾病

第一节　先天性心脏病

一、室间隔缺损

室间隔缺损（VSD）是小儿最常见的先天性心脏病，约占先天性心脏病的20％～25％。它可以单独存在，也可与其他心脏和大血管畸形并存。根据缺损位置常用分类为膜及膜周部缺损（单纯膜部、嵴下型膜部、隔瓣下型膜部），最多见；动脉干下型，次之；肌部缺损（肌小梁部、流出道部），少见。临床症状与缺损大小及肺血管阻力有关。大型缺损因肺血流量增多、肺小动脉肌层退化不完全及血管内膜增厚而造成肺动脉高压。若肺动脉压超过体循环动脉压，可发生右向左分流而出现发绀，称艾森曼格（Eisenmenger）综合征。小型膜部及肌部室间隔缺损可能在婴儿期自行闭合。

【诊断要点】

1. 临床表现

（1）症状

1）小型缺损可无症状。

2）中型缺损易患下呼吸道感染，偶尔发生心力衰竭。

3）大型缺损肺部感染频繁，生长发育落后，活动后呼吸困难、乏力，易并发心力衰竭。

（2）体征

1）小型缺损仅在胸骨左缘第3、4肋间听到粗糙全收缩期杂音，多扪及震颤，肺动脉第二音不亢进。

2）中型缺损左侧心前区可稍隆起，胸骨左缘第3、4肋间听到Ⅲ～Ⅳ级的粗糙全收缩期杂音，可扪及震颤，肺动脉第二音亢进。

3）大型缺损左侧心前区多隆起，心尖搏动弥散，位于锁骨中线外第4～5肋间，胸骨左缘第3、4肋间可听到Ⅱ～Ⅳ级粗糙全收缩期杂音，多扪及震颤，心尖部可听到舒张中期隆隆样杂音，肺动脉第二音明显亢进。

2. 实验室和其他检查

（1）X线检查　分流量小者心脏形态多属正常范围。中型缺损分流量较大者左心室增大，肺动脉段隆起，主动脉结较小，两肺充血；大型缺损者左、右心室及左心房均增大，肺动脉段明显突出，主动脉结小，肺部显著充血；发展为重度肺动脉高压伴右向左分流时，则肺动脉段突出更显著，肺充血不明显，心脏增大程度有所减轻。

（2）心电图　小型缺损多为正常心电图。左向右分流量较大而肺血管阻力正常者表现为左心室肥大，可伴左心房扩大；左、右心室合并肥大见于继发性肺动脉高压或右室漏斗部狭窄。

（3）超声心动图检查　可准确诊断室间隔缺损的部位、大小和数目，结合彩色多普勒心动图还可明确分流方向、速度。在无肺动脉口狭窄的病例，尚可利用多普勒技术估测肺动脉压力。

（4）心导管及心血管造影　单纯性室间隔缺损经超声心动图检查确诊者可免去心导管等检查而施行手术治疗；室间隔缺损，伴重度肺动脉高压或合并其他心血管畸形时，术前需作心导管或心血管造影检查。合并其他心血管畸形时，术前须作心导管检查。

右心导管检查可证实心室部位由左向右分流，测定肺动脉压力及计算肺动脉阻力等。为明确多个室间隔缺损的确切部位及大小，证实或排除可疑的合并动脉导管未闭及了解主动脉瓣脱垂情况，需作逆行左心导管检查及造影。

【治疗】

1. 缺损小而无症状者，不一定需手术治疗，但应预防感染性心内膜炎。

2. 中型缺损有症状者，宜于学龄前期在体外循环下作心内直视修补术。

3. 大型缺损在6个月以内发生难以控制的充血性心力衰竭，或反复罹患肺炎和生长缓慢，应予手术治疗。

4. 6个月至2岁婴儿，虽然心力衰竭能控制，但肺动脉压力持续增高，亦应及时手术修补缺损。

5. 动脉干下型室间隔缺损，易合并主动脉瓣脱垂，且无自行闭合的可能，宜尽早手术修补缺损。

6. 室间隔缺损介入性治疗　经导管用封堵器封堵肌部室间隔缺损、小膜部室间隔缺损或术后残余分流。

二、房间隔缺损

房间隔缺损（ASD）为常见的一种先天性心脏病，约占先心病的7%～10%。房间隔缺损根据解剖病变的不同而有第一孔未闭和第二孔未闭之分。第一孔未闭型缺损(原发孔房间隔缺损)位于心房间隔下部,呈半月形缺损,往往较大,常伴有二尖瓣或三尖瓣的裂孔而形成关闭不全,多见于二尖瓣。第二孔未闭型缺损(继发孔房间隔缺损)位于心房间隔的中部卵圆窝处,或靠近上、下腔静脉,直径多为 1～3cm。房间隔缺损可合并其他心血管畸形,较常见的有部分性肺静脉畸形引流入右心房及肺动脉狭窄等。

【诊断要点】

1. 临床表现

(1)症状

1)缺损小、分流少的患者可全无症状。中等大小缺损,亦很少症状,不影响生长发育。

2)缺损大、左向右分流量多的患儿,影响生长发育,多消瘦、乏力、多汗,活动后气促,易患下呼吸道感染。

(2)体检

1)缺损较小者仅能在胸骨左缘听到Ⅱ级左右的喷射性收缩期杂音,肺动脉瓣区第二音固定分裂较明显。

2)缺损较大者多心前区隆起,心尖搏动弥散,胸骨左缘第 3 肋间可听到Ⅱ～Ⅲ级喷射性收缩期杂音,肺动脉瓣区第二音亢进和固定分裂。左向右分流量较大时,胸骨左缘下方可听到舒张中期隆隆样杂音。

2. 实验室和其他检查

(1)X 线检查:心脏外形轻至中度增大,以右心房及右心室为主;肺动脉段明显突出,肺血管影增粗,可有肺门"舞蹈"征;肺野充血,主动脉影小;伴有二尖瓣关闭不全者,左心室亦增大。

(2)心电图:电轴右偏和不完全性右束支传导阻滞;部分患者尚有右心房和右心室肥大;第一孔未闭者常见电轴左偏及左心肥大。

(3)超声心动图检查:示右房扩大和右室流出道增宽,室间隔与左室后壁呈同向运动;剑下四腔心切面可显示房间隔缺损的位置及大小;多普勒彩色血流显像可观察到分流的位置、方向,且能估测分流大小。食管超声可更清楚地显示房间隔缺损。

(4)心导管检查:右心导管检查可发现右房血氧含量高于上、下腔静脉平均血氧含量,导管可从右心房插入左心房。如临床表现典型,X 线、心电图检查结果符合,经超声心动图检查确诊者,术前可不必做心导管检查。

【治疗】

1. 房间隔缺损宜在学龄前予以手术修补。

2. 手术时应注意在心房内探查,如发现有部分性肺静脉畸形引流,可一并予以矫正。

3. 房间隔缺损介入性治疗 经导管用封堵器关闭二孔型房间隔缺损。Amplatzer 堵闭器已收到良好效果。

三、动脉导管未闭

动脉导管在胎儿期是正常血液通路,出生后随着呼吸的开始,血氧分压提高,动脉导管于 10～15h 内在功能上关闭。未成熟儿动脉导管关闭延迟。多数婴儿于出生后 3 个月左右,导管在解剖上也完全关闭。若持续开放,并产生病理生理改变,即诊断为动脉导管未闭(PDA)。本畸形为小儿先天性心脏病常见类型之一,约占先天性心脏病的 5%～10%。

【诊断要点】

1. 临床表现

(1)症状

1)导管口径较细者,临床可无症状。

2)导管粗而分流量较大者,多有气急、乏力、多汗、心悸等症状。偶尔扩大的肺动脉可压迫喉返神经而引起声音嘶哑。

(2)体检

1)患儿多消瘦,左侧心前区胸廓可稍隆起。

2)胸骨左缘第 2 肋间听到粗糙响亮的连续性机器样杂音,占整个收缩期与舒张期;杂音向左锁骨下及颈部传导,杂音最响处可扪及震颤。合并重度肺动脉高压或心力衰竭时,往往仅能听到收缩期杂音。分流量较大者,心尖区出现舒张期隆隆样杂音。肺动脉瓣区第二音增强,但多被杂音掩盖而不易识别。

3)动脉脉压增宽,轻压指甲床可见毛细血管搏动,扪及水冲脉等。脉压显著增宽时,用听诊器于股动脉处可听到亢进的血管搏动声。

4)合并显著肺动脉高压者,可出现下半身青紫和杵状趾。

2. 实验室和其他检查

(1)X 线检查:导管细的患者可无异常发现。分流量大的患者显示左心室、左心房增大,肺动脉段突出,肺门血管影增粗,肺野充血;主动脉弓多有增大。

(2)心电图:分流量较大者常有不同程度的左心室和左心房肥大,伴有肺动脉高压时可合并右心室肥大。

(3)超声心动图检查:示左心房和左心室内径增宽,主动脉内径亦增宽;二维超声切面可显示导管的位置和粗细;多普勒彩色血流显像可直接显示分流的方向和大小。

(4)心导管检查:心导管检查可发现肺动脉血氧含量较右心室为高。肺动脉压力可正常或增高。部分患儿导管可通过未闭的动脉导管,由肺动脉进入降主动脉。

如临床症状、体征典型,X线、心电图检查结果符合,经超声心动图检查证实诊断者,术前可免去心导管检查。

(5)心血管造影:患儿临床症状、体征不典型,超声心动图及心导管检查为可疑动脉导管未闭时,逆行主动脉造影有重要价值。可见主动脉、未闭的动脉导管及肺动脉同时显影。

【治疗】

1. 手术结扎或切断导管缝合即可治愈,宜于学龄前期施行。1岁以内反复肺炎、心衰或合并肺动脉高压者应及时手术治疗。大年龄或合并肺动脉高压者需体外循环下修补。

2. 导管介入性治疗 动脉导管未闭的首选治疗方法。直径2mm以内的未闭动脉导管可选用COOK可控弹簧圈,直径2～12mm可选用Amplatzer蘑菇伞堵闭器。容易操作、效果良好。

3. 早产儿动脉导管未闭易合并呼吸窘迫综合征及心力衰竭,可试用吲哚美辛(消炎痛)促使动脉导管关闭,剂量为0.1～0.2mg/kg,从每8小时1次到每12小时1次,总量不超过0.6mg/kg,口服或静脉给药,有出血倾向和肾功能不良者禁用。

4. 某些复合性先天性心脏病,依赖动脉导管未闭而生存者,在畸形得到根治前,不能关闭动脉导管,相反需用前列地尔(前列腺素 E_1)维持导管开放,剂量为每分钟 $0.1\mu g/kg$。

四、法洛四联症

法洛四联症(TOF)又称先天性发绀四联症,包括室间隔缺损、肺动脉口狭窄、主动脉骑跨和右心室肥厚四种畸形。也可仅有室间隔缺损和肺动脉口狭窄,而无主动脉骑跨,或四联症合并房间隔缺损。本病是年长儿和成人期最常见的青紫型先天性心脏病,约占先天性心脏病的10%左右。

【诊断要点】

1. 临床表现

(1)症状

1)大部分病例于出生后数月出现发绀,重症者出生后即显发绀。活动后有气促,活动能力差,活动时喜蹲踞。

2)在剧烈活动、哭闹或清晨刚醒时可有缺氧发作。

3)少数病例有鼻出血、咯血、栓塞或脑脓肿。

(2)体检

1)生长发育落后,有发绀和杵状指趾。

2)心脏听诊在胸骨左缘第2、3肋间有Ⅱ～Ⅲ级收缩期喷射性杂音,狭窄越严重,杂音越轻;肺动脉瓣区第二音减弱、分裂或由于主动脉前移形成的亢进,单一的第二心音。

2. 实验室和其他检查

(1)化验检查:红细胞计数和血红蛋白显著增高;动脉血氧饱和度降低。

(2)X线检查:心影正常或稍大,心尖圆钝上翘,肺动脉凹陷,主动脉增宽,构成典型的"靴形心"。

(3)心电图:右心室肥大伴劳损。

(4)超声心动图检查:示主动脉增宽,骑跨于室间隔上,室间隔与主动脉前壁连续中断,但二尖瓣前叶与主动脉后壁保持纤维连续;右室流出道狭窄。叠加彩色后可见心室收缩期蓝色和红色信号分别从右心室和左心室进入主动脉和对侧心室。

(5)心导管检查:右心导管测压显示右心室压力增高,右心室与肺动脉间有明显压力阶差,根据压力曲线可判断狭窄类型;根据各部位血氧饱和度可计算分流量。

(6)心血管造影:右心室造影显示肺动脉及其分支形态,再循环可显示左心室大小及冠状动脉。

【治疗】

1. 内科治疗

(1)患腹泻、呕吐、高热时应及时补液,以防脱水。

(2)心导管检查前应常规给予吸氧、补液、纠正酸中毒。

(3)缺氧发作时应立即予以吸氧、镇静、取屈膝位,并给予5%碳酸氢钠5ml/kg和普萘洛尔0.1～0.2mg/kg,稀释后静注。经常有缺氧发作者给予普萘洛尔每日1～2mg/kg,分3次口服。

2. 外科治疗

(1)根治术 适宜年龄为2～8岁。不适用于周围肺血管发育极差或左心室发育不良者。

(2)分流术 适用于3岁以下重症病例。

五、大动脉转位

大动脉转位(TGA)并非少见先天性心血管畸形,约占先天性心脏病5%～10%。大动脉转位是指主动脉和肺动脉的位置及它们与心室的关系异常,即主动脉位于肺动脉之前,出自右心室;肺动脉位于主动脉之后,发自左心室。根据其生理学改变可分为完全型和纠正型。

(一) 完全型大动脉转位

完全型大动脉转位(D-TGA)是婴幼儿期最常见的严重发绀型先天性心血管畸形。具有下列特征:主动脉大多位于肺动脉右前方;主动脉与形态学右心室相连,肺动脉与左心室相通;心房与心室保持正常连接关系;体、肺循环间有房间隔缺损、室间隔缺损、动脉导管未闭等异常交通。以伴室间隔完整的完全性大动脉转位多见。

【诊断要点】

1. 临床表现

(1)症状

1)出生即存在发绀,吸氧后仍不能改善。

2)进行性加重的气急、充血性心力衰竭。

(2)体检

1)胸骨左缘第 2~4 肋间常可闻及粗糙响亮的收缩期杂音。分流量大者心尖区可闻及舒张期隆隆样杂音。

2)肺动脉瓣区第二音响亮、单一。

2. 实验室和其他检查

(1)X 线检查:心脏似斜置蛋形,左右心室增大,肺动脉段平直或凹陷,上纵隔影长,肺血增多或正常。

(2)心电图:取决于伴随畸形,对诊断无特异性。

(3)超声心动图检查:二维超声显示在大动脉短轴切面上两根大动脉呈现两个圆形结构,主动脉位于右前方;长轴切面可见两条香肠样暗区平行排列,主动脉与右心室相通,肺动脉与左心室相连;四腔心切面显示房室之间仍为正常连接关系。约 90% 以上新生儿仅以超声心动图诊断后即施行手术治疗。

(4)心导管和心血管造影:动脉血氧饱和度显著下降,但肺动脉显著高于主动脉。导管易从右心室插入主动脉。左右心室分别造影可清楚显示其与大动脉的关系、形态、空间位置。

(5)其它检查:电子束 CT(EBCT)、磁共振(MRI)可替代心血管造影。

【治疗】

1. 对发绀严重的新生儿患者应迅速进行球囊导管房间隔造口术或手术切开房间隔或行体肺循环分流术。前列地尔(前列腺素 E_1)持续静点可维持动脉导管开放。

2. 根治手术。

(二) 纠正型大动脉转位

纠正型大动脉转位者大动脉和心室均有反位,使右心房通过二尖瓣与左心室相通,发出肺动脉;左心房通过三尖瓣与右心室相连,发出主动脉。这样肺动脉仍与腔静脉心腔相连,而主动脉与肺静脉心室相通,血流动力学得到生理上的纠正。

【诊断要点】

1. 临床表现

(1) 症状:症状取决于伴随畸形。不合并其他畸形者可无症状。

(2) 体检

1) 左心房室瓣关闭不全的杂音常在胸骨旁第四肋间处最响,而不在心尖部。

2) 肺动脉瓣狭窄的杂音常在胸骨左缘较低部位。

3) 在胸骨左缘中部听到响亮、单一的第二心音。

2. 实验室和其他检查

(1) X线检查:心影左上缘可见向左突出的升主动脉影,中间无肺动脉主干弧度。易见心脏位置异常。

(2) 心电图:右心前导联出现 q 波,左心前导联的 q 波消失。常见心律失常为房室传导阻滞、期前收缩、房颤等。

(3) 超声心动图检查:超声心动图与完全性大动脉转位图像相似,但前位血管位于左前。形态学左心室位于右侧,发出肺动脉,形态学右心室位于左侧,发出主动脉。

(4) 心导管及心血管造影:根据造影显示的心室结构可判断两心室位置及它们与大动脉的连接关系。大多不需此项检查。

【治疗】

手术纠治伴随畸形。

六、主动脉缩窄

主动脉缩窄(COA)约占先天性心血管畸形的 8%。主动脉缩窄是指主动脉管腔有不同程度的局部狭窄,部位通常在动脉导管连接于主动脉的区域。根据缩窄段占据主动脉和降主动脉之间的部位分为导管前型、导管后型和导管旁型。

【诊断要点】

1. 临床表现

(1) 症状

1) 导管前型患儿常在出生后 6 周内,甚至早到出生后 48h 出现症状。最初症状是气促或多汗。迅速出现喂养困难、体重增长过缓、呼吸困难、肝脏增大、肺部啰音等心力衰竭表现。

2)导管后型年幼时少有症状,年长者常在健康体检时发现上肢高血压而考虑本病。

(2)体检

1)身体上部多较魁梧,下部发育较差。

2)桡动脉搏动强,股动脉搏动弱;上肢血压升高,下肢血压降低,两者收缩压差超过 20mmHg。

3)分别测定四个肢体血压有助于判断缩窄部位。双上肢血压均升高,表明缩窄段位于左锁骨下动脉开口远心端;右上肢血压升高,左上肢血压降低,提示缩窄段位于左锁骨下动脉开口的近心端;缩窄段位于左锁骨下动脉开口远心端。但右锁骨下动脉迷走起源于缩窄段以下的降主动脉,或右锁骨下动脉开口有狭窄,可出现右上肢血压降低,而左上肢血压升高。

4)心脏听诊胸骨左缘第2、3肋间有Ⅱ~Ⅲ级收缩期杂音,向背部传导。

5)年长儿背部肩胛下有Ⅱ~Ⅲ级连续性杂音,起源于侧枝动脉。

2. 实验室和其他检查

(1)X线检查:心脏增大,以左心室增大为主;年长儿吞钡检查可显示食管近主动脉弓处呈"E"字形的主动脉压迹。年长儿肋骨下缘可见侧支血管压迫形成的切迹。

(2)心电图:导管前型早期表现右心室肥大,以后发展为双室肥大;导管后型显示左心室肥大。

(3)超声心动图检查:胸骨上凹切面可清楚显示主动脉缩窄段的部位、范围及形态。多普勒可测跨狭窄的压力阶差。

(4)心血管造影:逆行主动脉造影清楚显示缩窄段部位、程度、范围及它与锁骨下动脉和动脉导管的关系。逆行左心导管可测压力阶差。

(5)其它检查:磁共振(MRI)及电子束CT(EBCT)可明确形态学诊断。

【治疗】

新生儿期即出现呼吸困难、心力衰竭者宜在应用强心、利尿等治疗1~3日无效时即进行外科手术。对无严重症状的主动脉缩窄患儿手术年龄为4~8岁。也可应用球囊导管扩张成形术解除缩窄。超过快速生长期患儿可考虑放置支架治疗。

七、肺动脉瓣狭窄

单纯肺动脉瓣狭窄(PS)约占先心病的10%~15%。肺动脉瓣狭窄大多单独存在,少数合并其他心血管畸形,合并房间隔缺损称三联症。由于肺动脉瓣狭窄,右室排血受阻,右室压力负荷过重,失代偿可出现右心衰竭。合并卵圆孔未闭或房间隔缺损,可产生右向左分流,出现青紫。

【诊断要点】

1. 临床表现

(1)症状

1)轻、中度肺动脉瓣狭窄:早期无明显症状,3岁后随年龄增长可出现活动后气急、胸痛、乏力。重度狭窄常因伴有卵圆孔未闭,可有呼吸困难、发绀及心力衰竭。

2)极重度肺动脉瓣狭窄:新生儿期可出现症状,发绀、低氧血症、酸中毒及心力衰竭。

(2)体检

1)胸骨左缘可扪及抬举性搏动。

2)胸骨左缘 2～3 肋间可触及收缩期震颤,并可闻及粗糙而较长喷射性收缩期杂音。杂音响度与狭窄程度有关,轻度狭窄杂音 2～3/6 级,并可闻收缩早期喷射音(ejection click),中、重度狭窄杂音 4～5/6 级,极重度狭窄杂音减轻。

3)第二心音分裂,P_2 减弱。

2. 实验室和其他检查

(1)X线检查:轻中度狭窄肺纹减少,肺野清晰,重度狭窄肺血少。心影示右心室增大,肺动脉总干凸出(狭窄后扩张)。

(2)心电图:轻度狭窄正常。中重度狭窄有电轴右偏,右心室肥大。

(3)超声心动图:胸骨旁大动脉短轴切面和右室流出道长轴切面显示肺动脉瓣肥大,回声增强,瓣尖增厚开放受限,呈圆弧状凸向肺动脉,即"圆顶征"。右室流出道内径正常或继发性肥大而狭窄。肺动脉瓣环正常或狭窄,主肺动脉扩张。多普勒可估测跨瓣压力阶差。

(4)右心导管及造影:右室收缩压增高,肺动脉压力正常或减低。右室造影可见狭窄的瓣口及增厚的瓣叶,可见造影剂从狭窄瓣孔喷入扩张的肺动脉内形成的喷射症。

【治疗】

对中、重度狭窄应予以治疗。

1. 经皮球囊肺动脉瓣成形术 首选,适应证是单纯肺动脉瓣为主,跨瓣压差 35mmHg。

2. 外科手术

(1)介入性球囊扩张术失败。

(2)漏斗部狭窄(或混合性狭窄)需手术治疗。

(3)严重新生儿肺动脉瓣狭窄应术前给予前列地尔(前列腺素 E_1)0.05~0.2μg/(kg·min),静滴,延缓动脉导管关闭,增加肺血流量,争取尽早施行球囊扩张术。

第二节　心律失常

正常心律起源于窦房结,它按一定的频率、顺序及速度沿着心脏传导系统使心肌除极。如激动的起源及(或)传导的速度或顺序不正常,即形成心律失常。

以下为小儿时期较常见的心律失常。

一、期 前 收 缩

期前收缩(过早搏动,简称早搏)是指在正常心律或异位心律的基础上提早发生的心脏搏动。按其发生的部位分为房性、房室交接区性(结性)及室性期前收缩。

早搏多见于无器质性心脏病的小儿,但也可发生于有先天性心脏病、心肌炎等的小儿。另外急性感染、电解质紊乱、强心苷类药物过量等亦可引起早搏。

【诊断要点】

1. 临床表现　临床多无症状,年长儿偶诉心悸或心前区不适等。听诊可发现心律不齐,心脏搏动提前,其后常有一定时间的代偿间歇,第一心音强弱也不一致。

2. 实验室和其他检查　心电图检查为主要诊断依据。摄胸片,作 ECG 运动试验、超声心动图、必要的化验检查,如心肌酶谱等。有条件者,作 24h 动态心电图监护。

【治疗】

1. 一般治疗　生活规律,睡眠充足,避免过累与紧张。

2. 病因治疗　心力衰竭时的早搏,如非强心苷引起,应用强心苷治疗。强心苷中毒发生的早搏,停用强心苷,给予氯化钾及苯妥英钠。风湿性心肌炎引起者可用肾上腺皮质激素。

3. 抗心律失常药物的应用

(1)室上性早搏:健康新生儿和早产儿易伴各类早搏,可暂不用药,定期随访。如随访中发现心房扑动,必须治疗。1 岁以下婴儿在 24h 心电图检测中见室上性心动过速,亦需治疗。幼儿和年长儿房性早搏频发,有阵发性室上性心动过速先兆时给予治疗,可先使用地高辛,如治疗后房性早搏仍频发,可酌情加用或改用普萘洛尔每日 1～3mg/kg，分 3 次口服；维拉帕米每日 2～3mg/kg，分 3 次口服；普罗帕酮每次 5～7mg/kg，每 8 小时或 6 小时 1 次口服；交接区性早搏的处理同房性早搏。

（2）室性早搏：

1）小儿无症状，无器质性心脏病，室性早搏为单源性、配对时间固定，Q-T 间期正常，运动试验后早搏消失或减少，一般无需抗心律失常药物治疗，宜定期随访。

2）有严重器质性心脏病，Q-T 间期延长，运动后早搏增多，24h 动态心电图或运动试验后见短阵室性心动过速，应积极治疗。

3）多源性室性早搏、形态和方向相反的成对室性早搏、室性早搏发生在 T 波上或并发完全性房室传导阻滞或长 Q-T 间期综合征时，多为室性心动过速或室性颤动的先兆，应及时处理。心室率缓慢者慎用异丙基肾上腺素，每分钟 0.05～0.5μg/kg，静脉维持，好转后减量，停药；或阿托品每次 0.01～0.02mg/kg，每 4～6 小时 1 次，口服或注射。室性早搏口服药可选用普萘洛尔、普罗帕酮或胺碘酮等。

二、阵发性室上性心动过速

阵发性室上性心动过速（简称室上速）是由一组异位冲动形成或折返径路位于房室束分支以上的快速心律失常。患儿多无器质性心脏病。但也可发生于先天性心脏病、心肌炎、电解质紊乱及强心苷药物中毒等。感染、疲劳和精神紧张为常见诱发因素。

【诊断要点】

1. 临床表现　起止突然，心悸，气急，面色苍白，出冷汗，烦躁，呻吟，心率多在 180～300 次/分。持续发作可出现心力衰竭和心源性休克。听诊时第一心音强度完全一致、心律较固定而规则为本病特征。

2. 实验室和其他检查

（1）心电图检查：规则心律，160～300 次/分，P 波异常或与 T 波融合而难以发现，QRS 波多正常，ST 段压低，T 波倒置。部分伴有房室传导阻滞或发作间歇伴有预激波。

（2）胸部 X 线检查：取决于原来有无心脏病变和心力衰竭。

（3）可进行食管心房调搏术对室上速分型诊断。

【治疗】

1. 兴奋迷走神经　刺激咽部使之产生恶心、呕吐；压迫一侧颈动脉窦法；用 4℃冷水毛巾捂面部，每次 10～15 秒；一次无效，隔 3～5 分可再用，一般不超过

3 次。使之产生强烈迷走反射,对 6 个月以下婴儿效果较好。

2. 药物复律

(1)强心苷类:并发充血性心力衰竭采用快速强心苷制剂毛花苷 C 或地高辛静注。一般采用快速负荷量(亦称全效量或饱和量)法。首剂用负荷量的1/2,余量分 2 次,每 4～6 小时 1 次。毛花苷 C 负荷量,新生儿为 0.02mg/kg,1 个月～2 岁 0.04mg/kg,2 岁以上 0.03mg/kg。地高辛负荷量,新生儿为 0.025mg/kg,1 个月～2 岁 0.03～0.04mg/kg,2 岁以上 0.025～0.03mg/kg。预激综合征并发室上速时应用强心苷剂量不宜过大。

(2)维拉帕米:每次 0.1～0.15mg/kg,一次量不超过 3mg,加入葡萄糖溶液从静脉缓慢推注,15～20 分后未转复者,可在给一剂。并发心力衰竭、低血压及传导阻滞者禁用。12 个月以下小儿慎用,新生儿禁用,可备 10%葡萄糖酸钙以应急需。

(3)普罗帕酮:每次 1～1.5mg/kg,静脉缓慢推注。如无效,相隔 20～30 分可重复 1～2 次。有明显心功能不全及传导阻滞禁忌。

(4)三磷酸腺苷:婴儿每次 3～5mg,儿童每次 7～15mg,快速静脉推注。首剂无效,3～5 分后可加倍剂量,重复应用 1～2 次。

3. 电学治疗

(1)经食管心房调搏。

(2)经静脉插入起搏导管至右房,行超速抑制治疗。

(3)直流电同步电击复律,用于重症心力衰竭、心源性休克或心电图示宽大 QRS 波而不能区别为室速或室上速以及药物治疗无效者。电能量用每次 0.5～1.0J/kg。如未复律,可加大能量,重复电击,一般不宜超过 3 次。

4. 经导管射频消融术或手术治疗 对室上速反复发作,药物难以控制,发作时并发严重血流动力学障碍者,可经导管射频消融术治疗。

【预防复发】

发作终止后可口服地高辛维持量 1 个月,如有复发则继续口服地高辛或普萘洛尔半年至 1 年。

三、阵发性室性心动过速

凡有连续 3 次或 3 次以上的室性期前收缩发生时称为室性心动过速(简称室速)。室速大多由器质性心脏病所致,如严重心肌炎、先天性心脏病、长 Q-T 间期综合征,其次为感染、缺氧、电解质紊乱等引起。儿童期的一些室速是良性的,如不伴有器质性心脏病的特发性室性心动过速。

【诊断要点】

1. 临床表现

(1)与阵发性室上速相似，但症状往往比较严重，可有晕厥、休克、充血性心力衰竭等。

(2)体检见心率增快，常在 150～250 次/分以上，节律整齐(尖端扭转型室速除外)，第一心音可有强弱不等现象。

2. 实验室和其他检查　心电图为确诊的重要手段，心室率 150～250 次/分，P 波与 QRS 波群无固定关系，QRS 波形态异常增宽，常大于 0.10 秒，有时可见到室性融合波或夺获波。有时室上速伴室内差异传导的鉴别较难，可用食管内电极记录帮助诊断，见到室房分离对室速的诊断有特异性。

【治疗】

1. 病因治疗　由心外原因引起者，如药物中毒、电解质紊乱等，纠正病因，室速可随之消失。

2. 持续性室速　多见于器质性心脏病，可发展为心室性颤动，并发严重血流动力学障碍应迅速采用体外直流电电击复律，每次 2J/kg，婴儿一次最大量不超过 50J，儿童不超过 100J。无效时隔 20 分可重复使用。强心苷中毒、低钾血症的患者禁忌。无电转复条件时，可在纠正血流动力学障碍的同时使用药物复律。

3. 药物复律

(1)利多卡因：每次 1mg/kg，稀释后缓慢静注，必要时可每隔 5～10 分重复使用，总量不超过 5mg/kg。室速纠正后以每分钟 20～30μg/kg，静脉维持。

(2)普罗帕酮：每次 1～1.5mg/kg，稀释后缓慢静注，首剂无效，可隔 20 分重复使用，不超过 3 次。转复后以每分钟 4～7μg/kg，静脉维持。

(3)美西律：每次 1～3mg/kg，稀释后缓慢静注，1 小时后可重复。转复后以每分钟 20～45μg/kg，静脉维持。

(4)苯妥英钠：每次 2～3mg/kg。用生理盐水稀释后缓慢静注，如无效，可在 5～10 分后重复一次，直至有效或总量已达 15mg/kg 为止。本品碱性强，不可溢出静脉外。

(5)胺碘酮：静脉负荷量 5mg/kg，稀释后缓慢静注(＞30min)。继以静脉维持，每日 10mg/kg。

(6)维拉帕米：每次 0.1～0.15mg/kg，稀释后缓慢静注，一次量不超过 5mg。用于特发性室速(起源左室间隔)。

(7)异丙肾上腺素：以每分钟 0.05～0.5μg/kg，静脉维持，用于病态窦房结综合征、Ⅲ度房室传导阻滞、心率缓慢所致尖端扭转型室速。

紧急处理后病情稳定或病情较轻的室速选用口服药物，由苯妥英钠、美西律、普萘洛尔、普罗帕酮、胺碘酮等。如同时并发心衰,应慎用强心苷类药物,以防并发室性颤动。

4. 心房或心室电起搏 适用于额外刺激法或超速起搏抑制法终止室性心动过速。

5. 经导管射频消融法 适用于经药物治疗无效的顽固性室速病人。

四、房室传导阻滞

房室传导阻滞是指从心房通过房室交界传至心室的激动受阻。按发病原因可分为先天性和后天性;按受阻程度可分为Ⅰ度、Ⅱ度和Ⅲ度房室传导阻滞。引起小儿房室传导阻滞的原因有先天性心脏病或先天房室传导系统发育缺陷,感染性心肌炎,心肌病和风湿热,药物或电解质紊乱,强心苷中毒,低钾或高钾血症,心内手术创伤以及迷走神经张力增高等。

(一)Ⅰ度房室传导阻滞

【诊断要点】

1. 临床表现 临床无症状,体征仅第一心音减弱。

2. 辅助检查 心电图根据年龄和心率计算,P-R 间期超过正常最高值,即 1 岁以内婴儿超过 0.14 秒,学龄前幼儿超过 0.16 秒,学龄儿童超过 0.18 秒,青春期超过 0.20 秒。偶尔见到与心房率无关的 P-R 间期长短不一或随患儿体位而变异的Ⅰ度房室传导阻滞,这见于迷走神经张力不稳定的小儿。

【治疗】

主要针对病因治疗。

(二)Ⅱ度房室传导阻滞

【诊断】

1. 临床表现 视传导阻滞的严重程度及心室率的快慢而定。可表现为无症状或有心悸、头晕等。

2. 辅助检查 心电图上可见:

(1)文氏型房室传导阻滞:P-R 间期逐步延长,最终 P 波后不出现 QRS 波;在 P-R 延长的同时,P-R 间期逐步缩短,而且脱漏的前、后两个 R 波的距离小于最短的 R-R 间期的两倍。

(2)莫氏Ⅱ型房室传导阻滞:P-R 间期固定不变,但心室搏动呈规则性脱漏,且常伴有 QRS 波增宽。

【治疗】

主要针对病因治疗。文氏型是暂时性的,多可恢复,而莫氏Ⅱ型常逐步演变为Ⅲ度房室传导阻滞。

（三）Ⅲ度房室传导阻滞

【诊断要点】

1. 临床表现

（1）表现不一，部分小儿并无主诉，病情重者可有乏力、眩晕、活动时气短，最严重的表现为阿-斯综合征发作，甚至发生猝死。

（2）体检：心率慢而规则，第一心音强弱不等，心底部可听到Ⅰ～Ⅱ级喷射性收缩期杂音。

2. 实验室和其他检查 X线胸片多伴心脏增大。心电图见P波与QRS波之间彼此无关，心房率较心室率快，R-R间期基本规则。心室波形有两种形式：一为QRS波的形态、时限正常，表示阻滞在房室束之上；另为QRS波有切迹，时限延长，示阻滞在房室束之下，此型预后较差。

【治疗】

1. 少数患者无症状，心室率又不太缓慢，可不治疗，但需随访观察。

2. 凡有低心排血量症状或阿-斯综合征表现者需进行治疗，可选用下列方法。

（1）异丙基肾上腺素：每次2～5mg，舌下含服，每4～6小时1次，或每分钟0.1～1.0μg/kg静滴，好转后减量、停药或换药。

（2）阿托品：每次0.01～0.02mg/kg，每4～6小时1次口服或静滴。

（3）由心肌炎或手术损伤引起者，可用糖皮质激素口服或静滴。开始用氢化可的松每日5～10mg/kg，或地塞米松每日0.25～0.5mg/kg，静滴，以后用泼尼松每日1～2mg/kg，疗程2～8周。

（4）安装临时性或永久性人工心脏起搏器。

第三节　病态窦房结综合征

病态窦房结综合征是由于窦房结和心房传导系统的器质性病变，使其起搏频率降低或发生传出阻滞。窦房结失去了心脏起搏主导作用，因而产生各种心律失常，并有心、脑、肾供血不足的临床症状。

【诊断要点】

1. 临床表现

（1）起病缓慢，病程迁延，可长达数月至数年。

（2）轻者有疲乏、头晕、胸闷、心悸、纳呆等症状。

（3）重者出现快速性异位心律，影响心功能，甚至发生休克或阿-斯综合征。

2. 实验室和其他检查

（1）心电图：以缓慢心律为主，常见窦性心功能过缓、长短不等的窦性静止。在缓慢心律的基础上发生交接区性逸搏，交接区性心律或房室分离。亦可出现室上性心动过速、心房扑动或心房颤动。以上表现又称快-慢综合征。

（2）阿托品试验：阿托品 0.02mg/kg，溶于生理盐水 2ml 迅速静脉注射。于注射前和注射完毕后即刻、1、3、5、7、15、20 分钟各描记一段心电图以测量心率，并分析其他心电图变化。出现以下情况为阳性：①心率增快未达到 90～100 次/分；②出现窦房或房室传导阻滞；③出现室上性或室性快速心率。仅少数病人出现假阴性。

（3）运动试验：采用次极量运动，作平板运动试验 2 分钟，速度为 2 哩/小时，运动前后描记一段心电图。阳性结果同阿托品试验。

（4）动态心电图：采用 Holter 心电图监测 12～24 小时，可观察到一系列心电图变化，有助于诊断。

【治疗】

1. 本病的预防主要是手术时避免损伤窦房结、窦房结动脉或房室交接区。

2. 心动过缓时可采用阿托品或异丙肾上腺素。

3. 安装永久性按需起搏器。

第四节　病毒性心肌炎

多种病毒可引起病毒性心肌炎而以柯萨奇病毒最常见。其病理变化是心肌局灶性或弥漫性炎细胞浸润病灶，心肌间质炎性渗出和心肌纤维的变性和坏死。心包和心内膜可同时侵犯。病毒亦可同时侵犯其他系统，如肌炎、脑炎、肺炎、肠炎等。

【诊断要点】

1. 临床表现　从新生儿至青少年儿童均可发病，年龄愈小，往往病情愈重。一年四季均可发病，以秋冬多见。病情轻重悬殊，起病形式多样，多数呈急性起病。约 50% 病例在发病前 1～3 周有上呼吸道感染或其它病毒感染史，亦可心脏症状与病毒感染症状同时出现。

（1）急性期：新发病，病程不超过 6 个月。

1）轻型：心肌缺血表现，以乏力为主，可有胸闷、气短、心前区隐痛、心悸等。各种早搏、心动过速或过缓。心肌心包炎多见于儿童，呈良性经过。

2）中型：起病较急，乏力突出，年长儿常述心前区疼痛，可伴有恶心、呕吐。检查心率过速或过缓，心律失常，心脏可稍大，心音钝、心尖部吹风样收缩期杂音，奔马律，各种心律失常。

3)重型 急性重症心肌炎可呈暴发性经过,表现充血性心力衰竭、心源性休克、严重心律失常,如阿-斯综合征其临床可表现晕厥、抽风。

(2)恢复期:急性期经积极治疗,临床表现和客观检查逐渐好转,但尚未痊愈,病程在半年以上。

(3)迁延期:急性期过后,临床症状反复出现,心电图和 X 线改变迁延不愈,心肌酶学检查有活动的表现。病程多在一年以上。

(4)慢性期:进行性心脏增大或反复心力衰竭。病程常达一年以上。

2. 实验室和其他检查

(1)心电图异常:病毒性心肌炎心电图具有多变、多样、易变性的特点。①ST-T 改变约占 1/3～1/2。最早可在 24 小时内出现。ST 段呈水平下降,T 波低平、双相、倒置。由于 T 波高度受 R 波影响,因此只有以 R 波为主的导联如 I、II、aVF、V₅ 导联,T 波低平才有临床意义,并且由于 ST-T 改变受自主神经功能改变的影响,因此 ST-T 改变必须持续 4 天以上,才有临床意义。②期前收缩,以室性早搏多见,其次是房室交界性早搏及房性早搏。可呈多源性、多形性、二联律、三联律。少数可呈 RonT 现象(早搏的 R 波出现在 T 波顶峰附近)。③房室传导阻滞(AVB),各种传导阻滞占小儿心肌炎的 1/3 左右。I 度 AVB 和 II 度 AVB I 型可见。少数 II 度 AVB 可进展为 III 度 AVB。III 度 AVB 见于危重者。④窦性心律失常,出现窦性心动过速时应做动态心电图观察,当病情发展可出现严重心律失常。有时是窦房结功能不良的早期表现,以后出现持久性心动过缓、窦性停搏、窦房结传导阻滞、慢快综合征、双结病变等病窦综合征的各种 EKG 表现。⑤房、室扩大或肥大。⑥QRS 低电压。

(2)超声心动图(UCG):轻症患儿 UCG 可完全正常。重症可有心脏扩大、心室壁搏动减弱,左室收缩和舒张功能异常。需与先心病、心包炎、心肌病等鉴别。

(3)血常规检测、酶学检查:白细胞可轻度增高,但核左移不明显。血沉约 1/3 病例轻度增高。急性期或慢性活动期有血清肌酸激酶(CK)及其同工酶(CK-MB)活性和质量测定、乳酸脱氢酶(LDH)及其同工酶(LDH-1)、血清天冬氨酸转氨酶(AST)增高,血清羟丁酸脱氢酶(HBDH)在 CK-MB 活性已正常时仍可升高,故在后期有诊断意义。此外,心肌肌钙蛋白 T(cTnT)、肌钙蛋白 I(cTnI)增高。其增高程度与病变严重程度呈正相关。

(4)病毒学检查:

1)血清柯萨奇 B 病毒特异性 IgM 抗体测定:一般用酶标记免疫吸附试验,病程早期即可阳性。

2)用分子杂交技术检测外周血及心肌活检组织中病毒 RNA 或 DNA。

(5)放射性核素检查(心肌显像):应用^{99m}Tc-MIBI 或^{201}TI 心肌灌注显像(花斑样改变),可作出倾向性心肌炎的诊断。铟(^{111}In)标记单克隆抗肌球蛋白抗体显像检测心肌坏死灶。及^{67}Ga(镓)心肌显影检测心肌炎性病灶,对病毒性心肌炎有一定的诊断价值。

(6)心内膜心肌活检(EMB):心肌活检标本检查心肌超微结构、病理组织学诊断以及免疫组织化学、特异性病毒 DNA 检测(核酸探针原位杂交)。

【诊断标准】

1999 年 9 月全国小儿心肌炎心肌病学术会议上,经修订的〈小儿病毒性心肌炎诊断标准〉如下。

对本诊断标准不能机械搬用,有些轻症或呈隐匿性经过者易被漏诊,只有对临床资料进行全面分析才能作出正确诊断。

1. 临床诊断依据

(1)心功能不全、心源性休克或心脑综合征。

(2)心脏扩大(X 线、超声心动图检查具有表现之一)。

(3)心电图改变:以 R 波为主的 2 个或 2 个以上主要导联(Ⅰ、Ⅱ、aVF、V_5)的 ST-T 改变持续 4 天以上伴动态变化,窦房传导阻滞、房室传导阻滞,完全性右或左束支阻滞,成联律、多形、多源、成对或并行性早搏,非房室结及房室折返引起的异位性心动过速,低电压(新生儿除外)及异常 Q 波。

(4)CK-MB 升高或心肌肌钙蛋白(cTnI 或 cTnT)阳性。

2. 病原学诊断依据

(1)确诊指标:自患儿心内膜、心肌、心包(活检、病理)或心包穿刺检查,发现以下之一者可确诊心肌炎由病毒引起。

1)分离到病毒。

2)用病毒核酸探针查到病毒核酸。

3)特异性病毒抗体阳性。

(2)参考依据:有以下之一者结合临床表现可考虑心肌炎系病毒引起。

1)自患儿粪便、咽拭子或血液中分离到病毒,且恢复期血清同型抗体滴度较第一份血清升高或降低 4 倍以上。

2)病程早期患儿血中特异性 IgM 抗体阳性。

3)用病毒核酸探针自患儿血中查到病毒核酸。

3. 确诊依据

(1)具备临床诊断依据 2 项,可临床诊断为心肌炎。发病同时或发病前 1~3 周有病毒感染的证据支持诊断。

(2)同时具备病原学确诊依据之一,可确诊为病毒性心肌炎,具备病原学参考依据之一,可临床诊断为病毒性心肌炎。

(3)凡不具备确诊依据,应给予必要的治疗或随诊,根据病情变化,确诊或除外心肌炎。

(4)应除外风湿性心肌炎、中毒性心肌炎、先天性心脏病、结缔组织病以及代谢性疾病的心肌损害、甲状腺功能亢进症、心肌病、原发性心内膜弹力纤维增生症、先天性房室传导阻滞、心脏自主神经功能异常、β受体功能亢进及药物引起的心电图改变。

4. 分期

(1)急性期:新发病,症状及检查阳性发现明显且多变,一般病程在半年以内。

(2)迁延期:临床症状反复出现,客观检查指标迁延不愈,病程多在半年以上。

(3)慢性期:进行性心脏增大,反复心力衰竭或心律失常,病情时轻时重,病程多在 1 年以上。

【治疗】

1. 休息　急性期应充分休息 4～6 周,重症有心力衰竭和心脏扩大者严格卧床休息不少于 6 个月。

2. 药物治疗

(1)降低氧自由基促进心肌营养和代谢的药物

1)大剂量维生素 C,每天 150～200mg/kg,加入 50～150ml 葡萄糖静脉缓注,输入时间以 1 小时左右为宜,疗程 2～4 周。

2)1,6 二磷酸果糖,每天 100～250mg/kg,快速静脉滴注,疗程 5～7 天。

3)泛癸利酮(辅酶 Q_{10})5～10mg,每日三次口服。

(2)糖皮质激素应用:病情严重,如高度房室传导阻滞、急性心力衰竭、阿-斯综合征、心源性休克等情况应尽早应用,氢化可的松每天 5～10mg/kg 加葡萄糖静脉滴注。好转后改用泼尼松 1～2mg/(kg·d)口服,有效后逐渐减量。

(3)抑制病毒:如利巴韦林 10mg/(kg·d)分二次服,或一次静脉点滴。

(4)中药治疗:经多次研究证实黄芪能抑制柯萨奇 B 组病毒,且能减少钙离子的细胞内流,此外还有抗氧化作用,临床应用也有良好疗效,常用口服剂量每日 30g 水煎服,静脉注射为每天 8g。此外参麦注射液也有一定疗效。

(5)治疗并发症:如控制心衰竭、心律失常、心源性休克等。

第五节　心内膜弹力纤维增生症

心内膜弹力纤维增生症的特征是左室内膜有胶原纤维和弹力纤维组织增生使心室壁内膜增厚,心腔扩大,心室壁增厚,使心脏收缩与舒张功能障碍,导致临床上反复出现充血性心力衰竭。本病已列入心肌病中的未分类型心肌病。

【诊断要点】

1. 临床特点

(1)发病年龄多在 10 个月以下,急性或反复充血性心力衰竭。表现喂养困难、呼吸急促、多汗、烦躁、苍白等。

(2)心脏扩大,可有奔马律,无明显杂音。少数心尖部可闻 2~3/6 级收缩期杂音。

(3)X 线示心脏呈球形中度以上扩大。以左心室扩大为主。

(4)心电图示左心室肥大伴劳损,ST-T 改变,左心前区 T 波呈缺血型、对称型倒置,心律失常少见。

(5)超声心动图示心脏中~重度扩大,左心房、左心室为主,心内膜增厚,反光增强。左心室收缩功能指标降低,左心室射血分数(EF)<0.5,舒张功能异常,二尖瓣口 E 峰、A 峰流速减低,E/A 比值< 1。

2. 临床分型　按症状缓急分为三型。

(1)暴发型:生后 6 周内发病。起病急骤,突然气急,烦躁不安,面色苍白,口周发绀。两肺有干湿性啰音或喘鸣音,心率增快,肝大,呈心力衰竭或心源性休克的表现。发病年龄小,可发生猝死。

(2)急性型:生后 6 周~6 个月发病。起病较快,多因肺炎诱发心力衰竭。

(3)慢性型:起病稍慢,年龄多在 6 个月以上婴儿。常因 X 线检查发现心脏扩大,进展较缓慢,反复出现心力衰竭,经治疗多可获缓解。

【治疗】

1. 强心苷制剂　早期应用,按急性心衰处理,稳定后继续坚持长期地高辛口服,每日 8~10μg/kg,每 12 小时服一次,必要时加用利尿剂和卡托普利。治疗持续到症状消失,心胸比例<0.55,心电图恢复正常,一般至少需 2~3 年。

2. 糖皮质激素　本病发病可能与免疫机制有关,故认为强心苷与糖皮质激素合用效果好。具体用法是泼尼松 1.5~2mg/(kg·d),分三次口服,6~8 周减量,每隔 2 周减量 1.25~2.5mg/kg,至每日 5~10mg 维持量,疗程1~1.5 年。

3. 其他免疫抑制剂　晚近有作者报告用环磷酰胺或环孢素 A 等药物治疗,对严重晚期病例,泼尼松效果不好者,可试用。

4. 治疗合并症,及时控制肺炎、上呼吸道感染、感染性心内膜炎等。

第六节 心 肌 病

心肌病是指伴有心肌功能障碍的心肌疾病。心肌病并非继发于心内膜、心包、先天性心脏病、冠状血管病、高血压、肺动脉高压等。1980 年世界卫生组织把原发性心肌病分为三型：即扩张型（曾称充血型）、肥厚型、限制型。1995 年世界卫生组织对此作了修订，把心肌病分为 5 型，即扩张型、肥厚型、限制型、致心律失常型右室心肌病及未分类型，由于后二型较少见，本节只描述前三型。此三型的病理解剖改变见图 10-1。

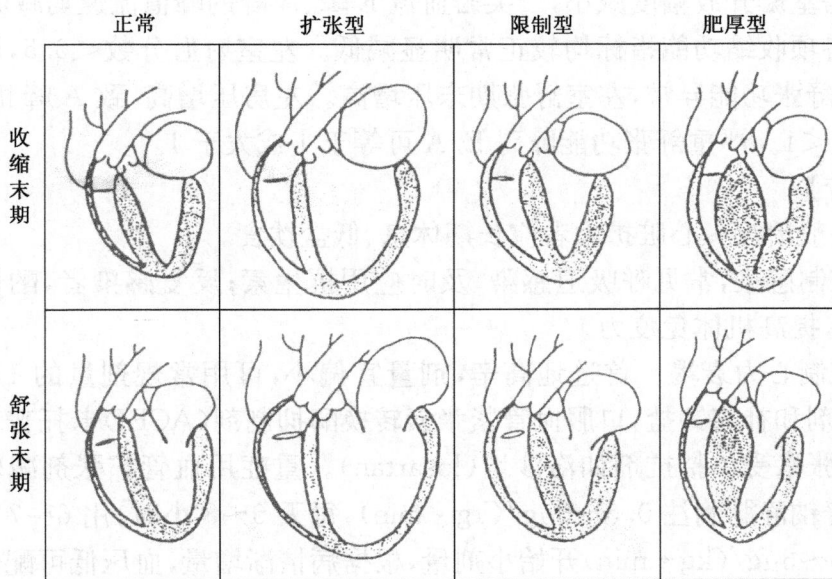

图 10-1　不同类型心肌病（左前斜 50°）

一、扩张型心肌病

本病特征是以左心室或双心室扩张伴心肌收缩功能障碍。临床表现为心力衰竭、心脏扩大常伴有心律失常及栓塞现象。

【诊断要点】

1. 症状

(1)婴幼儿早期常无症状，仅在体格检查时发现心脏扩大。部分患儿有心肌炎或反复呼吸道感染史，多数患儿有进行性反复出现急性、慢性充血性心力衰竭。严重者心源性休克。年长儿自诉胸闷，心前区不适及胸痛。

(2)各种类型心律失常，严重者可猝死。

（3）栓塞：病人可有脑、肺、肾等脏器的栓塞。

2. 体征 心脏向两侧扩大，可听到收缩期反流性杂音。心率增快，S_1 减弱，可闻 S_3、S_4，呈奔马律，可有左心衰和右心衰体征。

3. 心电图无特征性。严重者可出现低电压，ST-T 波改变。可有各种心律失常。

4. X 线 心脏普遍增大。搏动减弱。肺淤血。

5. UCG 主要特征是

（1）各心腔内径明显增大，房室均增大，尤以左心房左心室为著。亦有少数以右心室、右心房扩大为主。

（2）房室瓣开放幅度减小，二尖瓣血流 E 峰、A 峰的峰值流速均减弱。

（3）各项收缩功能指标均较正常明显减低。左室射血分数<0.5，严重者可<0.35。舒张功能异常，左室舒张期末压增高。左房压增高，致 A 峰相对增高，E/A 比值<1。严重舒张功能障碍 E/A 可等于 1 或大于 1。

【治疗】

1. 一般治疗 心脏扩大者应长期休息、低盐饮食。

2. 控制感染，常见呼吸道感染，及时应用抗生素；反复感染者，酌情使用丙种球蛋白，提高机体免疫力。

3. 控制心力衰竭 首选地高辛，剂量宜偏小，可用常规剂量的 1/2～1/3。加用利尿剂和补充钾盐，口服血管紧张素转换酶抑制剂（ACEI）卡托普利。亦可用血管紧张素受体拮抗剂如洛沙坦（losartan）。重症用血管扩张剂减轻前后负荷，如硝普钠静脉滴注 $0.5～8\mu g/(kg \cdot min)$，每天 6～8 小时，用 6～7 天。硝酸甘油 $0.25～6\mu g/(kg \cdot min)$ 开始小剂量，根据病情渐增量，血压低可配合用多巴胺或多巴酚丁胺，静脉滴注。

4. 有心肌炎证据者 用糖皮质激素治疗。可试用泼尼松 $1～2mg/(kg \cdot d)$，口服，2 周逐渐减量，共用 6～8 周。

5. 心肌代谢药物 1,6-二磷酸果糖（FDP），每次 100～150mg/kg 快速静脉滴注，每日一次，7～10 日为一疗程。

6. 维生素 C（抗氧化剂）、泛癸利酮等。

7. 纠正心律紊乱 见心律失常治疗。

8. 抗凝治疗 如有栓塞、血栓，可用抗凝治疗如华法林口服。

9. 手术治疗 对心室腔扩大显著心功能很差者可考虑作减容手术，及手术切除部分心肌瘢痕和严重纤维化部分，改善心脏收缩及舒张功能。对严重扩张性心肌病，可作心脏移植。

二、肥厚型心肌病

肥厚型心肌病是一组病因、遗传、病理改变,血流动力学改变不同而均有心室壁和室间隔肌肉肥厚的疾病。肥厚型心肌病主要以左心室或双心室肥厚为特征。室间隔与左心室游离壁的不均等的肥厚称非对称性肥厚型心肌病(其中大多是非对称性心室间隔肥厚)。亦可表现为左心室对称性肥厚(室间隔和游离壁均等肥厚)。肥厚型心肌病根据左心室流出道有无梗阻分为梗阻型和非梗阻型,肥厚型心肌病亦可只有局限性肥厚(以心尖部局限性肥厚较多)。肥厚型心肌病多数为遗传性。

【诊断要点】

1. 症状

(1)心力衰竭:婴儿期发病可出现心力衰竭症状。

(2)常见症状为心前区痛、胸闷、心绞痛,运动耐受能力降低,易疲乏,劳力性呼吸困难,端坐呼吸,心悸等。

(3)频发一过性晕厥:可发生于突然站立或运动后晕厥,片刻后可自行缓解。

(4)心律失常:可发生严重心律失常,如室性心动过速和(或)室颤。

(5)猝死:心律失常,剧烈运动可发生猝死。流出道严重梗阻常是猝死原因。

2. 体征 胸骨左缘第 3～4 肋间或心尖部可闻及 3/6 级收缩期喷射性杂音,常可听到第三、第四心音,脉搏增强。

3. 心电图 左房增大,左室肥大,ST-T 改变,少数胸前导联出现异常深 Q 波为室间隔肥厚所致。

4. 超声心动图 室间隔和左室后壁有对称性或非对称性增厚或局限、阶段性增厚,心肌除肥厚,心肌回声呈不均匀点片状;心室腔内径正常或减小,收缩期呈闭塞状,心房径增大。梗阻性心肌病 M 型超声心动图二尖瓣运动曲线,收缩期前向活动(SAM 现象),致左室流出道内径变窄。二尖瓣多普勒血流 E 峰流速降低(<0.6m/sec),A 峰流速增加(>0.5m/sec),E/A<1.0。

5. 左心导管检查 梗阻性患儿左室腔与左室流出道压力阶差增大。左室造影明确狭窄部位及程度。

6. 心内膜心肌活检 可见肥厚心肌纤维排列紊乱的奇异肥大心肌细胞。

【治疗】

1. β-受体阻滞剂 可用阿替洛尔、美托洛尔、普萘洛尔口服,由小剂量渐增,以症状改善,心率不低于 60 次/分为宜。普萘洛尔用量为 3～4mg/(kg·d),分三次口服。

2. 钙拮抗剂 可减轻左室流出道梗阻,改善左室顺应性,并可改善症状。

可用维拉帕米 $3\sim5mg/(kg\cdot d)$,分三次口服。非梗阻型以左室舒张功能异常为主,可用维拉帕米改善左室顺应性。

3. 抗心律失常 临床有心悸,24 小时动态心电图发现室性期前收缩或室速者,口服胺碘酮或普萘洛尔可预防猝死和室性心律紊乱。

4. 控制心力衰竭 心率过快者可用小量地高辛(仅用于心腔扩大,梗阻不明显患者)与 β-受体阻滞剂合用。

5. 外科治疗 左室流出道有严重梗阻,左室与主动脉压力阶差>50mmHg者,切除部分肥厚室间隔或作左室流出道成形术。

三、限制型心肌病

限制型心肌病主要为心内膜及心肌纤维化,心室难于舒张,充盈受限。心室舒张功能严重受损。

【诊断要点】

1. 临床表现 以右心病变为主,表现为颈静脉怒张、肝大、腹水、下肢浮肿。以左心病变为主表现呼吸困难、乏力、运动耐受减低、胸痛、咯血、肺底部啰音。体格检查可听到奔马律、二尖瓣、三尖瓣关闭不全所致收缩期反流性杂音。

2. X 线检查 心影轻度至中度增大,偶见心内膜可有线状钙化。

3. 心电图 心房增大、心室肥大,可右心室为主、房性早搏、房颤、房室传导阻滞。

4. 超声心动图 主要表现心房增大,室腔闭塞,心室舒张功能异常。心内膜增厚。收缩功能射血分数(EF)、短轴缩短率(FS)可正常。多普勒二尖瓣血流,E 峰流速增加(>0.7m/sec),A 峰流速降低(<0.3m/sec),E/A 比值增加(>2.5)。彩色多普勒组织显像二尖瓣舒张早期流速减慢,此与缩窄性心包炎的鉴别有重要价值。

5. 心内膜心肌活检 对诊断本病有重要价值。

【治疗】

1. 一般治疗 注意休息,预防呼吸道感染。

2. 糖皮质激素 用于伴有脏器嗜酸细胞浸润患儿。

3. 心力衰竭 排钾和保钾利尿剂联合应用,改善静脉淤血。减轻前负荷。

4. 完全性房室传导阻滞安装心脏起搏器。

5. 外科治疗 手术剥除增厚心内膜,晚期心脏移植。

第七节　心　包　炎

心包膜的脏层和壁层炎症称为心包炎。常为某些全身性疾病的局部表现或并发症,也可单独发生。病因有感染性(如细菌、病毒、支原体、真菌)、自身免疫、药物、心脏损伤等。小儿以化脓性、结核性、风湿性、病毒感染等多见。

一、急性心包炎

【诊断要点】

1. 症状

(1)全身症状:多有原发病如败血症、结核病、风湿病、病毒感染的全身症状,如发热、干咳、关节痛、上腹痛等。

(2)心前区疼痛:为心包炎早期症状,可有轻微压迫感、剧痛或刺痛。可因咳嗽或呼吸而加剧。坐位或前俯位减轻。有时疼痛可辐射到上腹部和肩部。

(3)呼吸困难:心包渗出多时症状明显,呼吸困难、烦躁不安、可吞食困难、声音嘶哑。心包压塞时,可呈端坐呼吸,面色苍白伴有发绀。

2. 体征

(1)心音:心音低钝且遥远,心率快,部分患儿可听到心包摩擦音,以胸骨左缘 3～4 肋间最清晰,可持续数小时,数日。

(2)心包积液征:心尖搏动微弱或不能触及,心浊音界向两侧扩大。

(3)心脏压塞征:呼吸急促,心动过速,静脉压上升,动脉压下降,脉压小,奇脉,颈静脉怒张,肝颈回流征阳性,腹水及下肢浮肿。心排出量显著下降时,可发生休克。

3. X 线检查　中至大量积液,心影呈烧瓶状,向两侧扩大,透视下心脏搏动微弱。肺野清晰。

4. 心电图　窦性心动过速,急性期除 aVR 外,余皆呈 ST 段弓背向下的抬高。持续数日即恢复呈 ST 段及 T 波改变。QRS 波群呈低电压。

5. 超声心动图　二维超声心动图观察,分离的心包脏、壁层之间出现无回声液性暗区,环绕心脏表面。心包压塞时心包腔内压力增高,心脏受压心室腔径随呼吸改变呈摇摆样活动。化脓性积液暗区中出现纤维素渗出时有絮状物回声或"飘带征"。

6. 心包穿刺　可用于诊断和治疗。可减轻心包压塞症状,明确病因和积液的性质。对感染所致的心包炎,通过穿刺液培养,可明确致病微生物。

【治疗】

1. 病因治疗　①细菌性心包炎：根据不同病因选用抗生素，宜采用杀菌剂，静脉给药，疗程 6～12 周为宜。②结核性心包炎：抗结核治疗，多采用异烟肼、链霉素、利福平联合用药，疗程 1 年半至 2 年。有渗出时加用泼尼松，口服 6～8 周。③风湿性心包炎：抗风湿热治疗，泼尼松 1～2mg/(kg·d)分次口服。疗程 4～8 周。④病毒性心包炎：重症选用泼尼松治疗。

2. 对症治疗　急性期卧床休息、吸氧、镇静、支持疗法，如输血、丙种球蛋白等。

3. 出现急性心包压塞症状时，需及时穿刺放液。化脓性心包炎除抗生素外，常需心包引流术。

二、缩窄性心包炎

在急性心包炎后，心包纤维化、钙化、增厚僵硬，致使心脏静脉回流受阻。影响心脏的舒张功能。

【诊断要点】

1. 起病缓慢，活动后气急、呼吸困难，晚期安静时可出现呼吸困难，端坐呼吸。部分患儿数月或数年前有心包炎病史。

2. 体征　肝大、腹水、颈静脉怒张、下肢浮肿等。心尖搏动不明显，心界可增大，胸骨左缘 3～4 肋间可闻心包叩击音（舒张早期额外音），P_2 增强。

3. 心电图　QRS 波低电压，T 波低平倒置。

4. X 线　0～75% 可见心包钙化影（侧位片易见）。心影正常或轻度增大，心搏减弱，上腔静脉阴影增宽。

5. 超声心动图　可见心包增厚和钙化表现，心室腔正常或稍减少。室壁活动受限，下腔静脉扩张。室壁舒张期障碍。

【治疗】

确诊为缩窄性心包炎者，应及早做心包剥脱术。

第八节　感染性心内膜炎

感染性心内膜炎是指病原微生物经血流直接侵犯心内膜、心瓣膜和血管内膜所引起的感染性炎症。多发生于先天性心脏病或风湿性心脏病的病人，尤其在心脏手术后。亦可发生于无心脏病变的正常人。病原微生物最常见为细菌，其他为真菌、立克次体、衣原体等。

【诊断要点】

1. 起病　致病菌毒力强，起病常急剧，呈脓毒败血症表现。大多起病较缓慢而隐匿,在先天性心脏病患儿,出现发热、乏力、贫血、脾大应想到本病的可能。

2. 发热 体温 37.5～39℃,一般为中度热。热型不规则,可呈持续、弛张或间歇性高热。用过抗生素治疗可使发热不明显。

3. 贫血 常为进行性贫血。

4. 心脏表现 短期内出现新的杂音,且心脏杂音多变。若病变侵犯二尖瓣和主动脉瓣可表现左心功能不全和肺水肿,病变累及三尖瓣或肺动脉瓣,则表现右心衰征象。本病充血性心力衰竭常呈顽固心衰不易控制。

5. 栓塞 广泛器官栓塞表现,如脾大、血尿、腹疼、咯血、胸痛、偏瘫、皮肤黏膜病变。如①淤点:位于口腔黏膜,眼结合膜和前胸部,数目不多,中心呈白色或灰白色,有时在眼底可见小出血区。②欧氏小结(Osler's nodes),多位于手指或足趾末端掌面或大鱼际,呈紫色或红色,直径 1～2mm,有明显压痛。③Janeway 斑,位于手掌及足底出血点,无压痛。

6. 实验室和其他检查

(1)血培养:必须在用药前 24～48 小时采血,连续做数次培养,分别做需氧菌与厌氧菌培养及特种培养和真菌培养。如已用抗生素,则停药 3～4 天后再采血,培养阳性做抗生素敏感试验。

(2)红细胞沉降率:血沉增快者占 90%。可作为判断病情发展和治疗好转指标。

(3)血象:白细胞计数增高,中性粒细胞增高也可正常。正色素正细胞性贫血占 60%～70%。

(4)超声心动图:二维超声心动图可检出＞2mm 的赘生物的位置、数量、形态、大小。食管超声心动图能检出 95% 以上的赘生物。有些病例可发现瓣膜穿孔,腱索断裂。

【诊断标准】

2000 年 9 月在大连召开的全国小儿心血管学术会议制定的"感染性心内膜炎诊断标准"如下:

1. 临床指标

(1)主要指标

1)血培养阳性:分别 2 次血培养有相同的感染性心内膜炎常见的微生物(如草绿色链球菌,金黄色葡萄球菌,肠球菌等)。

2)心内膜受累证据:应用超声心动图检查心内膜受累证据,有以下超声心动图征象之一:①附着于瓣膜或瓣膜装置,或心脏、大血管内膜、或置植人工材料上的赘生物;②心内脓肿;③瓣膜穿孔、人工瓣膜或缺损补片有新的部分裂开。

3)血管征象:重要动脉栓塞,脓毒性肺梗死,或感染性动脉瘤。

(2)次要指标

1)易感染条件:基础心脏疾病,心脏手术,心导管术,或中心静脉内插管。

2)较长时间的发热(≥38℃),伴贫血。

3)原有心脏杂音加重,出现新的反流杂音,或心功能不全。

4)血管征象:瘀斑,脾肿大,颅内出血,结膜出血,镜下血尿,或 Janeway 斑。

5)免疫学征象:肾小球肾炎,Osler 结,Roth 斑,或类风湿因子阳性。

6)微生物学证据:血培养阳性,但未符合主要指标中的要求。

2. 病理学指标

(1)赘生物(包括已形成的栓塞)或心内脓肿经培养或镜检发现微生物。

(2)存在赘生物或心内脓肿,并经病理检查证实伴活动性心内膜炎。

3. 诊断依据

(1)具备以下①～⑤项任何之一者可诊断为感染性心内膜炎:①临床主要指标 2 项;②临床主要指标 1 项和次要指标 3 项;③心内膜受累证据和临床次要指标 2 项;④临床次药指标 5 项;⑤病理学指标 1 项。

(2)有以下情况时可排除感染性心内膜炎诊断:有明确的其他诊断解释临床表现;经抗生素治疗≤4d 手术或尸检无感染性心内膜炎的病理证据。

(3)临床考虑感染性心内膜炎,但不具备确诊依据时仍应进行治疗,根据临床观察及进一步的检查结果确诊或排除感染性心内膜炎。

【治疗】

1. 抗生素治疗原则 早期治疗;根据病原选用杀菌药物,或抑菌药与杀菌药联合应用;剂量要足,血药浓度应达到该药对致病菌最低抑制浓度(MIC)5～20 倍及必须达到血清最低杀菌浓度 6～8 倍以上;疗程长,一般 4～6 周或更长。

(1)病原菌为草绿色链球菌感染时:青霉素 20 万～40 万 U/(kg·d),静脉注射,每 4 小时一次,加用庆大霉素 2～4mg/(kg·d),每 12 小时静注一次用 2 周。亦可用第一代头孢菌素或万古霉素。

(2)病原菌为金葡萄球菌感染需要用半合成耐青霉素酶的新型青霉素如萘夫西林 200mg/(kg·d)分次静滴,苯唑西林 200mg/(kg·d)分次静滴,或用氨苄西林加舒巴坦或克拉维酸等。上述药无效或过敏用头孢曲松 100mg/(kg·d),每 12 小时一次或头孢唑林 100mg/(kg·d)。亦可用万古霉素等。

(3)病原菌为表皮葡萄球菌感染,常见于心脏手术后可给利福平 10～15mg/(kg·d),分 2 次,总量<600mg/d,口服 6～8 周,同时加用万古霉素 40～60mg/(kg·d),分 2～3 次。亦可用耐青霉素酶的新型青霉素。

(4)真菌性心内膜炎,可选用两性霉素 B,开始剂量为 0.05～0.1mg/(kg·d),缓慢静滴,持续 6～8h。渐增至 0.5～1mg/(kg·d),每日或隔日一次,氟胞嘧啶 50～150mg/(kg·d)，分 3～4 次服，联合用药起协同作用并可减少不良反应。亦可选用氟康唑或酮康唑治疗。

（5）病原菌不明：万古霉素＋庆大霉素或三代头孢菌素。

2. 支持疗法　间断输新鲜血、血浆、静脉注射丙种球蛋白，每次 400mg/kg，每 1～2 周一次，维持水电平衡及足够的热量供给。

3. 手术治疗　心内膜炎经内科治疗不能控制的心力衰竭；真菌性心内膜炎；人工瓣心内膜炎；复发性心内膜炎抗生素难控制；腱索、乳头肌断裂、或瓣膜穿孔；宜行手术切除赘生物或做瓣膜修补术或置换术。

第九节　充血性心力衰竭

充血性心力衰竭（以下简称心衰）是一种临床综合征，是指有不同原因引起的有足够回心血量，由于心脏本身收缩或舒张功能障碍，心排血量绝对或相对不足，不能维持组织和脏器代谢需要，造成神经、内分泌和血流动力学紊乱所引起的症状和体征。临床上以心排血量不足，组织血流灌注减少，肺循环或体循环系统淤血为特征。急性心衰治疗效果好；慢性心衰治疗效果差。病因能除去的心衰治疗效果好，病因不能除去的治疗效果差。

【诊断要点】

1. 临床表现

（1）症状：婴儿喂养困难，哺喂时间延长，呼吸急促。烦躁不安，面色苍白，多汗，口唇、指端可有发绀。年长儿主诉心悸、气短，活动后加重，易疲乏，尿量减少，浮肿；慢性心衰患儿生长发育落后。

（2）心功能不全代偿表现：①心动过速，婴儿心率＞160 次/分，年长儿＞100次/分。②心音低钝，心尖部可闻舒张期奔马律。③心脏扩大，长期心脏前后负荷过重，心肌可代偿性肥厚。

（3）左心衰竭：主要是由于肺循环淤血，肺水肿所致。主要表现呼吸困难，呼吸急促，表浅，婴儿＞60 次/分，儿童＞40 次/分，重者三凹征，发绀，端坐呼吸，婴儿直立抱起或半卧位时口发绀和呼吸困难减轻。咳嗽、泡沫血痰、咯血。夜尿增多。肺部啰音：轻者肺底部呼吸音低和湿啰音，重者两肺布满细湿啰音和哮鸣音。

（4）右心衰竭：主要是体循环淤血所致。①肝大伴触痛，婴儿心衰主要体征是短时间内肝脏进行性增大，边缘钝，有触痛。②颈静脉充盈，肝颈回流征阳性。③水肿：体重异常增加，眼睑、手背、足背浮肿，重者胸水、腹水，尿量减少。新生儿和婴儿不易区分左心衰、右心衰，常是全心衰，右心衰的临床表现比左心衰明显。

2. 实验室和其他检查

(1)X线检查:心影扩大,心胸比>0.55及肺淤血的变化。肺淤血,可见上肺静脉扩张,下肺静脉变细。重度淤血时则出现肺泡水肿,可见肺野以肺门为中心对称性云雾状阴影。肺间质水肿时肺门血管影增粗模糊。

(2)心电图:心动过速,根据不同病因,有相应的心电图改变。

(3)超声心动图测定心功能:收缩功能:①左室射血分数(EF),小儿正常值0.64~0.83,心衰时常<0.5,严重心衰常<0.3。②短轴缩短率(FS),小儿正常值28%~38%,心衰时降低<25%。③收缩时间间期(STI):心衰时STI延长。小儿STI正常值右室PEP/RVET=0.24(0.16~0.30),左室PEP/LVET=0.35(0.3~0.39)。左室舒张功能:主要根据多普勒二尖瓣血流,早期E峰流速与心房收缩A峰流速。流速比值E/A小儿正常值1.6~2.1。A峰、E峰均降低,提示左室舒张功能不全。

(4)血流动力学监测:重症心衰病儿,直接测量动脉、静脉和肺动脉压力。做持续血流动力学监测,可使诊断更加准确。①动脉血压监测:动脉插管测压,可直接反映动脉平均压变化。持续血压监测并观察对血管活性药物的反应。②中心静脉压(CVP)反映血容量和心功能,作为右室前负荷指标,正常值5~10mmHg。③肺动脉楔压(PWP):正常值2~14mmHg,PWP升高>18mmHg提示肺淤血、肺水肿、左心衰。

【诊断标准】

(全国小儿心力衰竭座谈会制定,1985年)

1. 具备以下4项考虑心衰

(1)呼吸急促:婴儿>60次/分,幼儿>50次/分,儿童>40次/分。

(2)心动过速:婴儿>160次/分,幼儿>140次/分,儿童>120次/分。

(3)心脏扩大:体检、X线或超声心动图证实。

(4)烦躁、哺乳困难、体重增加、尿少、水肿、多汗、发绀、呛咳、阵发性呼吸困难(2项以上)。

2. 具备以上4项加以下1项或以上2项加以下2项,可以确诊心力衰竭。

(1)肝脏肿大:婴幼儿在肋下≥3cm,儿童≥1cm,进行性肝脏肿大或伴触痛更有意义。

(2)肺水肿

(3)奔马律

3. 严重心力衰竭可出现周围循环衰竭,血压下降至休克。

4. 心功能分级 根据患者病史、临床表现及劳动耐受的程度将心功能状态分为 4 级。心衰分为 3 度。

Ⅰ级:仅有心脏病体征,无症状,活动不受限,心功能代偿。

Ⅱ级:活动量较大时出现症状,活动轻度受限。亦称轻度心衰(Ⅰ度)。

Ⅲ级:活动明显受限。亦称中度心衰(Ⅱ度)。

Ⅳ级:安静休息即出现症状。亦称重度心衰(Ⅲ度)。

5. 婴儿心功能分级

0 级:无心衰

Ⅰ级(轻度心衰):每次哺喂量<105ml,或哺喂时间需 30 分钟以上,呼吸困难,心率>150 次/分,可有奔马律,肝脏肿大肋下 2cm。

Ⅱ级(中度心衰):每次哺喂量<90ml 或哺喂时间 40 分钟以上,呼吸>60次/分,呼吸形式异常,心率>160 次/分有奔马律。肝在肋下 2~3cm。

Ⅲ级(重度心衰):每次哺喂<75ml,或哺喂时间 40 分钟以上,呼吸>60 次/分,呼吸形式异常,心率>170 次/分,有奔马律,肝大肋下 3cm 以上,并有末梢灌注不良。

【治疗】

1. 一般治疗

(1)休息:烦躁不安者给予镇静,用苯巴比妥或地西泮镇静,急性左心衰和肺水肿时可用吗啡每次 0.05~0.2mg/kg,皮下或肌注。

(2)吸氧:一般采用 40%~50%氧气湿化后经鼻或面罩吸入。

(3)体位:半坐位,应将床头抬高 15~30 度,左心衰时应半坐位,勤翻身或变换体位。

(4)婴儿注意清理呼吸道,室内温度、湿度适宜、加强护理。限制钠盐摄入。

2. 强心苷类药物

(1)强心苷制剂及用法:增加心肌收缩力,抑制交感神经活性,减慢心率。

A. 地高辛(digoxin):为儿科常用制剂。用法见表 10-1

表 10-1 各年龄组地高辛用量(口服)

	地高辛负荷量(µg/kg)	维持量(µg/kg·d)
早产儿	20	5
足月新生儿	30	8
<2 岁	40~50	10~12
2~10 岁	30~40	8~10

注:静脉剂量为口服量的 75%。维持量为负荷量的 20%~25%,分 2 次,每 12 小时一次。

1)负荷量(亦称饱和量或全效量)法:首剂用总量的 $1/2\sim1/3$,余量分 $2\sim3$ 次,每 6 小时一次。如已显效,末次用药 12 小时后开始给维持量,每一次按负荷量的 $1/8\sim1/10$,每 12 小时一次。地高辛的具体用量,必须个体对待,密切观察患儿的病情和对治疗的反应,必要时酌情增减剂量。急性心衰,肺水肿,病情重者可用静脉给负荷量,末次用药 12 小时后改口服地高辛维持量。

2)维持量法:慢性心衰可每日口服维持量,经 $5\sim7$ 天药物血浓度达稳定状态。

B. 地高辛酏剂:含地高辛 $50\mu g/ml$,小儿服用剂量准确,胃肠道吸收好,使用方便,国内已有制剂。

C. 毛花苷 C(lanatoside C)为快速强心苷制剂,作用快,用于急救时静脉给药,毛花苷 C 负荷量为:<2 岁 $40\mu g/kg$,>2 岁 $30\mu g/kg$,新生儿 $20\mu g/kg$,首次用负荷量的 $1/2\sim1/3$,余量分 $2\sim3$ 次,间隔 $6\sim8$ 小时。

(2)强心苷毒性反应

1)小儿多见心律失常,不同程度房室传导阻滞,早搏,室性心律失常。

2)其他症状如婴儿可发生腹泻、恶心、呕吐、嗜睡,昏迷比较少见。

3)用放射免疫法测地高辛血浓度,采血标本时间应在给药后 6 小时左右,开始维持量的 24 小时后为准。小儿地高辛有效血浓度一般为 $1\sim2ng/ml$($1.3\sim2.6nmol/L$),若儿童或婴儿>3ng/ml,新生儿>4ng/ml,需结合临床表现和心电图改变,才能确定为强心苷中毒。

3. 利尿剂 可减轻心脏前负荷。急性左心衰竭,肺水肿选用袢利尿剂、呋塞米。静脉加用 10%氯化钾及口服补钾。慢性心衰采用噻嗪类与保钾利尿剂联合使用。长期用利尿剂注意电解质紊乱(低钠血症、低钾血症、低镁血症、低血容量)。

4. 血管扩张剂 由于减轻前负荷,降低后负荷,室壁张力减少,心肌氧耗量减少,从而增加心排血量(表 10-2)。对慢性心衰疗效较差。

表 10-2 常用血管扩张剂

药物	剂量	适应证
硝普钠 nitroprusside (扩张小动、静脉)	静滴 剂量 $0.5\sim10\mu g/(kg\cdot min)$ 一般用 $2\sim3\mu g/(kg\cdot min)$ 从小剂量开始渐增量	急性左心衰,肺水肿,高血压危象,心外科术后低心排
硝酸甘油	静滴 $0.25\sim6\mu g/(kg\cdot min)$	急性肺水肿,难治性心衰,术后低心排

续表

药物	剂量	适应证
nitroglycerine （扩张小静脉为主）	（开始小量渐增量至显效）	
肼屈嗪 hydralazine （扩张小动脉为主）	静注 0.1～0.2mg/kg,q4～6h 口服 0.75～3mg/(kg·d),分 2～4 次	高血压性心脏病,扩张性心肌病, 急、慢性心衰,心率快可加普萘洛尔
哌唑嗪 prazosin （α受体阻滞剂）	口服初 5μg/kg；渐增至 25～100μg/ (kg·d),分 4 次	难治性心衰、慢性心衰、瓣膜反流性 心衰
酚妥拉明 phentolamine （α受体阻滞剂）	静注 0.05～0.3mg/kg 缓注＞10min 静滴 1～4μg/(kg·min)	婴儿肺炎心衰、急性左心衰、肺水肿

5. 非强心苷类正性肌力药　主要有多巴胺、多巴酚丁胺、氨力农、米力农、葡甲胺-cAMP（心先安）等。用于心肌缺血、术后低心排、心肌病、肺动脉高压、危重难治心衰。多巴胺与多巴酚丁胺联合应用,用于心源性休克,剂量为各 7.5μg/(kg·min)静脉滴注,（表 10-3）

表 10-3　非强心苷正性肌力药

名称	给药途径	用量	注意事项
多巴酚丁胺 dobutamine	静脉	5～15μg/(kg·min)	正性肌力作用与剂量呈正相关
多巴胺 dopamine （β肾上腺素受 体兴奋剂）	静滴	2～5μg/(kg·min)肾血管扩张,尿量↑ 5～8μg/(kg·min)心肌收缩力↑, ＞10μg/(kg·min)轻度血管收缩, 15～20μg/(kg·min)血管收缩	生物学效应与剂量大小有关
氨力农 Amrinone	静注	负荷量（0.5mg/kg）,缓注＞3min 20min 后可重复应用 1 次 维持量 5～10μg/(kg·min)	用于急、慢性难治性心衰,肺动脉高 压 心脏术后右心衰,心肌病
米力农 milrinone	静注	负荷量 25～50μg/kg,缓注＞15～ 20min 维持量 0.25～0.75μg/(kg·min)	同上,作用比氨力农强,不良反应较 小
葡甲胺-cAMP	静滴	2～4mg/kg,加入 5%葡萄糖缓慢静脉 滴注,每日一次	疗程长短视病种及病情改善情况而 定,禁忌快速静脉推注,禁忌与氨茶 碱同时静注。

6. 神经激素拮抗疗法

(1)血管紧张素转换酶抑制剂:这一类制剂如卡托普利、伊那普利、西那普利、雷米普利等,其中以卡托普利最常用,口服剂量为 1.5～2mg/(kg·d),分 2～3 次服。

(2)血管紧张素Ⅱ受体拮抗剂:洛沙坦(losartan)口服每日 1～2mg/kg,分 2～3 次服,亦可与血管紧张素转换酶抑制剂通用。

(3)醛固酮受体拮抗剂:常用的为螺内酯每日 0.5～1mg/kg,分 2～3 次口服,此药同时有利尿,保钾作用。

(4)β-受体阻滞剂:此类制剂如美托洛尔,卡维地洛等。此类药为负性肌力药物,只通用于治疗慢性心衰,见效较慢,对有传导阻滞、血压降低者禁用,常用者为美托洛尔,常用剂量口服为每日 1～2mg/kg,分 2 次口服,开始先用半量,逐步加至上述剂量。

7. 供给能量 常用者为二磷酸果糖(FDP),剂量为每日 100～250mg/kg,一次静脉滴注,静注速度应为 10ml/min(75mg/ml)。

第十节 心源性休克

心源性休克是一种危重急症,是指有足够回心血量,由于各种原因的心肌病变(如冠心病、暴发性心肌炎、心肌病等),所致收缩功能极度减退,心排血量显著减少或严重心律紊乱所致心动过速(如阵发性室性心动过速,心室纤颤等)或心动过缓(如Ⅲ度房室传导阻滞、三束支传导阻滞等)所致心排血量显著减少,血压下降,本症可引起脑、肾、肝等脏器血流灌注显著不足而引起功能衰竭,称为序贯式多脏器功能衰竭。

【诊断要点】

1. 临床表现

(1)症状:早期有胸闷、烦躁、后期有精神萎靡、神志淡漠、昏睡、浅昏迷、口唇及指甲末梢性发绀、面色苍白、出冷汗、四肢发凉,以及其他引起心源性休克的原发性症状。

(2)体征:心率过快或过慢。可有脉搏短绌,心音低钝或有奔马律。血压下降,脉压缩小,此外还有引起心源性休克的原发病的体征。

2. 实验室和其他检查

(1)心电图:可有各种心律紊乱及 ST-T 改变。

(2)超声心动图:心脏收缩功能降低,EF<50%,FS<25%,CI<2.2L/(min·m^2)。此外,还可发现引起心源性休克原发病的心脏改变。

（3）经皮测氧分压下降（$PaO_2 < 60mmHg$），氧饱和度下降（$SaO_2 < 90\%$）。

（4）血流动力学监测：测量中心静脉压，以了解血容量，心排血量情况，监测尿量。

【治疗】

1. 一般疗法　一切治疗措施均应抓紧时间，分秒必争。患儿应平卧或头稍低平，保持安静。建立通畅气道，保持氧气吸入。

2. 扩容纠酸　本症患儿虽有严重体液丢失，但有出汗、呕吐、不能进食，大量血液停滞在静脉血管床内或大量体液渗至细胞外，而造成血容量减少。因此必须适度扩容，扩容太多、太快则加重心脏负担。由于血流缓慢，血容量不足，尿少，因而都有程度不等的代谢性酸中毒。必须用碱性药物纠正，但量不能太大，防止钠盐进入过多而加重心脏负担。

3. 血管收缩药和正性肌力药　最常用药为多巴胺，一般用量为 $5 \sim 10\mu g/(kg \cdot min)$，根据血压调整剂量，使收缩压维持在 $85 \sim 95mmHg$ 之间。

4. 糖皮质激素　可保持细胞膜的稳定性和减轻炎症反应，越早用越好。剂量应根据病情轻重而调整，一般病例用地塞米松每次 $0.2 \sim 0.4mg/kg$，重者可用每次 $0.5 \sim 1mg/kg$，静脉推注，每天一次，极危重病儿也可每 12 小时一次。

5. 还原剂　常用者为静脉注射大剂量维生素 C $100 \sim 200mg/(kg \cdot d)$，每日一次，对克山病、心肌炎引起的心源性休克疗效好，对其他原因引起的疗效差。其它还原剂还有泛癸利酮、辅酶 A 等。

6. 供给能量　常用 FDP，每次 $100 \sim 250mg/kg$，每日一次。

7. 治疗合并症和并发症　如各种心律紊乱、心力衰竭等。

8. 病因治疗　根据引起心源性休克的病因，采取适当治疗措施。

第十一章　泌尿系统疾病

第一节　急性肾小球肾炎

急性肾小球肾炎(简称急性肾炎)是小儿时期最常见的肾小球疾病。临床上是以急性起病、血尿、高血压、水肿及肾小球滤过率可有所降低为特点的一个综合征;小儿时期以链球菌感染后发生者多见。临床上常区分为链球菌感染后或非链球菌感染者两大类。

由 A 族 β 溶血性链球菌感染引起者常为免疫复合物性肾炎。病理为弥漫性毛细血管内增生性肾炎。电镜下还可见本症特征性的"驼峰"病变。免疫荧光见有 IgG 和 C3 于肾小球沉积。

【临床表现】

1. 学龄儿多见。发病前 1~3 周常有呼吸道或皮肤的链球菌感染史,自前驱感染至临床发病有一无症状间歇期。

急性起病。多以晨睑肿为主诉,重者偶延及全身。血尿为另一常见主诉。可为洗肉水样,也可为深茶色尿。此外可有乏力、头痛、头晕、恶心、腹痛、腰部钝痛等症状。查体除非可凹水肿外,常有血压增高。

2. 严重病例　有以下几种表现:

(1)严重的循环充血或心力衰竭:烦躁、气急、端坐呼吸、肺底湿性啰音、心率增快,甚至奔马律、肝大等。

(2)高血压脑病:表现有头痛、呕吐、一过性视力障碍、甚至惊厥、昏迷。

(3)急性肾衰竭:持续尿少、严重氮质血症、电解质紊乱(高钾、低钠、高磷血症)、代谢性酸中毒等。

3. 不典型病例

(1)亚临床病例:有链球菌感染史或密切接触史,但无明显临床表现;但血补体测定常呈规律性降低继之恢复的动态变化。

(2)肾外症状性肾炎:患儿无明显尿液改变,但临床有水肿、高血压、甚至呈急性循环充血、高血压脑病。如行反复尿化验及血补体水平的动态观察多可发现其异常。

(3)蛋白尿表现显著者可达肾病综合征水平,甚至有相应的血生化改变。

4.实验室和其他检查

(1)尿液检查:以血尿为主要所见。尿沉渣还可见红细胞管型、颗粒管型及白细胞。尿蛋白一般为＋～＋＋。

(2)可见轻度贫血。血沉常增快。

(3)有关链球菌感染的检查:例如咽或皮肤病灶细菌培养(阳性率一般仅20％～30％),血中抗链球菌溶血素 O(ASO)滴度增高(阳性率 70％～80％),但皮肤感染引起者 ASO 常不增高。

(4)血中补体测定:总补体及 C3 急期明显下降,6～8 周恢复。

(5)肾功能检查:暂时性血尿素氮(BUN)及肌酐(Cr)升高,肌酐清除率(Ccr)下降。

【诊断要点】

1.急性起病以血尿、高血压、水肿为主要表现。

2.发病前常有感染史,链球菌感染引起者于感染至发病间有一无症状间歇期(1～3 周)。

3.化验检查 尿液以血尿为主。血中 ASO 常增高,血补体于起病 6～8 周内降低。肾功能检测可有暂时性 BUN、Cr 升高。

4.典型病例一般于 2～4 周内利尿消肿、肉眼血尿消失、血压恢复正常。尿化验逐步恢复。一般病程不超过 6 个月。

【治疗】

1.一般治疗 起病 1～2 周内宜卧床休息,待血压恢复、肉眼血尿消失可逐步恢复活动。3 个月内应避免重体力活动。水肿、血压高及少尿者应少盐或无盐饮食。氮质血症者用低蛋白饮食。为彻底清除链球菌感染灶,应用青霉素7～10 天,对青霉素过敏者可用红霉素或其他大环内酯类抗生素。

2.对症治疗

(1)利尿剂:经控制水盐入量,仍有水肿、高血压、少尿者给予利尿剂。口服可用氢氯噻嗪,每日 1～2mg/kg,分 2～3 次服。明显水肿可用呋塞米,口服或注射,每次 1～2mg/kg,每日 1～2 次。

(2)降压药:凡经休息、限盐、利尿而血压仍高者应予降压药。可选用硝苯吡啶,每次 0.25～0.5mg/kg,口服或舌下含服。或利舍平(利血平),首剂 0.07mg/kg(最大量不超过 2.0mg)肌注或口服,继以每日 0.02～0.03mg/kg 分 2～3 次口服。

3.严重症状的治疗

(1)高血压脑病:应用速效、高效降压药。可用二氮嗪(diazoxide),每次 3～

5mg/kg，于 1/2～1 分钟内静脉注入。也可应用硝普钠 5～10mg，溶于 10％葡萄糖液 100ml 中静脉滴注，自每分钟 $1\mu g/kg$ 开始，视血压而调整速度，但最高每分钟不超过 $8\mu g/kg$。本药应新鲜配制，输液瓶以黑纸或铝箔覆盖以避光。有惊厥者应止惊，止惊同时注意呼吸道通畅、给氧及预防脑水肿。

（2）严重循环充血和心力衰竭：给予强力利尿剂。心力衰竭者见有关专章。特别注意强心剂的剂量宜小。药物治疗无效者可予透析治疗。

（3）急性肾（功能）衰竭：见本章急性肾衰竭节。

第二节　急进性肾小球肾炎

急进性肾小球肾炎是以活动性肾炎和急速进行性肾功能减退，常于数周或数月内进展至终末期肾衰为特点的临床综合征。

本症可分为原发和继发两种。后者如继发于急性链球菌感染后肾炎、系统性红斑狼疮、过敏性紫癜肾炎、IgA 肾病、膜增生性肾炎、血管炎等情况。原发者依其免疫病理表现分为三型：Ⅰ型为抗肾小球基底膜（GBM）抗体致成者。Ⅱ型为免疫复合物型。Ⅲ型为寡免疫沉积型，近年Ⅲ型中部分患儿血中中性粒细胞胞浆抗体（ANCA）阳性。

本症病理上为新月体肾炎（即 50％以上肾小球内有占肾小囊腔 50％以上面积的新月体形成）。

【临床表现】

1. 起病常似急性肾炎，即水肿、血压高、血尿。全身症状有乏力、厌食、贫血等。多数病儿有尿量减少，发生少尿（即尿量每日＜$250ml/m^2$）、甚至无尿（每日尿量＜$50ml/m^2$）。病情常持续进展，终至于数周或数月内发生肾功能衰竭。临床出现相应的症状（即氮质血症，水、电解质及酸碱失衡，各系统出现相应的症状）。

继发者除上述表现外，还有其原发病表现。

2. 实验室和其他检查

（1）尿液常规：有程度不一的尿蛋白，镜检有红细胞、白细胞、红细胞管型、颗粒管型等。

（2）血常规：常见明显贫血，血红蛋白常＜90g/L。

（3）肾功能检查：进行性减退。血尿素氮、肌酐增高。并出现急性肾功能衰竭时相应的水、电解质及酸碱失衡表现。

（4）部分患儿血中抗 GBM 抗体或免疫复合物或 ANCA 阳性，此与其病因、免疫发病机制相关。

（5）影像学检查：双肾增大、弥漫性实质改变。

【诊断要点】

通常根据上述肾实质损害的表现及肾功能 3 个月内急速恶化即可做出临床诊断。进而再区别是否属原发或继发性者。当临床诊断困难或需明确其免疫病理类型、病变严重程度以确定治疗方案，无肾穿禁忌证时可行肾穿刺检查，病理可见本症特征的新月体肾炎病变。

【治疗】

本症治疗应包括针对肾病变及急性肾衰竭两部分。后者见急性肾衰竭章。对继发性者还需对原发病给以治疗。

1. 甲泼尼龙冲击治疗　每次依 15～30mg/kg 计（总量成人不超过 1000mg）溶于葡萄糖液 100～200ml 内静脉输入。每日或隔日一次，3 次为一疗程。视病情 1～2 个疗程。继以口服泼尼松治疗。冲击治疗时注意不良反应，主要有：高血压、消化性溃疡、严重感染、心律紊乱、高凝状态等。

2. 环磷酰胺　于上述糖皮质激素治疗基础上常需加用本药。既往多口服，近年也常静脉给药。方案尚未统一。

3. 除上述糖皮质激素、环磷酰胺外，常同时给以肝素、双嘧达莫治疗。

4. 肾衰竭　治疗见有关章节。

第三节　迁延性肾炎

迁延性肾炎是我国儿科肾小球疾病临床分类的命名。临床主要表现为持续的非肾病水平蛋白尿和血尿，其血压和肾功能正常。

【临床表现】

1. 部分病儿有明确急性肾炎史，经治疗后临床症状基本消失，仅遗有尿液化验异常，已持续一年以上。部分病儿无明确急性肾炎既往史，在体检或因其他病行尿常规检查时发现尿异常，并持续 6 个月以上。但血压及肾功能正常。

2. 辅助检查

（1）尿常规：尿蛋白一般定性＋～＋＋，定量＜50mg/(kg·d)伴不同程度血尿。

（2）肾功能正常。

【诊断要点】

无明显症状的尿异常：即血尿和蛋白尿，后者定量＜50mg/(kg·d)、血压和肾功能（BUN、Cr）正常者。

【治疗方案及原则】

1. 一般治疗 避免过劳,预防和及时诊治上呼吸道感染或其他感染。

2. 如有慢性感染灶(如副鼻窦炎、中耳炎、慢性扁桃体炎等)应予积极治疗。但注意勿使用肾毒性抗生素。

3. 依辨证可给予中药治疗。

4. 对已行肾穿刺活检明确病理类型者给予其相应治疗(可参见肾病综合征节)。

5. 加强定期随访 尤应注意血压、尿蛋白及肾功能变化。

第四节 慢 性 肾 炎

慢性肾炎是指病程超过 1 年、伴不同程度的肾功能不全和(或)持续性高血压的肾小球疾患而言,可有多种病因及病理类型,故实为一临床综合征。一般呈缓慢进展的病程,部分病例最终进入肾功能衰竭。

【临床表现】

1. 病程已超过 1 年,有轻重不一的水肿、高血压,常有夜尿增多。视肾功能不全程度患儿可有生长发育停滞、疲乏、无力、厌食、恶心、消瘦、贫血、皮肤干燥、瘙痒。最终则呈现尿毒症时各系统器官受累症状(详见慢性肾功能衰竭节)。部分病儿症状不明显未引起家长注意,但于感染等诱因时症状可急剧加重。

2. 实验室和其他检查

(1)尿液检查:视原患的肾脏病而异。一般而言,除程度不一的蛋白尿、血尿、尿沉渣异常外,尿比重常固定于 1.010 左右。

(2)血常规:不同程度的正细胞性贫血。

(3)肾功能:因肾小球滤过功能受损,故肌酐清除率下降,当低于正常 50% 以下时,血中尿素氮(BUN)及肌酐(Cr)增高。病儿多同时有一定程度的肾浓缩功能减退。

(4)血生化呈肾功能不全时的电解质及酸碱失衡表现,如血磷增高、血钙下降、当后期尿量少时血钾增高,血钠一般偏低,常有酸中毒改变。

(5)影像学检查:B 型超声检查于早期肾脏大小尚正常,后期可缩小。X 线骨骼检查可见骨质稀疏。

(6)肾脏病理改变于病程后期常呈非特异的硬化改变,且肾脏多缩小,肾穿刺常较困难且易发生出血等合并症,故一般不行活检。但在肾尚未缩小,又需明确原发病及病变程度,以便给予相应治疗措施者,可谨慎地行肾活检。

【诊断要点】

根据 1 年以上肾小球疾病史,有不同程度的肾功能不全和(或)高血压即可做出临床诊断。但应尽可能明确致成慢性改变的原肾小球疾病类型以及促使其慢性化的因素(如持续的高血压),以便给予相应治疗。儿科患者应注意与下列疾患鉴别。

1. 有无遗传性肾炎、先天肾发育不全或畸形。

2. 慢性肾盂肾炎。

3. 慢性肾炎病程中在某些诱因时的急性发作应与急性肾炎区别。

【治疗】

1. 一般治疗

(1)病情轻者不必过多限制活动,但宜避免过劳,注意预防和及时治疗各种感染、清除感染灶,并避免应用肾毒性药物。

(2)膳食管理:伴水肿、高血压者适度限盐。蛋白摄入视肾功能不全程度而异,成人一般每日 30~40g。当肌酐清除率<正常 15% 时,每日蛋白应<0.5g/kg。并注意给予优质蛋白,供足够热量。补充多种维生素。

2. 如果原发的肾脏疾病仍呈活动性改变,则给予相应治疗。

3. 控制高血压,对伴有水钠潴留者应给予利尿剂。并注意其相应的不良反应(制剂之选择、剂量及不良反应见高血压章)。

4. 肾衰竭的治疗　参见慢性肾衰竭节。

第五节　肾病综合征

肾病综合征是由于肾小球滤过膜对血浆蛋白通透性增高,大量血浆蛋白质自尿中丢失,导致一系列病理生理改变的一个临床综合征。表现有大量蛋白尿、低白蛋白血症、高脂血症、水肿。可由多种病因和病理改变引起。

依是否有明确病因可区分为原发和继发二种。又视有否血尿、高血压、氮质血症、血中补体低下否而进一步区分为肾炎型或单纯型。病理可呈多种改变,小儿时期以微小病变多见。

【临床表现】

1. 水肿常为主诉,为可凹性水肿。始自颜面,可及全身、甚至体腔积液,即伴胸水、腹水、心包积液。肾炎型者可有血压增高。

2. 实验室和其他检查

(1)尿液检查:尿蛋白定性≥+++,定量 24 时≥50mg/(kg·d)。尿沉渣镜检常见透明或颗粒管型。还可见红细胞、肾上皮细胞。

(2)血液生化检查:血清白蛋白下降(<30g/L)。血脂增高,总胆固醇增高显著,此外甘油三酯、极低密度脂蛋白(VLDL)和低密度脂蛋白(LDL)也常增

高。血电解质一般正常。血钙有偏低倾向。

(3)肾功能 单纯型者多属正常。

【诊断要点】

1. 临床诊断 肾病综合征虽多表现前述四大临床特点,确诊则以大量蛋白尿[定性≥+++,定量以≥50mg/(kg·d)为准]和低白蛋白血症(<30g/L)为必具条件。在诊为肾病综合征后应区分为原发或继发。对原发者需进一步区别为单纯型及肾炎型。只具以上特点者为单纯型;凡具以下表现之一项或多项者即诊为肾炎型。即:①尿中红细胞>10/HPF(两周内3次离心尿检查)。②反复出现或持续性高血压,学龄儿童>17.3/12.0kPa(即130/90mmHg)、学龄前儿童>16.0/10.7kPa(即120/80mmHg),并排除因应用糖皮质激素所致者。③氮质血症:血尿素氮>10.7mmol/L(30mg/dl),并排除血容量不足所致者。④血总补体活性或C3反复降低者。

根据泼尼松每日1.5~2.0mg/kg治疗8周时的效应而区分为:①激素敏感型(完全效应),指尿蛋白阴转者。②激素耐药(无效应),尿蛋白仍≥+++。③激素依赖型,用药后虽可缓解,但减量或停药2周内复发,恢复用药或再次用药仍有效,并重复3次以上者。

2. 病理诊断 典型表现的肾病综合征一般不需肾活检,一经临床诊断即应开始治疗。仅下述情况可考虑肾活检以获病理诊断:①激素耐药;②不典型病例如伴持续肉眼血尿或高血压者;③病程中肾功能急剧恶化,或呈缓渐的肾功能减退者;④疑有间质性肾炎或有新月体形成者。

3. 合并症的诊断 本征病程长、病理生理改变显著,又常采用糖皮质激素、免疫抑制剂等治疗,故易发生各种合并症。而后者一旦发生则病情进一步复杂,影响预后,严重者甚至死亡。常见者如下:

(1)感染:常见有呼吸道、尿路感染及皮肤感染。多种病原体如细菌、病毒、真菌均可致病。还需注意在长期应用糖皮质激素者体内结核病灶的活动或播散。

(2)高凝状态及血栓栓塞合并症:由周缘血管栓塞而引发的症状比较明显。肾静脉血栓形成如急性发生且累及双侧时则有腹痛、血尿、腹部偶可触及肿大肾脏,肾功能减退;如缓慢发生时仅呈持续不缓解的蛋白尿。

肺部血管受累时,轻者可无症状,重则咯血、呼吸急促、X线有浸润或梗死影,血气示低氧血症。

(3)电解质紊乱:常见低钠血症及低钾血症,并引起相应症状。此外多有低钙血症。

(4)低血容量休克:表现为体位性低血压,四肢末梢发凉、皮肤发花、脉细数、心音低钝、血压下降。在出现此类情况时,除考虑血容量减少的各种病因外,还需考虑有无肾上腺皮质的功能不足。

(5)急性肾(功能)衰竭:此可由于:①持续的低血容量/肾灌注减少,终至肾小管缺血坏死;②肾间质水肿,大量管型阻塞肾小管致肾小囊静水压增高,肾小球有效滤过减少;③伴发了双侧肾静脉血栓;④伴发间质性肾炎;⑤病理类型于某些诱因(如感染)影响下的恶化。表现为少尿、氮质血症,水电解质紊乱及酸中毒。

(6)急性间质性肾炎:常系由药物致之过敏性间质性肾炎。表现有发热、皮疹、血中嗜酸细胞及 IgE 升高;尿中出现嗜酸性粒细胞。肾功能减退。

(7)肾小管功能异常:病程久者可见一定程度的肾小管功能紊乱,尤其是近端小管功能改变,表现为糖尿、氨基酸尿、肾小管性蛋白尿、尿中失磷、失钾、肾小管酸中毒等。少数有浓缩功能障碍。

【治疗】

1. 一般治疗　除高度水肿、并发感染或其他严重合并症者一般不需卧床。需卧床时应注意变换体位、肢体活动,以免发生肺部感染或血管栓塞合并症。

水肿及高血压时限盐或短期忌盐。尿少者限水入量。膳食中供应同龄儿正常所需之热量及蛋白质。补充足量维生素和钙剂。

2. 对症治疗　水肿明显者应予利尿。一般可用双氢氯噻嗪,每日 $1\sim2$ mg/kg,口服,久用时加服螺内酯。无效者则用强有力的袢利尿剂呋塞米,每次 $1\sim2$ mg/kg,口服,肌注或静脉给药。对顽固水肿,一般利尿剂无效,且血容量不高者可应用低分子右旋糖酐($10\sim15$ ml/kg,一般总量 $100\sim200$ ml),内加多巴胺 10mg 及酚妥拉明 10mg 控制滴速为多巴胺 $2\sim3\mu$g/(kg·min)。滴毕静脉给呋塞米 $1\sim1.5$ mg/kg。对伴严重低白蛋白血症且通常利尿措施无效者,可输注白蛋白 $0.5\sim1$ g/kg,$2\sim3$ 小时内静脉滴注,继之给以一剂呋塞米。

高血压者除利尿措施外给予抗高血压药物治疗(见高血压节)。

3. 糖皮质激素治疗　为小儿肾病综合征药物治疗首选药。口服常应用泼尼松或泼尼松龙。剂量 $1.5\sim2.0$ mg/(kg·d)(每日总量不超过 60mg)。分 3 次口服,用药一般 $4\sim8$ 周(不短于 4 周,或尿蛋白阴转后 2 周)。然后改为 $2\sim3$ mg/kg 隔日晨顿服。逐渐减量。总疗程国内分别有短程(共 3 个月)或中长疗程($6\sim9$ 个月)者,初治者一般 $3\sim6$ 个月。对激素依赖者,尤当伴一定肾功能损伤时,还可给甲泼尼龙静脉冲击治疗,即每次 $15\sim30$ mg/kg(总量不>1000mg),加入葡萄糖液 $100\sim200$ ml 静脉滴入,每日或隔日一次,3 次为一疗程。冲击后 48 小时再继用泼尼松,隔日服。冲击过程中注意并发感染、高血压、消化性溃疡、高凝等合并症或不良反应。

4. 其他免疫抑制剂 加用或换用此类药之指征：激素耐药、依赖或频复发的肾病或（和）糖皮质激素不良反应严重或有糖皮质激素禁忌证者。

(1)环磷酰胺：口服每日 2～2.5mg/kg，疗程 8～12 周。其近期不良反应有白细胞减少、脱发、肝功能受损、出血性膀胱炎；远期不良反应主要为性腺损伤，导致不育。近年也有主张静脉冲击治疗，但具体方法各家不一，有每次 8～12mg/kg 静脉滴注，连用 2 日，间隔 2 周，再重复，也有每月一次者，总量一般不超过 150mg/kg。此药应用时注意当日足够液量摄入，以防止出血性膀胱炎。每 1～2 周查血象，白细胞 $<4\times10^9$/L 应暂停用。

(2)苯丁酸氮芥：口服 0.2mg/kg，分 2～3 次服用，疗程 8 周。总量宜 $<$10mg/kg。不良反应与环磷酰胺相似。

(3)环孢素 A：每日 5mg/kg，分三次口服，疗程 3～6 月。最好以药物血浓度监测以调整剂量。毒副作用有肾前性氮质血症（用药初期）、肾小管间质损伤（长期用药时）、多毛、牙龈增生、低血镁、血碱磷酶增高。

(4)雷公藤多苷：每日 1mg/kg，最大每日 30mg，分 3 次口服，疗程一般 3 月。不良反应有白细胞减少、胃肠反应、肝功能损伤。

5. 辅助治疗

(1)左旋咪唑：2.5mg/kg 隔日口服 6 个月。尤对经常伴发感染者适用。

(2)高凝状态时可用肝素，最好以凝血酶原时间监测。也可用蝮蛇抗栓酶、或口服抗血小板聚集药如双嘧达莫。也可应用中药丹参等治疗。

(3)降低尿蛋白：近年认为血管紧张素转换酶抑制剂，有改变肾小球局部血流动力学、降低蛋白尿、防止肾小球硬化之功，对经糖皮质激素诱导尿蛋白不缓解且肾功能正常者可给予此类药物。

(4)中药：多针对糖皮质激素不良反应，可给予滋阴降火药。在糖皮质激素减量过程中可给予益气补肾药。

(5)有感染或各种并发症时应及时治疗。

第六节 过敏性紫癜肾炎

过敏性紫癜肾炎是继发于过敏性紫癜的肾小球疾病。肾炎多数发生于过敏性紫癜病程 6 个月以内。临床表现除有或有过典型皮内出血性皮疹外，尚有血尿、蛋白尿、水肿、高血压和肾功能损害等肾炎症状。

【临床表现】

1. 过敏性紫癜症状 参见第五章第二节七、血管炎综合征。

2. 肾脏症状 轻重不一的肾炎症状如水肿、血尿、蛋白尿、高血压和不同程度肾功能不全等,按临床表现可分为以下六型。

(1)孤立性血尿或孤立性蛋白尿。

(2)血尿和蛋白尿。

(3)急性肾炎型。

(4)肾病综合征型。

(5)急进性肾炎型。

(6)慢性肾炎型。

【诊断要点】

参阅中华医学会儿科分会肾脏病学组《紫癜性肾炎的诊断与治疗》(草案)中华儿科杂志 2001,39:748。

1. 有或 6 个月内有过敏性紫癜症状和体征,同时伴有上述肾炎临床表现。

2. 尿液检查 轻重不一的血尿、蛋白尿、管型尿等。

3. 血液生化检查 表现为肾病综合征者可有低蛋白血症和高脂血症等。

4. 肾功能检查 可以正常、轻度损害直至肾衰竭,按临床类型而异。

5. 肾穿刺活检 按病理表现可分为六级。

Ⅰ级:肾小球轻微异常。

Ⅱ级:单纯系膜增生。分为:a. 局灶/节段;b. 弥漫性。

Ⅲ级:系膜增生,伴有<50%肾小球新月体形成/节段性病变(硬化、黏连、血栓、坏死),其系膜增生可为:a. 局灶/节段;b. 弥漫性。

Ⅳ级:病变同Ⅲ级,50%～75%的肾小球伴有上述病变。分为:a. 局灶/节段;b. 弥漫性。

Ⅴ级:病变同Ⅲ级,>75%的肾小球伴有上述病变。分为:a. 局灶/节段;b. 弥漫性。

Ⅵ级:膜增生性肾小球肾炎。

【治疗】

本病病情轻重不一,一般治疗同过敏性紫癜,临床可按分型区别治疗,若有条件也应结合病理分级予以治疗。

1. 孤立性血尿或病理Ⅰ级 给予双嘧达莫和(或)清热活血中药。

2. 血尿和蛋白尿或病理Ⅱa级 雷公藤多苷 1mg/(kg·d)(每日最大量<45mg),疗程 3 个月,必要时可稍延长。

3. 急性肾炎型(尿蛋白>1.0g/d)或病理Ⅱb、Ⅲa级 雷公藤多苷,疗程3～6月。

4. 肾病综合征型或病理Ⅲb、Ⅳ级 泼尼松＋雷公藤多苷,或泼尼松＋环磷酰胺冲击治疗。泼尼松不宜大量、长期应用,一般于 4 周后改为隔日顿服。

5. 急进性肾炎型或病理Ⅳ、Ⅴ级　甲泼尼龙冲击＋环磷酰胺＋肝素＋双嘧达莫四联疗法(方法同原发性肾小球疾病),必要时透析或血浆置换。

第七节　狼疮肾炎

狼疮肾炎(lupus nephritis)是继发于系统性红斑狼疮的肾小球疾病,患儿除有轻重不一的全身性狼疮症状外,还有血尿、蛋白尿、水肿、高血压和肾功能损害等肾炎症状。

【临床表现】

1. 肾外症状　参见第五章第二节三、系统性红斑狼疮

2. 肾脏症状　肾脏症状轻重不一,大致可分为以下七型。其中亚临床型指病理检查肾脏已有病变,但无临床症状。

(1)孤立性血尿和(或)蛋白尿型。

(2)急性肾炎型。

(3)肾病综合征型。

(4)急进性肾炎型。

(5)慢性肾炎型。

(6)肾小管间质损害型。

(7)亚临床型。

【诊断要点】

参考中华医学会儿科分会肾脏病学组《狼疮性肾炎的诊断与治疗》(草案)中华儿科杂志,2001,39：749。

1. 系统性红斑狼疮实验室检查参见第五章。

2. 狼疮患者有下列任一项肾受累表现者即可诊断为狼疮性肾炎：

(1)尿蛋白定量＞0.15g/24h 或＞4mg/(kg·h)。

(2)尿 RBC＞5 个/HPF(离心尿)。

(3)肾功能异常:包括肾小球和(或)肾小管功能。

(4)肾活检异常:病理改变轻重不一参照 ISKDC 标准,可分为以下六型。

Ⅰ型:正常肾小球:a. 光镜、免疫荧光和电镜均正常;b. 光镜正常,免疫荧光和(或)电镜有少量沉积物。

Ⅱ型:单纯系膜病:a. 系膜区增宽和(或)轻度细胞增多;b. 系膜细胞明显增生。

Ⅲ型:局灶节段增生性肾小球肾炎:a. 活动性坏死性病变;b. 活动性和硬化性病变;c. 硬化性病变。

Ⅳ型：弥漫性增生性肾小球肾炎：a. 不伴节段性坏死性病变；b. 伴节段性坏死性病变；c. 伴节段性活动性和硬化性病变；d. 伴硬化性病变。

Ⅴ型：弥漫膜性肾小球肾炎：a. 单纯膜性肾小球肾炎；b. 伴Ⅱ型病变（a 或 b）；c. 伴Ⅲ型病变（a、b 或 c）；d. 伴Ⅳ型病变（a、b、c 或 d）。

Ⅵ型：进行性硬化性肾小球肾炎。

【治疗】

1. 治疗原则

（1）积极控制狼疮活动。

（2）积极改善和阻止肾脏损害。

（3）坚持长期、正规治疗，尽可能减少药物不良反应，加强随访。

2. 一般治疗　参见系统性红斑狼疮的治疗，肾炎的一般和对症治疗与其他肾脏病的治疗方法相同。

3. 按临床表现和（或）参照病理分型治疗。

（1）一般临床表现为孤立性血尿和（或）蛋白尿者，可参照病理Ⅱ型或Ⅲ型轻度给予治疗。

（2）一般临床表现为急性肾炎、肾病综合征者，可参照病理Ⅲ型、Ⅳ型或Ⅴ型治疗。

（3）临床表现为急进性肾炎首先给予甲泼尼龙冲击，而后参照病理Ⅳ型治疗。

4. 根据病理分型治疗

（1）Ⅰ型、Ⅱ型：按系统性红斑狼疮的常规治疗；当尿蛋白＞1g/d 时，给予泼尼松治疗，并按临床活动程度调整剂量和疗程。

（2）Ⅲ型、Ⅳ型：泼尼松＋免疫抑制剂联合应用。泼尼松 $1.5\sim2mg/(kg\cdot d)$，$6\sim8$ 周，根据治疗反应缓慢减量（尽可能变为隔日），至相当于 $10\sim15mg/d$ 或 $20\sim30mg$，隔日顿服时维持至少 2 年。初发时或疾病暴发时给予甲泼尼龙冲击 $15\sim30mg/(kg\cdot d)$，3 日为 1 疗程，根据病情可间隔 $3\sim5$ 日重复 $1\sim3$ 疗程。

免疫抑制剂：CTX 静脉冲击有 2 种方法可选择：①每次 $750mg/m^2$，每月 1 次，共 6 次；继之为每 $2\sim3$ 个月 1 次，至完全缓解 1 年，但不超过 3 年。②$8\sim12mg/(kg\cdot d)$，每 2 周连用 2 日，总剂量达到 $150mg/kg$ 时逐渐减为每 3 个月连用 2 日，至完全缓解，再巩固 1 年，期间每半年连用 2 日。

无冲击条件者亦可给予口服 CTX 或其他免疫抑制剂（如：环孢素 A、霉酚酸酯、硫唑嘌呤等）。

（3）Ⅴ型：泼尼松 $1\sim1.5mg/(kg\cdot d)$，逐渐减量至 $10mg/d$，维持 $1\sim2$ 年。增生明显者按病理Ⅲ型、Ⅳ型治疗。

(4)Ⅵ型：具有明显肾功能不全者，予以肾替代治疗；如果同时伴有活动性病变，仍应给予泼尼松和免疫抑制剂治疗。

第八节 遗传性肾炎

遗传性肾炎（hereditary nephritis，又称 Alport 综合征），是一组由基因突变而致肾小球基底膜胶原成分变异的肾小球疾病，临床表现为血尿、耳聋、眼疾患和慢性进行性肾功能减退。典型肾小球病变是基底膜增厚和分层。本病遗传方式有三种：①性连锁显性遗传；②常染色体显性遗传；③常染色体隐性遗传。

【临床表现】

1. 肾脏症状　常以血尿起病，可为肉眼或镜下，劳累和上呼吸道感染可诱发肉眼血尿或加重镜下血尿。男性多于 10 岁后肾功能进行性减退，20 岁后进入肾衰竭。女性症状较轻，肾功能减退进展较缓。

2. 耳症状　表现为高频耳聋，多见于 10 岁以后。电测听听力丧失在 4000～8000Hz 之间。

3. 眼病变　典型表现为锥形晶体和眼底黄斑周围黄色或白色颗粒沉积等，近视、斜视、眼球震颤等。

4. 其他　可并发巨血小板病、平滑肌瘤、高卟啉血症、甲状腺和甲状旁腺病等。

【诊断要点】

1. 典型临床表现

2. 家族史

3. 实验室检查

(1)尿液检查：有血尿、蛋白尿（50%～70%患者）。

(2)位相镜检：为多形性肾小球性血尿。

(3)肾功能检查：肾功能正常或减退或肾衰竭，因性别年龄而异。

4. 肾穿刺活检　早期电镜检查可见肾小球基底膜增厚分层，随疾病进展逐渐出现肾小球硬化。典型电镜下基底膜改变有确诊意义。

【治疗】

1. 延缓肾功能恶化　限制饮食蛋白、脂肪，长期服用血管紧张素转换酶抑制剂。

2. 肾功能不全治疗　参见慢性肾衰竭节，终末期肾病予血液净化治疗。

3. 肾移植

第九节　肾小管性酸中毒

肾小管性酸中毒(renal tubular acidosis, RTA)是由肾小管再吸收 HCO_3^- 和(或)泌 H^+ 功能障碍致酸碱平衡失调的一组疾病。其特征是高氯性酸中毒和尿酸化障碍。根据发病部位与功能缺陷的特点可分为 4 型,即近端 RTA(Ⅱ型)、远端 RTA(Ⅰ型)、混合性 RTA(Ⅲ型)和高钾型 RTA(Ⅳ型)。本节叙述Ⅱ型和Ⅰ型。RTA 可分为原发和继发。本节叙述为原发 RTA。

一、近端肾小管酸中毒(Ⅱ型)

近端肾小管性酸中毒(pRTA)主要病理缺陷是近端肾小管再吸收 HCO_3^- 障碍。

【临床表现】

1. 男性多见,散发或呈常染色体显性(或)隐性遗传。

2. 幼儿期起病。

3. 酸中毒和低钾血症症状　恶心、呕吐、厌食、乏力、活动后气促和肌无力等。

4. 生长发育迟缓,但无显著骨骼改变、无肾结石和肾钙化。

5. 随年龄增大有可能自愈。

【诊断要点】

1. 有以上临床表现。

2. 有以下实验室检查异常

(1)血液生化检查:血 HCO_3^- 和 K^+ 显著降低,CO_2 结合力低下,血 Cl^- 升高,阴离子间隙正常。

(2)尿液检查:尿 pH>6,但当血 HCO_3^- <16mmol/L 则可降至 5.5 以下;尿比重与渗透压降低。

(3)氯化铵负荷试验与 HCO_3^- 排泄分数:若与远端肾小管酸中毒鉴别有困难时可以加做氯化铵负荷试验和 HCO_3^- 排泄分数。氯化铵负荷试验尿 pH 能降至 5.5 以下为 pRTA,不能降至 5.5 以下为 dRTA(远端 RTA)。因可致严重酸中毒,婴幼儿不宜做此项试验。HCO_3^- 排泄分数>15% 为 pRTA,<5% 为 dRTA;15%~5% 之间为混合型。

【治疗】

1. 纠正酸中毒

(1)碳酸氢钠:每日 5~10mmol/kg,分次口服,此药不宜长期服用。

(2)枸橼酸缓冲剂:常用每升枸橼酸钾、钠各 100g(1mmol/ml)按 5～10ml/kg 服用,参照血 HCO_3^- 调整剂量。

2. 补充钾　用上述枸橼酸合剂可不必额外补钾。因为氯化钾加重高氯性酸中毒,不宜长期使用。

3. 利尿剂　氢氯噻嗪每日 1～3mg/kg,分 3 次口服。

二、远端肾小管性酸中毒(Ⅰ型)

远端肾小管性酸中毒(dRTA)病理缺陷在于泌 H^+ 功能不足,尿铵和可滴定酸减少,尿液酸化障碍。

【临床表现】

1. 生后数月发病(婴儿型),男性多见;2 岁后起病(晚发型)以女性多见。

2. 酸中毒症状　烦渴、多饮、多尿,易致脱水;烦躁、厌食和恶心呕吐。

3. 骨骼症状　骨痛,易致骨折。

4. 肾结石表现　无症状,或有肾绞痛和血尿。

5. 低钾血症　肌张力低下、肌麻痹,严重者呼吸停止。

6. 生长发育迟缓。

7. 肾钙化和尿毒症见于晚期。

【诊断要点】

1. 有以上临床表现。

2. 有以下实验室检查异常。

(1)血液生化检查:血浆 pH、HCO_3^- 或二氧化碳结合力降低。血氯升高,阴离子间隙正常。血钾低下,血钙和血磷偏低。

(2)尿液检查:pH 常大于 6,尿比重低,尿 K^+、Na^+ 和 Ca^{2+} 排出增多,尿铵显著减少。

(3)肾功能检查:早期正常,待肾钙化后肾小球滤过率降低,血肌酐和 BUN 升高。

(4)X 线检查:骨骼显示普遍密度降低,和另一些佝偻病表现,可见陈旧性骨折。腹部平片可见泌尿系结石影,晚期见肾钙化。

(5)氯化铵负荷试验与 HCO_3^- 排泄分数:当与近端肾小管性酸中毒鉴别有困难时才做此两项检查。结果见近端肾小管性酸中毒。

【治疗】

1. 纠正酸中毒

(1)碳酸氢钠:每日 1～3mmol/kg,分 4 次服。

(2)枸橼酸缓冲液:枸橼酸合剂(见近端肾小管性酸中毒)每日 1.0～1.5ml/

kg 分 3 次口服,并按血 HCO_3^- 调整剂量。

2. 补充钾 同近端肾小管性酸中毒。

3. 利尿剂 同近端肾小管性酸中毒。

4. 骨病的治疗 口服维生素 D_2 每日 1 万～5 万 IU,也可用 $1,25(OH)_2D_3$(骨化三醇)每日 $0.25\mu g$。必须随时检测血钙和 24 小时尿钙,随时调整剂量。

第十节 尿 路 感 染

尿路感染(urinary tract infection)是由各种致病原入侵泌尿系统引起的炎症。致病原包括细菌、真菌、病毒、支原体、螺旋体和原虫等,但以细菌最为常见。感染可侵及上、下尿路,严重感染可致间质性肾炎。小儿尿路感染临床表现类似于成人,但新生儿、婴幼儿泌尿系症状不显著,而感染的全身症状较重,易被误诊和漏诊。反复尿路感染儿应考虑伴有先天性泌尿系畸形和膀胱输尿管反流等。

【临床表现】

1. 新生儿 发热、呕吐、腹泻、烦躁或嗜睡、体重不增、发灰或发绀,少数严重的可有惊厥或黄疸。50%患儿合并菌血症,部分患儿有血尿素氮升高。

2. 婴幼儿 发热、呕吐、腹泻、腹痛、腹胀、生长发育迟缓、尿臭、嗜睡、惊厥等。部分病孩可有排尿中断,排尿啼哭或夜间遗尿。

3. 儿童期 尿频、尿急、尿痛、腹或腰痛。可有发热、尿臭和夜间遗尿。

4. 慢性感染 慢性或反复发作者常有贫血、消瘦、生长迟缓、高血压和肾功能不全。

【诊断要点】

1. 有上述临床表现或婴幼儿发热待查(热程>1 周)应考虑有本病可能。

2. 尿常规检查 离心白细胞≥5 个/高倍视野,白细胞成堆或白细胞管型,但也可正常,尤其新生儿。

3. 尿细菌培养 清洁中段尿细菌培养阳性,菌落计数在 1 万～10 万/ml,女性为可疑,男性有诊断意义,超过 10 万/ml 可确诊。

4. 其他 ①尿白细胞排泄率>20 万～30 万个/h 为可疑,>30 万个/h 有诊断意义;②试纸法检查尿亚硝酸盐试验阳性示尿中存在某种细菌,应进一步做镜检白细胞和尿细菌培养。

【治疗】

1. 一般治疗

(1)鼓励饮水增加排尿。

(2)严重膀胱刺激征可予镇静、解痉药。

2. 抗菌药物

(1)轻度和下尿路感染:可予复方新诺明、呋喃坦啶或其它抗菌药等,连服7~10日。

(2)严重和上尿路感染:予两种抗菌药物10~14天,用药也应参考细菌培养药物敏感试验调整,用药期间应做尿细菌培养以明确疗效。

(3)婴幼儿尿路感染一律依上尿路感染治疗。

3. 慢性或复发性感染 除上述处理外应争取做泌尿道影像学检查,了解有无先天性解剖结构异常、膀胱输尿管反流和其他泌尿道阻塞性病变。

第十一节 溶血尿毒综合征

溶血尿毒综合征(hemolytic uremic syndrome,HUS)是由多种原因引起的一组疾病。其共同的临床表现为溶血、血小板减少和急性肾衰竭等。典型HUS与细菌、病毒感染有关。其中与能产生志贺菌样毒素(SLTs)的大肠杆菌O157:H7、志贺痢疾杆菌关系最为密切。起病时常有严重胃肠道症状,并可流行。非典型病例常为散发,无胃肠道症状,多属常染色体显性或隐性遗传,同一家庭中可有其他成员发病,且有复发倾向,预后差。

【临床表现】

1. 前驱病 多数为胃肠炎,表现为发热、呕吐、腹痛和腹泻,可伴血便。非典型病例无前驱病,但可有家族史,尤其同胞发病。

2. 症状与体征 于前驱病5~10天后突然起病,出现苍白、烦躁、乏力、嗜睡、少尿或无尿、高血压、皮下和黏膜出血。可有脱水或水肿、黄疸和肝脾肿大等。严重病例发生抽搐和昏迷。

【诊断要点】

1. 有以上临床表现。

2. 血管内溶血实验室证据 贫血并进行性加重,网织红细胞中度增多,红细胞大小不等、嗜多染色、呈三角形、芒刺形或盔帽状。

3. 血小板减少 常低于$100\times10^9/L$,一般持续7~10天,然后逐渐回升。

4. 肾衰竭 诊断标准参见肾衰竭节。

5. 尿液检查 轻度蛋白尿、镜下血尿、血红蛋白尿和各种管型。

6. 肾穿刺活组织检查 HUS多数可临床诊断,毋须肾活检。当临床诊断有困难时,可行肾活检。病理特征为小血管内皮损伤和血栓形成。

【治疗】

1. 治疗急性肾衰竭 参阅急性肾衰竭节,尽早采用透析治疗。

2. 纠正贫血 当外周血血红蛋白＜60g/L可输新鲜洗涤压积红细胞,输入速度宜慢。

3. 抗凝治疗 用于早期高凝状态,可用肝素、血小板凝聚抑制剂(如双嘧达莫)、小剂量阿司匹林 1～3mg/(kg·d)。

4. 纤溶疗法 可用去纤苷(defibrotide)或尿激酶。

5. 输注新鲜冰冻血浆 用于非典型病例。

6. 其他治疗 血浆置换、依前列醇(前列环素、PGI_2)和大剂量免疫球蛋白静注等按条件选用。

第十二节　急性肾衰竭

急性肾衰竭(acute renal failure)是指肾脏在各种致病因子作用下短期内肾功能急剧降低,甚至完全丧失,临床表现为水电解质紊乱、酸中毒和氮质血症等。尿量显著减少或无尿是急性肾衰竭突出的临床表现,但部分患儿尿量可以不少,被称为非少尿性急性肾衰竭。

急性肾衰竭就其病因和病理生理可分为肾前性、肾实质性和肾后性三型。

【临床表现】

急性肾衰竭临床经过可分为三期,临床表现如下。

1. 少尿期 少尿或无尿,伴氮质血症,水过多(体重增加、水肿、高血压、肺水肿、脑水肿),电解质紊乱(如高钾血症、低钠血症、高磷血症、低钙血症,少数呈现低钾血症),代谢性酸中毒,并可出现循环系统、神经系统、呼吸系统和血液系统等多系统受累的表现。

2. 利尿期 尿量逐渐或阶段性或急剧增多(每天超过 $250ml/m^2$),浮肿有所减轻,但氮质血症未消失,甚至可能继续轻度升高,可伴有水电解质紊乱等表现。

3. 恢复期 氮质血症基本恢复,贫血改善,而肾小管的浓缩功能恢复缓慢,约需数月之久。

【诊断要点】

1. 诊断依据(参阅:中华医学会儿科学会肾脏病学组《小儿急性肾功能衰竭的诊断标准》中华儿科杂志,1994,32：103～104)。

(1)尿量显著减少:出现少尿(每天尿量＜$250ml/m^2$)或无尿(每天尿量＜$50ml/m^2$)。若无尿量减少者,则诊断为非少尿性急性肾衰竭。

(2)氮质血症:血清肌酐(Scr)＞$176\mu mol/L$、血尿素氮(BUN)＞15mmol/L,或每日 Scr 增加＞$44～88\mu mol/L$ 或 BUN＞3.57～7.5mmol/L,有条件时测肾

小球滤过率(如内生性肌酐清除率 Ccr)常<30ml/(1.73m² · min)。

(3)常有酸中毒、水电解质紊乱等表现。

2. 新生儿急性肾衰竭诊断依据

(1)出生后 48 小时无排尿或出生后少尿(每小时<1ml/kg)或无尿(每小时<0.5ml/kg)。

(2)氮质血症,Scr>88~142μmol/L,BUN>7.5~11mmol/L,或 Scr 每日增加>44μmol/L,BUN 增加>3.75mmol/L。

(3)常伴有酸中毒,水电解质紊乱、心力衰竭、惊厥、拒奶、吐奶等表现。

3. 肾前性和肾实质性肾衰竭鉴别参数见表 11-1,11-2。

表 11-1 儿童肾前性、肾性肾功能衰竭的实验室鉴别要点

项 目	肾前性	肾性
尿常规	正常	早期可正常
尿比重[1]	>1.020	<1.010
尿渗透压(mmol/L)	>500	<350
尿/血渗透压	>1.5	<1.0
尿素氮/血肌酐(mg/mg)	>20	10~15(同步升高)
尿/血肌酐(mg/mg)	>40	<10
尿/血尿素氮(mg/mg)	>30	<10
尿钠(mmol/L)	<10	>50
FENa(%)[2]	<1	>2
RFI[3]	<1	>2
补液试验[4]	有效	无效
利尿试验[4]	有效	无效

注:(1)肾小球疾病患儿尿比重可不降低

(2)$FENa = \dfrac{尿钠}{血钠} \div \dfrac{尿肌酐}{血肌酐} \times 100\%$

(3)$RFI = 尿钠 \times \dfrac{血肌酐}{尿肌酐}$

(4)补液试验、利尿试验:予生理或 2:1 液(2 份生理盐水:1 份 1.4%碳酸氢钠)15ml/kg,30 分钟滴完,2 小时尿量升至 6~10ml/kg 为有效,即可考虑为肾前性肾衰,无效者不宜再补液。在纠正或排除血容量不足、循环充血或心力衰竭后,可用 20%甘露醇(0.2g/kg),无反应者给予呋塞米(1~2mg/kg),如 2 小时尿量达 6~10ml/kg,即为有效,也考虑为肾前性肾衰。

表 11-2 新生儿肾前性和肾性肾衰竭实验室鉴别要点

项 目	肾前性	肾性
尿常规	正常	异常
尿渗透压(mmol/L)	>350	<300
尿/血渗透压	>1.2	1.0 左右
尿素氮/血肌酐(mg/mg)	>10	同步升高
尿/血肌酐(mg/mg)	>20	<10
尿/血尿素氮(mg/mg)	>20	<10
尿钠(mmol/L)	<20	>25
FENa(%)	<2.5	>3.0

【治疗】

1. 肾前性肾衰竭 补充液体、纠正血容量、改善肾血流。

2. 肾实质性肾衰竭

(1)少尿期

1)利尿剂和扩血管药:早期可试用呋塞米、酚妥拉明和小剂量多巴胺静脉滴注促进利尿。

2)限制入液量:非透析患儿按下式控制液量:

$$每日入液量＝不显性失水－内生水＋显性失水＋尿量$$

临床上通常以每日入液量＝$400ml/m^2$＋显性失水＋尿量计算。显性失水指呕吐,外科引流、大量出汗等。

3)水过多:限制入液量、试用利尿剂和透析。

4)电解质紊乱:①高钾血症:治疗原则为限制含钾食物、药物摄入;降低血钾可用葡萄糖胰岛素静脉滴注;紧急处理可用碳酸氢钠静脉滴注或葡萄糖酸钙静脉缓慢注射。若经处理高钾血症持续或反复应予透析治疗。②低钠血症:治疗原则包括限制入液量;当血清钠<120mmol/L 有低钠血症临床表现才用较高张(3%)氯化钠溶液;持续或严重低钠血症应予透析。③高磷血症和低钙血症:治疗原则为用口服磷结合剂如氢氧化铝或碳酸钙降低血磷,低钙血症若无临床症状可不必静脉注射钙剂。

5)酸中毒:中、重度酸中毒可予静脉补碱剂。

6)氮质血症:可予包醛氧淀粉、必需氨基酸(如肾安)和 α 酮酸或羟酸(如肾灵)。严重、持续氮质血症应予透析。

7)营养与饮食:予低蛋白、低盐、低钾和低磷饮食,蛋白选用高生理效价的优质蛋白。短期内供热量可按基础代谢给予。

8)其他:高血压、抽搐、出血和贫血等应予对症处理,输血要谨慎,一般血红蛋白低于 60g/L 才予少量和反复输洗涤压积红细胞或新鲜血液。适当隔离患儿预防感染。

9)药物应用:避免应用肾毒性药,对需经肾排出药物要参照肾小球滤过率予减量。

10)透析指征:①严重水潴留;②持续或难以纠正的高钾血症和(或)低钠血症;③持续难以纠正的酸中毒;④严重氮质血;⑤药物或毒物中毒而该物质又能被透析清除。

(2)多尿期:早期治疗原则同少尿期,然后注意水电解质平衡,预防感染和逐渐增加营养。

(3)恢复期:预防感染,增加营养,逐渐增加日常活动。

3. 肾后性衰竭 内科治疗同肾实质性肾衰竭;积极寻找泌尿系阻塞原因并尽可能予以排除。

第十三节 慢性肾衰竭

慢性肾衰竭是由多种肾脏病、持续逐步进展致之肾功能逐步减退,致使体内氮质潴留、水电解质及酸碱失衡而引起的一系列病理生理改变及相应症状的一个综合征。原发病因与年龄有关:婴幼儿中多由泌尿系先天畸形、尿路梗阻而致;年长儿与成人者相似,主要由慢性肾炎、肾盂肾炎所致。

【临床表现】

1. 一般起病缓慢。早期常有多尿、夜尿史。全身一般症状有乏力、纳差、苍白、皮肤干痒等症状。消化系统症状(易引起家长重视)有恶心、呕吐、呃逆、腹痛、腹泻。心血管系统方面患儿多有高血压,尿毒症期可伴发心包炎、心功能不全。造血系统方面有贫血、出血倾向。水、电解质紊乱方面:常有水肿、低钠血症、低钙血症、高磷血症,至终末期血钾也可升高。由于代谢性酸中毒可致呼吸深长。神经系统方面表现为不安、集中力减弱、神经肌肉应激性增加、痉挛、抽搐、昏迷。周围神经病变有感觉异常、烧灼感、疼痛、麻木等。小儿常有生长停滞、青春期发育延缓。

2. 实验室和其他检查

(1)尿液检查:其特点是渗透压和尿比重降低且固定于 1.010 左右。此外,依原发病的不同患儿尿中可有蛋白、红白细胞及管型。

(2)血液检查:出现正色素正细胞性贫血,出凝血时间可能延长。

(3)血生化检查:血尿素氮、血肌酐增高,碳酸氢盐降低,血钠、血钙下降,血磷增高,后期血钾多增高。

(4)肾功能检查:尿浓缩功能下降,内生肌酐清除率明显下降。

(5)X线检查:X线胸片心影扩大,可有心包炎。骨骼方面有脱钙、佝偻病样改变,骨龄可落后。

【诊断要点】

1. 根据长期慢性肾脏病史,临床表现又生长发育停滞、乏力、纳差、恶心、呕吐、多尿、夜尿、高血压、贫血、出血倾向。化验尿比重低,固定于 1.010,尿常规可有轻度异常。

2. 肾功能检查肾小球滤过率降至 50％以下则体内代谢物即开始蓄积,降至 30％以下即出现上述尿毒症症状,血生化检查示代谢性酸中毒。

根据上述 1、2,可作出临床诊断。需注意有无可纠治的原发病因(如尿路梗阻)或诱发急性肾功能减退的因素(如感染、脱水、尿路梗阻、肾毒性药物的应用等)。

【治疗方案及原则】

1. 尽可能明确原发病因及有无可逆性的诱发因素并去除之(如尿路梗阻、感染);纠正水、电解质及酸碱失衡以尽量保持内环境的稳定;防治合并症;保护肾功能,并尽量延缓其继续恶化;对已发展至尿毒症终末状态者则只能靠透析治疗维持生命,并争取行肾移植术。

2. 治疗原发病及伴发病　去除使肾功能进一步恶化的各种诱因。如原有梗阻性肾病应去除或缓解尿路的梗阻;有狼疮肾炎者应给以相应病因治疗;对伴发的感染、脱水、高血压等病应给予相应治疗。

3. 饮食及营养治疗　应综合考虑两个方面,即患儿的营养需要与不加重肾脏的负担。一般而言,肾功能如仍保持 50％以上,则不必限制饮食,否则对饮食应予调整。

供足够热量,年长儿应至少满足基础代谢所需,即每日 146kJ/kg,年长儿应达到 251.0～292.8kJ/kg,以减少体内蛋白质的分解。

蛋白质,小儿时期尤其是婴幼儿尚需考虑其生长发育的需要,一般而言中等程度肾功不全时,每日 1.0～1.2g/kg,重症则为 0.6～0.9g/kg 为宜,并宜采用生物价高的优质蛋白,如乳、蛋、鱼、瘦肉等。

食物中尽量减少胆固醇摄入,而给予多聚不饱和脂肪酸的脂类。食物中应含有或补充足够的维生素 B、C、D 和叶酸。

近年还常给予必需氨基酸的治疗,如配合低蛋白饮食,则机体可利用体内非蛋白氮合成蛋白质,降低氮质血症,维持正氮平衡。

4. 纠正水、电解质失衡及代谢性酸中毒　肾功能减退早期因尿浓缩功能差,多尿;不宜过严限水,入量依口渴感而定。但后期有尿量减少、水肿、高血压者,则每日钠 0.2～1.0mmol/kg,并适当限制液体入量。对有高血钾者应限制含钾高的食物(如橘子、巧克力、干蘑)及含钾药物的摄入,并可应用离子交换树脂。当血钾>5.8mmol/L 时应采取进一步措施(见本书急性肾衰竭)。对轻度代谢性酸中毒一般不用碱性药。当二氧化碳结合力<15mmol/L、出现临床症状或伴高钾血症时,应以碳酸氢钠适度校正,可先给 2～4mmol/kg,视临床效应决定进一步治疗方法;同时还应注意限制食物蛋白及磷的摄入。在应用碱剂治疗中应警惕低钙而发生手足搐搦甚或惊厥。

5. 钙磷代谢紊乱及肾性骨病的治疗 应给予足够钙剂,通常口服。有低钙抽搐者静脉注射葡萄糖酸钙。食物中要限磷(最好每日<10mg/kg),可口服磷结合剂如氢氧化铝以减少肠道对磷的吸收,但长期应用有致铝性脑病的危险。故可采用碳酸钙、藻酸钙等。补充足够的维生素 D_2,10000～50000U/d,或骨化三醇 0.25～0.5μg/d。应定期监测血钙。

6. 贫血的治疗 供给充分的造血物质如优质蛋白、铁剂、叶酸等。当贫血严重、血红蛋白<60g/L、血细胞比容<20%、有脑缺氧症状、出血等情况时,需输以新鲜血。肌注苯丙酸诺龙也可使贫血改善。还可应用重组人类红细胞生成素(简称促红素)。

7. 其他 如控制高血压,因此时多属容量依赖型,故需针对水钠潴留情况而应用利尿剂,此外还可应用其他降压药,如钙通道阻滞剂。对部分轻或中度肾功能不全者可口服吸附剂如氧化淀粉,以作为综合治疗措施之一。

8. 透析治疗 慢性肾功能衰竭发展至晚期均应行透析以维持生命,并争取行肾移植,以期根本解决问题。

适应证及指征:①慢性肾衰竭有少尿、尿毒症症状明显、严重高血压、心力衰竭、尿毒症心包炎及严重水、电解质、酸碱失衡者。②肾功能不全代偿期,但因某些诱因(如感染、脱水)而肾功能急剧恶化者。③等待肾移植手术者。

目前儿科多采用腹膜透析。有条件者可行血液透析,无条件者可试用结肠透析。

9. 肾移植 原则上终末期肾脏病经一般治疗无效均应行肾移植术。为了达到较好的效果应注意:①患儿年龄,以 4 岁后为宜。②术前应改善全身状况,以利于耐受手术及术后的免疫抑制剂治疗。③有尿路梗阻者应先予以纠正。④审查有无禁忌证。⑤做好术前准备工作。

第十二章　血液系统疾病

第一节　贫　血

贫血是临床常见的一组症状,引起贫血的原因很多,一般分为三大类:一是失血性贫血,包括急性和慢性失血;二是溶血性贫血,包括血红蛋白异常所致溶血性贫血(如地中海贫血、血红蛋白病等)、红细胞膜异常所致溶血性贫血(如球形红细胞增多症等)、红细胞酶异常所致溶血性贫血(如G6PD缺陷等)和红细胞外因素所致溶血性贫血(如免疫性、毒物和药物性溶血等);三是红细胞和血红蛋白生成不足所致的贫血,包括铁、叶酸、维生素等造血因子不足所致贫血,再生障碍性贫血,感染、癌症、肾病等所致的慢性病贫血。

贫血的诊断除应重视病人的临床症状外,主要应根据世界卫生组织建议的标准。6月～6岁血红蛋白<110g/L,6～14岁<120g/L,成人男性<130g/L,成人女性<120g/L,孕妇<110g/L。6月龄内婴儿因生理性贫血等因素,目前尚无统一标准,我国暂定为新生儿血红蛋白<145g/L,1～4月龄<90g/L,4～6月龄<100g/L者为贫血。根据血红蛋白降低的程度可将贫血分为轻、中、重和极重度。

一、营养性缺铁性贫血

铁是人体内含量最高的微量元素,参与血红蛋白、肌红蛋白、细胞色素的组成,体内多种酶含铁或需有铁存在时才具有活性,因此,缺铁除引起贫血外,还可影响消化、神经、智能、肌肉活动、免疫等多系统的功能。中、重度缺铁性贫血的孕妇,其胎儿体内铁也相应减少。

【临床表现】

1. 贫血症状与体征　面、唇黏膜苍白、心悸气促、呼吸脉搏增快与贫血程度成正比。肝、脾、淋巴结正常或轻度肿大。

2. 缺铁的非血液学改变

(1)生长发育:缺铁性贫血儿童体重增长率可低于正常。

(2)皮肤黏膜:可有反甲、口角炎、舌炎、吞咽困难。

(3)胃肠功能紊乱:胃肠活组织检查发现胃肠黏膜萎缩,胃酸分泌减少,木糖、脂肪、蛋白、铁吸收不良。

(4)肌肉功能:肌肉运动和体力劳动能力下降。

(5)智能、行为改变:缺铁性贫血小儿完成学习的能力及智商评分低于正常同龄儿,有易激动,不安,破坏教室秩序等行为异常。

(6)异嗜癖:缺铁时口腔黏膜细胞色素氧化酶活性降低,患者有异嗜癖,补充铁一天后,口腔黏膜细胞色素氧化酶活性恢复,异嗜癖现象好转。

(7)免疫功能改变:①细胞免疫功能降低;②白细胞杀菌功能降低;③体液免疫基本正常。

(8)缺铁与感染:缺铁时细胞免疫功能降低,易患病毒、结核、真菌等感染性疾病,但缺铁患者较铁负荷过重患者发生细菌感染机会少。

【实验室检查与临床分期】

1. 铁减少期 属最早阶段,贮存铁减少。检查发现骨髓细胞外铁减少或消失,铁粒幼细胞计数及积分减少,血清铁蛋白降低,无贫血表现。

2. 红细胞生存缺铁期 除上述改变外,血清铁、转铁蛋白饱和度,红细胞游离原卟啉等测定值可异常,无贫血。

3. 缺铁性贫血期 除上述改变外,出现小细胞低色素贫血。

【诊断要点】

1. 低色素贫血 6月至9岁血红蛋白<110g/L,6~14岁<120g/L,为贫血。红细胞有明显低色素表现,平均红细胞体积(MCV)<80fL(80μm³),平均血红蛋白浓度(MCH)<31%,平均红细胞血红蛋白(MCH)<27pg。

2. 有明显缺铁的病因和表现。

3. 血清铁<10.74μmol/L(60μg/dl)。

4. 转铁蛋白饱和度<15%,总铁结合力>62.65μmol/L(>350μg/dl)。

5. 骨髓细胞外铁减少或消失(0~+),铁粒幼细胞<15%。

6. 红细胞内游离原卟啉>0.9μmol/L(50μg/dl)。

7. 血清铁蛋白<16μg/L。

8. 铁剂治疗有效,7~10天网织红细胞升高,治疗1月后,血红蛋白上升10g/L有意义,上升20g/L有可靠意义。

符合上述1条与2~8条中任何两条以上者,可诊断为缺铁性贫血。

【治疗与预防】

1. 治疗 ①去除病因;②改善饮食,增加含铁丰富的食品;③口服铁剂:按补充1~4mg/(kg·d)元素铁计算,首选硫酸亚铁,口服至血红蛋白正常后减量维持1~3月,同时口服维生素C能促进铁的吸收。④输血:一般营养性缺铁性贫血不需输血治疗。

2. 预防 ①提倡母乳喂养；②开始补充富含铁食品的时间为成熟儿 4 月龄，未成熟儿 2 月龄；③以含铁丰富的食品或强化食品补铁；④注意补充维生素 C；⑤近年，我们研究证明妊娠中、后期孕妇患中重度缺铁性贫血可影响胎儿铁代谢，使胎儿铁减少，故孕妇应注意补铁。

二、营养性缺铜性贫血

营养性缺铜性贫血，是由于各种原因所致体内铜不敷生理需要而发生的贫血。病因是：①摄入不足：长期单纯喂养母乳或牛乳（乳类含铜量很低），营养不良，慢性腹泻，胃肠道术后等。②吸收障碍：吸收不良综合征，长期服用抑制铜吸收的药物（如锌、钙、铁等）。③生长发育因素：婴幼儿、青少年生长发育快，铜需要量增加。

机体缺铜时，血浆铜蓝蛋白活性降低，导致铁的转运、吸收减少，骨髓对铁利用障碍，造成血红蛋白合成降低，表现为小细胞低色素性贫血；缺铜引起骨髓中性粒细胞成熟障碍，寿命缩短，粒细胞数减少；缺铜引起含铜的有关酶活性降低，可致血管扩张甚至破裂，骨骼发生坏血病样改变。

【临床表现】

1. 贫血，易感染，肝脾肿大。

2. 精神发育障碍，表情淡漠，运动迟缓，视觉迟钝。

3. 肋骨及骨骺端自发性骨折。

4. 厌食，腹泻，生长发育停滞，脂溢性皮炎，皮肤和头发色素减少。

【实验室检查】

1. 血象 小细胞低色素性贫血，亦可为正常细胞或大细胞性贫血。中性粒细胞减少，常低于 1.5×10^9/L。

2. 血清铜 若生后 1～2 个月＜6.3～7.9μmol/L 应视为异常。生后 3～6 个月时达成人水平（12.6～23.6μmol/L），正常低限为 11μmol/L。血清铜降低还可见于肾病综合征、肝豆状核变性等。

3. 血清铜蓝蛋白 生后 1～2 个月＜150mg/L 应视为异常。1 岁时达成人水平（323±49mg/L）。

4. 骨髓 粒系、红系增生减低，环状铁粒幼红细胞增多。

5. 骨骼 X 线检查 骨质疏松，骨膜反应，自发性骨折等。

【诊断】

1. 有缺铜病因，易患感染。

2. 小细胞低色素性贫血，中性粒细胞降低，铁剂治疗无效。

3. 血清铜及铜蓝蛋白降低。

4. 含铜酶活性降低。

5. 骨骼 X 线改变。

6. 铜剂治疗有效。

【治疗和预防】

1. 除去病因。

2. 口服 1% $CuSO_4$ 溶液 $0.2\sim0.3ml/d$,分 $2\sim3$ 次口服。治疗有效的敏感指标是中性粒细胞在服药 36 小时内迅速增加,骨髓检查约在治疗后 $2\sim3$ 个月恢复正常。

3. 早产儿及婴儿在补铁的同时应注意补充含铜丰富的辅食,如添加肝、肾、大豆制品、硬壳干果类含铜量较高的食物。

三、抗铁性低色素性贫血

除缺铁引起小细胞低色素性贫血外,慢性感染、血红蛋白病、铅中毒、铜缺乏、运铁蛋白缺乏导致的贫血,以及维生素 B_6 反应性和铁粒幼红细胞贫血均可呈低色素贫血表现,这些贫血用铁剂治疗无效,即所谓抗铁性低色素性贫血。

(一) 铁粒幼红细胞贫血

本病是一种血红蛋白合成障碍,铁失利用的低色素性贫血。其形态学特点为骨髓中幼红细胞的核周围有许多粗大的铁小粒围绕成环状,称为环形铁粒幼细胞。此类贫血分为遗传性和获得性两大类,前者为性联遗传或常染色体遗传;后者又可分为原发性和继发性两类。继发性者可由药物、毒物诱发(如异烟肼、氯霉素、马利兰、硫唑嘌呤、酒精、铅等)或继发于其他疾病(如白血病、溶血性贫血、恶性肿瘤、类风湿关节炎、急慢性感染和肝脏、肾脏病等)。

近年来研究认为,本病的基本缺陷是红细胞内血红蛋白合成障碍,由于 δ-氨基-γ 酮戊酸合成酶(ALA)活性降低,而引起血红蛋白合成障碍。也有人认为线粒体内铁积聚过多引起线粒体酯酶过氧化作用,使线粒体破坏而直接或间接引起血红蛋白合成酶功能障碍致血红蛋白合成障碍,引起贫血。

【临床表现】

1. 遗传性铁粒幼红细胞贫血 本病多见于儿童和青少年,新生儿和婴儿亦有发病,多为男性。早期主要表现为贫血、面色苍白、软弱、无力,可有发育不良,肝脾不同程度肿大。成人期并发血色病时可出现腹痛、心力衰竭及血栓性静脉炎等表现,亦可有糖尿病、皮肤色素等表现。用维生素 B_6 治疗有效者,可生存多年;无效病例则常死于严重贫血、心力衰竭、肝功能衰竭和继发感染等。

2. 特发性铁粒幼红细胞贫血 患者常无家族史,也无其他疾病或药物毒物接触史。男女均可患病,有进展缓慢、轻重不等的贫血,尚有衰弱、苍白、乏力、气紧、心绞痛等血色病表现。约40%有肝脾肿大。部分病例皮肤呈淡柠檬色或手和臂皮肤可呈灰黑色,少数病例有出血倾向。

3. 继发性铁粒幼红细胞贫血 除有本病临床特点外尚有原发病表现,亦常有药物史。若停止接触毒物,贫血常能减轻或以致消失,若原发病减轻或治愈,贫血亦减轻或消失。

【实验室检查】

1. 外周血呈小细胞低色素性或双型性(低色素性红细胞和正色素红细胞同时存在)表现,红细胞明显异形和大小不均。可见较多椭圆形细胞,少数破碎细胞和靶形细胞等。网织红细胞计数正常,白细胞数正常或偏低,白细胞分类计数中性粒细胞及单核细胞数可增多。少数病人血小板计数可减少,部分病人中性粒细胞碱性磷酸酶积分降低。

2. 骨髓象 红细胞系统增生活跃,以中幼红细胞为主,可见巨幼变。骨髓铁染色检查细胞外铁增加,病理性环状铁粒幼细胞增加。

3. 血清铁、运铁蛋白饱和度增高,血红蛋白合成酶缺乏者红细胞游离原卟啉含量明显升高,原发性铁粒幼红细胞贫血者幼红细胞内 ALA 合成酶活性降低,幼红细胞及成熟粒细胞线粒体的中性蛋白酶活性降低,成熟粒细胞细胞色素氧化酶活性降低。血红蛋白 F 轻度增高。大多病例血清叶酸含量降低,红细胞渗透脆性可降低。

4. 放射性核素测定红细胞寿命正常或缩短。

【诊断】

1. 病史(包括遗传史、原发病及药物史)、症状和体征。

2. 低色素贫血、网织红细胞不增高。

3. 骨髓红系细胞显著增多,细胞内外铁增加,显示有大量环形铁粒幼红细胞。

4. 血清铁含量和铁饱和度明显增高,总铁结合力降低。

5. 铁剂治疗无效。

【治疗】

1. 维生素 B6 50~300mg/d,分次肌注或口服,疗程3月以上,部分病人贫血可以改善。

2. 雄激素和糖皮质激素 可以单独或联合使用,有一定效果。司坦唑醇

（康力龙）1～2mg，每日 3 次，口服；丙酸睾酮 50mg/d，肌注；羟甲烯龙 50～100mg/d，口服；庚酸睾酮 50～600mg，肌注，每周 1～2 次；泼尼松 30mg/d，口服，疗程 3 个月以上。

3. 叶酸　15～30mg/d，口服，或 10～30mg/d，肌注，对部分原发性或继发性病人且有血清叶酸含量减低者有效。

4. 左旋色氨酸　750mg/d（成人），口服，可试用于维生素 B_6 疗效不明显的病例。

5. 免疫抑制剂　具有免疫异常的特发性铁粒幼红细胞贫血，应用其他治疗无效时，可以试用，如用硫唑嘌呤等可能有效。

6. 排铁治疗

（1）静脉放血疗法：适应于血铁过高，有血色病者，亦可预防心脏病、肝硬化、糖尿病等并发症。治疗前宜先给维生素 B_6 治疗，待血红蛋白升至 100g/L 以上，再给予放血疗法，每周放血 1～2 次，使血红蛋白保持在 90～100g/L 左右。网织红细胞计数减少时应停止放血。放血疗法同时继续维生素 B_6 治疗。

（2）去铁胺：10mg/（kg·d），可使机体每日排铁 10～20mg；也可酌用依地酸钙钠、促排灵。

7. 除去病因　积极治疗原发病，中西医结合治疗亦有一定效果。

8. 输血　重度贫血可输红细胞。

（二）运铁蛋白缺乏性贫血

本病是血液中缺乏运铁蛋白所致的低色素性贫血。运铁蛋白是由肝脏制造的一种 β_1-球蛋白，能将由肠黏膜吸收入血的铁送至骨髓，以备幼红细胞利用合成血红蛋白。运铁蛋白缺乏时，铁被单核巨噬细胞摄取，铁不能被利用合成血红蛋白，红细胞中铁减少，表现为低色素贫血。除先天性运铁蛋白缺乏外，肝脏疾病、低蛋白血症、肾病综合征、渗出性肠病、感染、恶性肿瘤，结缔组织疾病等均可合并运铁蛋白减少。

【临床表现】

本病是一罕见遗传性疾病，为常染色体隐性遗传。患儿自幼慢性贫血，1 岁左右即可有严重贫血，肝脾轻度肿大，及各脏器铁沉着症状，最后因脏器功能障碍而死亡。

【实验室检查】

1. 外周血呈小细胞低色素贫血改变。

2. 骨髓铁染色检查示细胞外铁减少。

3. 血清铁明显减少，多为 1.8～6.8μmol/L（10～38μg/dl）；总铁结合力极

度减低 4.3～14.5μmol/L(24～81μg/dl),血清运铁蛋白浓度减低为 0～39mg/dl(正常 200～300mg/dl)。

4. 铁代谢研究示胃肠道对铁的吸收可增多,血浆铁清除率正常或中度增快,铁利用率减少为 7%～55%(正常为 30%～100%)。

【诊断要点】

1. 小细胞低色素性贫血,起病早。

2. 血清铁明显降低,总铁结合力极度降低,运铁蛋白缺乏。

3. 肝脾组织活检可见含铁血红素沉着。

4. 铁剂治疗无效。

【治疗】

输注纯化的运铁蛋白或输注血浆每次 5ml/kg,每隔 2～4 月输注 1 次;尽量避免输红细胞,忌用铁剂治疗。

(三) 慢性病性贫血

慢性病性贫血(anemia of chronic disease,ACD)是指与慢性感染、炎症、肿瘤等有关的一类贫血综合征。ACD 的发病机制现认为与 IL-1、TNF、IFN、TGF 等细胞因子的改变有关,主要导致:红细胞寿命缩短;骨髓对贫血的代偿不足;铁的释放和利用障碍。

小儿时期 ACD 较常见。贫血常伴有感染症状和体征,贫血程度不等,与感染程度和持续时间有关。严重感染继发贫血可比轻型感染者高 2～4 倍,持续感染 1 月以上继发贫血者多见,随感染控制贫血好转。

【诊断要点】

1. 具有原发病的症状和体征。

2. 呈正细胞正色素性或轻度小细胞低色素性贫血,血红蛋白为 60～110g/L。

3. 白细胞数可增高或降低,可见粒细胞核左移,及粒细胞浆中毒颗粒、空泡等改变。

4. 骨髓增生活跃,粒、红比例增加(粒系细胞增加,有核红细胞减少),并有幼红细胞成熟停滞现象。

5. 骨髓铁染色检查,细胞外铁明显增加,铁粒幼细胞减少。

6. 血清铁降低,总铁结合力降低,运铁蛋白饱和度降低,铁蛋白和红细胞游离原卟啉常增高。

7. 铁剂和升血药治疗无效,输血效果短暂,控制原发病后贫血即可恢复。

【治疗】

1. 治疗原发病。

2. 可试用重组人类红细胞生成素(rhuEPO),其间适时补铁,可能有助于患者血红蛋白的恢复。

3. 输血 贫血严重者,可输红细胞。

四、营养性巨幼红细胞性贫血

营养性巨幼红细胞性贫血(nutritional megaloblastic anemia),是由于脱氧核糖核酸(DNA)合成障碍的一组特殊贫血。其特点为骨髓中出现形态和功能异常的巨幼红细胞。当维生素 B_{12}、叶酸、维生素 C 摄入不足,吸收不良,消耗增多,代谢缺陷或代谢紊乱时,DNA 合成延缓,细胞分裂周期中 DNA 合成期延长,以致核成熟障碍,胞浆中核糖核酸相对增多,DNA/RNA 比值下降,细胞体积增大,胞浆丰富,核染色质疏松分散而形成核浆发育不平衡(老浆幼核)。这种巨幼细胞以红细胞系统改变最明显,白细胞系、巨核细胞系、血小板及其他组织细胞(如口腔、胃肠黏膜细胞)均可有改变。巨幼细胞易发生原位性溶血,在外周血寿命亦缩短而造成贫血。维生素 C 缺乏时骨髓应激降低,且不能使叶酸转变为甲酸四氢叶酸而致巨幼细胞贫血。营养性巨幼细胞贫血多因维生素 B_{12} 或(和)叶酸缺乏所致,常因喂养不当、摄入不足、长期偏食、生长需要增加而摄入不足或感染消耗增加,以及药物干扰拮抗、胃肠道疾病引起。

【临床表现】

本病多见于 3 月至 2 岁婴幼儿,起病缓慢,面色蜡黄,虚肿,毛发疏松、发黄,偶有皮肤瘀点。尚有痴呆,对外界反应迟钝,双目凝视,不哭不笑或哭而无泪,部分病人动作能力有倒退。1/3 病人有手脚乃至全身震颤,于睡眠时消失。重症患儿有吞咽障碍以致整日流涎不止。食欲下降、腹泻、呕吐、舌炎及舌系带溃疡等消化道症状亦多见。贫血多为轻至中度,部分病儿贫血为重度。常有肝脾、淋巴结轻度肿大。

【实验室检查】

1. 外周血呈大细胞正色素性贫血。白细胞计数大多正常,少数偏低。可见巨杆状粒细胞和多分叶粒细胞,4 叶粒细胞>15% 或 5 分叶以上核粒细胞>3% 有诊断意义。血小板数正常或稍低,可见巨幼型血小板。网织红细胞计数正常或轻度降低。

2. 骨髓象呈代偿性增生,三系均巨幼变,以红细胞系为明显,可见原红、早幼红阶段巨幼红细胞,但以中晚巨幼红细胞为主,细胞核呈多核畸形,核分裂明显,核浆发育不平衡。

3. 血清维生素 B_{12} 含量<100ng/L(正常值为 200~800ng/L),血清叶酸含量降低<3μg/L(正常值为 5~10μg/L)。

4. 组氨酸(亚胺甲基)负荷试验 正常人服组氨酸 20g,尿中无或极少含亚胺甲基谷氨酸(FIGLU),叶酸缺乏时尿中亚胺甲基谷氨酸排泄明显增加。

5. 尿中甲基丙二酸(MMA)定量 MMA 尿是维生素 B_{12} 缺乏的敏感指标。维生素 B_{12} 缺乏则尿中 MMA 增多,24 小时内可超过 300mg(正常人 24 小时排泄量 0～3.5mg)。

6. 放射性核素吸收试验(Schilling 试验) 维生素 B_{12} 吸收正常者,48 小时内可排出口服量的 10%～35%,如果<7%示维生素 B_{12} 吸收不足。

【诊断要点】

1. 维生素 B_{12}、叶酸缺乏的病史,常有长期母乳喂养而未加辅食的历史。

2. 贫血伴精神、神经、胃肠的症状和体征。

3. 外周血和骨髓见巨幼红细胞。

4. 血清维生素 B_{12}、叶酸含量降低。

5. 排除引起骨髓巨幼样变的疾病,如肝脏疾病、甲状腺功能减退,慢性溶血、红血病等。

6. 排除先天性智力低下、脑发育不全所致痴呆。

7. 维生素 B_{12}、叶酸或维生素 C 治疗效果好。

【治疗】

1. 除去病因,加强营养,调整饮食。

2. 维生素 B_{12} 和叶酸治疗 维生素 B_{12} 缺乏者,一般给予 0.5～1mg,每日或隔日肌注,同时口服叶酸 5～15mg/d,维生素 C 100～300mg/d,用药 1～3 周。

3. 伴有缺铁时,应补充铁剂。

4. 严重病人用叶酸、维生素 B_{12} 治疗同时,应加服氯化钾 0.25～0.5g,每日 3 次,以防低血钾造成病儿骤死。

五、再生障碍性贫血

再生障碍性贫血(aplastic anemia),是骨髓造血功能减低或衰竭引起全血细胞减少。可分为先天性,包括范可尼(Fanconi)贫血,家族性再生障碍性贫血,先天性角化不全等和获得性,如特发性和药物、化学毒物、放射线、肿瘤、肝炎及其他感染原因所致的继发性两类。其发病机制与多能干细胞增殖分化障碍、造血微环境缺陷及免疫因素有关。

【临床表现】

进行性贫血,自发性皮肤黏膜、内脏出血及反复感染为主要表现。肝、脾、淋巴结不肿大。根据起病、病程和病情轻重可分为急性和慢性两型。

1. 急性型 起病急,贫血、出血等症状进行性加重,常有感染发热,外周血白细胞减少,中性粒细胞常$<0.5\times10^9/L$,血小板$<25\times10^9/L$,网织红细胞$<1\%$或$15\times10^9/L$,骨髓增生减低,非造血细胞增多,巨核细胞减少,死亡率高。

2. 慢性型 起病缓慢,贫血、出血等症状较轻,病情进展较慢,且常有波动。骨髓至少一个部位增生降低或巨核细胞减少,淋巴细胞、非造血细胞和脂肪组织增多。血红蛋白F常增高,预后相对较好。

近年来通过造血功能,免疫功能及生存率的进一步研究,有作者认为急性与慢性再生障碍性贫血是性质不同的两种类型。其他少见临床类型及临床表现:

(1)范可尼贫血:病因不明,可有家族史,多属常染色体隐性遗传。自幼贫血(多发生于4～5岁以后),常伴有智力缺陷、体格发育异常及畸形,如皮肤褐色色素沉着、斜视、眼睑下垂、耳聋、肾脏畸形、性发育不良、先天性心脏病等。少数病例新生儿期表现为皮肤紫癜。2/3病例有骨骼畸形,染色体异常。

(2)家族性再生障碍性贫血(Estren-Daneshek 综合征):先天性再生障碍性贫血,常有家族性发病。外周血全血细胞减少,无其他畸形。幼儿至学龄儿发病,治疗效果差,多数病例于10岁后死亡。

(3)先天性角化不全:为再生障碍性贫血伴有指甲发育不良,皮肤色素沉着表现。

(4)Schwachman-Diamond-Oski 综合征:本征为伴有胰腺功能不良的先天性再生障碍性贫血。乳儿或幼儿期发病,有脂肪性腹泻和发育不良表现,有时可出现有糖尿和低磷血症。外周血、骨髓与后天获得性再生障碍性贫血(再障)相同,粪便检查胰腺分泌酶减少。治疗应加用胰腺酶。

【实验室检查】

1. 外周血象 全血细胞减少,多呈正细胞正色素性贫血。反复出血的病例可为小细胞低色素贫血。少数起病缓慢者可为大细胞性。网织红细胞计数常降低。

2. 骨髓检查 急性型者,多部位骨髓穿刺骨髓增生低下。慢性型者,各部位骨髓有核细胞增生不一,但至少有一部位增生低下,淋巴细胞比例增高,非造血细胞数增多。骨髓活检脂肪组织增生,造血细胞减少更有助于诊断。

3. 血清铁可升高,血总蛋白、白蛋白和球蛋白可降低,以急性型为明显。红细胞糖酵解能力明显降低,多见于急性型再生障碍性贫血。抗碱血红蛋白(HbF)增高见于先天性和慢性型再生障碍性贫血。

4. 红细胞铁利用率减少,^{59}Fe血浆消失延长,骨髓扫描示造血组织减少。

5. 细胞培养,CFU-GM、BFU-E 和 CFU-E 等减少。

6. 血中促红细胞生成素及粒(单)系集落刺激因子等浓度增加。

【诊断要点】

1. 全血细胞减少,网织红细胞绝对计数降低。

2. 脾和淋巴结一般不肿大。

3. 骨髓增生减低或重度减低,多部位穿刺至少有一个部位增生减低。如增生活跃则必须有巨核细胞减少,非造血细胞增多或骨髓活检支持诊断。

4. 能除外引起全血细胞减少的其他疾病,如阵发性睡眠性血红蛋白尿症、恶性肿瘤、巨幼细胞贫血、骨髓增生异常综合征、脾功能亢进等。

5. 一般抗贫血治疗无效。

【治疗】

1. 除去病因,隔离病人,有感染时抗生素治疗。

2. 输血疗法　输血应减少到最低限度,严重贫血者输浓缩红细胞;严重出血者,输血小板。

3. 雄性激素　是治疗再生障碍性贫血首选主要药物。对慢性再生障碍性贫血有一定疗效,但对严重型再生障碍性贫血无效。疗效缓慢,约 20％的病人在停药后复发。常用司坦唑醇 $1\sim2mg$,1 日 3 次,口服。

4. 糖皮质激素　泼尼松 $1\sim2mg/(kg \cdot d)$,可减轻出血。

5. 免疫疗法　抗人胸腺球蛋白(AHTG)和抗淋巴细胞球蛋白(ALG)的应用为急性再生障碍性贫血(重型)。不良反应可有发热、寒战、皮疹、头痛、关节疼痛、呕吐和出血等。同时加用氢化可的松 $100\sim200mg$,静脉缓注,可以减轻上述反应。此外,环磷酰胺、长春新碱、甲基苄肼、左旋咪唑等治疗,部分病例可能取得近期疗效。

6. 骨髓、外周血、脐血干细胞移植,已有很多成功病例报道。

7. 急性型再生障碍性贫血　一经确诊,应积极治疗。因此型对一般治疗措施疗效很差,给予抗淋巴细胞球蛋白或抗人胸腺细胞球蛋白,争取作干细胞移植。

【再障疗效评定标准】

1. 基本治愈　贫血、出血等临床症状消失,年龄＜6 岁小儿,血红蛋白＞100g/L;年龄＞6 岁小儿,血红蛋白＞110g/L。白细胞＞4.2×10^9/L,血小板＞80×10^9/L,随访 1 年以上无复发。

2. 缓解　贫血、出血症状、消失,血红蛋白＞100g/L,但白细胞和血小板未达到以上标准,随访 3 月病情稳定。

3. 明显进步　临床症状明显好转,血红蛋白增加 30g/L 以上且稳定,输血间歇二月以上。

4. 无效 未达明显进步标准者。

六、单纯红细胞再生障碍性贫血

单纯红细胞再生障碍性贫血(pure red cell anemia),为再生障碍性贫血的一种特殊类型,是骨髓单纯红细胞系统造血衰竭而导致严重贫血的一组红细胞疾病。本病具有以下特征:①中度至重度贫血,常呈慢性正细胞正色素性或大细胞正色素性贫血,网织红细胞明显减少或缺如;②外周血白细胞分类计数及血小板计数正常;③骨髓中粒细胞和巨核细胞系统正常,红细胞系明显降低;④红细胞^{59}Fe结合力明显减低;⑤部分病例血浆内存在一种抑制红细胞生成物质,在大多数病例中,可直接测出抑制红细胞系定向干细胞之 IgG 型抗体(A 型),少数患者具有直接抑制促红细胞生成素的抑制因子(B 型);⑥无髓外造血表现,单纯红细胞再生障碍性贫血分先天性和获得性,前者(体质性单纯红细胞再生障碍性贫血)因常有家族性伴发先天畸形和染色体异常,可能与遗传因素有关。本病可能有色氨酸代谢异常,推测与先天性酶缺陷有关。也有作者认为,患者血浆内存在有红细胞生存抑制因子,推测可能与免疫因素有关。

获得性单纯红细胞再生障碍性贫血可分为:①特发性:患者体内因存在抗红细胞抗体,抗促红细胞生成素抗体或血红蛋白合成抑制因子及细胞免疫异常等而引起本病;②继发性:急性型:小儿常见,多由药物、化学物质及感染等引起;慢性型:见于胸腺瘤、其他肿瘤或自身免疫性疾病等,可能与自身抗体存在有关。

【临床表现】

1. 先天性单纯红细胞再生障碍性贫血 起病缓慢,常发生于婴幼儿。于生后 2～3 月出现原因不明的贫血,进行性加重。不及时治疗可出现出血倾向。部分病人伴有先天畸形,如肾发育不良、斜视、颈蹼、指(趾)及肋骨畸形等。少数有发育落后和特殊面容(如上唇厚、眼距宽)及智力低下等。一般无胸腺增殖或胸腺瘤存在。Diamand 提出本病诊断要点为:

(1)从婴儿期开始出现不明原因的中度或重度贫血;

(2)网织红细胞减少;

(3)白细胞和血小板不减少;

(4)骨髓有核红细胞减少或缺如,但血小板或粒细胞系基本正常。

2. 获得性原发性单纯红细胞再生障碍性贫血 多见于成人,小儿极少见。其临床表现与先天性单纯红细胞再生障碍性贫血相同。本病有突出的多种免疫异常,有些病例患有自身免疫性疾病,低丙种球蛋白血症,少数伴有自身免疫性溶血。

3. 继发性单纯红细胞再生障碍性贫血　常继发于药物或感染,亦可继发于溶血性贫血再生障碍性贫血危象、系统性红斑狼疮、类风湿病、重症急性肾衰竭、营养不良、肿瘤、慢性感染及内分泌功能减退等。继发性单纯红细胞再生障碍性贫血除有再障的表现外,还应有原发疾病的表现,一般发病年龄较大,有导致贫血的因素可查,无家族史,不伴先天性畸形。

【实验室检查】

1. 外周血血红蛋白常<40g/L,网织红细胞计数降低或缺如,呈正色素正细胞性贫血,偶有巨样变。先天性再生低下性贫血可有 MCV>90fl。

2. 先天性者胎儿血红蛋白量、醛缩酶、磷酸果糖激酶和谷胱苷肽过氧化酶活性增高。获得性者可有多种免疫异常,如 IgG 过低或过高,可出现多种特异性抗体,包括冷、温凝集素,冷溶血素、嗜异性抗体、抗核抗体等。

3. 骨髓　粒系和巨核细胞系统正常,而红系增生减退或缺如,有时有核红细胞可见很多空泡。

【诊断要点】

1. 骨髓中红细胞系统明显减少,有核红细胞常<5％或为 0,粒系细胞与巨核细胞系统基本正常。

2. 外周血红细胞减少,白细胞及血小板计数正常,网织红细胞计数明显减少或缺如。

3. 红细胞^{59}Fe结合力明显降低。

4. 患者血清中可发现抑制红细胞生成物质。

5. 常规抗贫血治疗无效。

【治疗】

1. 病因治疗　停止有害药物,控制感染等原发病。

2. 胸腺切除　合并胸腺瘤者,施行胸腺瘤切除,可使病情缓解。

3. 免疫抑制疗法　糖皮质激素效果好,呈慢性经过均是泼尼松治疗指征。宜早用、剂量足,一般 1～3 周后骨髓可改善,4～6 周可恢复,渐减量至最小有效量维持数月。6-巯基嘌呤、环磷酰胺、硫唑嘌呤及抗淋巴细胞球蛋白亦有效果。

4. 脾切除　对药物治疗无效者,可试行脾切除,以减少抗体产生,可获缓解,减少输血次数。

5. 雄性激素和氯化钴治疗　亦有一定效果。

6. 对症治疗　输红细胞改善贫血,维持血红蛋白 70g/L 以上为宜。

7. 伴有营养不良者,叶酸、维生素 B$_{12}$治疗,可能有一定效果。

8. 糖皮质激素与甘草合并应用。

七、遗传性球形红细胞增多症

遗传性球形红细胞增多症(hereditary spherocytosis),是一种先天性红细胞膜异常引起的溶血性疾病。其内在缺陷的确切性质和发病机制迄今未完全明了。目前认为可能是红细胞膜血影蛋白(spectrin)缺乏,红细胞蛋白激酶缺乏,以及红细胞膜钙离子增加,ATP 减少等原因导致膜的表面积减少,而使红细胞呈球形,变形能力差。本症红细胞膜的缺陷使钠、水进入细胞过多。红细胞由于能量供应不足过早衰老,其膜的硬度增加,钙沉着于膜上,使红细胞变厚呈球形,球形红细胞寿命短,当其通过脾脏微循环时,就不能如正常红细胞样具可塑性,则大量的红细胞在脾内扣押、滞留,又因脾内缺乏葡萄糖,pH 及氧分压较低,糖酵解障碍,红细胞稳定性也进一步下降,最后由于挤压、冲撞、撕拉终至破坏发生溶血。

本病临床表现轻重不等,特点为间歇性发作快速的黄疸和溶血危象,严重者偶可有骨髓功能暂时性抑制,发生溶血再障危象。80%病例为常染色体显性遗传,少数为常染色体隐性遗传,亦可因后天基因突变而发病。

【临床表现】

发病年龄早晚不一,本病可以是新生儿高胆红素血症的原因。一般发病早者症状明显,突出的症状是贫血、黄疸、脾大。儿童可表现为脾大而无其他症状,亦常表现为长期乏力、不适、腹痛,在病程中常因劳累、受凉或感染等因素而诱发溶血危象,溶血危象不一定非常严重,但严重时可发生再障危象,病情凶险,重者可致死。患儿可有发热、腹痛、呕吐等,病程持续 1~2 周。另外,胆石症发病率可高达 85%,少数病人可见骨骼畸形。

【实验室检查】

1. 贫血 一般是轻至中度,发生溶血危象时常有重度贫血。贫血为正色素性。血片中小而染色深的球形红细胞一般在 20%以上。网织红细胞持续升高,但在发生溶血再障危象时,网织红细胞减少,白细胞和血小板一般正常。

2. 骨髓检查 骨髓增生明显活跃,以中晚幼红细胞为主,铁染色示细胞外铁和铁粒幼细胞增加,少数幼红细胞糖原染色呈弱阳性。

3. 红细胞渗透脆性增加,常于 0.68%开始溶解,0.4%溶完,孵育 37℃ 24 小时脆性更高。

4. 自体溶血试验及纠正试验 本病红细胞经 37℃孵育 24 小时,可有 5%溶血,48 小时后溶血可达 10%~50%,加入葡萄糖或 ATP 后显著抑制溶血(常可达正常水平)。

5. 红细胞滚动试验 球形红细胞在湿片中呈散在分布,倾斜标本 35°~45°

角,可见此种细胞的滚动。

6. ^{51}Cr 标记红细胞寿命缩短。

7. 其他　间接胆红素增加,粪便粪胆原常增加,抗人球蛋白试验阴性,血红蛋白电泳正常。

【诊断要点】

1. 慢性过程伴有急性发作的溶血性贫血,常有黄疸,脾大明显。

2. 外周血网织红细胞计数增高,骨髓粒/红比例明显倒置。

3. 外周血片示球形红细胞显著增多(>20%),红细胞渗透脆性增高。

4. 抗人球蛋白试验阴性。

5. 脾切除疗效显著。

【治疗】

1. 换血　新生儿期伴严重高胆红素血症的病人,应进行换血治疗。

2. 外科治疗　脾切除术是首选的有效方法。脾切除术后数日黄疸即可消退,贫血改善。切脾最适合年龄是 10~12 岁,在严重病例应 5~6 岁时进行,过早(5 岁前)切脾有增加感染的危险。脾切除虽不能根除病儿红细胞的先天缺陷,然而可停止病理性溶血。体征和症状随溶血的停止而迅速消失,红细胞寿命恢复到正常,但应注意手术后并发症的预防。

八、红细胞葡萄糖-6-磷酸脱氨酶缺陷症

红细胞葡萄糖-6-磷酸脱氢酶缺陷症(G-6-PD deficiency),是一种遗传性葡萄糖-6-磷酸脱氢酶(简称 G-6-PD)缺陷性疾病。进食蚕豆、服用氧化型药物或感染因素作用,可诱发急性溶血性贫血。呈伴性不完全显性遗传。在我国西南、中南和福建、海南等地区比较常见。G-6-PD 基因是位于 Xq2.8,迄今发现 400 多种变异型,其中 20 多种能发生溶血,我国人口中发现的变异型达 40 多种。G-6-PD 缺陷发病与否取决于 G-6-PD 缺陷的红细胞数量占红细胞总量的比例。

【临床表现】

1. 蚕豆病(胡豆黄)　进食蚕豆(生熟蚕豆或豆皮)后,本病患者经 5~48 小时潜伏期后发病。乳母进食蚕豆后,敏感婴儿食母亲乳汁亦可发病。儿科病人约占 85%。病死率为 0.85%~9.6%。

本病表现为急性血管内溶血,轻型出现低热,巩膜黄染不定,食欲减退、腹泻、呕吐,血红蛋白 51g/L 以上,尿隐血试验阳性。中型病例起病较急,畏寒发热高至 40℃,面色苍白,黄疸,心脏杂音,肝脾轻度肿大,血红蛋白 30~50g/L,尿隐血试验强阳性。重型病例起病急骤,高热,面色苍白,黄疸、头痛、昏迷、惊

厥,血红蛋白30g/L以下,血红蛋白尿。严重者发生尿闭及肾衰竭,急性心力衰竭,休克等。

2. 药物引起溶血 引起溶血的常见药物有磺胺药物、呋喃类药物,以及解热止痛药如阿司匹林、非那西丁、安乃近、对氨基水杨酸;抗疟药(如伯氨喹、扑疟喹、阿的平和奎宁)等。其他尚有萘(樟脑丸)、人工合成的维生素K、氯霉素等。多数于服药后1～2日内急性起病,有头晕、乏力、厌食和恶心呕吐等症状,可产生血红蛋白尿、黄疸、肾衰竭。血红蛋白急剧下降,网织红细胞4～5日内显著上升,溶血停止后数周,血红蛋白及网织红细胞可恢复正常,红细胞寿命缩短。

3. 感染引起溶血 G-6-PD缺陷者感染时亦可发生溶血症状,如上呼吸道感染、支气管炎、肺炎、败血症、伤寒、传染性肝炎、水痘、传染性单核细胞增多症、腹泻等感染时。牛痘疫苗接种后亦有引起急性溶血者。个别文献报道,糖尿病酸中毒、吸入萘蒸气、食某些蘑菇及服某些中药,亦可引起急性溶血,程度多较轻。

4. 新生儿黄疸(参见新生儿黄疸节)。

5. 先天性非球形红细胞溶血性贫血 本症常呈慢性经过,出生后即可出现贫血。进行性加重,红细胞寿命缩短,黄疸,肝脾肿大,溶血可因感染、药物和进食蚕豆而加重。

【实验室检查】

1. 红细胞及血红蛋白均减少,呈正细胞正色素性贫血,外周血见红细胞碎片,网织红细胞计数增加。

2. 变性珠蛋白小体试验,正常人<30%,G-6-PD缺陷者>40%以上的红细胞含有5个以上变性珠蛋白小体。

3. G-6-PD活性测定 对诊断有特异性,Zinkham法的正常值为12.1±2.09IU/g血红蛋白(37℃),血循环中新生红细胞可影响酶测定,出现假阴性。

4. G-6-PD荧光斑点试验 正常红细胞存在G-6-PD时,因生成三磷酸吡啶核苷酸,在紫外线照射下,10分钟内会发出荧光,而G-6-PD酶缺陷者红细胞则不能出现荧光。本法简易迅速,用血量少,每次1～2滴血,适用于新生儿普查。本法假阳性率很低,但有一定的假阴性。

5. 变性珠蛋白小体生成试验 溶血时阳性细胞>0.05,但在不稳定血红蛋白病时亦为阳性。

【诊断要点】

1. 食用蚕豆、药物或感染后发生急性溶血,新生儿期出现黄疸或自幼出现原因未明的慢性溶血者。

2. 出现黄疸，面色苍白，血红蛋白尿。

3. G-6-PD 活性下降。

4. 既往有类似发病史或家族阳性史。

5. 应与血红蛋白病（地中海贫血）、自身免疫性溶血性贫血、肝炎、溶血尿毒综合征鉴别。

【治疗】

1. 禁忌继续食用蚕豆、氧化型药物，敏感婴儿的母亲亦应忌用。

2. 输血疗法　常用于贫血继续加重的病人，血红蛋白<50～60g/L 时，应及时输液，纠正脱水、酸中毒，以输红细胞为宜。输血应避免输入 G-6-PD 缺乏供血者的血，每次输入量 5～20ml/kg。如男孩患病，只要血型相同，可输其父血，不可输其母血。

3. 注意尿色及尿量改变，可服用碳酸氢钠碱性液碱化小便。

4. 蓝光疗法。

九、地中海贫血

地中海贫血又名海洋性贫血（thalassemia,mediterranean anemia），系常染色体不完全显性遗传性慢性溶血性贫血。由于构成血红蛋白的 α 或 β 肽链合成减少或完全抑制，使红细胞正常血红蛋白含量减少，红细胞寿命缩短。本病根据合成障碍肽链的不同，分为四型 α 型、β 型、δβ 型、δ 型。临床常见类型为 α 地中海贫血和 β 地中海贫血，尤以 β 地中海贫血最常见。

【临床表现】

1. 轻型　无症状或症状轻微，仅有轻度贫血，无明显脾脏肿大。

2. 重型　多在半岁以内发病，呈慢性进行性贫血，面色苍白或苍黄，可有轻度黄疸，常因重度贫血引起颅、面骨骨髓代偿性增生而出现特殊面容，头大，鼻梁低平，眼距增宽，颧骨、额及顶枕部突出。长期慢性贫血可致心脏扩大，心尖区可闻及收缩期杂音。腹部多膨隆，肝脾肿大，以脾大更明显，多有生长发育障碍。

3. 胎儿水肿症（Hb Bart's 病）的胎龄常不足 40 周而死产，胎儿呈全身水肿、腹水、贫血、肝脾肿大。

4. 合并症　常见于重型病例。慢性溶血可出现胆结石、阻塞性黄疸及胆绞痛、腿部溃疡。长期输血及慢性溶血导致铁过量沉着于重要组织器官如肝、脾、胰、心，心功能不全常为死亡的原因。

5. 家族史　可有阳性家族史。

【实验室检查】

1. 血象　呈小细胞低色素性贫血,红细胞大小不等,异形性,中心淡染区扩大,靶形红细胞 10% 以上有诊断价值,并可见到有核红细胞,嗜碱性点彩红细胞,网织红细胞增高。

2. 红细胞盐水渗透试验,渗透脆性降低。

3. 血红蛋白电泳　β-地中海贫血可出现 HbF 或 HbA₂ 增高,α-地中海贫血 HbH 病发现 HbH 带,胎儿水肿症在 pH 8.6 缓冲液电泳时 Hb Bart's 倾向阳极,位于 HbH 之后,但在 pH 6.5 缓冲液电泳时则倾向阴极。

4. 异丙醇沉淀试验　可区别不稳定血红蛋白,HbH 病者本试验呈阳性反应。

5. 红细胞包涵体生成试验　孵育红细胞后,含有血红蛋白 H 的红细胞用煌焦油蓝染色,可见大多数红细胞中含有包涵体(即变性珠蛋白小体)。

6. 骨髓检查　红细胞系统明显增生,粒:红比例减低或倒置,以中、晚、幼红细胞增生为主。轻型病例骨髓改变不明显。

7. X 线颅骨检查　可见颅骨内外板变薄,髓腔增宽,骨板间有放射状或竖发状条纹。

8. 其他检查　尿中尿胆原增加,沉渣肾小管上皮细胞内,可见到含铁血黄素。血总胆红素升高,以间接胆红素升高为主。

【诊断要点】

1. 小细胞低色素贫血,肝脾肿大,脾大更为明显。

2. β-地中海贫血重型者 HbF 显著增高,轻型者 HbA₂ 增高>3%,α-地中海贫血出现 HbH,胎儿水肿症出现 Hb Bart's、死胎。

3. 双亲或兄弟姊妹中有类似贫血史。

【治疗】

本病目前尚无特效疗法,轻型者不需治疗,重型病例可采用下述疗法。

1. 输血　反复足量输红细胞以维持 Hb 在 70~120g/L 左右,防止或减轻骨骼畸形。但长期反复输血可致体内铁负荷过重,导致含铁血黄素沉着于重要脏器,应予去铁治疗。

2. 脾切除　年长儿、纯合重型地中海贫血患者可试用。

3. 干细胞移植　有可能治愈本病。

4. 其他治疗　维生素 E 具有抗氧化作用,保护红细胞膜,可适当补充,5~15mg/d,也可补充叶酸 1~5mg/d,除非铁生化检查有缺铁的证据,一般忌用铁剂。

第二节 出血性疾病

一、免疫性血小板减少性紫癜

特发性(免疫性)血小板减少性紫癜(ITP),为小儿期最常见出血性疾病。临床表现为血小板减少,皮肤、黏膜出血,偶伴内脏出血,病因与免疫因素有关。患儿血浆及血小板表面可存在抗血小板相关抗体或免疫复合物。病程多自限性。

【临床表现】

1. 急性型 儿童多属此型,常见于 2～10 岁小儿,起病前常有病毒感染史,起病急,表现为自发皮肤、黏膜出血,以四肢多见,呈大小不等瘀点、瘀斑;鼻、齿龈出血多见;亦有消化道、泌尿道出血。重症患儿血小板$<20\times10^9$/L,可伴严重黏膜出血,或 3 个以上部位出血,或因出血严重而致 Hb<60g/L,最严重时可伴发颅内出血($<1\%$)。中度患儿血小板$<50\times10^9$/L,皮肤黏膜瘀点、瘀斑,无广泛出血。肝、脾、淋巴结无肿大。病情自限性,出血症状多于起病 1～2 周内好转,但血小板数可仍低。90%急性型患儿起病 9～12 月内血小板数恢复正常。

2. 慢性型 病程超过 6 个月,学龄期前后小儿多见,女多于男,起病可较隐匿缓慢,出血症状较轻,病程迁延,可反复发作。

【诊断要点】

1. 自发性皮肤黏膜出血,偶伴内脏出血;起病前可有前驱"病毒感染"史;一般无肝、脾、淋巴结肿大;病情多呈自限性。

2. 血小板计数$<100\times10^9$/L,急性型血小板减少较显著;少数病人出血量多时,可伴血红蛋白降低,网织红细胞轻度增高。

3. 骨髓检查 巨核细胞数增多或正常,有成熟障碍。

以下 4 项具有 1～2 项:

4. 血小板相关免疫球蛋白、补体增多。

5. 排除继发性血小板减少。

6. 泼尼松治疗有效。

7. 切脾治疗有效。

【治疗】

轻症病人,无黏膜出血者,不需特殊治疗。

1. 一般治疗 适当休息,防止及控制感染,维生素 C、卡巴克络(安络血)口服,局部止血措施,忌用阿司匹林等抗血小板药物。

2. 糖皮质激素 中度以上病人,每日泼尼松 1～2mg/kg 口服,一般用药 3～4 周后,减量停用。如出血较严重及顽固难治者,可增加泼尼松至每日 3～4mg/kg,或改用相应剂量地塞米松、氢化可的松、甲泼尼龙等静脉给药,出血改善后改口服,并减量至每日泼尼松 2mg/kg,维持 3～6 周,减量停药。如减量中血小板下降,出血加重,以最低维持量维持。重症病人,伴皮肤黏膜广泛出血时,可给每日甲泼尼龙 15～30mg/kg,静脉滴注。3～5 天出血好转后,每日减半量至相当于泼尼松每日 2mg/kg,维持 3～6 周,减量停药。

3. 大剂量丙种球蛋白静脉输注(IVIG) 可根据出血严重度,血小板上升情况等选用以下方案:①IVIG 每日 0.4g/kg,连用 5 天;②每日 1g/kg,连用 2 日;③每日 1g/kg,只用 1 日;④每日 0.4g/kg,连用 2 日。适用于重症型患儿,尤其是婴幼儿;或慢性型患儿作脾切除前。

4. 输血或血小板 输注血小板对本病通常无效,急性大量出血或有视网膜出血,颅内出血患儿,必要时输注单采血小板。

5. 免疫抑制剂

(1)长春新碱:0.025mg/kg 或 0.8mg/m²,每周 1 次,缓慢静滴,4～6 次为一疗程。

(2)环孢素:每日 5～8mg/kg,q12h,维持量参照血浓度。常见不良反应有多毛、震颤、肾功能损害,应定期检查肾功能。

(3)硫唑嘌呤:每日 1.5～2.5mg/kg,多与泼尼松合用。

(4)环磷酰胺:每日 1.5～3mg/kg,起效一般需 3～6 周,血小板上升后维持 4～6 周。

6. 其它药物

(1)达那唑:为雄激素衍生物,每日 10mg/kg,分 3 次口服。或小剂量每日 1～2mg/kg 口服,一般需 2～6 周后起效。主要不良反应为肝功能损害,体重增加、多毛、乏力,小剂量时不良反应少。

(2)氨肽素:0.4g 每日 3 次,药效高峰在 6～8 周。

7. 脾切除 病程 1 年以上,年龄>5 岁,常规内科治疗无效,出血症状较明显者,可考虑脾切除。

二、血 友 病

血友病是一组遗传性凝血因子缺陷所致的出血性疾病,包括血友病 A(因子Ⅷ或称 AHG 缺乏)、血友病 B(因子Ⅸ或称 PTC 缺乏)、血友病 C(因子Ⅺ或称 PTA 缺乏)。血友病 A、B 属伴性遗传(XR)男性患者表现症状,女性为携带者;

血友病 C 为常染色体隐性遗传（AR），男女两性均可发病。据世界卫生组织统计血友病发病率约为（15～20）/10 万人口，我国血友病发病率约为（2.3～2.8）/10 万人口，其中血友病 A 占 80%～85%，血友病 B 占 10%～15%，血友病 C 少见。

（一）血友病 A

血友病 A 由于因子Ⅷ（FⅧ）遗传性缺陷引起，FⅧ是一种大分子糖蛋白，由位于 X 染色体长臂二区第八带（Xq 28）FⅧ促凝成分（Ⅷ：C）基因，及位于第 12 号染色体的短臂末端（12pter）Ⅷ相关抗原（ⅧRAg 或称 vWF）基因两部分合成。血友病 A 患者 vWF 正常，Ⅷ：C降低或缺乏。

【临床表现】

1. 男性患者表现症状，女性为携带者。

2. 自幼表现出血倾向，自发或轻微损伤后流血不止。重型患儿出生后有出血症状，轻型可至儿童甚至成年期才发病。出血部位为关节。可形成慢性关节炎、关节畸形，肌肉出血可形成囊肿和假瘤，皮下血肿、皮肤瘀斑，黏膜出血、鼻出血；内膜出血包括消化道，泌尿道及脑出血。畸形大出血较少见。根据Ⅷ：C水平，可分为重型（Ⅷ：C＜2%）、中型（＜5%）、轻型（＜25%）、亚临床型（＜50%），以重、中型占大多数。

3. 出血时间（BT）、凝血酶原时间（PT）、血小板计数，血块收缩时间均正常。

4. 凝血时间（CT）和复钙时间，重型病例异常（延长）。

5. 白陶土部分凝血活酶时间（KPTT）延长。KPTT 较敏感，当Ⅷ：C 为正常的 30%～40%时，KPTT 即有延长。

6. 简易凝血活酶生成试验（STGT）及凝血活酶生成试验（TGT）时间延长，并可被硫酸钡吸附血浆纠正，却不能被正常血清纠正。

7. Ⅷ：C 测定　Ⅷ：C 降低。

【诊断要点】

1. 母亲多为携带者，母系男性亲属可能有本病患者。

2. 男性患者，自幼有出血倾向、自发或轻微损伤后流血不止，常表现关节腔出血，局部红肿、疼痛，皮下肌肉血肿等。

3. CT、KPTT 延长，BT、PT 正常，血小板数正常。

4. 凝血活酶生成时间延长，可被硫酸钡吸附血浆纠正，正常血清不能纠正，Ⅷ：C降低。

【治疗】

1. 防止创伤，避免手术及肌肉注射，注意口腔卫生，禁用抗血小板药物（如阿司匹林、保泰松、吲哚美辛、双嘧达莫等。

2. 替代治疗 提高患者血浆 F Ⅷ 水平,轻度出血需提高血浆 F Ⅷ 水平至 20%～25%,中度出血需 25%～30%,重度出血需达 50%～80%。如发热、感染或循环中出现 F Ⅷ 抑制物时,需提高患者 F Ⅷ 水平至 60%～80% 或更高。输入 F Ⅷ 1U/kg 可提高体内 F Ⅷ：C 2%。因输入的 F Ⅷ 可向血管外弥散(弥散半衰期 4～5 小时),首剂剂量应加倍,以后 8～12 小时一次,(代谢半寿期 8～12 小时)至局部出血停止,如需外科手术,术前 1 小时应提高 F Ⅷ 水平至 100%。一般手术后维持 F Ⅷ 水平 60% 共 4 天。骨科手术维持 F Ⅷ 水平 80%,共 4 天,以后减量至伤口愈合,血友病 A F Ⅷ 抑制物(抗体)产生的发生率约 10%,如已出现抗体者,危急出血时应加大剂量 F Ⅷ 替代输注,或同时加用糖皮质激素,及因子Ⅸ浓缩物。

3. 含 F Ⅷ 制品

(1)新鲜血浆:每 ml 含 F Ⅷ 1U,慎用未经灭活处理的血浆。

(2)冷沉淀物:含 F Ⅷ：C 量为新鲜血浆的 5～10 倍,适用于轻型～中型患者。慎用未经灭活处理的冷沉淀。

(3)浓缩 F Ⅷ 制剂:国内多为中纯度制品,较血浆中 F Ⅷ 含量高 25 倍,适用于中～重型患者及获得性血友病 A 患者(循环中已出现 F Ⅷ 抗体者);高纯度制品,F Ⅷ 含量较血浆高 65～130 倍。

4. 药物治疗

(1)1-去氨基-8-右旋精氨酸加压素(DDAVP),为一种合成的加压素衍生物,有抗利尿及增加 F Ⅷ 水平的作用,每次 0.3～0.5μg/kg,加入生理盐水 30ml,静滴 20～30 分,每 12 小时一次,2～5 次一疗程,多数患者 F Ⅷ 可增高原来的 4～6 倍,与抗纤溶药物同用,疗效可增加,反复应用 DDAVP,疗效降低。经鼻腔喷雾或滴入,每次每侧 150μg,效果不如静脉给药,DDAVP 多用于轻型患者。

(2)达那唑:每日 10ml/kg,分 3 次口服,2 周为一疗程。可降低血浆制品用量。

(3)糖皮质激素:促进血肿吸收,可用于关节,肾、腹腔、咽喉、拔牙、颅内出血,及产生 F Ⅷ 抗体者,一般为短期应用。

(4)抗纤溶药物:6-氨基己酸:每次 0.1g/kg,每日 3～4 次,口服,或 0.08～0.12g/kg 加入葡萄糖或生理盐水 100ml 静滴;氨甲苯酸,小儿每次 0.1g,静注,每日 1～2 次。血尿、肾功能不全、休克者慎用。

5. 局部处理 关节出血、肿胀,应早期固定、制动、补充 F Ⅷ 20U/kg,以后 10U/kg,每 12 小时静滴,共 2 天,必要时在首剂替代治疗后,无菌条件下抽出局部积血,减少局部肿痛,加压包扎。皮肤、黏膜损伤可局部压迫止血,如伤口较深需缝合止血。

（二）血友病 B

【概述】

血友病 B 为遗传性 FⅨ(PTC)缺陷所致,基因位点在 Xq27.1~q27.2 遗传方式同血友病 A,但女性杂合子 FⅨ 活性降低,有临床出血表现者较血友病 A 女性杂合子多见,血友病 B 发病率低于血友病 A。

【临床表现】

临床表现与血友病 A 无法鉴别,而轻、中型患者较多,患儿 CT 可延长,KPTT 延长,凝血活酶生成试验(TGT)时间延长,正常血清可纠正,硫酸钡吸附血浆不能纠正、FⅨ测定 FⅨ:C 降低或缺乏。

【诊断要点】

1. 本病为 XR 遗传,母亲多为携带者,但 FⅨ活性减低,临床有出血表现者较血友病 A 女性杂合子多见。

2. 临床表现与血友病 A 相似,轻、中型患者多见。

3. CT 可能延长,KPTT 延长,TGT 延长,正常血清可纠正,硫酸钡吸附血浆不能纠正,简易凝血活酶生成及纠正试验可能出现假阳性,不能作为诊断依据。

4. FⅨ:C 减低或缺乏

【治疗】

替代治疗可用血浆(FⅨ及 FⅪ在 4~20℃时稳定,故可用新鲜或库存血浆,但慎用未经灭活处理的血浆),首选浓缩 FⅨ制剂(凝血酶原复合物)。首剂30~60U/kg,在 2~4 小时内输注,以后 20U/kg 维持,每日 1 次。对新生儿和肝病患儿,因其清除凝血酶原复合物中已活化凝血因子的功能较差,为防止发生血栓性栓塞,应慎用。血友病 B 抗体滴度增高的发生率约1%~3%,处理同血友病 A。

（三）血管性血友病

血管性血友病(vWD)是一组遗传性出血性疾病。由于血浆中 vW 因子(vWF)缺陷,而致血小板与损伤血管内皮细胞间黏附作用异常所引起的出血性疾病。vWF 又是因子Ⅷ凝血活性Ⅷ:C 的载体,vWF 的缺陷同时伴有Ⅷ:C 的减低。本病的遗传变异型,按 vWF 的缺乏和(或)多聚体结构遗传的不同可分为Ⅰ、Ⅱ、Ⅲ型,其相对患病率之比为 75：19：16。

【临床表现】

1. 本病多数属常染色体显性(AD)遗传,少数常染色体阴性(AR)遗传,男女均可发病,大多数病例自学龄前及儿童期起病。

2. 自幼有明显的出血倾向,多数患儿有反复鼻出血,皮肤黏膜出血,程度轻重不一,手术或拔牙后出血不止;罕见关节出血及关节畸形。

3. 出血时间(lvy 法)延长,阿司匹林耐药量试验可使轻型患儿出血时间显著延长,小儿期需慎用。

4. 多数病人 vWF 明显降低,Ⅷ:C 减低。

5. 利托菌素(ristocetin)诱发的血小板聚集作用减低。

6. 血小板激素正常,血小板黏附率减低。

【诊断要点】

同前述。

【治疗】

1. 替代治疗　新鲜或冷冻血浆 10ml/kg 输注,或应用冷沉淀物(未经灭活者应慎用),以后每日 5ml/kg,重症患儿需外科手术时,术前 2～3 日起输注血浆每日 10ml/kg,术后每日或隔日输注血浆 5ml/kg,维持 7～10 日。

2. DDAVP　用法见血友病 A。

3. 禁用抗血小板药物。

4. 局部止血　体表用压迫或配合冷敷止血,鼻出血时可用含有凝血酶或新鲜血浆的止血纤维、明胶海绵充填局部,并加压止血。

三、维生素 K 依赖凝血因子缺乏症

维生素 K 依赖因子(Ⅱ、Ⅶ、Ⅸ、Ⅹ)在肝细胞微粒体内合成,分子结构中含 γ 羟基谷氨酸,维生素 K 是上述凝血因子的羟基化辅酶。缺乏维生素 K 参与合成的脱羧基凝血酶原(PIVKA-Ⅱ),不能被激活形成有活性的凝血酶无凝血功能。本病分先天性和获得性两大类。先天性Ⅱ、Ⅶ、Ⅹ因子缺乏少见,均属常染色体隐性遗传,Ⅸ因子缺乏(血友病 B),见本章血友病节。获得性维生素 K 依赖因子缺乏较常见,有新生儿自然出血、婴儿维生素 K 缺乏及慢性肠道疾病、肝脏疾病引起的维生素 K 依赖因子缺乏。其中婴儿维生素 K 缺乏症,临床常早期出现颅内出血,病情凶险,力争早期诊断,合理治疗。

(一)新生儿自然出血症(新生儿凝血酶原缺乏症)

【临床表现】

1. 新生儿生后 2～5 天发生脐、胃肠道、皮下出血。早产儿可晚至生后第 2 周,严重时针刺部位出血不止,并伴内脏出血如血尿、肺出血、阴道出血甚至颅内出血。

2. 维生素 K 或含维生素 K 血制品治疗有效,病程有自限性,新生儿多于 10 天内痊愈,早产儿病程可延迟至生后 2～3 周。

3. 血小板计数和 BT 正常　PT,KPTT 和 CT 均延长。

【诊断要点】

1. 人乳喂养新生儿生后第 1 周内有脐、胃肠道、皮肤出血。

2. 病史中有以下诱因。

(1)生后未补充维生素 K。

(2)生后禁食：口服广谱抗生素、腹泻、先天胆道畸形。

(3)母孕期服用香豆素抗凝剂,抗惊厥药。

3. CT、PT、KPTT 延长。

【治疗】

见婴儿维生素 K 缺乏症

(二) 婴儿维生素 K 缺乏症

【临床表现】

1. 多见于单纯母乳喂养,3 月龄以内健康婴儿。

2. 起病急骤,多数患儿有突发性颅内压增高现象。表现烦躁哭吵,前囟紧张饱满,呕吐,双目凝视、斜视、脑性尖叫,惊厥或意识丧失,肢体屈曲紧张;贫血进展迅速,注射及采血部位有自发性出血倾向,或伴皮肤、消化道出血。由于本病临床表现无特异性,如自发出血症状不明显,或伴发热,易误诊为中枢神经系统感染。

3. 凝血酶原时间(PT)　多数延长至正常对照 2 倍以上。

4. FⅡ、FⅦ、FⅩ活性检测　上述因子活性降至 30％有出血倾向,＜20％有自发出血。

5. 血 PIVKA-Ⅱ(缺乏维生素 K 参与合成的脱羧基凝血酶原)增高。有条件单位应作此测定,为维生素 K 缺乏的可靠诊断指标。

6. 脑脊液检查　CSF 内有新鲜红细胞及(或)皱缩红细胞,蛋白质增高(＜0.57g/L),白细胞＜0.1×10^9/L,腰穿对诊断及鉴别诊断十分重要,对危重儿必须小心谨慎地进行腰穿,以免引起不良后果。

7. 头颅 CT 检查　可确定出血部位,多数为蛛网膜下出血。

【诊断要点】

1. 大多数(约 80％)发生于母乳喂养 3 月以内健康婴儿;少数有较明确诱因如阻塞性黄疸,肝病、长期腹泻、长期口服抗生素肠道菌群抑制,可为人工喂养婴儿,起病年龄较晚。

2. 起病急骤,多伴颅内压增高,中枢神经系统症状;有明确诱因组颅内出血发生率低。

3. 多数伴进行性贫血,注射部位出血,皮肤瘀斑,血肿、呕血、便血、鼻衄等。

4. 可伴发热、黄疸。

5. PT 延长。

6. 脑脊液检查 CSF 内有新鲜或（及）皱缩红细胞

7. 头颅 CT 或超声检查有助确定出血部位及范围。

【治疗】

1. 维生素 K_1 5～10mg，稀释后缓慢静注（4～5mg/min）或肌注，连用 3～5日，早期应用，4～6 小时后出血可停止。

2. 有条件者应首选凝血酶原复合物，每次 10～15U/kg，数小时内可制止出血。慎用未经灭活处理的新鲜同型血或新鲜冷冻血浆。

3. 颅内增高治疗，早期不强调应用甘露醇，重度颅内压增高并有脑疝可能时，应及时应用甘露醇，每次 0.25～1g/kg，地塞米松每次 1～2mg/kg，呋塞米每次1～2mg/kg，脱水降颅压。一般可在维生素 K_1 应用后 6 小时，定期用小剂量甘露醇降颅压，并给苯巴比妥止痉。

4. 长期反复抽搐并有神经定位体征者，经 CT 扫描或超声检查确诊为硬膜下血肿时，在纠正凝血障碍后，作硬膜下穿刺引流，或神外科颅骨切开引流或清除血肿。

5. 预防

（1）维生素 K 预防：正常足月儿、早产儿、低出生体重儿、难产婴儿，出生后均常规肌注维生素 K_1 0.5～1mg，出生后 1～2 周，1 个月、3 个月时重复肌注维生素 $K_1$1mg 各 1 次。

（2）孕母预防：产前 2 周起，常规口服维生素 K 每日 20mg，分娩后母乳常规服维生素 K，并进食富含维生素 K 的绿叶蔬菜及水果，提高母乳中维生素 K 的含量。

（3）婴儿肝炎或阻塞性黄疸，长期慢性腹泻或脂肪吸收不良患儿，定期肌注维生素 K_1 每日 1～3mg。肝功能损害严重时，补充维生素 K 难以达到止血目的，可输注冰冻新鲜血浆或冷沉淀物止血。

四、弥散性血管内凝血

弥散性血管内凝血（DIC）是一种继发于多种疾病的出血综合征，其特点为在某些诱因作用下，凝血系统被激活，微血管内广泛发生纤维蛋白沉积和血小板凝聚，形成播散性微血栓，消耗大量凝血因子和血小板，激活纤溶系统，继发纤维蛋白溶解，引起严重微循环和凝血障碍，临床表现广泛严重出血，休克、栓塞、溶血、脏器功能障碍。引起儿科常见 DIC 的病因为重症感染、缺氧、组织损伤、休克、恶性肿瘤、白血病、溶血等。

【临床表现】

1. 原发疾病症状和体征。

2. 高凝期持续时间较短,临床易忽略,以抽血易凝固为特点,凝血时间缩短,血小板数量正常或略高,纤维蛋白原正常或略高。

3. 低凝期及纤溶亢进期

(1)出血:绝大多数病人有轻重不一皮肤、黏膜出血,表现为瘀点、瘀斑、血肿,注射部位或手术野渗血不止。消化道、泌尿道、呼吸道出血等。

(2)休克及低血压状态,半数以上有血压下降,血压不稳定甚至休克,表现为肢体冷、少尿、面色发绀,不能用原发病解释。

(3)栓塞:表现为各脏器(如肾、肺、脑、肝等)功能障碍,如少尿、无尿、血尿或肾衰竭、呼吸困难、发绀、意识障碍、昏迷、抽搐、黄疸、腹水等。

(4)溶血:一般较轻可有发热、黄疸、腰背痛、血红蛋白尿等。血涂片中有红细胞碎片、异形红细胞。

4. 急性 DIC 起病急骤,多在数小时或 1～2 天内起病,有明显出血及休克表现;亚急性 DIC 病程较缓慢,数日或数周,多见于恶性肿瘤转移、早幼粒白细胞等;慢性型起病隐匿,可见于巨大海绵状血管瘤等。

5. 实验室检查

(1)血小板数<100×10^9/L 或进行性下降。

(2)纤维蛋白原含量<1.5g/L 或进行性下降,或>4g/L。

(3)PT 缩短或>正常对照 3 秒以上。

(4)3P 阳性,血浆 FDP>20mg/L,或 D 二聚体水平升高。

(5)抗凝血酶-Ⅲ(AT Ⅲ)和纤溶酶原(PLG)含量和活性降低。

(6)因子Ⅷ水平低于正常 50%。

(7)疑难病例应有下列一项以上指标异常:

血小板活化产物升高:如 β-血小板球蛋白(β-TG),血小板第 4 因子(PF_4),P-选择素和血栓烷 B_2(TXB_2)。

凝血因子活化产物升高:如血管性血友病因子抗原(vWF:Ag),vWF:Ag/FⅧ:C 比值,血(尿)纤维蛋白肽 A(FPA),凝血酶原片段 1+2(F_{1+2})、凝血酶-抗凝血酶复合物(TAT)等。

纤溶亢进指标升高:如纤溶酶-抗纤溶酶复合物(PAP)等。

【诊断要点】

1. 存在易引起 DIC 的基础疾病。

2. 有以下两项以上临床表现

(1)多发性出血倾向;

（2）不易用原发病解释的微循环衰竭或休克；

（3）多发性微血管栓塞的症状和体征，如皮肤、皮下黏膜栓塞坏死及早期出现的肾、肺、脑等脏器功能不全。

3. 实验室检查 3项以上异常可确诊。

（1）血小板数$<100\times10^9/L$，或进行性下降，肝病患儿 DIC 时，血小板数$<50\times10^9/L$。

（2）PT 缩短或延长 3 秒以上，或 KPTT 缩短或延长 10 秒以上。

（3）纤维蛋白原$<1.5g/L$或进行性下降。肝病患儿$<1g/L$。

（4）血片中破碎异形红细胞$>20\%$。

【治疗】

1. 病因治疗 去除病因，如感染、休克、酸中毒、缺氧。

2. 高凝期治疗 以抗凝、活血化淤为主。

（1）肝素：适用于高凝为主期，亚急性、慢性 DIC，有严重出血，低纤维蛋白原血症。严重肝功能不良时慎用或禁用。

用法如下：

1）肝素 $75\sim100U/kg$，每 $4\sim6$ 小时一次静注或静脉滴注，用药前作试管法凝血时间（CT）监测，如 CT 延长 2 倍以上，因减量或延长用药间隔期。如肝素过量，出血加重可用等量鱼精蛋白中和。

2）亚急性 DIC 时（如急性早幼粒细胞白血病），可用肝素每小时 $10\sim15U/kg$，静脉滴注。

3）小剂量肝素，每日 $25\sim60U/kg$，分次（如每 8 小时或 12 小时 1 次）皮下注射或静脉滴注。

4）分子量$<10\ 000$ 低分子量肝素（LMH），抗凝作用弱而抗栓作用强，$0.5mg/kg$，皮下注射，每日 2 次。

（2）抗血小板聚集药物

1）右旋糖酐 40（低分子右旋糖酐）：$10\sim15ml/kg$，每日 $1\sim2$ 次。

2）双嘧达莫：每日 $5mg/kg$，分 $2\sim3$ 次服用。

3）阿司匹林：每日 $10\sim20mg/kg$，分 $2\sim3$ 次服用。

3. 低凝期 治疗主要补充血小板、凝血因子。可给新鲜血浆（有条件者应用经灭活处理的血浆）每次 $10\sim15ml/kg$，有条件时输注血小板和凝血因子，使血小板升到 $50\times10^9/L$，纤维蛋白原$>1g/L$，PT 恢复正常。

4. 抗纤溶药物 一般禁用，继发性纤溶为主时，可在肝素治疗基础上，或与小剂量肝素合并使用。急性肾衰竭时禁用。

（1）6-氨基己酸 每次 $0.1g/kg$，每日 $3\sim4$ 次，口服，或 $0.08\sim0.12g/kg$ 加

入葡萄糖或生理盐水 100ml 静滴。

(2)氨甲苯酸 新生儿每次 0.01~0.02g,小儿每次 0.1g,静注,每日 1~2次。

第三节 急性白血病、肿瘤与组织细胞病

一、急性白血病

白血病是造血系统的恶性增殖性疾病,其发病数占小儿恶性肿瘤的首位,尤以急性白血病为主,其中急性淋巴细胞白血病(ALL)占 70%左右,慢性白血病仅占 1%~5%。

随着各种常见病防治效果的提高,儿童肿瘤的发病率相对增多,严重危及小儿健康和生命,应引起重视。

【临床表现】

1. 感染 发热是最常见症状之一,反复不规则发热常为首发症状。中性粒细胞绝对数$<0.5\times10^9$/L 时易并发细菌或真菌感染。

2. 贫血 亦常为首发症状,呈进行性加重。贫血原因:红系生成受抑,化疗药物损伤红系造血,ALL 患者可有显性或隐性自身免疫溶血。

3. 出血 以皮肤、黏膜及鼻腔多见,消化道及颅内出血常为本病致死原因。

4. 组织器官浸润

(1)淋巴系统浸润的表现:不同程度的肝、脾、淋巴结肿大,以急淋白血病和急单白血病明显。纵隔淋巴结肿大压迫可致上腔静脉综合征或上纵隔症候群。

(2)中枢神经系统白血病(简称脑白):经规范预防脑白后,其发病率已明显下降。早期仅有脑脊液异常而无症状者称亚临床型。主要症状可有颅内压增高、脑实质、颅神经、脊髓、神经根及周围神经受累所引起的相应症状和体征。

(3)睾丸白血病:多发生在化疗后 1~3 年或停药后任何时期。双侧或单侧无痛性肿大,局部变硬或呈结节状,局部皮肤呈青黑色。睾丸白血病的危险因素:①T-ALL 和淋巴肉瘤白血病;②病初白细胞$>20\times10^9$/L;③纵隔肿块;④肝脾淋巴结中重度肿大;⑤血小板$<30\times10^9$/L;⑥为规范应用大剂量甲氨蝶呤预防。

(4)骨关节受累:白血病细胞浸润骨膜、骨梗塞或骨髓腔中白血病扩增所致。胸骨可有压痛。部分患者以骨痛、游走性或固定的关节肿痛为首发症状,以ALL 为多见,易误诊为风湿性关节炎。急性粒细胞白血病患儿可发生一种特殊

的骨浸润，即绿色瘤或粒细胞肉瘤，男性多见。肿瘤切面呈绿色，暴露于空气即渐退色。常见的 X 线骨损害为骨髓腔及皮质的溶骨性改变，干骺端 X 线可见密度改变的横带或横线即"白血病线"。骨膜下可有新骨形成。

(5)皮肤损害：常见于新生儿白血病或急粒白血病、M_4、M_5 型。表现为白血病疹(淡红色小丘疹伴瘙痒)，此外可有斑丘疹、皮肤结节、肿块或剥脱性皮炎。

(6)其他系统：腮腺、心(心包、心肌)、肺、肾、胃肠道及阴茎等浸润症状。

【诊断要点】

有上述白血病的临床表现。

1. 血象　白细胞数高低不一，低至数百，高达百万，以原始和幼稚细胞为主。白细胞数正常或减少时可不见幼稚细胞。贫血为正色素性，网织红细胞常减少。血小板绝大多数减少。

2. 骨髓象　是诊断白血病的重要依据。骨髓白血病细胞增生明显或极度活跃，以原始及幼稚细胞为主，可达 0.30～1.0 不等，有时可呈白血病"裂孔"骨髓象(即仅见幼稚和成熟的白细胞，中间阶段缺如)。红系(除 M_6)及巨核系(除 M_7)增生受抑制。细胞形态应结合组织化学染色来确诊白血病类型。有条件单位应作免疫分型及细胞遗传学检查。少数情况下骨髓穿刺可"干抽"或增生极度低下，找不到骨髓细胞时，需作活检。

3. 确诊为白血病后，要进一步分类及分型，以便制定化疗方案及判断预后。

急性淋巴细胞白血病亚型(MIC 分型)：

(1)细胞形态学分型：分 L_1、L_2、L_3 型，后者多为 B-ALL 预后差。

(2)免疫学分型：分为 B 细胞系(非 T)和 T 细胞系两大类，前者约占 80%，后者约占 15%。

B 细胞系一般分为 4 型即早前 B 细胞型($CD10^-$)、普通型($CD10^+$)，前 B 细胞型($cyIg^+$)和 B 细胞型($SmIg^+$)。普通型多见(约占 70%)预后较佳，B-ALL 和 T-ALL 预后差。极少数为混合型。

(3)细胞遗传学分型：染色体数目改变中全部核型为整倍体预后好，部分整倍体其次，假二倍体、亚二倍体预后差，超二倍体其次。染色体结构改变中特别是 t(9;22)，t(4;11)或 t(8;14)预后差。

急性非淋巴细胞白血病(ANLL)亚型：

粒细胞白血病未分化型(M_1)

粒细胞白血病部分分化型(M_2)

颗粒细胞增多的早幼粒细胞白血病(M_3)

粒单核细胞白血病(M_4)

单核细胞白血病(M_5)

红白血病(M_6)

巨核细胞白血病(M_7)

(4)临床分型:临床一般将 ALL 分为标危和高危两大类。1998 年中华医学会儿科学分会"小儿急性淋巴细胞白血病诊疗建议"分型如下:

A. 与小儿 ALL 预后确切相关的危险因素

1)<12 个月的婴儿白血病;

2)诊断时已发生中枢神经系统白血病(CNSL)和(或)睾丸白血病者;

3)染色体核型为 t(4;11)或 t(9;22)异常;

4)小于 45 条染色体的低二倍体;

5)诊断时外周血白细胞计数>$50×10^9$/L;

6)泼尼松诱导试验 60mg/(m^2·d)×7 天,第 8 天外周血白血病细胞≥$1×10^9$/L(1 000/μL)定为泼尼松不良效应者;

7)标危 ALL 诱导化疗 6 周不能获完全缓解(CR)者。

B. 根据上述危险因素,临床分型分为二型:

1)高危 ALL(HR-ALL):具备上述任何一项或多项危险因素者。

2)标危 ALL(SR-ALL):不具备上述任何一项危险因素者,伴有或不伴有 t(12;21)染色体核型和≥50 条染色体的高二倍体 B 系 ALL。

小儿 ANLL 有关预后因素见表 12-1。

表 12-1　小儿 ANLL 有关预后因素

差	佳
初诊白细胞高于 $100×10^9$/L	M_1、M_2 伴 Auer 小体
年龄小于 2 岁	t(8;21)
M_4、M_5、M_6、M_7	inv(16)
-7/染色体,11q 23	M_3,M_{4Eo}
合并髓外白血病(CNSL)	Down 氏综合征 ANLL
继发性白血病	早期治疗反应佳,一疗程缓解
获缓解所需时间长(一疗程不缓解)	

注:具预后差因素的 ANLL 为高危 ANLL。

【治疗原则及方案】

原则:按型选方案,尽可能采用当今公认的最佳方案即强烈、联合、足量、间歇、交替、长期治疗。

程序:依次进行诱导缓解、巩固、髓外白血病预防、早期强化、维持及定期加强治疗。

1. 高危 ALL 化疗

(1)诱导缓解治疗(4 周)

1)VDLP 方案:长春新碱(VCR)1.5mg/m²(每次不大于 2mg/m²)静注,d8(第 8 天,下同),d15,d22,d28;柔红霉素(DNR)30mg/m²,用 5％葡萄糖液 100ml 稀释快速静滴(30～40 分钟),d8～10,共 3 次,或每周 1 次,共 4 次;门冬酰胺酶(L-ASP)5000～10000U/m²,静滴或肌注(根据不同产品的生物活性和特性选用剂量和施药途径),d9,d11,d13,d15,d17,d19,d21,d23,共 8 次;泼尼松(Pred)60mg/(m²·d),d1～28(d1～7 为泼尼松试验),1 天量分 3 次口服,d29 起每 2 天减半,1 周内减停。

2)CVDLP 方案:环磷酰胺(CTX)800～1000mg/m²,稀释于 5％葡萄糖液 100ml 中在 1 小时内快速静滴,d8(1 次);DNR30～40mg/m² 共 2 天(d8～9);L-ASP 剂量同上,共 10 次,其余同 VDLP 方案。

3)CODP 方案:CTX 800～1000mg/m²,去除 L-ASP 外,VCR、DNR、Pred 剂量和用法同前。

(2)巩固治疗(2～3 周)

以下方案任选其一:

1)CAM 方案:CTX800～1000mg/m²,快速静滴 d1,阿糖胞苷(Ara-C)1g/m²,q12h×6 次,d2～4 或 2g/m²,q12h×4 次,d2～3,静滴(>3 h);6-巯基嘌呤(6MP)50mg/(m²·d),口服,d1～7。

2)CAT 方案:CTX600～1000mg/m² 静滴,d1,Ara-C75～100mg/(m²·d),分 2 次肌注,d1～4,d8～11,6-TG 或 6-MP 60mg/(m²·d)晚间一次口服,d1～14。

3)依托泊苷(VP16)＋Ara-C:VP16 200～300mg/m² 静滴,然后继续滴注 Ara-C 300mg/m²(>3h),d1,d4,d7。

(3)髓外白血病预防性治疗:

1)三联鞘注(IT):鞘注剂量见表 12-2,于诱导治疗期间每周鞘注一次,巩固及早期强化期间各一次。维持治疗期未进行颅脑放疗者每 8 周鞘注一次,直至停止化疗。

表 12-2　不同年龄三联鞘注药物剂量(mg)

年龄(月)	MTX	Ara-C	Dex
<12	5	12	2
～23	7.5	15	2
～35	10	25	5
≥36	12.5	30	5

2)大剂量甲氨蝶呤（HD-MTX）：MTX3g/m²，静脉输注＋鞘注＋四氢叶酸钙（CF）。同时用 VP 方案或 6MP，每 10～14 天为一疗程，共三疗程。

3)颅脑放疗：原则上 3 岁以上患儿，凡诊断时 WBC 计数≥100×10⁹/L，有 t(9;22)或 t(4;11)核型异常，诊断时有 CNSL，因种种原因不宜作大剂量甲氨蝶呤治疗者，于 CR 后 6 个月时进行，总剂量 18Gy，分 15 次于 3 周内完成，或 12Gy，分 10 次，于 2 周完成，同时每周鞘注 1 次。放疗后每 12 周鞘注 1 次，直至停止化疗。

(4)早期强化治疗：以下方案任选其一：

1)VDLDex：d1～14，休疗 1～2 周用 VP16＋Ara-C。

2)COADex：d1～7，休疗后再用 VP16＋Ara-C。

3)VDLP：d1～28，或 VDLP 2 周后用 VM26＋Ara-C 2 周（VM26 160mg/m²，Ara-C 200～300mg/m²，每周 1～2 次）。

(5)维持及加强治疗

维持治疗：

1)6TG（硫鸟嘌呤）或 6MP　75mg/(m²·d)晚间睡前顿服，×21 天；MTX 每次 20～30mg/m²，肌注，每周 1 次，连用 3 周。接着 VDex1 周（同前），如此反复序贯用药，遇强化治疗时暂停。

2)加强治疗：COADex：自维持治疗起，每年第 3、第 9 个月各用 1 疗程（CTX 为 600mg/m²，其余剂量和用法同前）。

3)加强强化治疗：维持治疗期间每年第 6 个月用 VDLDex 或 COADex（用法同早期强化）。每年第 12 个月用替尼泊苷（VM26）或 VP16＋Ara-C1 疗程（同早期强化方案）。

4)未作颅脑放疗者，维持治疗第 2 个月进行 HD-MTX＋CF 治疗，每 3 个月 1 次或每 6 个月 2 次，共 8 次。

5)总疗程：自维持治疗算起，女孩 3 年，男孩 3.5 年。

2. 标危 ALL 化疗

(1)诱导缓解治疗：方案同高危 ALL，但 DNR 减为 2 次，30mg/m²，d8、d9。

(2)巩固治疗方案：CAM：CTX800mg/m²，d1，Ara-C 100mg/(m²·d)，分 2 次，皮下或肌注，d1～7；6MP 75mg/(m²·d)，分 2 次，d1～7 或 VM26＋Ara-C（方法剂量同前）。

(3)髓外白血病预防：HD-MTX(方法剂量同前)，原则上不用颅脑放疗。

(4)维持与加强治疗：6MP＋MTX 及 VCR＋Dex 为主，加强治疗贯穿其中。

第一次加强：诱导缓解后半年，VDLP＋HD-MTX，2 次。

第二次加强:第二年起,VM26＋Ara-C＋HD-MTX,2 次。

第三次加强:第二年半起,CODP＋HD-MTX,2 次。

第四次加强:第三年起,VM26＋Ara-C。

维持治疗中鞘注前二年每 8 周 1 次,每第三年每 12 周 1 次。

3. ANLL 化疗

(1)诱导缓解治疗:可任选下列方案之一。

1)DA 方案:DNR30～40mg/(m^2 • d),d1～3 静注,Ara-C 150～200mg/(m^2 • d),分 2 次,静注或肌注,d1～7。

2)HA 方案:H(高三尖杉酯碱)4～6mg/(m^2 • d),d1～9,静滴,Ara-C 同 DA 方案。

3)DA＋VP16 方案:DNR20mg/(m^2 • d),静注,d1～4,d15～18,Ara-C 50mg/(m^2 • d)分 2 次肌注,d1～4,d15～18,VP160 100～150mg/(m^2 • d),静滴 d1～4,d15～18。

一旦获得骨髓缓解后有匹配骨髓供体者可进行异基因骨髓移植。无骨髓供体者继续化疗。

(2)巩固治疗:可任选下列方案之一。

1)原诱导化疗 HA 或 DA 方案,巩固 2～4 疗程。

2)HD-Ara-C＋L-ASP 方案:Ara-C 1～2g/m^2,q12h,共 8 次,静滴(3h),d1～2,d8～9,第 4 次 Ara-C 后 6 小时给 L-ASP 6000U/m^2,静脉滴注,d2,d9。

3)VP16＋HD-Ara-C 方案:先给 VP16 100mg/(m^2 • d),d1～3,之后用 HD-Ara-C 1～2g/m^2,q12h,共 6 次,d4、5、6。EA 方案:VP16 100mg/(m^2 • d),静滴,d1、2、3;Ara-C100～150mg/(m^2 • d),d1～7。

巩固治疗共 6 个疗程,每疗程 28 天,即 HD-ARA-C 与 DA、HA、VP16＋Ara-C 交替治疗半年。完成巩固治疗后可停药观察,亦可进入下述维持治疗。

(3)维持治疗:选用 COAP、HA、EA、AT(Ara-C＋6TG)中的 3 个方案,定期序贯治疗。第 1 年每 2 个月 1 疗程,第 2 年每 3 个月 1 疗程,至 CCR 达 2～2 年半停药观察。

(4)髓外白血病预防:诱导缓解期每 2 周鞘注 1 次,共 4 次。缓解后巩固治疗中第 2、4、6 疗程各鞘注 1 次,维持治疗期每 3～6 个月 1 次。M_4、M_5 可加颅脑放疗。

4. M_3 化疗 诱导缓解期用全反式维甲酸(RA)30～45mg/(m^2 • d),直至完全缓解。白细胞高者可同时用 HA 方案,完全缓解后 RA 与 COAP 方案或 HA、DA 方案交替治疗,或与 ANLL 其它类型化疗方案交替应用,至持续完全缓解 2～2.5 年停药观察。

5. 复发病例治疗　换用更强的诱导方案如大剂量化疗方法,换用新药如去甲柔红霉素、米托蒽醌、异环磷酰胺。停药后复发者仍可用原有效方案。骨髓缓解后宜骨髓移植治疗。

6. 支持治疗及积极防治感染

(1)化疗前尽可能清除急慢性感染病灶。

(2)加强口腔黏膜、皮肤、肛周等清洁消毒护理,加强保护性隔离。

(3)强烈化疗后粒细胞减低时可用 G-CSF 或 GM-CSF,尽快使粒细胞回升。

(4)SMZco 25mg/(kg·d)预防卡氏肺孢子虫肺炎。

(5)发生感染后早期应用广谱抗生素,待确定病原后,再换相应抗生素治疗。

(6)加强支持疗法,严重贫血、白细胞极低或血小板减少可输新鲜血或成分输血,严重感染为增加机体免疫功能可输注丙种球蛋白。

(7)预防高尿酸血症:诱导化疗期间充分水化及碱化尿液,对于白细胞>50×10^9/L 者先单用 Pred 或 VP 一周,服用别嘌呤醇 200~300mg/(m²·d),共7 天。

二、慢性粒细胞白血病

临床上并不多见,约占小儿白血病的 2%~5%,但其临床表现及血液学检查有一定的特殊性。目前治疗进展缓慢,预后较差。

【临床表现】

1. 幼年型慢粒白血病(JCML)

(1)一般发生于 4 岁以下小儿,1~2 岁多见,男性较多。皮肤损伤,特别是面部皮疹为常见而重要的体征之一。多数脾脏肿大,部分肝脏及淋巴结肿大,伴有发热、贫血、血小板减少。

(2)患儿对化疗反应差,生存期短。

2. 成人型慢粒白血病(CML)

(1)一般发生于 4 岁以上,尤以 10~12 岁为主。起病缓慢,早期可无症状,往往是在偶然情况下,或因其他疾病检查血象而被发现。

(2)脾脏多明显肿大,而肝及淋巴结肿大少见。

(3)按临床病情分慢性期、加速期和急变期。

【诊断要点】

1. 幼年型慢粒白血病

(1)有上述临床表现。

(2)血象:红细胞、血红蛋白明显减低,血小板减少,白细胞数略增高,分类中可见到各期粒细胞,单核细胞亦可增高,也可见幼红细胞,嗜酸嗜碱粒细胞正常。

(3)骨髓象:各阶段粒细胞明显增生,原始粒细胞可达 10%,红系和巨核细胞减少,粒细胞碱性磷酸酶积分减低。

(4)胎儿血红蛋白增高。

(5)Ph'染色体阴性。6%~24%患儿有 7 号染色体单体。

2. 成人型慢粒白血病

(1)有上述临床表现。

(2)血象:红细胞、血红蛋白在初期减低不明显,急性变时迅速减低。血小板数增高,白细胞计数明显增高,分类中可见到各阶段幼稚粒细胞,嗜酸、嗜碱性粒细胞增多。

(3)骨髓象:粒细胞系极度增生,粒:红可至 10~50:1,各阶段粒细胞均增多,原始加早幼粒细胞增高一般不高于 10%,嗜酸性及嗜碱性粒细胞增多。

(4)粒细胞碱性磷酸酶积分减低。

(5)Ph'染色体阳性。

【治疗】

1. 幼年型慢粒对 6-MP 早期反应较好,应首先选用,2.5mg/(kg·d),也可选用治疗 ANLL 方案,但缓解率较低。平均存活期 6~9 月。

2. 成人型慢粒可选用下列方案:

(1)白消安(马利兰)0.06~0.12mg/(kg·d),分次口服,一般用药 2 周左右白细胞开始下降,当白细胞下降至 15~20×10^9/L,逐渐减量至 1~2mg/d 或每周 2~3 次,使白细胞维持在 5.0×10^9/1~10×10^9/L。一般 3~4 周可获 CR (95%),CR 期 19~48 个月。

(2)羟基脲:20~50mg/(kg·d),分三次口服,当白细胞接近正常时,减量至 15~30mg/(kg·d)维持。约 4~6 周达 CR。

(3)干扰素(IFN-α):5×10^6/(m^2·d),肌注或皮下,连用 9~15 个月。治疗第一周用半量可减少感冒样症状。当中性粒细胞<0.75/L 或血小板<40×10^9/L 停药。IFN-α 可单用或化疗联用或骨髓移植后应用。可使¼患者 Ph'染色体阳性细胞持久消失。

(4)慢粒急变期按急性白血病化疗方案进行治疗。

(5)有条件可骨髓移植治疗。

三、恶性组织细胞病

本病简称恶组,又称恶性网状细胞病,是全身单核-巨噬细胞系统中组织细胞发生异常增殖的恶性肿瘤性疾病。因受累器官或组织及病变程度不一,故临床表现复杂变化多端,以年长儿发病为多数。

【临床表现】

1. 发热 长期不规则发热为最常见的首发症状,呈弛张或稽留热型,抗生素治疗无效,糖皮质激素对少数病例短暂有效。

2. 贫血、出血及合并感染常见。

3. 肝脾肿大多见,约半数左右出现淋巴结肿大。晚期常出现黄疸(肝细胞性或溶血性)。

4. 乏力、消瘦、多汗、进行性衰竭。皮肤反应性红斑或结节。腹痛、腹泻、腹水,可有肠梗阻或穿孔。此外可有中枢和周围神经系统受累表现。皮肤及内脏出血(可为 DIC)常为终末期表现。

【诊断要点】

1. 有上述临床表现。

2. 血象 全血细胞进行性减少,涂片中可找到异常组织细胞,常聚集在涂片尾端或边缘,离心浓缩的白细胞层涂片可增加阳性率。

3. 骨髓象 多属增生活跃,常可找到各种类型的异常组织细胞。

4. 组织活检 骨髓活检标本、受累皮肤组织、淋巴结或肝脏组织可找到上述细胞,且常伴组织结构破坏。

5. 应除外某些感染性疾病引起的反应性组织细胞增生症,如败血症、伤寒、结核病等。

6. 本病病情凶险,预后不良,生存期长短与受累器官多寡、异型组织细胞分化程度及其浸润数量有关,一般半年左右,少许也有存活 3～8 年者。

【治疗】

应按恶性肿瘤积极治疗,支持疗法同急性白血病。

1. COAP 方案

诱导用药:CTX 12～15mg/kg,静脉注射,d1～5

VCR 1.5mg/m^2,静脉注射,d1

ADM(多柔比星,阿霉素) 60mg/m^2,静脉注射,d2

Pred 100mg/m^2,口服,d1～4

维持用药:VCR 1.5mg/m^2,静脉注射,d1、8、36

CTX 12～15mg/kg,静脉注射,d1～7

ADM 60mg/m^2,静脉注射,d36

CR 可达 60%～90%,缓解期长达 6 个月～6 年,如 COAP 方案无效可用丙卡巴肼 100mg/(m^2·d)5 天口服代替方案中多柔比星或改为下列方案。

2. 含 VP16(依托泊苷)方案

(1) VP16 50～100mg/(m² · d),静脉注射,5～7 天

Pred 40mg/d,口服 5～7 天,间隔 7～10 天。

适用于骨髓增生低下,白细胞<3.0×10⁹/L。

(2) VP16＋DNR＋Pred 方案

VP16,Pred 剂量用法同上

DNR 40mg/(m² · d),静脉注射,×3 天

适用于骨髓增生活跃,白细胞>3.0×10⁹/L。

四、朗格罕斯细胞组织细胞增生症

朗格罕斯细胞组织细胞增生症(Langerhans cell histiocytosis,LCH)原名为组织细胞增生症 X(histiocytosis X),是一组原因未明的异源性反应性非肿瘤性 Langerhans 细胞(LC)组织细胞增殖性疾病。本病异常增生的组织细胞与 LC 有许多相似之处,其共同特点为对 S-100 蛋白呈阳性反应,在电镜下可见有似网球拍状的 Birbeck 颗粒,属于单核巨噬细胞系统的表皮树突状细胞。目前认为本病是一种继发性细胞免疫功能紊乱现象,可能为抑制性 T 淋巴细胞缺陷所致,在外来抗原作用下(感染),LC 对异常免疫信号发生异常反应而大量增生,可伴单核细胞、嗜酸粒细胞及淋巴细胞浸润。

根据发病年龄、起病缓急和受累器官及其功能损害可分为三种临床类型,即婴儿急性型(勒雪病,Litterer-Siwe disease,LS)、幼儿慢性型(韩-薛-柯综合征,Hand Schiiler-Christian syndrome,HSCS)和骨嗜酸细胞肉芽肿(eosinophillic granuloma of bone,EGB)。实际上临床表现相互关联、重叠,可有过渡型,亦可互相转化,尚可有单器官型,如单-肺、肝、淋巴结、皮肤受累及难分性。

(一)婴儿急性型(勒雪病)

此型常见而严重,多见于 1 岁以内的婴儿。

【临床表现】

1. 皮疹(真皮浅层组织浸润)　约 97％病儿反复成批出现形态特异的皮疹,初为棕黄色或暗红色斑丘疹或结节丘疹,约 2～3mm 大小,继而呈渗出性(湿疹性或脂溢性)或出血性皮疹,可融合成鳞片状或黄色瘤,溃烂、脓肿、结痂、脱屑伴色素沉着或留皮肤白斑,四肢较少,多见于躯干和颈部。出疹前发热伴肝脾肿大,疹退上述症状亦缓解。

2. 肝、脾、淋巴结肿大　肝呈进行性肿大,偶有黄疸、低蛋白血症、腹水和肝坏死。脾及淋巴结轻度或中度肿大。

3. 肺部　有浸润时,可出现咳嗽、气急等呼吸道症状。

4. 慢性难治性中耳炎　主要为肉芽组织增生及继发感染所致。

5. 其他　进行贫血、不规则发热、骨骼破坏等。

【诊断要点】

1. 有上述临床表现。

2. 皮疹印片、耳脓液或肿物穿刺物涂片检查　用伊红-美蓝法染色，可见胞浆淡蓝常伴泡沫的异常细胞（又称泡沫细胞），偶可见异形网状细胞，可以确诊。

3. 病理学检查　LC 对 S-100 蛋白呈阳性反应，有条件进行电镜检查可找到 Birbeck 颗粒，为确诊的重要依据。

【治疗】

1. 化疗

（1）急性期治疗

VP 方案：VCR 1.5～2mg/m²，每周 1 次，Pred 40～60mg/(m²·d)，联用 4～6 周为一疗程。必要时加用 CTX 75mg/(m²·d)，口服 1～7 天，15～21 天，或每次 200mg/m²，每周 1 次，静注。4 周为一疗程。

VP16 60mg/(m²·d)，静滴，共 3 天，若不能控制体温宜加用泼尼松口服。

一般上述两法交替使用，直至病情基本控制进入维持治疗；若起病时合并感染，贫血严重或伴有重度以上营养不良时，VP16 宜推迟应用。

（2）维持期治疗：MTX 20mg/m²，每周 1 次，或 6MP 60～75mg/(m²·d)，连用 2～3 周，休息 10～14 日，每 3 个月用急性期方案 1 次。若病情稳定，逐步延长休息时间，疗程 1.5～2 年。

2. 免疫治疗　增强细胞免疫功能，可应用胸腺素（或胸腺肽）每次 5mg，隔日 1 次，肌注，以后每周 2 次，可连用 6 个月，或与环孢素 A 连用。亦可用干扰素 α。

3. 全身支持治疗，并积极控制感染。

（二）幼儿慢性型（韩-薛-柯综合征，又称慢性黄色瘤、慢性网状内皮细胞增生症）

典型临床特征为骨质损害、尿崩症、突眼症三联征，多见于 2～5 岁儿童。

【临床表现】

1. 骨质缺损　颅骨最早受损，以后可累及髂骨、肩胛骨、股骨、肱骨等处。

2. 眼球突出　可为双侧性，但常以一侧较明显。

3. 尿崩症　病变累及垂体、灰白结节及视丘下部时，可表现烦渴、多饮、多尿。

4. 头皮有棕黄色痂皮，偶见黄色瘤，有时其皮疹与婴儿急性型相同。

5. 轻度或中度发热、生长较落后，肝、脾、淋巴结可有程度不等的肿大，有时伴有耳溢。

【诊断要点】

1. 有上述临床表现。

2. X 线检查 颅骨内外板均可受损，以内板为甚，多见于顶骨及额骨连接处，呈"地图状"的骨质缺损，个别病儿可见蝶鞍破坏。

3. 组织活检 骨质缺损处的组织病理检查，可见泡沫细胞，并混有嗜酸粒细胞的肉芽肿组织等病变。

【治疗】

1. X 线局部照射，可改善症状，一般 2～3 周即见效果。治疗后 3～4 个月可见骨质缺损及眼球突出有所好转。

2. 在年幼的儿童，如病损播及内脏受累，故最好用化疗，方案与婴儿急性型相同。

3. 控制尿崩症症状，如肌注或鼻吸入垂体后叶素及下视丘放疗，可改善症状，但多数患儿需终身依靠加压素治疗。

(三) 骨嗜酸性肉芽肿

是一种良性的骨组织内局限性成熟的组织细胞增生伴大量嗜酸粒细胞浸润性疾病。多见于 2～7 岁和青少年。本病预后良好，绝大多数可治愈，单个病灶可自发缓解。

【临床表现】

1. 单发性骨病灶 仅骨骼受累部位疼痛、肿胀及压痛，椎骨受累出现脊髓压迫症。可发生病理性骨折，多无全身症状。

2. 多发性病灶 常伴发热、厌食、体重减轻等，与韩-薛-柯病相似。偶有肺受累。

【诊断要点】

1. 有上述临床表现。

2. X 线检查可见地图样骨缺损。

3. 受累部位活体检查呈典型嗜酸性肉芽肿改变。

【治疗】

1. 局部 EGB 以外科手术切除或刮除为主，辅以 X 线照射。

2. 多发性骨骼病损，年龄在 5 岁以下宜采用化疗，VP 方案，病情稳定后可停用。

3. 甲泼尼龙每次 75～750mg，局部注射，适于不宜手术刮除局部病灶者。

五、恶性淋巴瘤

恶性淋巴瘤是一组原发于淋巴结或淋巴组织的恶性肿瘤，多见于 4～10 岁儿童,病因未明。本病发病率仅次于白血病和脑瘤,是儿童期第3个常见恶性肿瘤。根据病变累及组织的细胞类型、临床特点及预后,恶性淋巴瘤可分为霍奇金淋巴瘤和非霍奇金淋巴瘤两大类。

(一)霍奇金淋巴瘤(Hodgkin lymphoma,HL)

病变同时累及淋巴系统及单核巨噬细胞系统。病理变化的特征是病变中能找到巨大的镜影细胞,称 Reed-Sternberg 多核巨细胞。根据淋巴细胞、纤维组织及镜影细胞等在病变中存在的不同比例,可分为下列4种类型即淋巴细胞为主型、结节硬化型、混合细胞型和淋巴细胞减少型。后者少见。预后以淋巴细胞为主型最好,而以淋巴细胞减少型最差。

临床分4期,Ⅰ期病变仅局限于单个淋巴结区或单个淋巴结外器官;Ⅱ期横膈同侧2个或2个以上淋巴结区受累,或单个结外脏器加横膈同侧1个或1个以上淋巴结区受累;Ⅲ期横膈两侧淋巴结受累,可伴脾脏受累;Ⅳ期骨髓、肝脏或多个脏器受累。无全身症状(发热、消瘦、盗汗)者为 A 型,有全身症状为 B 型。

【临床表现】

1. 浅表淋巴结肿大　多首发于颈后三角区锁骨上区,其次为腋下及腹股沟。单个或多个淋巴结肿大,呈无痛性渐进性增大,质实偏硬,早期无粘连,晚期可粘连成分叶状巨大肿块。

2. 深部淋巴结肿大　纵隔淋巴结受累时,可有吞咽不适、胸痛、咳嗽、呼吸困难等症状;腹腔淋巴结肿大可有腹痛、腹部肿块、肠套叠肠梗阻症状。

3. 肝、脾及其他淋巴组织均可肿大,以脾大为主。

4. 全身症状　多为晚期表现,表现为不规则或周期性发热,不同程度的贫血、乏力、盗汗及消瘦、皮肤瘙痒等症状。

【诊断要点】

1. 有上述临床表现。

2. 淋巴结或受累组织的活体病理检查是诊断的主要依据,有条件单位应做免疫学分型及细胞遗传学检查。

3. 骨髓　淋巴瘤累及骨髓可出现淋巴瘤细胞,若肿瘤细胞≥25%时称淋巴瘤白血病。

4. 胸部 X 线摄片、腹、腰部 B 型超声、CT 或 MRI 检查是发现深部淋巴结肿大的可靠方法。

5. 剖胸或剖腹探查(必要时)。

【治疗】

应根据病理分类和分期选择适当的治疗

1. Ⅰ～Ⅱ期　可选用 MOPP 方案:氮芥每次 6mg/m²,d1,d8,静注;长春新碱每次 2mg/m², d1, d8, 静注; 丙卡巴肼(甲基苄肼)100mg/(m²·d), d1~14, 口服; 泼尼松 40mg/(m²·d), d1~14, 口服。一疗程为 14 天, 随后休息 14 天, 再用第 2 疗程, 但第 2 疗程略去泼尼松, 第 3 疗程再加用, 如此交替应用, 以减轻长期应用激素引起的不良反应。

若用 CTX 750mg/(m²·d)取代氮芥, 即为 COPP 方案。多数主张在第 3 疗程后做局部受累区放疗, 总量 20~35Gy。亦有主张在第 6 个化疗疗程停药后加用局部放疗。Ⅰ~Ⅱ期共 4~6 个疗程化疗。

2. Ⅲ~Ⅳ期 应用 MOPP 或 COPP 方案 6~12 疗程。若应用上述方案无效者, 可改用 ABVD 方案即阿霉素每次 25mg/m², d1, d14, 静注; 博来霉素每次 10mg/m², d1, d14, 静注。长春碱(长春花碱)每次 6mg/m², d1, d14, 静注; 达卡巴嗪(氮烯咪胺, DTIC), 375mg/(m²·d), d1, d15, 静注, 用后休息 14 天, 一疗程为 28 天。为减少抗药性发生, 可将 MOPP 或 COPP 方案与 ABVD 方案交替应用, 即用 2~3 个疗程 COPP 方案, 用 1 个疗程 ABVD 方案。

(二)非霍奇金淋巴瘤(non-Hodgkin lymphoma, NHL)

系指除 HL 以外具有高度异质性的一组恶性淋巴瘤。儿童期 NHL95%以上为弥散型, 几乎均属中、高度恶性的组织学类型。其病理类型基本上属下述三种亚型。①淋巴母细胞型(CD10⁺), 多原发于横膈以上的淋巴组织, 中枢神经系统和骨髓浸润发生率高。②小无裂细胞型, 儿童均起源于 B 细胞, 具有成熟 B 细胞特征(SmIg⁺), 少数为前 B 细胞(CyIg⁺)。多数原发于腹腔内。③弥漫性大细胞型, 为 B、T 及非 T 非 B 细胞, 其肿瘤细胞表面有 Ki-1(CD30⁺)表达。临床上较少侵犯骨髓及中枢神经系统, 结外浸润多, 复发后可存活较长时间。

【临床表现】

多数患儿以无痛性肿物就诊或肿物刺激、压迫、阻塞引起的相应症状就诊。

1. 头颈部原发 NHL 占 30%~40%。原发部位多为颈部, 次为咽环(扁桃体、鼻咽部)及鼻腔、牙龈或口颊部, 偶见腮腺、眼眶等。

2. 纵隔原发 NHL 男性多见, 肿瘤常位于中或前纵隔, 发展较快, 治疗不及时则常危及生命, 亦较常侵犯骨髓和中枢神经系统。

3. 腹腔原发 NHL 约占 30%。常见于腹膜后及肠系膜淋巴结, 结外原发则以回盲部多见, 亦可发生于胃。

4. 其他部位原发的 NHL 可发生与骨骼、睾丸、卵巢、甲状腺、皮肤及脑组织等。

5. 淋巴瘤转化为白血病 发生率约 16%~80%。一般骨髓涂片中淋巴瘤细胞占 25%以上应诊断为淋巴细胞白血病。

【诊断要点】

1. 由上述原发的 NHL 受累的器官和组织所引起的相应症状。

2. 病理学检查　淋巴结穿刺涂片或活检是确诊本病的重要依据。有胸、腹水者找瘤细胞。骨髓穿刺来了解是否有白血病。

3. 胸片、腹腔 B 超，胸、腹部，头颅 CT 或 MRI 检查，骨、肝、脾扫描等检查有助于诊断及分期。

4. 本病需与霍奇金淋巴瘤、结核性胸(腹)膜炎、结核性淋巴结炎、淋巴结非特异性慢性炎症、坏死性增生性淋巴结病、神经母细胞瘤、免疫母细胞淋巴腺病、恶性组织细胞增生症、结缔组织病及败血症等鉴别。

【治疗】

1. 淋巴母细胞性 NHL

(1) I～II 期

1) 诱导期：CHOP 方案，VCR 1.5mg/m² (最大 2mg/次)静注，1 次/周，共 6 次。Pred 40mg/(m² · d)，共 28 天。ADM 30mg/m²，静注，d1，d22；CTX 750mg/(m² · d)，静滴，d1，d22。若原发灶位于头颈部，则在诱导期 d1，d8，d22 各鞘内注药 1 次(剂量及用药与 ALL 鞘内用药相同)。

2) 巩固治疗：再用 CHOP 方案 1 疗程。但 ADM 只用 1 次，30mg/m²，静注，d1。CTX 750mg/m²，d1；VCR 1.5mg/m²，静注，d1，Pred 40mg/m²，共 5 天。

3) 维持治疗：6mp 50mg/(m² · d)，口服，持续半年，MTX 25mg/(m² · d)，每周第 1 天，肌注或口服。每 6 周鞘内用药 1 次(仅用于原发灶在头颈部者)。半年后停药随访。

(2) III～IV 期：基本按 ALL 方案。

2. B 细胞性 NHL　以 COMP 方案为主。

(1) 诱导期：COMP 方案即 CTX 1.2g/m²，静注，d1；VCR 2mg/m² (最大量 2mg/次)，静注，d3，d10，d17，d24；MTX 500mg/m² (1/3 静注；2/3 静滴 4 小时)，d12；Pred 60mg/(m² · d)或 Dex 6mg/(m² · d)，分次口服，共 37 天。三联鞘注 d5，d31，d34 各 1 次。

(2) 维持治疗：Pred(或 Dex)剂量同上，连服 5 天；VCR 1.5mg/m²，静注 d1，d4 各 1 次；CTX 1.0g/m²，d1；MTX 500mg/m²，静滴(1/3 静注，2/3 静滴 4 小时)，d15，三联鞘注，d1。每 28 天重复 1 疗程，总疗程 I～II 期为 8～9 个月，III～IV 期为 18 个月～2 年。

(3) 亦可按 MCP-842 方案(NC1 多中心协作方案)

方案 A：CTX 800mg/m²，静脉，d1，以后 200mg/(m² · d)，d2～5。

　　　 ADM 30mg/(m² · d)，静注，d1，d2。

　　　 Ara-C 500mg/m²，q12h，静滴 2 次，d1，以后每次递增 500mg/m²，

直至每次 $2g/m^2$ 为止。三联鞘注 d1,d5。

方案 B:IFO(异环磷酰胺)$1.5g/(m^2 \cdot d)$,d1～5。每日同用美司钠(mesna)3 次,剂量为 IFO 的 20%～30%。

VP16 或 VM26:$100～150mg/(m^2 \cdot d)$,静注,d1～3。

MTX $20～30mg/(m^2 \cdot d)$,静注,d1～3。

两方案交替应用,每疗程休疗 2 周左右,待白细胞$\geqslant 3 \times 10^9/L$,即可开始下一疗程。

Ⅰ～Ⅱ期"A、B、A、B"四个疗程。

Ⅲ～Ⅳ期"A、B,A、B,A、B,A、B"8 个疗程,即可考虑停药。

(4)肿瘤负荷大者(表现为巨大肿块、肝脾大、外周血白细胞$>50 \times 10^9/L$者) 在治疗初期宜先用 COP 方案 1 周[CTX $750mg/m^2$,VCR $1.5mg/m^2$ d1,Dex $6mg/(m^2 \cdot d)$或 Pred $40mg/(m^2 \cdot d)$,共 7 天],待瘤细胞负荷减少后,再正规化疗。在化疗开始阶段,充分水化及碱化尿液,亦可口服别嘌呤醇 10mg/$(kg \cdot d)$,连用 1 个月,以预防肿瘤细胞溶解综合征。

3. 复发性和难治性 NHL 有条件者可行大剂量化疗后自体骨髓或外周血造血干细胞移植治疗。

4. 放疗与手术 仅作为辅助治疗手段,适于下列情况。

(1)手术切除:①胸、腹腔内可获手术全切除肿瘤病灶的小无裂细胞淋巴瘤;②胃肠道原发肿瘤引起梗阻、出血。

(2)放射治疗:中枢神经系统或睾丸受累。

六、骨髓增生异常综合征

骨髓增生异常综合征(myelodysplastic syndrome,MDS)是一组起源于骨髓系定向肝细胞或多能干细胞的异质性克隆性疾患。主要特征是无效病态造血和高危演变为急性白血病,其中主要为 ANLL,少数为 ALL。小儿较少见。病因未明。

【临床表现】

1. 贫血为主要症状,半数有不同程度出血(血小板数可正常)及(或)发热,或仅有出血、发热而无贫血表现。

2. 轻～中度肝及(或)脾肿大(占 3/4),少数有淋巴结肿大或骨痛等。

3. 小儿 MDS 病程进展快,表现疾病的恶性程度较高,骨髓衰竭持续存在时常出现严重的感染和出血。

【诊断要点】

1. 有上述临床表现。

2. 外周血任一系或任二系或全血细胞减少，偶可白细胞增多，可见有核红细胞或巨大红细胞或其他病态造血现象（见表 12-3）。

3. 骨髓有三系或两系或任一系血细胞呈病态造血。

4. 除外其他有病态造血表现的疾病，如红白血病，M_{2b} 型 ANLL、溶血性贫血、慢粒白血病、原发性血小板增多症、骨髓纤维化、M_7 型 ANLL、先天性红细胞生成异常性贫血及其他恶性肿瘤。全血细胞减少需除外急、慢性再障贫血；幼红细胞有巨幼变时需除外巨幼细胞贫血；巨核细胞增多需除外特发性血小板减少性紫癜。

5. 有条件单位可作细胞遗传学检查和祖细胞体外培养，以助鉴别。

MDS 分型：MDS 分为 5 个类型，即难治性贫血（RA）、环形铁粒幼细胞性难治性贫血（RAS）、难治性贫血伴原始细胞增多（RAEB）、难治性贫血伴原始细胞增多转变型（RAEB-T）及慢性粒-单核细胞白血病（CMML）。

表 12-3 病态造血的特征

	外周血	骨髓	最有诊断意义的特征性改变
红细胞系	出现有核红细胞、巨大红细胞（直径大于同一涂片常见红细胞直径 2 倍以上）、点彩、多染、浅染等其他形态异常	红系过多（>60%）或过少（<5%）；核分叶或多核或核碎裂、核浓缩，核芽样突起；巨幼样变，核浆发育不平衡。胞浆空泡。环形铁粒幼细胞	奇数核及巨大红细胞
粒-单核细胞系	幼稚细胞增多或成熟粒细胞有与骨髓相同的改变	原始细胞增多或幼单细胞增多；粒系细胞颗粒过多、过少或无；中晚幼粒可见双核；成熟粒胞浆嗜碱。核分叶过多或过少。Pelger-Huet 样异常，核浆发育不平衡。骨髓或组织检查可发现原始细胞分布异常（ALIP）	双核粒细胞
巨核细胞系	可见巨大血小板	可见淋巴样小巨核细胞、单圆核小巨核细胞、多圆核巨核细胞及大单圆核巨核细胞、原始巨核及巨核细胞减少	淋巴样小巨核细胞

【治疗】

一般应遵循按阶段施治的原则。如 RA 和 RAS 主要问题是贫血，多采用以调节和刺激造血的药物为主，类似再障贫血的治疗。RAEB、RAEB-T 或 CMML 可选用诱导分化、化疗或骨髓移植。

1. 刺激造血

(1)司坦唑醇 0.1～0.3mg/(kg·d),分服。疗程 3～12 月。

(2)大剂量甲泼尼龙 30mg/(kg·d)×3 天。

(3)集落刺激因子 GM-CSF 或 G-CSF。

(4)重组白介素 3(rhIL-3)和重组人类红细胞生成素。

2. 诱导分化

(1)顺式或全反式维 A 酸 20～40mg/(m²·d),口服,疗程 6～12 周以上。

(2)靛玉红 50～100mg/(m²·d),分服,疗程 3 个月以上。

(3)三尖杉酯碱 0.3～0.5mg/(m²·d),每日或隔日 1 次,10～15 次 1 疗程。

(4)1,25(OH)₂D₃ 及其衍生物 2mg/d,疗程 4～20 周。

(5)联合用药:①维 A 酸 100mg/(m²·d)＋6TG,12.5～25mg/(m²·d),2～8 周;②维 A 酸＋VCR 2～8 周;③三尖杉酯碱＋左旋咪唑＋α 干扰素＋维生素 D₃＋泼尼松,14 天为 1 疗程,休疗 10～14 天。

3. 化疗

(1)小剂量 Ara-C 10～20mg/(m²·d),3 周 1 疗程。

(2)蒽环类药:①阿柔比星 3～14mg/(m²·d),连用 7～14 天为 1 疗程,共 2 疗程;②去甲氧柔红霉素 5mg/(m²·d),1～3d 或 1～6d 为一疗程。

(3)VP16 100mg/(m²·d)×5 天,后改为 50mg/(m²·d),每周 2 次;或 25mg/m²,连用 12～21 天,间歇 2～3 周。

(4)联合化疗:采用 DA 或 DAT 方案。

4. 骨髓移植 异基因造血干细胞移植为治疗 MDS 的最有效途径,对小儿 RAEB 尤好。

5. 其他 环孢素 A 适于低增生 MDS。

七、神经母细胞瘤

神经母细胞瘤是一种起源于交感神经节或肾上腺髓质的未分化的交感神经细胞的恶性肿瘤。其发病率仅次于白血病、脑瘤、淋巴瘤,占儿童恶性肿瘤第四位。多见于 5 岁以下小儿。本病具有高度恶性,原发部位广泛、隐蔽、早转移,早期诊断相对困难。此瘤另一特点是有可能自然消散或转化为良性肿瘤,特别是 1 岁以下婴儿。

【临床表现】

1. 全身性表现 多有不规则发热、苍白、食欲差、消瘦、乏力及易激惹等。可见多汗、心悸、脉速等,有时可有高血压。

2. 原发病灶表现 好发于腹腔,尤以肾上腺髓质多见,其次为纵隔后、颈部和盆腔。早期常无明显症状，随肿瘤发展可出现压迫、侵犯症状，如腹痛、咳嗽、呼吸困难、便秘、尿潴留、软瘫等。

3. 转移病灶表现　常见有肝、骨、骨髓、淋巴结、眼眶、皮肤等转移，引起四肢骨痛、关节痛、突眼等症状。骨髓转移较早，初诊时约半数其临床表现似白血病。肝转移多见于 1 岁以内婴儿，可有黄疸。皮肤转移多发生于新生儿和婴儿期患儿，常为坚硬、活动性结节，初为红蓝色，压之可转苍白。

【诊断要点】

1. 由上述临床表现。

2. 血象　严重贫血、血小板减少应疑为骨髓转移。出现幼粒、幼红细胞，系骨髓受肿瘤侵犯的征象。

3. 骨髓涂片　可找到转移的肿瘤细胞聚集呈假玫瑰花瓣或菊花状。

4. 尿中 VMA（香草扁桃酸）及 HVA（高香草酸）增高。

5. X 线检查　肾上腺髓质部肿瘤，腹部平片可见钙化影，静脉肾盂造影示肾脏向下向外移位；胸及骶部肿瘤，可分别在纵隔及下腹见圆形阴影，与脊柱内肿瘤阴影相连可呈哑铃状。疑及转移时宜作颅骨、长骨、盆骨摄片。

6. 腹部 B 型超声波及 CT 或 MRI 检查，可作为肿瘤定位诊断方法。

7. 淋巴结或手术切除病灶作病理学检查。

【治疗】

1. 根据分期给予治疗。

Ⅰ期　肿瘤限于原发脏器或组织。若能完全切除者，则无需进一步治疗；若不能完全切除者，则局部再加用放疗。

Ⅱ期　肿瘤扩散但未超过中线，同侧淋巴结转移。若可切除肿瘤及淋巴结，术后 VMA 排出量正常者，无需进一步治疗，增高者需加用化疗。肿瘤及淋巴结不能切除或不能完全切除者，先用放疗，随后再用化疗。

Ⅲ期　肿瘤转移超过中线，有双侧淋巴结转移。先用局部放疗，随后再用化疗。

Ⅳ期　肿瘤远处转移到骨骼、器官、软组织或远处淋巴结。化疗是唯一可行的治疗方法，若能消除原发肿瘤，则对残存肿瘤作放疗，常能达到缓解。

Ⅳ～S 期　属Ⅰ期或Ⅱ期，但有以下 1 个或多个部位受累如肝、皮肤或骨髓。年龄多＜6 个月，自愈率高。完整切除肿瘤后再化疗 6～12 个月。CTX 50～75mg/m^2，每 2～3 周 1 次；VCR 1.0mg/m^2，每周 1 次，每 3～4 周为一疗程。肝脏受累，化疗 3～6 个月，效果不佳可加用肝放疗。

2. 化疗

(1)诱导方案：PECA 方案：DDP(顺铂)90mg/m^2，加 0.9％氯化钠静滴，d1；

VP16（或 VM26）100mg/m²，静滴，d3；CTX 150mg/(m² · d)，d7～13；ADM 30mg/m²，d14。每 3～4 周重复疗程。亦可应用 OPEC 方案：VCR 1.5mg/m²，静注，d1；CTX 650mg/m²，静注，d1；DDP 60mg/m² 加入 3％氯化钠溶液 500ml（用 10％氯化钠 100ml 加 0.9％氯化钠 400ml 配制）静滴，d2；VP16，160mg/m²，d4。每 3 周一疗程。Ⅲ～Ⅳ期亦可采用 OCAFA 方案：VCR 0.05mg/kg，静注，d1,d2；CTX 20～80mg/(kg · d)，静注，d1,d2；ADM 15mg/m²，静注，d1,d2；Fu（氟尿嘧啶）10mg/(kg · d)，静滴，d3 · d8,d9；Ara-C 3mg/(kg · d)，静滴，每 3～4 周为一疗程。

（2）维持治疗：CTX. ADM 或 CTX. VCR 和 DDP、VP16（或 VM26），两组药物交替应用。每 4～6 周至 6～8 周逐渐延长，直至病情缓解后 12～18 个月。

应用 DDP 时应注意、水化和利尿至用药后 1～3 日，适当补充 Na^+、K^+、Cl^- 和 Mg^{2+}，维持水和电解质平衡。

3. 造血干细胞移植　适应证为Ⅲ或Ⅳ期患者。

4. 其他　化疗后或骨髓移植后用全反式维 A 酸 30～60mg/(m² · d)，3～6 个月或神经节糖苷（GD_2）单抗。

第四节　儿科临床输血

现代临床输血进展很大，输血不仅仅是一个治疗措施，它已融入了遗传学、免疫学、生理生化学等知识，形成了一门新兴的"学科"。许多临床输血观念现在已发生了根本性的转变如：①血液不是"补品"，输血（特别是全血）都有一定风险（如可能使受者免疫力下降）；②提倡严格掌握输血指征，可输可不输的坚决不输，必须输血者应根据受血者的实际需要尽量地输给成分血或"血代"；③现代成分血纯度越高输注效果越好，这样可减少输血导致的免疫紊乱和其他风险；④血不是越新鲜越好，输当天的鲜血风险更大，采血后 3～5 天的血均可视为鲜血；⑤提倡自身输血。

随着血液分离技术的进步，高纯度、高浓度、高质量的血液成分不断推向临床；随着临床医生对成分输血的认识日渐加深，成分输血占输血的比例迅猛上升，很多国家（地区）已达 95％～98％。

一、全 血 输 注

全血不全，常规量输全血只能提高红细胞数（血红蛋白浓度），不能有效地提高白细胞、血小板和白蛋白、球蛋白、纤维蛋白原等成分。输全血风险比输成分血更大，因此全血输注现在临床很少应用。

【全血输注指征】

仅在大量失血、体外循环和换血时采用。在以上情况下也要部分输注红细胞悬液、白蛋白、血浆代用品等。

【全血输注剂量】

按常规量进行输注。

二、红细胞输注

为纠正贫血者应输红细胞，不应输全血。由于减少了血浆、白细胞、血小板等的输入，使输血传染病和输血的其他副作用明显减少。

常用的红细胞剂

1. 红细胞悬液　是最常用的红细胞成分，含血红蛋白约 150g/L，保存期同全血，应用方便。

2. 浓缩红细胞　含血红蛋白约为 220g/L，适用于心、肺功能不全，特别是贫血性心力衰竭的患者。

3. 洗涤红细胞　用生理盐水反复洗涤 4～6 次，以去除抗体、补体、杂蛋白等有害成分，但同时也损失了部分红细胞，影响疗效，且增加了费用。主要用于严重免疫性溶血，尿毒症等。

4. 少白细胞的红细胞　用离心法去除白膜层，效果差，用过滤法去除白细胞可达 99.99% 以上，可降低非溶血性发热反应的发生，去除白细胞更彻底者，可大大降低同种免疫的发生和输血传染病毒的可能性。

5. 照射红细胞　主要用于免疫功能低下患者（如器官移植者）以减少输血所致移植物抗宿主病（GVHD）。

6. 重组血　洗涤 O 型红细胞加 AB 型血浆，主要用于严重 ABO 新生儿溶血症的换血治疗。

7. 冰冻、融化、去甘油红细胞　保存期可长达 8 年。

8. 年轻红细胞　经离心分离去除相对老的成熟红细胞，适于慢性溶血患者，可使其输血间歇延长。

【红细胞输注的指征】

红细胞输注的指征应根据贫血的病因，发生贫血的速度和贫血的程度，再结合贫血病人的临床症状综合分析决定，不应只根据血红蛋白单项决定，可参考以下三条。

1. 贫血病因能去除，贫血发生速度较慢，病人已有一定程度的耐受和适应，且贫血临床症状不明显者，应尽快去除病因，进行膳食指导，适当药物治疗，可不输血。如钩虫贫血主要进行有效驱虫，营养性缺铁或叶酸、维生素 B_{12} 缺乏的贫血,主要应合理补充相应的营养素。

2. 对病因不能去除的慢性贫血,如地中海贫血,慢性再生障碍性贫血等,除给适当的药物治疗外,应根据贫血病人的临床症状,以不影响重要器官的功能和儿童的生长发育为原则,一般以维持血红蛋白 60~90g/L 为宜。

3. 若发生贫血速度很快,1、2 天甚至数小时内血红蛋白成倍下降,由于病人未能适应和耐受,临床症状常常很重,甚至出现心力衰竭,病人极度烦躁不安等,需要急症快速输注(或推注)浓缩红细胞,可同时注射快速利尿剂(如呋塞米),以减低血容量。或用浓缩红细胞进行"换血"治疗,以更快减低血容量,更好更快的提高血红蛋白,如重症、急性溶血(免疫性和非免疫性)等。

【红细胞输注的剂量】

输注量应根据每个病人的情况,以改善或消除贫血所致的临床症状为主要目的。输注速度主要根据贫血发生的速度和心肺功能情况,发生贫血速度慢或心肺功能差者,输注速度应慢,甚至将总量分小量多次输入,相反输注速度应快,甚至进行换血。

用浓缩红细胞(假定其血红蛋白为 22g/dl)"换血"可在一小时内纠正贫血,其需要量可参照以下公式计算:

$$浓缩红细胞需要量(ml) = \frac{公斤(体重) \times 75ml \times 预期\ Hb(克)}{22g/dl - HbW(克)}$$

$$HbW = \frac{初测\ Hb + 预期\ Hb(克)}{2}$$

三、血小板输注

血小板是一个很常用的血液成分。传统浓缩血小板制剂是采用离心分离法制备的,每 400ml 全血分离的血小板数约为 0.55×10^{11},一个病人治疗所需的血小板输注量往往需要多个供者的血小板才能满足,可能使受血者发生很多复杂的免疫问题。

现在,有条件的地区多采用血液成分单采机制备血小板,这样一次可从一个供血者采得血小板约 $(2.5 \sim 6) \times 10^{11}$ 个。这种机采是密闭式进行的,所制备的血小板被污染的机会少,纯度高,质量更可靠。

【血小板输注的指征】

掌握好血小板输注指征,注意"个体化原则"。

治疗性输注血小板的指征是:①外周血小板计数 $< 20 \times 10^9/L$ 时;②临床表现有严重出血,特别是有颅内出血可能者。输注血小板的目的是要临床止血,所以具有以上二条者是输注血小板的适应指征。

【血小板输注的剂量】

关于血小板输注的剂量问题,目前意见尚不统一,但一般认为每次输注剂量应足,方能获得好的临床效果。小儿以 $0.1\sim0.2$ 袋/公斤体重计算。当病人有肝脾肿大、发热、感染、DIC 等血小板破坏增加的情况存在时,应适当增加每次输注血小板的剂量。每 $2\sim3$ 天输一次,直至临床出血停止。有时需要提高血小板 $(40\sim60)\times10^9/L$ 方能达到止血目的。可按以下公式计算出预期血小板增加数:

$$预期血小板增加数(个/\mu l)=\frac{输入血小板个数\times0.67\times10^{-3}}{血容量(公斤体重\times75)}$$

输入血小板后实际提高血小板数常常低于理论计算数,甚至有时输注后血小板数无明显增加,但有时临床止血有效,这种情况可能与血小板在血管内皮重排有关。

四、粒细胞的输注

白细胞是许多感染性病原体的寄生和繁殖地,输白细胞传染病的风险较大,而且白细胞 HLA 抗原系统复杂,粒细胞输注可使受者发生潜在的免疫紊乱,而且疗效尚难肯定,因此粒细胞输注现在临床少用。

粒细胞制剂一般以从 400ml 全血体外分离得到的约 1×10^9 个粒细胞为一个单位。

【粒细胞输注指征】

一般以中性粒细胞 $<0.5\times10^9/L$,且伴严重感染,经强有力抗生素治疗 $24\sim72$ 小时无效者,方可考虑进行粒细胞输注。

【粒细胞输注剂量】

有关粒细胞的输注剂量尚未统一,有推荐每次 $(1.1\sim3.5)\times10^{10}/m^2$,每天 $1\sim2$ 次,连续 $4\sim7$ 天。

五、血 浆 输 注

血浆可通过体外人工全血离心分离法或机采法获得。用于临床的血浆制品主要有:新鲜冰冻血浆、普通冰冻血浆和新鲜液体血浆。

输血浆有不少副作用和传染疾病的风险,目前已能从血浆中分离出的白蛋白、球蛋白、凝血因子Ⅷ、Ⅸ等多种血浆制品中,其有效成分浓度高、疗效更好,且都经严格灭活处理,安全性更高,所以现在临床上已不用单纯血浆输注进行扩容、提高血浆蛋白成分等。

【血浆输注的指征】

现在主张血浆输注仅用于当前市售浓缩凝血因子制剂中尚未包含的凝血因子缺乏所致病人出血的止血。

【血浆输注的剂量】

血浆输注剂量以达到止血目的为限,一般为每公斤体重 10～20ml。

六、白蛋白的临床应用

目前商品白蛋白制剂是由经乙肝疫苗免疫后的健康人血浆,用低温乙醇法提取,再经 60℃、10 小时加热进行病毒灭活处理等工艺制备而得。该制剂临床应用较安全,输注后不良反应发生率较血浆输注低得多,用于"扩容"效果较好。随着现代输血理论和技术的发展,白蛋白制剂正成为一种临床用量很大的蛋白制剂。

【白蛋白临床输注的指征】

1. 抗休克治疗　白蛋白制剂静脉输入后,对治疗急性创伤性休克等效果显著。

2. 烧伤　大面积烧伤 24 小时后,毛细血管功能才基本恢复,此时方可开始进行白蛋白输注。一般以选用 20％或 25％白蛋白制剂为宜,使血清白蛋白含量升至(25±5)g/L 即可。

3. 成人呼吸窘迫综合征　可输入 20％或 25％的白蛋白制剂,提高患者血浆中白蛋白的水平,以改善其临床症状。

4. 体外循环手术　可在体外循环泵灌注过程中使用白蛋白溶液及晶体盐溶液。

5. 急性肝功能衰竭伴肝昏迷　输注白蛋白可维持血浆渗透压并吸收血浆中过量的胆色素。

6. 血液置换治疗　可用白蛋白溶液与红细胞混合输入,以换出患者的全血。

7. 低白蛋白血症　患者腹水影响心血管功能时,可输白蛋白改善其症状。

8. 肾透析　用适量的白蛋白可防止休克和低血压。

【白蛋白临床输注剂量】

关于白蛋白输注剂量,原则上是以使患者血中白蛋白含量接近正常为宜,一般每次输注剂量为 1g/kg 体重,也可按下列公式进行计算:

$$所需白蛋白量(g)＝[期望达到的白蛋白水平(g/L)－现有血浆白蛋白水平(g/L)]×血浆容量×2$$

七、静脉注射人血免疫球蛋白(IVIG)的临床应用

目前用于临床的商品 Ig 均由正常人血浆分离制备而得,其具有广谱抗体特

性,但治疗机制尚未完全清楚。

今后发展针对某些常见病原体(如乙肝病毒、CMV 等)的高效 IVIG 产品更有意义。

【IVIG 的临床应用指征】

IVIG 的临床应用范围正呈不断上升的势头,较为公认的适应证包括:①原发性免疫缺陷症;②继发性免疫缺陷症;③儿童艾滋病;④同种异体骨髓移植;⑤川崎病;⑥Guillain-Barre 综合征;⑦免疫性血小板减少性紫癜(ITP)。

可能的适应证:重症肌无力、皮肌炎、系统性红斑狼疮(SLE)、全身性脉管炎等;自身免疫性中性粒细胞减少症、自身免疫性溶血性贫血等多种自身免疫紊乱所致的疾病;白血病、肿瘤、重型再障、纯红再障等;难治性癫痫、孤独症、儿童强迫症、抽动症等;腺病毒、肝炎病毒、狂犬病毒、EB 病毒等多种病毒感染所致的疾病等。

【IVIG 的临床应用剂量】

IVIG 静滴给药后利用率很高,依据预防或治疗等不同的临床应用目的,针对不同的病种,IVIG 的临床应用剂量变化范围较大。一般每次可用 200～1000mg/kg。

第十三章　神经系统疾病

第一节　癫　痫

癫痫(epilepsy)是由多种病因引起的脑功能障碍综合征。是脑部神经元异常放电所引起的发作性的、突然的、暂时性的脑功能紊乱。可表现为运动、感觉、意识、行为、自主神经功能等障碍。

【临床表现】

1. 发作类型　癫痫发作类型很多,常见的有以下几种:

(1)失神发作:多见于4～10岁小儿,突然发生的短暂的意识丧失,正在进行的活动停止。语言中断,不跌倒,两眼茫然凝视。大约有1/3病例伴有其他类型发作。发作持续数秒(很少超过30秒)后意识恢复,继续原来的活动,对发作不能回忆。脑电图为双侧对称、同步的3Hz棘慢波,过度换气后明显。

(2)强直阵挛发作:发作时突然意识丧失,全身肌肉强直收缩,眼睁大,瞳孔散大,眼球上翻,呼吸暂停,发绀。持续数秒或数十秒后转入阵挛期。表现为肢体有节律的抽动,持续1～5分钟。阵挛停止后有数秒钟无力期,此时可出现尿失禁。发作后有短暂意识混浊或入睡,清醒后常感疲倦、头痛等。

(3)肌阵挛发作:表现为肌肉快速有力的收缩,出现突然快速的点头、弯腰,或头后仰,或肢体快速的甩动、抽动,站立时发作常可引起摔到。

(4)强直发作:表现为肌肉突然强直收缩,形成某种姿势持续5～20秒,常表现为躯干前屈伸颈、头前倾、两臂旋前、屈肘或伸肘。有时呈弯腰两臂抬起,呈抱球状,同时屈髋屈膝。小婴儿还可呈角弓反张状。

(5)阵挛性发作:发作时肢体或面部肌肉呈有节律的收缩。

(6)失张力发作:表现为突然发生的一过性肌肉张力丧失,站立时表现为头前垂、两肩放松、两臂下垂、手半张、屈髋屈膝,由于不能维持直立姿势而摔到。摔到后意识恢复,肌张力正常,能立即站立,有时可连续发作。

(7)强直痉挛发作:这种发作多见于婴儿痉挛,表现为同时发生的点头、弯腰、四肢屈曲或伸的动作,每次收缩持续时间较肌阵挛略长,但短于强直发作,往往为成串的连续发作。

(8)局灶性运动发作:发作时意识不丧失,表现为面部或某个肢体或一侧肢体抽动;也可先从某个局部开始,逐渐扩展到其他部位。这种发作常扩展为全身阵挛发作。

(9)局灶性感觉性发作:发作时表现为躯体感觉(如痛觉、触觉、温度觉)或特殊感觉(如视、听、嗅、味)异常,意识不丧失。

(10)自动症:意识障碍下的一些不自主的运动,发作后常有遗忘。在复杂部分性发作常可见到。可表现为舔嘴、咂嘴、咀嚼、吞咽等简单动作,也可表现为拍手、摸索衣物、解开衣扣等复杂的动作,还可表现为继续原来的动作,但动作质量下降。

(11)癫痫持续状态:各种癫痫发作如持续 30 分钟以上,或频繁发作,发作之间意识没有恢复,超过 30 分钟以上,均称为癫痫持续状态,多由于感染、外伤或突然停用抗癫痫药物所引起。对持续状态需作紧急处理,以防意外。

2. 小儿时期特有的一些癫痫综合征

(1)大田原综合征:新生儿及小婴儿起病,常表现为强直痉挛发作,也可为局灶性运动发作。预后不良,常伴有严重智力发育障碍。脑电图表现为反复出现的爆发性高波幅慢波、棘波随后出现一平坦的抑制波。

(2)婴儿痉挛:婴儿时期发病,表现为成串的强直痉挛发作,多伴有精神运动发育落后,预后不良,常转变其他类型的发作,脑电图表现为"高度失律"。

(3)Lennox-Gastaut 综合征:幼儿期起病,发作形式多样。可有强直、失张力、肌阵挛或不典型失神发作,每日发作数次至数十次,常伴有智力低下。脑电图为 2～2.5Hz 棘慢波或多棘慢波。本综合征治疗较困难,预后较差。

(4)伴中央颞区棘波的小儿良性癫痫:发病多为学龄前至学龄期儿童。多在睡眠不久或清醒前后发病,发作开始为面部或一侧肢体抽搐,很快扩展为全身抽动。脑电图表现在中央区或中颞区有棘波或棘慢波,单个或成簇出现。本综合征患儿精神运动发育良好。治疗易奏效,预后良好。

【诊断要点】

诊断中要解决三个问题:①是不是癫痫发作;②如果是癫痫发作,应进一步确定是哪种类型发作或是哪一种癫痫综合征;③进一步寻找癫痫病因。

为了明确诊断,应尽量做到以下几点:

1. 详细全面的病史(重点是发作时表现)及全身体格检查和神经系统检查。

2. 脑电图检查,如常规脑电图阴性,必要时可作诱发试验和 24 小时动态脑电图和视频脑电图。

3. 为了解脑部致癫痫病因可作 CT、MRI 等检查。

4. 为了进一步诊断或鉴别诊断,可根据病情查血生化(糖、钙、镁等),脑脊液,肝、肾功能,染色体及各种遗传代谢病的检测。

【治疗】

1. 一般治疗　注意患儿的生活和学习安排,注意避免意外事故。

2. 药物治疗　规则服药,勿任意停药或更换药物,并注意药物的不良反应。尽量采用单一药物治疗,必要时可加用一种或多种抗癫痫药物。更换药物要合理,减药过程要慢。

(1)根据发作类型选择适当抗癫痫药物,局灶性发作或由局灶性发展为全身性发作可选用卡马西平、丙戊酸、妥泰、苯巴比妥、苯妥英钠、扑米酮、氯硝西泮和拉莫三嗪;失神发作可选用丙戊酸、氯硝西泮和拉莫三嗪;强直阵挛性发作可选用丙戊酸、卡马西平、托吡酯、苯巴比妥、苯妥英钠等;婴儿痉挛可选用 ACTH、妥泰、泼尼松、硝基西泮和丙戊酸钠等;Lennox-Gastaut 综合征可选用托吡酯、氯硝西泮、丙戊酸及拉莫三嗪等。

(2)常用抗癫痫药的剂量,下列药物中卡马西平、扑米酮、氯硝西泮及托吡酯等,宜从小剂量开始逐渐增加至有效剂量,可避免不良反应。

1)苯巴比妥:每日 $3\sim5mg/kg$,1 次晚上顿服,剂量大时可分 2 次。

2)卡马西平:每日 $10\sim30mg/kg$,分 $2\sim3$ 次口服。

3)丙戊酸钠:每日 $20\sim50mg/kg$,分 $2\sim3$ 次口服。

4)氯硝西泮:每日 $0.05\sim0.2mg/kg$,分 $2\sim3$ 次口服。

5)苯妥英钠:每日 $5\sim7mg/kg$,分 2 次口服。

6)托吡酯:一般病例为 $2\sim8mg/(kg\cdot d)$;婴儿痉挛与 Lennox-Gastaut 综合征可加大剂量。

(3)有条件时可测定抗癫痫药物血浓度,指导治疗。

(4)注意药物的毒性反应。

3. 癫痫持续状态的治疗

(1)对症治疗护理

(2)病因治疗

(3)抗惊厥治疗

1)一线药物:

a. 地西泮(diazepam):又称安定。静脉给药,常用量每次 $0.1\sim0.3mg/kg$,最大量 10mg/次,婴幼儿一次不超过 2mg;静注速度要慢,为 $1\sim2mg/min$;新生儿 $0.1\sim0.2mg/min$。必要时 $15\sim20$ 分钟可重复上述剂量一次,24 小时内可用 $2\sim4$ 次。地西泮原液可不经稀释直接静脉缓慢注射,也可将原液稀释后注射,用任何溶液(如注射用水、0.9%生理盐水、5%葡萄糖等)稀释后均可产生浑浊,但不影响疗效。直肠安定栓剂也很有效。开始剂量 0.5mg/kg，必要时 15 分钟后可重复一次。该药缺点是抑制呼吸，对已用过苯巴比妥的病人要慎重。

b. 氯硝西泮（clonazepam）：又称氯硝安定。一般剂量为 0.02～0.06mg/kg，个别可达 0.05～0.1mg/kg；静脉注射，或一次剂量为 1～4mg，缓慢静推（>30 秒）。目前国内已有静脉注射剂（2mg/ml）。该药不良反应为嗜睡、肌弛缓、呼吸抑制等。

c. 劳拉西泮（lorazepam，atiren）：静脉注射，剂量 0.05～0.1mg/kg，一次最大量为 4mg；静注 1～2 分钟内推完，10～15 分可重复 1 次。不良反应少，偶有呕吐、幻觉等。

d. 苯妥英钠（phenytoin）：静脉注射负荷量为 20mg/kg，溶于 0.9％生理盐水，注射速度 1mg/（kg·min）（<50mg/min），5～20 分钟内生效。1 次极量＜1g。12 小时后酌情给予维持量 3～5mg/kg，可减少复发，疗效可维持数日。该药注射不能太快，否则会引起血压下降、心率减慢甚至心跳停止，用时需注意观察心律和血压。苯妥英钠与葡萄糖液相混可形成沉淀，故应用生理盐水稀释药物。苯妥英钠应避免肌注。

e. 苯巴比妥（phenobarbital）：静脉注射负荷剂量为 20mg/kg，注射速度＜50mg/min，1 次剂量＜3g。负荷量后 10～20 分钟起效，该药主要缺点是抑制呼吸、血压和意识。可在上述药物无效时选用或为预防复发而合用。

f. 丙戊酸钠（valproate）：丙戊酸钠静脉注射剂可用于治疗 2 岁以上小儿癫痫持续状态。首次剂量 15mg/kg 静脉推注，以后按 1mg/（kg·h）速度静脉滴注（加到 0.9％生理盐水或 5％葡萄糖液中），总量 20～30mg/kg。目前市场上供应的德巴金静脉注射剂，每瓶含丙戊酸钠冻干粉 400mg，并附有一支溶剂（4ml 注射用水），用前临时溶解，配液必须在 24 小时内使用，未用完者废弃。丙戊酸钠也可以直肠给药，但吸收和起效都很慢。

2）二线药物

a. 副醛（paraldehyde）：一线药物无效时选用。每次 0.15ml/kg 静注（不用塑料管），或 0.3mg/kg 灌肠。肌注也安全有效，0.1～0.2ml/次，每次小于 5ml，深部肌肉注射，注于大腿外侧，30 分钟生效。肺部疾患忌用。

b. 利多卡因（lidocaine）：一线药物无效时可选用，对某些难治性癫痫持续状态速效而安全，具有不降低意识水平，不抑制呼吸等优点。静脉注射，首剂 1～2mg/kg（或 20mg），静脉缓注；以后用利多卡因静滴，滴速为 6mg/（kg·h）或 30μg/（kg·min）；也可用其灌肠，剂量 1.5～3mg/kg。该药作用快但维持时间短，剂量过高时可致心律失常，需要心电监护和临床密切观察。

c. 磷苯妥英（fosphenytoin，FPHT）：商品名为 cerebyx，是苯妥英钠的前体，

是目前较理想的急救新药。具有水溶性，可以肌注。吸收完全，达脑峰浓度需37分钟，半衰期为7.5分钟。据报道它与劳拉西泮联合应用是抗癫痫持续状态最好的配伍。

3）难控制癫痫持续状态的用药：如果选用了一线抗癫痫药，并用了充分的剂量，在1小时以后仍没有控制惊厥，就要考虑使用全身麻醉。全麻有心脏抑制、呼吸抑制和药理性麻痹的危险，应在ICU监护下进行，并应持续脑电图和脑功能监测，随时观察麻醉深度和惊厥控制情况。常用药物为：

a. 硫喷妥钠（thiopentone, sodium thiopental）：为快速作用的巴比妥类药物，静脉注射或肌注，开始缓慢静注，每次剂量4mg/kg，少数可为8mg/kg，最大量不超过10mg/kg；静注速度2～8mg/min（或1ml/min）。注意勿外泄或误入动脉。之后将硫喷妥钠用10%葡萄糖溶液稀释成1%～2%溶液，2mg/min滴注，至发作停止。本药有中枢性呼吸麻痹的不良反应，临床要密切监测生命体征，事先备好气管插管或呼吸机，随时准备呼吸和循环的抢救。

b. 阿米妥钠（amobarbital）：剂量为0.5g加于生理盐水10ml，静注速度为0.05g/min，或0.2～0.3g缓慢静滴，惊厥控制后立即停药。

4. 病因治疗　应积极寻找和治疗原发病。

5. 手术治疗　当规则药物治疗无效、有脑的局限性病灶、发作频繁影响精神运动发育，可考虑外科手术治疗。

第二节　热性惊厥

热性惊厥（febrile seizure），又称为高热惊厥。为小儿时期最常见的惊厥原因，主要见于婴幼儿时期（6个月至3岁）。惊厥大多在发热性疾病初期，70%的热性惊厥发病与上呼吸道感染有关，少数伴发于中耳炎、胃肠道感染或出疹性疾病初期。本症不包括由颅内疾病引起的发热惊厥。

40%以上的本病患儿近亲中有惊厥史。绝大多数热性惊厥的发生呈多基因遗传、常染色体显性或常染色体隐性等多种遗传方式。通过基因连锁分析，多数认为基因位点包括：19p13.1；5q14-15；2q23-24和8q13-21。

【临床表现】

惊厥多于发热24小时内、体温骤然上升时发生。热性惊厥可分为单纯型（典型）和复杂型（不典型）两种类型，临床以单纯型最多见，预后良好。40%的患儿在以后的发热性疾病时可有再次发作，但大多于3岁后发作减少，6岁后不再发作。复杂型6岁后可能继续发作，伴发热或无热发作，易发展为癫痫或因反复严重发作导致惊厥性脑损伤。单纯型和复杂型热性惊厥的主要区别（见表

13-1）。

表 13-1　单纯型和复杂型热性惊厥的主要区别点

	单纯型热性惊厥	复杂型热性惊厥
惊厥发作持续时间	<10 分钟	≥15 分钟
一次热程中反复发作	1~2 次	≥3 次
发作形式	全身性发作	可为局限性发作
反复发作的热性惊厥史	≤3 次	≥4 次

热性惊厥继发癫痫的主要危险因素为：①复杂型热性惊厥；②一级亲属（父母或同胞兄妹）中有癫痫病史；③首次热性惊厥前已存在明显神经系统异常或发育落后。

【诊断要点】

1. 好发年龄 6 个月~6 岁。

2. 发热 24 小时内、体温突然升高时出现惊厥，发作后不遗留任何神经系统症状和体征。

3. 多为上呼吸道感染诱发，少数为消化道感染或出疹性疾病所引起。

4. 除外其他惊厥性疾病。

5. 若有热性惊厥既往史更支持本病诊断。

【治疗】

1. 惊厥发作的抢救　以地西泮（diazepam）静脉推注，每次 0.1~0.3mg/kg，（最大剂量不超过 10mg）。可不稀释，静推速度要慢。必要时 30 分钟后可再用一次。极个别患儿可因特异体质反应在用药初发生呼吸骤停，故推注中应密切观察患儿呼吸节律，做好人工呼吸的抢救准备。

当静脉注射有困难时，可按 0.5~1.0mg/kg 地西泮原液直接直肠注入，5分钟后即可达有效血浓度，吸收速率比肌注及口服快，且不良反应少，操作简便。

除地西泮外，其他如氯硝西泮（clonazepam），劳拉西泮（lorazepam），苯巴比妥钠等也用于惊厥发作的抢救。

2. 预防复发

（1）间歇性短程给药：平时不用药，一旦有发热立即经直肠或口服地西泮 0.6~0.8mg/(kg·d)，首剂可用负荷量 0.5mg/kg。维持用药至体温稳定，恢复正常。

用药指征：①曾有 15~20 分钟以上长时间发作史者；②有癫痫危险因素；③有2 次或更多次热性惊厥发作史者。

（2）长期连续预防用药：即每天服用抗癫痫药，以减少热性惊厥复发和惊厥性脑损伤,常用的有效药物是丙戊酸钠、苯巴比妥和托吡酯。

用药指征:①已有 2 次或更多次低热(<38℃)发作史;②有超过 15~20 分钟的长程发作史或有癫痫危险因素患儿,经采用间歇短程用药无效或难以实施(如从发热到惊厥出现的间期太短)者;③有 4 次或更多次热性惊厥发作史者。

疗程:一般 2 年,即连续服药至不再有惊厥发作 2 年以上,再缓慢减量停药。脑电图明显异常者疗程应适当延长。

第三节 脑 性 瘫 痪

脑性瘫痪(cerebral palsy,以下简称脑瘫)指的是出生前到生后 1 个月以内各种原因所致的非进行性脑损伤,主要表现为中枢性运动障碍,有时可伴有智力低下、癫痫、行为异常或感知觉障碍。

【临床表现】

1. 运动系统症状　脑瘫属中枢性运动障碍,临床表现多种多样,但一般都具有以下 4 种表现:

(1)运动发育落后:脑瘫患儿会抬头、独坐、翻身、爬、站立、行走的年龄均较正常为晚,严重者永远达不到正常水平,有些患儿手的动作也较正常小儿落后,主动运动减少。

(2)肌张力异常:大部分患儿表现为肌张力增高,婴儿肌张力增高可能不太明显,随年龄增长而逐渐显出。

(3)姿势异常:由于肌张力异常及原始反射延缓消失,脑瘫患儿在静止或运动时均表现有各种异常姿势。

(4)反射异常:痉挛型脑瘫患儿均表现为腱反射活跃或亢进,原始反射(Moro 反射、握持反射、不对称颈紧张反射等)延缓消失,保护性反射延缓出现。

2. 不同类型临床特点　由于脑病变部位不同,临床又分成以下几种类型,各型特点如下:

(1)痉挛型:此型最常见,病变主要波及锥体束系统,肌张力呈折刀式增高,上肢常表现为屈肌张力增高,手呈握拳状,大腿内收肌张力增高,下肢外展困难,直立位时两下肢交叉呈剪刀状,脚尖着地,跟腱挛缩,俯卧位时抬头困难,膝髋关节呈屈曲位,臀部高抬,坐位对两膝关节很难伸直,膝反射亢进,踝阵挛往往阳性,巴氏征阳性。

根据受累肢体部位的不同,又可分为:①四肢瘫:四肢均受累,上下肢严重程度相同;②双瘫:也是四肢受累,但下肢重,上肢轻;③偏瘫:一侧上下肢受累;④截瘫:上肢正常,仅下肢受累,此型很少见;⑤三肢瘫:三个肢体受累,此型极少见到;⑥单瘫:单个上肢或下肢受累,此型也极少见。

(2)手足徐动型:约占脑瘫 20%,主要病变在锥体外系统,表现为不自主动作增多,当进行有意识运动时,不自主,不协调及无效的运动增多,紧张时更明显,安静时不自主运动减少,入睡后消失。由于颜面肌肉,舌肌及发音器官肌肉也受累,以致说话时面部异常动作增多,发音口齿不清,音调,速度不协调。

本型脑瘫患儿在 1 岁以内往往表现为肌张力低下,平时很少活动,仰卧位时下肢呈屈曲、髋外展、踝背屈的姿势。随着年龄增大,肌张力增高,呈齿轮状或铅管状肌张力增高。单纯手足徐动型脑瘫腱反射不亢进。

(3)共济失调型:此型很少见到,主要表现为小脑症状,步态不稳,行走时两足间距离加宽,四肢动作不协调,上肢常有意向震颤,肌张力不增高。

(4)肌张力低下型:肌张力低下,仰卧位时四肢呈外展外旋位,状似一只仰翻的青蛙,俯卧位时头不能抬起,腱反射不减弱,此点是与肌肉病所致肌弛缓的鉴别要点。肌张力低下型常为某些婴儿脑瘫的暂时表现,以后大多转变为痉挛型或手足徐动型。

(5)混合型:两种(或更多)类型同时存在于一个患儿身上称为混合型,经常是痉挛型和手足徐动型同时存在。

3. 合并症　脑瘫患儿除运动障碍外常合并有智力低下、癫痫、感知觉障碍或行为异常,但不根据有无合并症作为诊断依据。

【诊断要点】

1. 本病主要症状为运动发育落后及各种运动障碍,这些症状在婴儿期就已出现。如婴儿时期运动发育正常,以后出现的运动障碍不应诊断脑瘫。

2. 脑瘫的病因为非进行性,而各种代谢性疾病或变性疾病所引起的中枢性疾病呈进行性加重,不诊断为脑性瘫痪。

3. 脑瘫为中枢性瘫痪,腱反射不减弱更不会消失。凡病变部位在脊髓前角或脑干运动神经元及其周围神经所致的非中枢性瘫痪均不应诊断为脑性瘫痪。肌肉、骨骼及结缔组织疾病所致的运动障碍也不属脑瘫。

4. 正常小儿暂时性运动发育落后不应诊断为脑瘫。

5. 诊断脑瘫主要靠病史及体格检查。CT、MRI、脑电图检查结果不能作为诊断脑瘫的依据,但对探讨脑瘫的病因可能有所帮助。肌电图检查可作为诊断肌肉疾病的参考依据。

6. 母亲妊娠期、围生期、分娩时及小儿生后 1 个月内许多异常情况都有可能造成脑瘫,但并非一旦出现这些情况,将来一定发展为脑瘫。

【治疗】

对脑瘫的患儿,一旦明确诊断应尽早干预,促进正常运动发育,抑制异常运动和姿势。注意综合治疗,除针对运动障碍进行治疗外,对合并语言障碍,智力低下,癫痫,行为异常及感知觉障碍也应进行干预。脑瘫的康复是一个长期的过程,短期的住院治疗不能取得良好的效果,许多康复训练内容需在家庭或社区内完成,治疗内容大致包括以下几项:

1. 功能训练,包括躯体训练(physical therapy,PT)、技能训练(occupational therapy,OT)及其他功能训练。

2. 矫形器的应用,有些患儿需用支具或一些辅助器矫正异常姿势及运动。

3. 手术治疗,某些痉挛型脑瘫患儿可通过手术矫正畸形,改善肌张力。

4. 物理疗法 包括水疗及各种电疗。

5. 药物治疗 目前尚无一种治疗脑瘫的特效药物,有时可试用一些缓解肌肉张力增高及改善不自主多动的药物。

6. 传统医学方法 可应用针刺、按摩、推拿等疗法改善运动状况。

第四节 新生儿臂丛神经损伤

新生儿臂丛神经损伤多在分娩过程中,臂丛神经根干部受牵拉或压迫所致,引起上肢完全性或部分性瘫痪,多见于难产或巨大儿。

【临床表现】

根据损伤机制及范围,可分为上干型、下干型和全臂丛型三类。

1. 上干型 患肢下垂,肩关节内收、内旋,不能外展,耸肩活动消失;肘关节伸直,不能屈曲;前臂旋前,腕关节及手指活动尚好。

2. 下干型 肩、肘关节活动尚好。手指屈伸活动消失,拇指不能对掌,手骨间肌及大、小鱼际萎缩。如合并有 Horner 综合征,即属根性损伤。

3. 全臂丛型 整个患肢完全性迟缓性瘫痪,有感觉障碍。有时常可合并锁骨骨折、肱骨骨折。

【诊断要点】

1. X 线摄片 胸片及肩关节片,排除锁骨干骨折。

2. 肌电图及神经传导速度测定 有助于确定神经损伤的范围,以判断是完全性或部分性。

3. 有条件者,可进一步作体感诱发电位(SEP)、感觉神经动作电位(SNAP)测定。SNAP 存在,SEP 消失,提示为根性损伤。

【治疗】

1. 保守治疗 适用于 3~8 个月以内的患儿,可采用体位固定、药物治疗、物理治疗和针灸疗法。

(1)体位固定

1)上干型:臂部应置于外展、外旋位。可用绷带缠住腕部,再将其上举过头至颈后,将绷带的两头在健侧肩部一前一后缚于掖下。当健肩活动时,可牵动患肩作外展、外旋活动。

2)下干型:将患肢用颈腕带肘屈位,悬吊于胸前固定即可。

3)全臂丛型:同上干型或下干型。

(2)药物治疗:维生素 B_1 10mg,每日 3 次口服;地巴唑和宝力康口服等。

2. 手术治疗

(1)凡经 3 个月保守治疗,肩、肘或腕、指关节功能无任何恢复者;或功能虽有部分恢复,但停滞不前 3 个月以上者,可考虑采取手术治疗。而对根性损害者,争取在 3 个月内尽早手术。

(2)根据神经损伤范围、程度、性质及术者的经验、条件,选择单纯神经松解术、神经瘤切除术、神经吻合或移植术、神经移位术。可供移位的神经有膈神经、副神经和肋间神经。

(3)后期治疗:失去神经恢复机会,年龄在 5 岁左右者,以矫正肌力平衡,消除畸形,恢复部分功能为原则,选择肌移位术、软组织松解术、截骨或关节固定术。

3. 随访 对形成的后遗畸形,给予相应处理,最大限度提高上肢与手的功能。

第五节 急性小脑共济失调

急性小脑共济失调(acute cerebellar ataxia)的病因尚不完全清楚,但 50% 以上的患儿在病前 2~3 周有病毒感染病史。最常见为水痘病毒,也可为肠道病毒、腮腺炎病毒、流感病毒、EB 病毒、腺病毒或其他病毒。其致病机制与病毒直接引起小脑炎症有关,亦可因感染后诱发的自身免疫性小脑炎。

【临床表现】

1. 急性起病 发病以 1~3 岁幼儿为主,急性起病,大多于 2~3 天达病情高峰,也有进展较缓慢者。部分患儿病初伴呕吐。

2. 共济失调 躯体性共济失调为主。主要表现为步态不稳,严重者完全不能行走,不能站立或独坐,或有构音障碍。也可有四肢共济失调表现,出现意向性震颤,或有四肢、头部、甚至躯干的粗大震颤,主动运动时加重。指鼻试验、跟膝胫试验阳性。

3. 眼震和眼球异常运动 约在 50％的病例可见水平性眼震。有的患儿仅表现为眼球不自主和不规则的快速跳动。

4. 全身症状少 体温大多正常，少数可有易激惹，轻度嗜睡等。无颅内压增高征象。颅神经多不受累，眼底和感觉功能正常。少数病儿可有一过性锥体束征，脑膜刺激征罕见。脑脊液多正常，少数患儿急性期可有轻度白细胞和蛋白增高。

5. 病程自限 绝大多数患儿于起病后 1～2 周内完全康复，少数可能延长至数周。极个别遗留运动、行为或语言不协调。

【诊断要点】

本病诊断的关键是排除其他疾病。主要依据：

1. 根据其急性起病的共济失调，全身症状少，病后 2～3 天达病情高峰，病程自限等临床特点，可与后颅窝占位性病变，小脑退行性疾病鉴别。若患儿同时存在严重眩晕，持续呕吐或中耳炎，需考虑急性迷路炎。对正在服用苯妥英钠等抗癫痫药物者，需注意药物中毒引起的共济失调。

2. 头颅 MRI 排除后颅窝占位性病变。

【治疗】

无特效治疗方法。急性期应加强护理、卧床休息，保证足够营养。可短期应用糖皮质激素，病情停止进展后撤药。大剂量丙种球蛋白静脉注射对本病的疗效尚不肯定，有条件者可于病情进展期试用。

第六节 Reye 综合征

Reye 综合征又称为"脑病合并内脏脂肪变性"，1963 年首先由 Reye 报告。迄今病因不完全明了、多与病毒感染有关的急性线粒体损伤导致的全身性疾病。主要病理改变为急性弥漫性脑水肿和以肝脏为主的广泛内脏脂肪变性，但无炎症细胞浸润。临床以急性脑病为主要表现，但实验室检查主要表现为肝功能异常。起病后病情急剧加重，重者预后凶险，常于病后 24～48 小时内死于急性脑水肿和脑疝。

患儿大多有（约占 90％病例）上呼吸道感染等发热性前驱疾病，部分患儿与 B 型流感和水痘感染有关。有的学者曾怀疑阿司匹林、吩噻嗪类药物可能作为本病的一个诱因。

患儿年龄大多于 4～12 岁间，6 岁为高峰，但 4 个月以上婴儿均可发病。

【临床表现】

1. 起病　典型起病者常在一次上呼吸道感染等发热性疾病恢复期,病情突然加重而发病。病初多有明显呕吐,随即出现进行性意识障碍,并于 24～48 小时内达病情严重高峰。

2. 进行性意识障碍　轻者嗜睡或昏睡,严重者昏迷,甚至出现去皮质强直或去脑强直。

3. 顽固性惊厥发作　反复惊厥发作,大多为全身性,少数为局限性发作。

4. 颅内高压　进行性加重,可在数小时内发生脑疝而突然死亡。

5. 肝脏脂肪变性　肝脏轻-中度肿大,也可肿大不明显,但肝功多异常,始终无黄疸。

6. 部分病例病程呈自限性,急性脑病症状大多在起病后 3～5 天开始恢复,肝功异常的完全恢复则需 2～3 周。

【诊断要点】

1. 急性脑病的临床表现　尤其在一次急性病毒性感染恢复期病情突然加重,且伴频繁呕吐起病者。

2. 实验室检查　主要表现肝功异常。

(1)高血氨症:血氨于起病 24～48 小时内即见增高,为早期改变指标。

(2)血清转氨酶升高:尤其是血清丙氨酸转氨酶(ALT)增高,一般要在起病后 3～5 天才出现,并持续 2～3 周。

(3)肝脏合成凝血因子障碍:致凝血时间和凝血酶原时间延长;

(4)血脂升高:常见甘油三酯、短链脂肪酸升高;

(5)低血糖:婴幼儿多见。

【治疗】

1. 治疗原则　早期诊断、早期治疗。重点在于抢救脑水肿,降低颅内压。

2. 治疗方案

(1)积极减轻脑水肿,降低颅内压:

1)脱水剂:通常选择 20％甘露醇或甘油果糖(10％甘油＋5％果糖)液。出现利尿作用后要注意维持体内水、电解质平衡。

甘露醇剂量为每次 0.5～1.5g/kg,静脉快速滴注或静脉推注。视病情每 3～8 小时一次。注入后 5～15 分钟见效,半小时作用最强,可有轻度反跳作用。

甘油果糖液按甘油剂量为每次 0.5～1g/kg(10％甘油)静脉滴注。

其他脱水利尿剂如利尿酸、呋塞米、山梨醇也可应用。

2)地塞米松:可保护血脑屏障,协同甘露醇减轻脑水肿和脱水剂的反跳作用。但显效慢,18～24 小时起作用。剂量每次为 0.15～0.2mg/kg,每 6～8 小时一次。

3)机械通气:危急情况下应用。人工呼吸机控制下过度换气,可在数秒或数分钟内降低颅压,作用高峰 2～30 分。注意控制 $PaCO_2$ 不得低于 20mmHg,否则有引起脑缺血的危险。

(2)对症与支持治疗:

1)以 10%葡萄糖静脉滴注支持治疗,若合并有低血糖,应于积极纠正。

2)维持水、电解质平衡:补液量一般为 60～80ml/(kg·d),原则为"边补边脱",即积极利尿脱水,减轻脑水肿的同时,及时补充体液,注意水和电解质平衡。

3)积极控制惊厥发作,可选用地西泮按 0.2～0.3mg/kg 缓慢静注(一般 1分钟不超过 1mg,一次量不超过 10mg),大多在 5 分钟内见效,由于地西泮半衰期短,必要时 30～60 分钟后可再用一剂。苯巴比妥钠按每次 5～10mg/kg 静脉或肌肉注射,10～30 分钟起作用,维持疗效时间 6～8 小时。为防止惊厥再发,可按每天 10～12mg/kg,连续 2～3 天,注意血压、心率和呼吸的监测。

其他止惊厥药如戊巴比妥钠、氯硝西泮、丙戊酸、苯妥英钠等注射溶液也可用于惊厥的抢救。

4)补充凝血因子维生素 K。

(3)避免使用阿司匹林、吩噻嗪类药物。

第七节 急性感染性多神经根炎

急性感染性多神经根炎又称 Guillan-Barre 综合征。病因和发病机制尚不完全清楚,多认为是一种周围神经免疫性疾病。患者病前常有病毒感染史(呼吸道、肠道等病毒),农村发病率高于城市,近年证实国内本病患儿多与病前空肠弯曲菌感染有关。临床上以肢体急性对称性弛缓性瘫痪为主要表现,病程具有自限性,多数可望完全或基本完全恢复,但约 10%患儿可遗留轻度麻痹后遗症。重者可因累及呼吸肌或咽喉部肌肉,于急性期死于周围性呼吸衰竭。

【临床表现】

1. 运动障碍 以骨骼肌的急性运动障碍为临床突出表现

(1)肢体对称性松弛性瘫痪:多由下肢开始,以近端或远端为重,表现为肢体不同程度的肌力(0～Ⅳ级)减退。瘫痪程度基本对称,两侧肌力相差不应超过Ⅰ级。肌张力降低,腱反射减弱或消失,早期可有肌萎缩表现。

(2)颅神经麻痹:约 20%伴有颅神经受累,对称或不对称。以面神经最多见,后组(Ⅸ、Ⅹ、Ⅻ)颅神经麻痹后果最严重,可导致吞咽困难、呛咳、声嘶,且易因口中唾液痰液积聚引起气道阻塞和吸入性肺炎。

（3）呼吸肌麻痹：7%～15%病例可伴有呼吸肌麻痹，引起呼吸困难，严重时伴有低氧血症和高碳酸血症，可致周围性呼吸衰竭而死亡。

2.**感觉障碍**　2/3患儿病初伴有短暂神经根痛，维持数天。主要为自发性肢体闪电样灼痛或牵拉痛。极少数有手套、袜套样感觉障碍。

3.**自主神经功能紊乱**　为一过性，轻、重不等，表现为心率增快或减慢、血压不稳定、多汗、面色潮红等，可出现短暂性（不超过数小时）括约肌轻度功能障碍。

【诊断要点】

1.急性或亚急性起病；

2.对称性松弛性肢体瘫痪，以运动障碍为主，可伴有轻度感觉障碍和自主神经功能紊乱；

3.病情进展期一般不超过4周；

4.脑脊液蛋白细胞分离现象　细胞数正常，蛋白增高，起病后1～2周出现，2～3周最明显，但有25%病例脑脊液正常；

5.周围神经传导速度　周围神经传导速度减慢或反应电位波幅降低。前者提示原纤维的主要病理改变为髓鞘脱失，即急性炎症性脱髓鞘性多神经病（acute inflammatory demyelinating polyneuropathy，AIDP）。后者提示原纤维主要病理改变为轴索变性，即急性运动轴索神经病（acute motor axonal neuropathy，AMAN）。或两型混合。

【治疗】

1.**治疗原则**　目前尚无特效治疗。主要为对症和支持治疗，渡过急性期。若有呼吸麻痹，作好严密监测和呼吸衰竭的抢救。

2.**治疗方案**

（1）护理：

1）保证足够营养水分供给。勤翻身，预防褥疮，维持肢体功能位；

2）保持气道通畅；颅神经受累者给予鼻饲，防止误吸发生；

（2）呼吸肌麻痹的抢救处理：呼吸肌麻痹进展迅速者，应紧急行气管插管或气管切开术，给予呼吸机辅助通气治疗，有条件者定期监测血气。

（3）IVIG治疗：瘫痪进展期，尤其是出现呼吸肌麻痹或后组颅神经麻痹者，给予大剂量IVIG治疗。按每日200～400mg/kg，连用5天，或1～2g/kg一次冲击治疗，约50%～70%的患者可望有效，使麻痹停止进展。

（4）血浆置换术：通过血浆置换机置换新鲜血浆，有条件者可考虑应用，约50%病例有效。

（5）恢复期治疗：自病程3～5周起（一般以瘫痪不再进展为标志）开始进行

各种瘫痪康复及功能训练。

第八节　进行性脊髓性肌萎缩

进行性脊髓性肌萎缩(progressive spinal muscular atrophy)是一种具有进行性、对称性,以近端为主的松弛性瘫痪和肌肉萎缩为特征的遗传性下运动神经元疾病,预后大多不良。

【临床表现】

1. 婴儿型脊髓性肌萎缩(Werdnig-Hoffman 病)　起病早,对称性肌无力。近端肌肉受累严重患儿自主运动减少,肌肉松弛,张力极度低下,肌肉萎缩。随着病程进展可影响肋间肌和延髓支配的肌肉引起呼吸和吞咽困难。

2. 少年型脊髓性肌萎缩(juvenile spinal muscular atrophy)　起病常在 2～17 岁,开始为步态异常,下肢近端肌肉无力,病情缓慢进展,逐渐累及下肢远端和上肢,可存活至成人期。

3. 中间型脊髓性肌萎缩　起病在生后 3～15 个月,开始为近端肌无力,继而波及上肢,进展缓慢,可存活至青春期。

婴儿型、少年型、中间型均为常染色体隐性遗传,致病基因位于 5q12-14。

【诊断要点】

1. 病程在婴儿型、少年型及中间型均呈进行性加重。

2. 肌酸激酶(CK)婴儿型大多正常,少数轻度增高。少年型可有轻度或中度升高。

3. 肌电图呈神经源性损害,运动神经传导速度正常。

4. 肌肉组织病理检查示横纹肌纤维萎缩。

【治疗】

本病目前无特效病因治疗。仅能对症治疗,功能锻炼,防止畸形。本病易合并肺部感染,可采取措施积极预防和控制肺部感染。

第九节　进行性肌营养不良

进行性肌营养不良(progressive muscular dystrophy)为一组遗传性慢性疾病,主要病理变化是横纹肌变性。假肥大型肌营养不良是由于编码蛋白质 dystrophin 的基因突变所致。临床表现为进行性肌力减退,无感觉障碍。

【临床表现】

临床主要有以下几种类型:

1. 假肥大型

(1)有家族史,为 X 连锁遗传,故患者以男孩为主。

(2)幼儿时即起病,学步较晚,行走缓慢、不稳、腰肌、臀肌及下肢进行性无力,呈"鸭步"态,登楼困难。

(3)从平卧、坐位起立困难,需先用手撑地,改为蹲位,再以两手扶膝以支撑躯干,如此两手交替沿大腿上升,直至勉强起立(称 Gower 征)。

(4)肌肉萎缩,但部分肌肉因脂肪浸润而外表似肥大,按之坚硬,称假性肥大。假性肥大以腓肠肌最为多见,与其他部位萎缩成明显对照,病情进展可发生肌腱挛缩。

(5)可伴有心肌病变。

2. 面肩肱型　学龄期起病;常染色体显性遗传;患儿面无表情,即所谓肌病面容;垂肩,不能举手过头。

3. 肢带型　常染色体隐性遗传,以骨盆部肌肉或肩胛带肌肉受累开始,儿童或青春期起病。

【诊断要点】

1. 典型的进行性肌力减退病史。

2. 酶测定　早期血清醛缩酶、肌酸激酶、转氨酶等肌酶增高。以假肥大型者较明显,但肌肉极度萎缩时可不增高。

3. 血肌酸略高,尿肌酸增高,肌酐减少。

4. 受累肌肉作活体组织检查,肌纤维粗细不等,横纹消失,有空泡形成。肌纤维见结缔组织增生及脂肪沉积,尤以假肥大型者最为明显。

5. 肌电图检查　显示肌源性损害。

【治疗】

尚无特殊治疗。鼓励积极活动,防止废用性萎缩,不能自主活动者作积极被动活动及按摩。维持必要的营养供给及避免、减少感染发生。

第十节　重症肌无力

重症肌无力(myasthenia gravis)是神经肌肉接头处免疫性传导功能障碍的慢性疾病,表现为横纹肌异常地易于疲劳,经休息后或给予抗胆碱酯酶药物后能恢复。小部分患儿可伴胸腺肥大。

【临床表现】

1. 儿童重症肌无力　常在学龄期起病,感染、预防接种、情绪激动及疲劳可能为诱发因素,或使病情加剧。少数在幼儿期即发病,常先累及眼外肌,上眼睑下垂,眼球运动障碍,伴有复视,晨轻暮重,休息后好转。病情可缓慢进展以至累及面肌、咀嚼肌、咽肌等,也可累及四肢及躯干、呼吸肌,甚至迅速发生呼吸困难。

2. 新生儿重症肌无力

(1)母亲患此症者,其新生儿可有暂时性或一过性重症肌无力,上眼睑下垂、哭声低微、吸吮无力,甚至呼吸困难,持续几小时至数周,症状多于1个月后消失。

(2)先天性重症肌无力者自新生儿起即出现上眼睑下垂、眼球活动障碍等症状,重者累及其他肌肉。

【诊断要点】

1. 典型的病史。

2. 诊断性试验 用依酚氯铵(腾喜龙)1mg 静注(或 2mg 肌注,12 岁以上者可用 5mg 肌注),即刻可见肌力显著增强,但此药作用时间极短暂,故有时观察不便。婴幼儿多用新斯的明,每岁 0.05mg 肌注,约 30min 左右可见效,作用时间较长。注射后若出现面色苍白、多汗、流涎、瞳孔缩小、腹痛等不良反应时,可肌注阿托品解除。

【治疗】

1. 抗胆碱酯酶药 剂量以能控制症状而不产生严重不良反应为度,疗程也随病人而不同。

(1)新斯的明:婴儿每次 1～5mg,口服;儿童每次 5～10mg,每日 2～3 次。

(2)溴化吡啶斯的明:作用较久,不良反应较少。婴幼儿开始每次 10～20mg,儿童开始每次 15～30mg,每日 2～3 次,以后可根据病情需要增减。

2. 免疫抑制剂 用抗胆碱酯酶药无效,或症状较重者可用 ACTH 或泼尼松治疗,或与抗胆碱酯酶药同用。泼尼松宜从小剂量起始,渐增至能缓解症状时维持治疗,应注意治疗初期时症状进展,必要时也可合用环磷酰胺或硫唑嘌呤,此时激素用量可适当减少。

3. 其他药物 麻黄素、氯化钾、钙剂等能增加新斯的明药效,可选择联合应用。

4. 手术或放射治疗 胸腺瘤或胸腺增生者可考虑手术或放射治疗。

5. 危象处理 依酚氯铵作用快,药效消失也快,故在区别肌无力危象与药物过量的胆碱能危象有困难时也可应用,但应有辅助呼吸准备。如症状加重则为胆碱能危象,需立即注射阿托品。如为肌无力危象,可用新斯的明注射,配合麻黄素、氯化钾应用。

6. 禁忌药物 突触受体竞争剂、肌膜抑制及呼吸抑制剂均应避免,如新霉素、卡那霉素、庆大霉素、链霉素、奎宁、奎尼丁、异丙嗪、巴比妥、地西泮等。

第十一节　颅 内 肿 瘤

颅内肿瘤(intracranial tumor)在小儿肿瘤中占第二位,各年龄均可发病,5~8 岁发病最多,在小儿时期以幕下肿瘤较多见,常为胶质瘤,预后较差。

【临床表现】

1. 常见症状

(1)呕吐:是小儿颅内肿瘤最常见的症状,婴幼儿尤为多见,呕吐常无恶心,与饮食无关,呕吐常发生在清晨。

(2)头痛:多数头痛为颅内压增高所致,少数也可因肿瘤直接刺激硬脑膜而出现限局性头痛。头痛可呈间歇性或持续性,年幼儿不能述说头痛,常表现为阵发性哭闹不安或以手抓头、打头。

(3)视力减退:视力减退是儿童颅内肿瘤常见的症状,但往往被家长忽视,有时甚至发展到双目失明或近乎失明时才被家长注意。

(4)步态不稳定及共济运动障碍:由于小儿幕下肿瘤较多,小脑蚓部受累时常表现步态不稳,易摔跤,如肿瘤波及小脑半球则常表现持物不稳,手发抖等共济运动障碍症状。

(5)精神及情绪异常,部分患儿可表现精神不振、淡漠、乏力,嗜睡,对外反应呆滞或易激惹,烦躁等。

(6)惊厥:大脑半球肿瘤时,惊厥发生率约为 20%~50%,可为局灶性发作或全身性发作。

(7)发热:小儿颅内肿瘤时,常可见到体温升高,可能与肿瘤性质较恶,有出血、坏死及瘤细胞脱落进入脑脊液有关,也可能与体温调节中枢受累有关,不要因有体温升高只考虑颅内炎症。

(8)多饮多尿:如肿瘤在鞍区附近常可压迫垂体和视丘下部,影响抗利尿激素的分泌,出现多饮多尿情况。

2. 体征

(1)头颅增大,多发生在婴幼儿,由于颅内压增高引起颅缝分离而头颅增大。

(2)视乳头水肿,是小儿颅内肿瘤重要体征之一,阳性率大约 70%~80%,视乳头水肿多为双侧性。

(3)强迫头位,是机体的一种保护性反射,小儿较成人发生率为高,常采取某种姿势,使头部保持某种特殊位置,以保证脑脊液循环通畅。

(4)颈部抵抗:多见于后颅凹肿瘤的患儿,可能与肿瘤或小脑扁桃体疝压迫刺激颈神经根有关。

(5)眼球震颤,多见于小脑部位肿瘤。常为粗大的水平眼震。

(6)锥体束征阳性,多见于幕上肿瘤,特别是大脑半球肿瘤时,可表现为腱反射亢进,Babinski 征阳性。

【诊断要点】

当怀疑到颅内肿瘤时需做以下检查:

(1)CT 检查:大约有 90% 脑肿瘤可以通过 CT 确定诊断,静脉注射增强剂进行对比,更可提高阳性率,但天幕下肿瘤由于后颅凹被颅骨及含气的腔窦包围,伪影较多,有时诊断困难,对很小的肿瘤 CT 有时也可能无法发现。

(2)磁共振(MRI)检查:对肿瘤的定位较准确,而且对于鞍区、脑干及后颅凹肿瘤的检查,由于没有骨骼伪影的干扰,提高了诊断率。

(3)腰椎穿刺:可测量颅内压力,婴幼儿常因哭闹以致压力测量不太可靠,较大儿童所测结果有参考价值。部分脑肿瘤(如髓母细胞瘤、室管膜瘤等)在脑脊液中可能找到瘤细胞,对明确诊断有很大意义。脑脊液检查还可鉴别是否为颅内感染,但患儿如已有明显颅压高症状或有可能出现脑疝时,腰椎穿刺要非常慎重,必要时需降颅压后再行穿刺。

(4)脑电图检查:常有异常改变,但不能据此诊断脑肿瘤或否定诊断。

【治疗】

1. 手术治疗　包括根治手术和姑息手术。前者尽量彻底切除肿瘤,后者为缓解症状,减轻颅内压力,解除脑脊液循环梗阻。

2. 放射治疗　对恶性程度较高或手术不能完全切除及术后复发性肿瘤。

3. 化学治疗　可作为对颅内肿瘤的辅助治疗手段,主要针对颅内肿瘤手术后残余肿瘤细胞而非肿瘤的主体,常与手术切除或放射治疗同时进行。

4. 免疫治疗　通过机体自身的免疫防御系统达到抑制肿瘤生长或消灭肿瘤细胞的目的,包括特异性和非特异性治疗两大类。

第十二节　神经皮肤综合征

神经皮肤综合征(neurocutaneous syndrome)是一类先天性疾病。一些起源于外胚层的组织和器官出现异常,常表现为神经系统、皮肤和眼睛的异常。有时也波及中胚层或内胚层发育的器官。这些疾病多为常染色体显性遗传,有较高的不完全的外显率。目前已知此类疾病多达 40 余种,但常见的仅 3 种,即神经纤维瘤病、结节性硬化症及脑面血管瘤病。

一、神经纤维瘤病

神经纤维瘤病(neurofibromatosis)根据临床表现及染色体基因定位可分为Ⅰ、Ⅱ两型，Ⅰ型基因定位在 17 号染色体(17q11.2)；Ⅱ型基因定位在 22 号染色体(22q11)。

【临床表现】

1. 神经纤维瘤病Ⅰ型　患儿出生时即可发现皮肤有咖啡牛奶斑,呈浅棕色,随年龄增大,可逐渐长大、增多。有时在腋窝或躯干其他部位见到一些 1～3mm 大小似面部雀斑的浅棕色斑,数目较多,成簇出现,称为腋窝雀斑。有时皮肤还可见到结节状隆起的神经纤维瘤,有时有蒂,婴幼儿时期不明显,青春期以后增多。

眼部在虹膜部位有时可见到色素性虹膜错构瘤(Lisch 小体),裂隙灯下检查才能发现。

神经系统也可见肿瘤,视神经胶质瘤是中枢神经系统常见的肿瘤。脊髓、神经根或周围神经也可见神经纤维瘤,根据肿瘤部位出现一系列症状。

患儿常出现学习困难及行为障碍,但明显智力低下不太多见,少部分患儿合并有癫痫发作。

其他系统如骨骼也可表现异常,如蝶骨发育不良,骨皮质变薄,胫骨假关节形成等。

2. 神经纤维瘤病Ⅱ型　较Ⅰ型少见,发病年龄较晚,主要为双侧听神经瘤,表现为听力丧失,耳鸣、眩晕及面肌无力。Ⅱ型病例中,皮肤出现咖啡牛奶斑或神经纤维瘤较Ⅰ型少见。

【诊断】

1. 神经纤维瘤病Ⅰ型　至少需具有下列 2 项方可诊断。

(1)6 个或 6 个以上咖啡牛奶斑。青春期以前其直径要求大于 5mm,青春期以后要求大于 15mm。

(2)腋窝雀斑。

(3)视神经胶质瘤。

(4)2 个以上神经纤维瘤或 1 个丛状神经纤维瘤。

(5)一级亲属中有Ⅰ型神经纤维瘤病患者。

(6)两个或更多的 Lisch 小体。

(7)骨病变(蝶骨发育不良,长骨皮层变薄,假关节)。

2. 神经纤维瘤病Ⅱ型　需具有下列 1 项方可诊断

(1)双侧听神经瘤(需经 MRI、CT 或组织学检查证实)。

(2)一侧听神经瘤,同时一级亲属中有Ⅱ型神经纤维瘤病患者。

(3)一级亲属中有Ⅱ型神经纤维瘤病患者,而且患者有下列任何两种疾病:神经纤维瘤,脑(脊)膜瘤、神经鞘瘤、神经胶质瘤。

【治疗】

当肿瘤压迫神经系统有临床症状时,可行手术切除,放射治疗无效。合并癫痫时应用抗癫痫药物。

二、结节性硬化症

结节性硬化症(tuberous sclerosis)是一种常染色体显性遗传疾病,基因定位在第9号染色体(9q 34)。

【临床表现】

1. 皮肤表现 90%病儿在出生时即可发现皮肤色素脱失斑,白色,椭圆形或桉树叶状,数目多少不等。面部血管纤维瘤为本病特有的体征,丘疹状或小斑块状,表面光滑无渗出或分泌物,散布在鼻的两旁,有时下颏部位或前额部也可见到,血管纤维瘤在婴儿时期常见不到,4~5岁以后逐渐增多,70%~80%的病人有此表现。指(趾)甲纤维瘤像一块肉状小结节,生长在指(趾)甲周围或指甲下面,也是本病特点之一。部分病人在躯干可见到鲨鱼皮样斑,微微隆起于皮肤,边界不规则,表面粗糙,不脱屑。

2. 眼部表现 视网膜错构瘤是本病重要体征之一,有时见到斑块状错构瘤或无色素区域,大的视网病变可影响视力。

3. 神经系统症状 80%~90%患儿有癫痫,婴儿时期常表现为婴儿痉挛,随年龄增长转变为其他类型发作。60%病儿合并有智力低下。

脑内结节(错构瘤)数目多少不等,常位于侧脑室室管膜下,CT或MRI检查很容易发现。

4. 其他系统 本病可累及除骨骼肌外身体的其他部位,50%~60%病人肾脏可有血管肌脂瘤,2/3病人心脏伴有横纹肌瘤。

【诊断】

确诊本病需有下列1条主要指标;或2条二级指标;或1条二级指标加上2条三级指标。

1. 主要指标

(1)面部血管纤维瘤。

(2)多发性指(趾)甲纤维瘤。

(3)脑结节(需有组织学证据)。

(4)多发室管膜下结节伸向脑室(经放射学证实)。

(5)多发的视网膜星形细胞瘤。

2．二级指标

(1)心脏横纹肌瘤。

(2)其他视网膜错构瘤或无色素性斑块。

(3)脑部结节(放射学证实)。

(4)非钙化性室管膜下结节(放射学证实)。

(5)鲨鱼皮样斑。

(6)前额斑块。

(7)肺淋巴血管肌瘤病(组织学证实)。

(8)肾血管肌脂瘤(放射学或组织学证实)。

(9)结节性硬化症多囊肾(组织学证实)。

3．三级指标

(1)色素脱失斑。

(2)皮肤"纸屑样"色素脱失斑。

(3)肾囊样变(放射学证实)。

(4)不规则的牙釉质破坏凹陷。

(5)直肠息肉错构瘤(组织学证实)。

(6)骨囊性变(放射学证实)。

(7)肺淋巴血管肌瘤(放射学证实)。

(8)脑灰质异位(放射学证实)。

(9)牙龈纤维瘤。

(10)婴儿痉挛。

【治疗】

针对癫痫可应用抗癫痫药物控制发作。因为脑部病变为多发性,外科手术效果不佳,但如果肿瘤位于重要部位引起惊厥发作时,可行手术治疗。

三、脑面血管瘤病

脑面血管瘤病(encephalofacial angiomatosis)又称为 Sturge-Weber 综合征,主要表现为一侧面部血管痣,及同侧软脑膜血管瘤。

【临床表现】

1．皮肤症状　出生时即可发现一侧面部血管痣,呈红色,不隆起于皮肤,按压可稍退色。因血管痣分部的部位与三叉神经分布的部位大体一致,以往又称本病为"脑三叉神经血管瘤病",实际上本症与三叉神经无关。面部血管痣以一侧为主,也有不少病儿面部双侧均可见到。

2. 眼部症状 40％病人有青光眼,常与面部血管痣同侧。

3. 神经系统症状 面部血管痣同侧软脑膜血管瘤,可引起惊厥,表现为血管痣对侧肢体抽搐及偏瘫。本病患者大约有一半病人智力受损。

【诊断】

面部血管痣一般容易发现,当怀疑本病时需做脑 CT 检查,早期即可发现颅内软脑膜血管瘤,需注意有些病儿出生时仅面部有血管痣,数月或数年后才出现神经系统症状。青光眼也可在生后数月或数年才出现。所以当遇到一面部血管痣的患儿应定期随访。

【治疗】

合并癫痫者应用抗癫痫药物,顽固发作不能药物控制者可考虑外科手术。对青光眼应给予治疗。

第十三节 习惯性抽搐及抽动秽语综合征

习惯性抽搐(tic)又称局部抽搐症;抽动秽语综合征又称为进行性抽搐症、Tourette 综合征。主要见于学龄前及学龄期儿童,以身体各部位抽动动作、不自主发声为特征,其病因及发病机制尚不十分清楚。

【临床表现】

1. 抽搐动作 病初往往是头面部的异常动作,如眨眼、皱眉、吐舌、摇头、耸肩等。抽搐的部位、数量、频度或严重程度可随时间而改变。抽动虽为不自主地发生,但又可受意识控制片刻。抽搐动作也可表现为一些较复杂的动作,如快速地甩手、拍打身体某个部位、踢腿、蹦跳、把物体举到鼻前做闻的动作等。

2. 异常发声 突然发出"啊"、"哦"、"丝"、"切"等单调的声响,或发作清喉声音、吸鼻涕声音,也可能反复重复某几个词,模仿他人语言,或反复说某句骂人的词句(秽语)。

【诊断】

1. 不自主的异常抽搐动作及发声均在清醒时出现,但可受意识控制片刻,情绪紧张时加重,入睡后消失。

2. 异常抽动不影响日常生活,如不会因有甩手动作而将手中物品落地;不会因踢腿动作而摔到。

3. 多无明显神经系统异常体征,智力发育正常。

4. 实验室检查 脑电图、脑诱发电位反应等常无特异改变。神经影像学检查正常。

【治疗】

1. 氟哌啶醇（haloperidol）　从小剂量起始递增，视个体反应而异，最大量一般不超过每日 8mg。可同时服用苯海索（安坦），以减少锥体外系不良反应。根据症状缓解情况给予有效维持量，疗程按病情需要决定。

2. 硫必利　可以每日总量 100mg 口服起始，渐增至每日 150～300mg，分 3～4 次口服。

3. 患儿可伴有注意力集中障碍和多动，但使用哌甲酯或苯丙胺等激动剂，可能会促使病情恶化或抽动增加。

4. 开展精神心理治疗，改善教育方式，减少患儿紧张情绪和思想压力，并可适当给抗焦虑药。

第十四节　儿童多动综合征

儿童多动综合征（hyperkinetic syndrome of childhood）又称为注意力缺陷多动症（attention deficit hyperactivity disorder，ADHD），注意力缺陷症（attention deficit disorder，ADD）及轻微脑功能障碍（minimal brain damage，MBD）等。

【临床表现】

1. 活动过多　表现为明显的活动增多，经常来回奔跑，在教室里不能静坐，过度喧闹，话多。

2. 注意力不能集中　上课时不能坚持认真听教师授课，易受外界的细微干扰而分心。做作业不能全神贯注，做做停停。做事不能坚持始终。

3. 冲动行为　情绪不稳，易激动，缺乏自制力，任性，易于过度兴奋。

4. 学习困难　由于在学习过程中缺乏必需的注意力，学习成绩落后。

5. 神经发育障碍　精细协调动作笨拙，分辨左右困难，有时还可伴有语言发育迟缓。

【诊断】

1. 7 岁以前发病。

2. 病程 6 个月以上。

3. 智力不低下。

4. 至少存在下列行为中的 8 项：

(1)手或脚常常不停地活动或在座位上不停扭动。

(2)令其静坐时难以静坐。

(3)容易受外界刺激而分散注意力。

(4)在游戏或集体活动中不能耐心等待轮换上场。

(5)常常在别人问话未完时即抢着回答。

(6)又难于按别人提示去完成某件事(不是由于违抗行为或未能理解),如不能完成家务事。

(7)在作业或游戏中难以保持注意力。

(8)常常一件事未做完又换做另一件事。

(9)难以安静地玩耍。

(10)经常话多。

(11)常常打断或干扰他人活动,如干扰其他儿童的游戏。

(12)别人对他说话时常常似听非听。

(13)常常丢失在学校或家中学习、活动时用的物品(如书、铅笔、作业本、玩具等)。

(14)常常参加对躯体有危险的活动而不考虑可能导致的后果(不是为了寻求刺激),如不看四周就跑到街中心去。

5. 体格及实验室检查 无特殊阳性体征或病理反射。有时表现动作笨拙缓慢,精细动作(如扣纽扣、系鞋带)稍感困难。智力检查大致正常,脑电图无特殊异常。

【治疗】

1. 心理、教育、行为治疗 对病儿不应歧视或责骂,以免造成患儿精神创伤。但也不能放任不管。应进行教育,指出其缺点,纠正不良行为,稍有进步应予鼓励,增强克服缺点的信心。训练注意力集中,避开环境中的无关刺激。

2. 药物治疗 主要选用中枢神经兴奋剂,应用苯巴比妥类镇静剂时,非但无效,还能使症状加剧。

(1)哌甲酯(methylphenidate):主要应用于 6 岁以上小儿,每日 0.2～0.5mg/kg,个别可达每日 0.7～1.0mg/kg,最大量一般每日不超过 40mg。服药时从小量开始,逐渐加量,每日量分 2 次口服,早晨上课前及下午上课前服用,下午 4 时后不要再服药,以免影响睡眠。周末及节假日停药。本药主要副作用是食欲不振、失眠、腹疼,面色苍白等。长期大量服用可能抑制生长发育。合并癫痫的患儿不宜采用本药,以免诱发癫痫发作。

(2)匹莫林(pemoline):常用剂量每日 1～3mg/kg,从小量开始,每日 10～20mg,早晨服药一次即可。逐渐加量,1 日最大量不超过 80～100mg。周末及节假日停用。不良反应较少,部分患儿可能出现失眠,食欲减退,胃部不适,头痛等,个别病儿可能引起肝功能受损(天冬氨酸转氨酶和丙氨酸转氨酶升高)。

第十四章　内分泌系统疾病

第一节　生长激素缺乏症

各种原因造成的儿童矮身材是指身高低于同种族,同性别、同年龄正常儿童生长曲线第三百分位数以下,或低于其身高均数减两个标准差(-2SDS)者。其中部分患儿是因下丘脑或垂体前叶功能减低、分泌生长激素不足所致身材矮小,称为生长激素缺乏症。

【临床表现】

1. 出生时身长和体重正常。少数患儿曾有臀位产、产钳助产致生后窒息等病史。

2. 一般在一岁后开始出现生长减慢,生长速度常<4cm/年。随着年龄增长,身高落后日益明显。

3. 一般智力正常。

4. 面容幼稚,呈娃娃脸,腹部皮下脂肪相对丰满。

5. 男孩多数有青春期发育延迟或小阴茎,小睾丸。

6. 牙齿萌出及换牙延迟。

7. 当患儿同时伴有其它垂体激素缺乏时,临床出现相应激素分泌不足的症状和体征。

【诊断要点】

1. 仔细采集病史　包括:出生时身长,体重,出生时状况,出生后生长发育,运动和智力发育情况;母亲妊娠及生产史,孕期健康状况;父母及家族其他成员的身高等。

2. 认真全面体检,排除其他导致生长障碍的疾病。

3. 具有以上临床特点。

4. 实验室检查

(1)生长激素(GH)刺激试验:由于 GH 的释放呈脉冲性,其正常基值仅为$0\sim3\mu g/L$,故不能依靠此值作出诊断,必须进行两种药物刺激试验(表 14-1),根据 GH 峰值判断:分泌峰值<$5\mu g/L$确诊为完全性生长激素缺乏症;分泌峰值

$5\sim10\mu g/L$ 则为部分缺乏。

(2)血清胰岛素样生长因子-1(IGF-1)及胰岛素样生长因子结合蛋白-3(IG-FBP-3)浓度常降低。

(3)血清甲状腺激素(T_4、T_3)及促甲状腺素(TSH);肾上腺及性腺激素的测定,用以判断有无全垂体功能减退。

表 14-1　生长激素分泌功能试验

刺激试验	药物剂量及方法	采血测 GH 时间	备注
运动试验	禁食 4 小时后,剧烈运动 15～20 分钟	开始运动前及运动后 20 分钟	可疑病例筛查试验
胰岛素试验	RI 0.075U/kg,静脉注入	给药前及给药后 30,60,90,120 分钟	同时测血糖,血糖值应低于给药前的 50% 或＜50mg/dl
精氨酸试验	0.5g/kg 用注射用水配成 5%～10% 精氨酸溶液,30 分钟内静脉注入	同上	最大用量为 30g
左旋多巴试验	10mg/m², 1 次口服	同上	少数人有轻度头痛,恶心呕吐
可乐定试验	4μg/m², 1 次口服	同上	轻度血压下降

(4)骨龄常落后于实际年龄 2 岁以上。

(5)染色体检查,排除 Turner 综合征。

(6)生长激素释放激素(GHRH)兴奋试验:用于鉴别病变位于下丘脑或垂体。结果判断:GH 峰值＞$10\mu g/L$ 为下丘脑性生长激素缺乏;GH 峰值＜$10\mu g/L$ 为垂体性生长激素缺乏。

(7)必要时作垂体 CT 或 MRI 的检查,以排除肿瘤等情况。

【治疗】

治疗目的:尽可能恢复正常生长速率,延长生长时间,以期达到较满意的最终身高。

1. 基因重组人生长激素替代治疗　剂量为 0.1U/(kg·d),每日睡前皮下注射,每周 6～7 次,开始治疗时年龄愈小者,疗效愈显著,以第一年效果最佳,治疗应持续至骨骺融合。

2. 若伴有甲状腺功能减退者,必须加服甲状腺片 40～60mg/d,若伴促性腺激素不足,可于青春期时给予雄激素或雌激素类药物联合治疗,如十一酸睾酮或妊马雌酮等。

3. 合成代谢激素　司坦唑醇:剂量为每日 0.05mg/kg,分 2 次口服。6～12

个月为一疗程。

第二节 尿 崩 症

尿崩症是由于各种原因导致的肾脏尿浓缩功能障碍,临床以多饮、多尿、尿比重和尿渗透压降低为特点,其中因下丘脑和垂体后叶神经内分泌功能异常、造成精氨酸加压素(AVP)又称抗利尿激素(ADH)合成或分泌不足者称中枢性尿崩症。肾脏对 AVP 无反应者为肾性尿崩症。

【临床表现】

1. 任何年龄均可发病,一般起病突然,也可呈渐进性。

2. 烦渴,多饮、多尿,24 小时饮水量或尿量$>3\ 000ml/m^2$。

3. 婴幼儿因烦渴表现为哭闹不安,发热,体重不增等症状;若不及时补充水分,可以出现脱水征,严重者甚至抽搐。

4. 皮肤干燥、弹性差、精神萎靡不振,食欲减退,体重下降。因夜尿增多,影响睡眠。

5. 临床同时出现头痛、呕吐、视力障碍,性早熟或肥胖等症状时应排除颅内占位性病变。

【诊断要点】

1. 根据病史及以上临床表现。

2. 实验室检查

(1)尿常规:尿比重不超过 1.005,尿色清澈,尿糖阴性。

(2)尿渗透压$<200mmol/L$。

(3)血浆渗透压正常高限。

(4)血生化:肾功能。

(5)限水试验:用于真性尿崩症和精神性多饮的鉴别。方法:晨起排空膀胱,测血压及体重,测尿比重、血钠和血渗透压后,开始禁水;每小时排尿一次,测尿量、尿比重、渗透压,测血压及体重;根据患儿临床反应可进行 6~8 小时,甚至 12~16 小时。若患儿持续排低渗尿,体重下降 3%~5%,血钠$>145mmol/L$,血渗透压$>295mmol/L$,应考虑为真性尿崩症;若对限水试验耐受良好,尿渗透压明显上升,为精神性多饮。必须密切观察试验全过程,当体重下降 5%时,应即终止试验。

(6)垂体加压素试验:用以鉴别中枢性尿崩症和肾性尿崩症,可与限水试验连续进行,当限水试验进行至相邻两次尿液的渗透压之差$<30mmol/L$ 时即可开始此项检查。方法:皮下注射垂体后叶素 5U,若为中枢性尿崩症,尿比重在 2

小时内明显上升,>1.016,尿渗透压大于血渗透压。若为肾性尿崩症,则尿量及尿比重无明显变化。

(7)血浆 AVP 测定:在重症中枢性尿崩症,血浆 AVP 浓度<0.5ng/L;肾性尿崩症者,血浆 AVP 水平升高。

3. 头颅正侧位 X 线平片、CT 或 MRI 检查 有助于颅内肿瘤所致尿崩症的诊断。

【治疗】

1. 病因治疗 因肿瘤所致应手术或放射性核素素治疗。

2. 加压素替代治疗

(1)鞣酸加压素:每次剂量 0.1~0.3ml,最大量 0.5ml,肌内注射,通常一次注射的作用时间维持 3~5 天,当药效减弱时再注射第二次。

(2)去氨加压素(DDAVP):每次剂量为 0.05~0.1mg,每日 2 次口服;鼻内滴入剂量为 1.25~10μg/d,偶有头痛、血压增高等不良反应。

3. 非激素治疗

(1)氯贝丁酯(安妥明):15~25mg/(kg·d),分 2~3 次口服,有食欲减退、恶心呕吐、白细胞减少和肝功损害等不良反应。

(2)卡马西平:剂量为 10~15mg/(kg·d),分 2~3 次口服。

(3)氢氯噻嗪:剂量为 2~4mg/(kg·d),分 2~3 次口服,同时补充钾,对肾性尿崩症有效。

(4)氯磺丙脲:剂量为 20mg/(kg·d),分 2 次口服,可有低血糖不良反应。

第三节 性 早 熟

男童 9 岁、女童 8 岁之前呈现第二性征,即为性早熟。临床分为真性性早熟和假性性早熟两大类。真性性早熟是在第二性征发育的同时,性腺(睾丸或卵巢)也发育和成熟;假性性早熟则只有第二性征的发育而无性腺的发育。性征与其真实性别一致者为同性性早熟,否则为异性性早熟。临床较常见的是特发性性早熟。

【临床表现】

1. 特发性性早熟 患儿性发育过程遵循正常的性发育规律。

(1)女性开始症状为乳房发育;男性为睾丸和阴茎的发育。

(2)随后阴毛生长,外生殖器发育,最后女孩出现月经;男孩睾丸容积、阴茎增大,后出现腋毛、阴毛,同时体格发育加速。

(3)生长速率加快。

(4)骨龄增快,超过实际年龄,骨骺提前闭合,影响最终身高。

(5)智力发育正常,可能有精神心理变化。

(6)颅内肿瘤所致性早熟,后期出现视野缺损和头痛、呕吐等颅压增高症状。

2. 假性性早熟　患儿性发育过程不按正常的性发育规律。常有部分第二性征缺乏。

(1)肾上腺皮质增生症,肾上腺肿瘤等,在男性为阴茎增大而无相应睾丸容积增大,女性为男性化表型。

(2)性腺肿瘤:如女性卵巢肿瘤所致性早熟,不出现阴毛。

(3)含雌激素药物,食物或化妆品所致性早熟,可致乳房增大,乳头乳晕及会阴部有明显色素沉着。甚至女孩阴道出血。

3. 部分性性早熟　仅有一种第二性征出现,如单纯乳房早发育,单纯阴毛出现或单纯阴道出血等,无骨骼早熟。

【诊断要点】

1. 女孩在 8 岁前,男孩在 9 岁前出现第二性征。

2. 生长速率>6cm/年。

3. 实验室检查

(1)血浆黄体生成素(LH)、卵泡刺激素(FSH)、雌二醇(E2)、泌乳素(PRL)、17α-羟孕酮(17α-OHP)及 17 酮(17KS)等的基础值可能增高。

(2)促性腺素释放激素(GnRH)刺激试验:GnRH 剂量 $2.5\mu g/kg$,最大剂量 $100\mu g$ 肌内注射。刺激后 LH、FSH 明显增高,LH/FSH 峰值比>1,LH 峰值/基础值>3 时,支持中枢性性早熟。

4. X 线　骨龄超前;颅骨正侧位 X 线片。

5. B 超　卵巢、子宫发育增大,可见 4 个以上的成熟卵泡。

6. CT 及 MRI 检查　颅内或肾上腺部位。

【治疗】

1. 药物治疗

(1)甲羟孕酮:剂量 $10\sim30mg/d$,每日 2 次口服,可使乳腺发育停止,增大的乳房缩小。有致高血压、抑制生长等不良反应。

(2)促性腺素释放激素类似物(GnRHa),常用长效制剂,$80\sim100\mu g/kg$,每 4 周肌注一次(或每 6 周皮下注射一次)。

(3)环丙孕酮:剂量 $70\sim100mg/(m^2\cdot d)$,具有较强的抗雄性激素作用,抑制垂体促性腺激素的分泌,降低睾酮水平,不良反应较小。

2 对因治疗　由肿瘤所致者,采用手术切除、放疗或化疗。

第四节　甲状腺功能减退症

甲状腺功能减退症(简称甲减)是由多种原因影响下丘脑-垂体-甲状腺轴功能、导致甲状腺激素的合成或分泌不足;或因甲状腺激素受体缺陷所造成的临床综合征。根据病因和发病年龄可分为先天性甲减和获得性甲减两类,小儿时期多数为先天性甲状腺功能减退症。

一、先天性甲状腺功能减退症

先天性甲状腺功能减退症以往曾称为呆小症或克汀病。本病分为两类:散发性甲减是由于胚胎过程中甲状腺组织发育异常、缺如或异位,或是甲状腺激素合成过程中酶缺陷所造成;地方性甲低是由于水、土或食物中缺碘所致,多见于甲状腺肿流行地区。

【临床表现】

1. 新生儿期表现

(1)常为过期产,出生体重超过正常新生儿。

(2)喂养困难,哭声低,声音嘶哑。

(3)胎便排出延迟,腹胀,便秘。

(4)低体温,末梢循环差。

(5)生理性黄疸期延长。

2. 典型表现

(1)特殊面容:头大颈短,表情淡漠,眼距增宽,眼裂小,鼻梁塌平,舌体宽厚、伸于口外,皮肤粗糙,头发稀疏干燥,声音嘶哑。

(2)特殊体态:身材矮小,上部量大于下部量,腹大、脐疝,脊柱弯曲,腰椎前凸,假性肌肥大。

(3)运动和智力发育落后。

(4)生理功能低下:怕冷少动,低体温,嗜睡,对外界事物反应少,心率缓慢,心音低钝,食欲差、肠蠕动减慢。

3. 迟发性甲减

(1)发病年龄晚,逐渐出现上列症状。

(2)食欲减退,少动,嗜睡,怕冷,便秘,皮肤粗糙,黏液性水肿。

(3)表情淡漠,面色苍黄,疲乏无力,学习成绩下降。

(4)病程长者可有生长落后。

4. 地方性甲减

(1)神经性综合征:以聋哑,智力低下,共济失调,痉挛性瘫痪为特征,身材正常。

(2)黏液水肿性综合征:以生长发育明显落后,黏液性水肿,智力低下,性发育延迟为特点。

【诊断要点】

1. 根据发病年龄;患儿是否来自甲肿流行地区;符合以上临床表现者。

2. 实验室检查

(1)血清 T_4、T_3 及 TSH 浓度测定:T_3,T_4 降低;TSH 水平增高,若>20mU/L 可确诊。必要时测游离 T_3 和游离 T_4 及甲状腺素结合球蛋白。

(2)甲状腺自身免疫性抗体:甲状腺球蛋白抗体(TG-Ab)和甲状腺过氧化物酶抗体(TPO-Ab)测定,以除外慢性淋巴性甲状腺炎所致甲减。

(3)基础代谢率:降低,能合作的较大患儿可进行此项检查。

(4)血胆固醇、肌酸激酶和甘油三酯常增高。

3. X 线检查　骨化中心出现延迟,骨龄落后于实际年龄(一岁以下者应拍膝关节),骨质疏松。

4. 甲状腺核素扫描　有助于甲状腺发育不全、缺如或异位的诊断。

【治疗】

1. 治疗原则　早期诊断,早期治疗,终身服药;用药应从小剂量开始,注意剂量个体化,根据年龄逐渐加至维持剂量,以维持正常生理功能。

2. 替代治疗

(1)L-甲状腺素钠:维持剂量:新生儿 $10\mu g/(kg \cdot d)$;婴幼儿 $8\mu g/(kg \cdot d)$;儿童 $6\mu g/(kg \cdot d)$,每日一次口服,必须依据血清 T_3、T_4、TSH 测定值进行调整。

(2)甲状腺片:维持剂量:$2\sim 6mg/(kg \cdot d)$,每日一次口服,亦须依据血清 T_3、T_4、TSH 测定值进行调整。

3. 定期随访　开始治疗后,每 2 周随访一次,当血清 T_4,TSH 正常后可每 3 个月一次,服药 1～2 年后可每 6 个月一次。每次随访均应测量身高、体重、甲状腺功能;每年测定骨龄一次。

二、获得性甲状腺功能减退症

获得性甲减的主要原因是淋巴细胞性甲状腺炎(又称桥本甲状腺炎),是一种器官特异性自身免疫性疾病,近年发病率有所增加,发病年龄多在 6 岁以后,以青春期女孩多见;其次为误将异位甲状腺作为甲状舌骨囊肿切除及颈部接受放射治疗后;并发于胱氨酸尿症和 Langerhans 细胞组织细胞增生症等少见。

【临床表现】

1. 起病较缓慢,多数无主观症状,也有初发病时颈部疼痛,吞咽困难,声音嘶哑,颈部压迫感。

2. 甲亢症状 少数患儿有一过性甲亢症状,如情绪激动,易怒,多动,多汗等。详见甲亢章节。

3. 甲减症状 多见于病程较长者,如食欲减退,便秘,学习成绩下降,皮肤黏液性水肿,生长迟缓或停滞等。

4. 甲状腺不同程度的弥漫性肿大,质地中等,有时可触及分叶状。

【诊断要点】

1. 见以上临床表现。

2. 实验室检查

(1)血清 T_3,T_4,FT_3,FT_4 及 TSH:病初甲状腺激素水平稍高,TSH 正常,随病情发展甲状腺激素水平降低,TSH 增高。

(2)甲状腺自身免疫性抗体:TPO-Ab 及 TG-Ab 滴度明显高。

(3)促甲状腺激素受体抗体(TR-Ab):有助于判断自身免疫性甲状腺炎与 Graves 病是否同时存在。

(4)细胞学检查:细针穿刺甲状腺组织进行细胞学检查有助于桥本甲状腺炎的诊断。成功率与穿刺部位有关,有时需多次进行,必须选择好适应证。

3. 甲状腺 B 型超声影像学扫描检查 可作为桥本甲状腺炎的辅助诊断。

【治疗】

1. 同先天性甲状腺功能减退症的治疗。

2. 治疗原发疾病。

第五节 甲状腺功能亢进症

甲状腺功能亢进症(简称甲亢)是由于各种原因造成甲状腺激素分泌过多、导致全身各系统代谢率增高的一种临床症候群。儿童时期甲亢的主要病因是毒性弥漫性甲状腺肿,又称 Graves 病,是自身免疫性甲状腺疾病中的一种。其发病与遗传、环境因素密切相关。由于免疫功能紊乱,体内产生抗 TSH 受体的自身抗体(TR-Ab)而发病。仅有少数患儿是由毒性结节性甲状腺肿,甲状腺癌,甲状腺炎等罕见疾病所造成。

【临床表现】

1. 基础代谢率增高 情绪不稳定,易激动,脾气急躁;怕热,多汗,低热;食欲亢进,易饥饿,大便次数增多;心悸,心率增快,脉压增大,心尖部可闻收缩期杂音,严重者心律紊乱,在儿童期甲亢心脏病罕见。

2. 眼球突出　可单侧或双侧,多为轻、中度突眼,眼裂增宽,眼睑不能闭合,瞬目减少、辐凑能力差。恶性突眼及眼肌麻痹少见。

3. 甲状腺肿大　多呈弥漫性轻、中度肿大,表面光滑,质地中等,严重者可触及震颤,并可闻及血管杂音。

4. 甲亢危象　常由急性感染、手术、创伤等应激情况诱发;起病突然,病情急剧进展;主要表现高热,烦躁不安,呕吐,腹泻,多汗,心动过速等。重者血压下降,末梢循环障碍,出现休克,危及生命。

【诊断要点】

1. 部分患者有家族遗传史。

2. 任何年龄均可发病,起病缓慢,以学龄儿童多见。

3. 有以上临床表现。

4. 实验室检查

(1)血清甲状腺素水平:总 T_4,T_3,游离 T_4,T_3 增高;TSH 降低。

(2)吸^{131}I 试验:可见高峰前移。

(3)甲状腺自身免疫性抗体测定:TG-Ab、TPO-Ab 及 TR-Ab 均有助于鉴别慢性淋巴细胞性甲状腺炎所致的甲亢。

(4)促甲状腺素释放激素(TRH)兴奋试验:本病患儿的 TSH 无反应或减低。

5. 甲状腺 B 型超声和扫描　了解甲状腺大小,结节大小、多少,肿瘤或囊肿等,有利于鉴别诊断。对囊肿诊断更好。

【治疗】

目的:减少甲状腺激素的分泌,维持正常甲状腺功能,恢复机体正常代谢,消除临床症状,防止复发。

1. 抗甲状腺药物治疗

(1)甲巯咪唑(他巴唑):剂量 $0.5\sim1.0$mg/(kg·d),分 2 次口服,最大量为 30mg/d。

(2)丙硫氧嘧啶或甲硫氧嘧啶:剂量为 $5\sim10$mg/(kg·d),分 $2\sim3$ 次口服,最大量 300mg/d。

(3)治疗包括足量治疗期和减药期,总疗程 $3\sim5$ 年,对青春发育期和治疗经过不顺利者其疗程应适当延长。治疗过程中应定期随访、复查血清总 T_3、T_4,游离 T_3、T_4 及 TSH。

(4)β肾上腺素受体阻滞剂:普萘洛尔,剂量 $0.5\sim1.0$mg/(kg·d),分 3 次口服。

(5)注意药物不良反应,偶有皮肤过敏反应,可酌情更换药物;用药后最初 2 周应查血象,定期复查肝功能,必要时查肾功能。

2. 一般治疗 急期应卧床休息,加强营养。

3. 甲亢危象的治疗

(1)丙硫氧嘧啶:每次剂量 200～300mg,鼻饲,每 6 小时一次。1 小时后静脉输入碘化钠 0.25～0.5g/d。

(2)地塞米松:每次剂量 1～2mg,每 6 小时一次。

(3)普萘洛尔:每次 0.1mg/kg,最大量 5mg,静脉注射,每 10 分钟一次,共 4 次。

(4)利舍平(利血平):每次剂量 0.07mg/kg,最大量 1mg,必要时 4～6 小时重复。

(5)纠正脱水,补充电解质。

(6)抗生素:用以控制感染。

(7)对症治疗:如降温,给氧。

第六节 先天性肾上腺皮质增生症

先天性肾上腺皮质增生症(CAH)是由于肾上腺皮质类固醇生物合成过程中酶缺陷,使皮质醇合成不足,血清皮质醇浓度降低,负反馈作用消除,以致 ACTH 分泌增多、刺激肾上腺皮质增生,同时影响盐皮质激素和性激素的生物合成。临床出现不同程度的肾上腺皮质功能减退并伴有性征异常表现。最常见的是 21-羟化酶缺陷,其次为 11β-羟化酶、17α-羟化酶及 3β-羟类固醇脱氢酶等缺陷。

【临床表现】

1. 21-羟化酶缺陷 最多见,约占 CAH 的 90%～95%。

(1)单纯男性化型:为 21-羟化酶不完全性缺乏。

男孩主要为同性性早熟:①阴毛早现,阴茎、阴囊增大,过早出现痤疮,肌肉发达,肩宽,窄髋等男性体格,声音变粗;②阴茎增大但睾丸不大,为假性性早熟,骨龄达 12 岁后可出现真性性早熟;③病初身高增长过速,超过正常儿,骨龄超过患儿的实际年龄,因骨骺早期愈合而致最终身材矮小。

女孩则在出生时呈现不同程度的男性化体征:①阴蒂肥大,不同程度的阴唇融合,或类似男性尿道下裂样改变等;②体格发育似男性患儿;③病初身高增长过速,但最终身材矮小。

(2)失盐型:由于 21-羟化酶完全缺乏所致,其皮质醇和醛固酮分泌均不足,临床上主要为肾上腺皮质功能不全的表现。①生后 1~2 周内出现呕吐,腹泻,脱水,消瘦,呼吸困难,皮肤黏膜色素沉着。②电解质紊乱,低血钠、高血钾及代谢性酸中毒。③男性阴茎增大,女性外阴为两性畸形。此型常因诊断、治疗不及时而早期死亡。

(3)晚发型(非典型型):为 21-羟化酶轻微缺乏所致。①发病年龄不一,临床表现各异,症状较轻;②多见于女孩,月经初潮延迟、原发性闭经,不孕症或多毛症;③男孩为性早熟,身高增长过快,阴毛早现,骨骺提前闭合。

2. 11β-羟化酶缺乏　约占 CAH 的 5%。①男性化;②由于 11-脱氧皮质醇、11-脱氧皮质酮及雄激素分泌增加,故有高血压和低血钾表现。

3. 17-羟化酶缺乏　较少见。①高血压明显;②低血钾;③碱中毒;④女孩呈现幼稚型性征、原发性闭经等;⑤男孩为假两性畸形,出生时呈女性表现。

4. 3β-羟化酶缺乏　极罕见,皮质醇、醛固酮和雄激素的合成均受阻。①新生儿期即发生失盐、脱水,病情较重,若不及时诊治可早期死亡;②女孩男性化,阴蒂肥大;③男孩为假两性畸形,男性性分化不全,如阴茎发育差,尿道下裂等。

【诊断要点】

1. 仔细询问病史,特别是家族史。

2. 认真查体,结合以上临床表现进行分析。

3. 血和尿肾上腺激素及其代谢产物的测定　详见表 14-2。

表 14-2　各型 CAH 的实验室表现

酶缺陷	尿			血　清				
	17-KS	17-OH	孕三醇	17-OHP	DHEA	睾酮	雄烯二酮	肾素活性
21-羟化酶								
典型	↑↑	↓	↑↑	↑↑	正常 或↑	↑	↑↑	正常 或↑
晚发	↑	↓		↑↑	正常 或↑	↑		正常 或↑
11β-羟化酶	↑↑	↑↑	↑		正常 或↑	↑	↑	↓↓
3β-羟化酶	↑	↓↓	正常 或↑	正常 或↑	↑↑↑	女↑男↓		↓
17-羟化酶	↓↓	↑				↓		↓↓

4. 血 17-羟孕酮(17-OHP)的测定对 21-羟化酶缺乏极有诊断价值,当 > 30.3nmol/L(1 000 ng/dl)时可确诊;非典型型可进行 ACTH 刺激实验。

5. 新生儿期筛查　可对 21-羟化酶缺乏进行筛查,以早期诊断、早期治疗。

6. X 线检查　骨龄明显增速超过患儿实际年龄。

7. B 超或 CT 检查　可显示双侧肾上腺增大。

【治疗】

1. 肾上腺危象治疗

(1)严重失盐型需纠正脱水及电解质紊乱,第一日总液量 80~120ml/kg,给钠 10mmol/kg,第一小时可补生理盐水 20ml/kg 扩容。

(2)氢化可的松 5~10mg/kg,每 6 小时一次。

(3)盐皮质激素:醋酸去氧皮质酮(DOCA),每日 1~2mg,或 9α-氟氢化可的松,每日 0.05~0.1mg。

(4)切忌补钾。

(5)第二日根据病情和血电解质及脱水纠正情况,酌情减少皮质醇用量和调整治疗。

(6)在感染、手术、创伤等应激情况下,增加皮质醇 2~3 倍或更多。

2. 常规皮质激素维持治疗

(1)糖皮质激素:目的是补充皮质激素分泌不足,抑制 ACTH 和雄激素的分泌;应早期治疗,终身服用醋酸氢化可的松,剂量 12~25mg/(m² · d),分二次口服,2/3 量晚间服,1/3 量白天服用。对 21-羟化酶缺陷晚发病人可用地塞米松 0.25~0.5mg,每日或隔日一次。

(2)盐皮质激素:若无盐皮质激素时,较大儿童可分次口服氯化钠胶囊 2~4g/d,小婴儿可鼻饲生理盐水。

(3)性激素:17-羟化酶缺陷和 3β-羟类固醇脱氢酶缺陷者,不论性别,在青春期均应补充性激素以维持其表型。

治疗成功的关键是合适的皮质激素剂量和定期随访,保持正常生长速率,使患儿既无雄激素及外源性皮质激素过多征象,又能维持正常的性腺成熟和发育。

3. 外科治疗 女性假两性畸形可于生后 6~12 个月内行阴蒂切除术,外生殖器矫形可在 1~3 岁时进行。

第七节 甲状旁腺功能亢进症

甲状旁腺功能亢进症(甲旁亢)在临床上分原发性和继发性两类。原发性甲旁亢指甲状旁腺本身的病变,引起甲状旁腺激素(PTH)分泌过多、导致钙磷代谢失常的一种全身性疾病,临床以骨病、肾结石和高血钙为特征。继发性甲旁亢是由于甲状旁腺外疾病所致,常见于肾脏疾患、维生素 D 缺乏性佝偻病和肾小管酸中毒等。

【临床表现】

1. 骨骼系统症状 早期仅有骨质普遍脱钙,病程长者有佝偻病样骨畸形,如鸡胸、肋串珠、手足镯,下肢呈"O"型或"X"型,典型表现为持续性骨痛、伴有严重的纤维性囊性骨炎及反复多发性骨折。

2. 高钙血症　可引起多系统功能紊乱,消化系统有食欲不振,恶心呕吐、便秘、腹痛;体重不增;心血管系统有心律不齐及心搏加快等;肌肉松弛,肌张力减低;中枢神经系统有注意力不集中,智力减退;严重时出现意识障碍甚至昏迷。

3. 肾脏损害　由于尿钙增多,导致尿路结石形成和肾脏钙化,常表现多饮多尿、血尿、及肾绞痛,继发性高血压,晚期出现肾功能不全或尿毒症。

4. 皮肤,软组织及眼角膜钙化。

5. 新生儿甲旁亢常表现哭声低下,喂养困难,便秘,呼吸困难及肌张力低下。

6. 甲旁亢危象　因 PTH 分泌过多使血钙过高致极度厌食,恶心呕吐,腹痛腹泻,高热,严重时出现脱水及电解质紊乱,精神萎靡、嗜睡、抽搐、甚至昏迷。

【诊断要点】

1. 起病缓慢,病程较长。

2. 部分病例有阳性家族史。

3. 有以上临床表现。

4. 实验室检查

(1)在钙、磷平衡饮食条件下,连续三天测定:①血清钙,升高,常>3mmol/L(12mg/dl);②血清磷降低或正常低限;③24 小时尿钙、尿磷排出量增高;④血碱性磷酸酶明显增高;⑤肾小管磷回吸收率降低,小于 80%。

(2)尿环磷酸腺苷(cAMP)排出增多。

(3)尿羟脯氨酸排出量增高。

(4)血浆 PTH 常升高。

(5)钙负荷抑制试验:用于可疑病人,甲旁亢病人不受抑制。

(6)肾上腺皮质激素抑制试验:用于鉴别高血钙的病因,由其他原因致高血钙可降至正常。

(7)X 线检查:早期仅有骨质疏松,典型患者指骨、下颌部位显示骨膜下骨皮质吸收;骨脱钙,陈旧性骨折,骨畸形,骨囊性样变;颅骨呈虫蛀样改变。腹部平片可见肾脏钙化灶。少数有异位钙化。

(8)放射性核素检查:^{99m}Tc 和 ^{210}TI 双重放射性核素减影扫描,可检出直径1cm 以上病变。

(9)颈部及上胸 CT 扫描。

(10)颈部 B 超检查:探查甲状旁腺肿瘤。

【治疗】

1. 外科治疗　甲状旁腺肿瘤应手术摘除;甲状旁腺组织增生可部分切除。

术后发生的暂时性低钙血症,可输给 10％葡萄糖酸钙。

2. 甲旁亢危象处理

(1)纠正脱水酸中毒及电解质紊乱,同时注意补充钾和镁。

(2)控制高血钙:可用磷酸钠或磷酸钾中性磷合剂 1～2g/d。以减少磷的吸收和增加排泄,以降低血磷;EDTA 为钙络合剂,50mg/(kg·d),分 2～3 次,用 25％的葡萄糖 20～40ml 稀释后注入。

(3)降钙素:剂量为每次 4U/kg,6～12 小时一次。

(4)糖皮质激素:氢化可的松 1～2mg/kg。

(5)严重者进行腹膜透析,有抑制继发性甲旁亢的作用。

第八节　甲状旁腺功能减退症

甲状旁腺功能减退症(甲旁减)是由于甲状旁腺激素合成和分泌不足,PTH 结构异常、不能发挥生理作用,或靶器官对 PTH 不敏感引起的疾病。临床以手足抽搐、低血钙和高血磷为特征。

【临床表现】

1. 神经-肌肉应激性增高　最初表现为肌痛、四肢麻木,手足僵直,严重者手足搐搦、典型发作呈"助产士手"样表现,同时有喉气管痉挛,雷诺现象,腹痛腹泻发生。隐性抽搐时患儿感到肢体麻木、蚁行感或肌肉疼痛等,面神经叩击和束臂加压试验呈阳性。

2. 神经精神症状　记忆力减退,恐惧、神经衰弱,也有以癫痫样发作为首发症状,可出现多动症、共济失调及智力减低。

3. 外胚层组织器官改变　皮肤干燥脱屑,色素沉着,头发稀少脱落,甚至斑秃,出牙晚,牙易脱落,牙釉质发育不良呈黄斑点及横纹,指甲脆弱有横沟,长期未治疗出现眼白内障。常并发白色念珠菌感染。

4. 异位钙化灶　软组织、关节部位钙化可致关节疼痛,活动受限。脑基底节钙化可出现震颤性麻痹。

5. 严重低血钙可出现心律紊乱或心力衰竭。

【诊断要点】

1. 仔细询问病史及查体。

2. 符合以上临床表现。

3. 实验室检查

(1)在钙、磷平衡饮食条件下,连续三天测定:①血清钙:常减低,在 1.25～1.75mmol/L(5～7mg/dl)之间,游离钙≤0.95mmol/L(3.8mg/dl);②血清磷常增高,达 1.96mmol/L 以上(>6mg/dl);③碱性磷酸酶:正常或偏低;④24 小时尿钙、磷排出量均减少。

(2)肾小管回吸收率(TRP)稍增高。

(3)血 PTH 测定:多数降低,少数患儿可在正常范围。

(4)PTH 兴奋试验:连续肌内注射 PTH 三天,剂量为 8U/kg,最大量 200U。若 PTH 缺乏,血钙恢复正常,血磷降低;若血钙不升高,为靶器官对 PTH 不反应。

(5)心电图:Q-T 间期延长,T 波低平。

(6)脑电图:长期未治疗者可有棘慢波。

(7)X 线检查:显示骨密度增高,骨皮质增厚。

(8)脑 CT 或 MRI:脑基底节钙化灶。

【治疗】

1. 急性抽搐期 当手足搐搦或惊厥时,即刻缓慢静脉输入 10%葡萄糖酸钙,用量为每次 0.5ml/kg,最大量每次不超过 10ml,一般用 10%葡萄糖液 10ml 稀释后,以每分 0.5~1.0ml 速度输入;根据病情,每日 1~3 次。抽搐缓解后改口服 10%氯化钙 5~10m l/次,每日 3 次。

2. 降低血磷

(1)高钙低磷饮食:每日磷摄入量应<0.3~0.5 克。

(2)磷结合剂:可服用氢氧化铝乳胶每次 10~30ml,每日三次,应与钙剂相隔 2 小时服用。

3. 维生素 D 的应用 经补充足够钙后,抽搐无缓解时,适当补充维生素 D,必须监测尿钙和血钙,以防发生维生素 D 中毒、高血钙。

(1)维生素 D_2 或 D_3,2 万 IU/d。

(2)骨化三醇(1,25(OH)$_2D_3$),剂量 0.25~1μg/d。

(3)25(OH)D_3,剂量 20~50IU/d。

(4)阿法骨化醇(1-αOHD),剂量为 0.25~1μg/d。

4. 对症治疗 苯巴比妥钠,地西泮,苯妥英钠等用于镇静、止痉。若血镁浓度低时,应补充镁制剂,每日口服 25%硫酸镁,70~150mg/kg;或肌内注射 50%硫酸镁,每次 0.1~0.2ml/kg。

第九节 假性甲状旁腺功能减退症

假性甲状旁腺功能减退症(假性甲旁减)是由于甲状旁腺激素受体缺陷造成,故靶器官(肾脏和骨组织)对 PTH 无反应,不能发挥其生理作用,临床可出现类似于 PTH 缺乏所致的低血钙、高血磷症状,但血清 PTH 浓度正常。一般可分为Ⅰ型和Ⅱ型,根据发病环节不同,Ⅰ型又可分为Ⅰa、Ⅰb和Ⅰc型。

【临床表现】

1. 低血钙　手足搐搦,惊厥等。

2. 先天遗传性骨发育畸形,主要见于Ⅰ型;患儿如智力低下,生长落后,圆脸短颈,小下颌,短指趾畸形,尤以第 4、5 指骨短最常见,牙发育不良等。

3. 迁移性钙化灶　常见于皮下、关节、肌肉、神经基底节部位。

4. 纤维囊性骨炎　骨骺增厚,边缘不规则。

5. 其它表现　韧带肌腱附着部位的外生骨疣,颅骨板增厚及骨质脱钙,白内障等。

【诊断要点】

1. 病史及以上临床表现。

2. 实验室检查

(1)血清钙、磷测定:血清钙常降低,血清磷正常或增高。

(2)尿钙、磷测定:均降低。

(3)血清 PTH 增高。

(4)尿羟脯氨酸排出量:Ⅰb 型增高。

(5)尿 cAMP 的排出量:除Ⅱ型可正常或升高外,Ⅰ型均增高。

(6)PTH 兴奋试验:一般对外源性 PTH 无反应。

【治疗】

1. 纠正低血钙,同甲状旁腺功能减退症。

2. 骨化三醇($1,25-(OH)_2D_3$)　可使增生肥大的甲状旁腺缩小、血 PTH 浓度降低,可使Ⅰb 型骨病好转。

3. 定期随访　以血钙、磷及尿钙、磷监护治疗,以防因长期治疗引起药物中毒。

第十节　库欣综合征

本病首先由 Cushing 报道,故称库欣综合征(Cushing syndrome)。由于各种原因致肾上腺皮质分泌糖皮质激素过多(主要是皮质醇)所致病症的总称,使各种物质代谢紊乱,同时伴有不同程度盐皮质激素和雄性激素分泌过多的临床表现,一般分为 ACTH 依赖型和非依赖型及医源性皮质醇增多症。

【临床表现】

1. 肥胖　呈向心性肥胖,即躯干部皮下脂肪堆积,而四肢相对地细;"水牛背"即背、颈及肩胛间皮下脂肪明显堆积所致;"满月脸"即面部脂肪堆积。

2.高血压　因钠潴留,血容量增多致血压增高,严重者可引起心脏扩大及心力衰竭。

3.毛细血管变脆,皮肤菲薄,大腿外侧及臀部出现紫纹,骨质疏松致病理性骨折。

4.生长迟缓　身高多在第三百分位线以下,年生长速率<4cm,青春期延迟。

5.性器官改变　男孩阴茎增大,睾丸大小正常的假性性早熟;女孩出现阴蒂增大男性化表现。常有多毛,痤疮,声音低沉,腋毛,阴毛,乳房增大,月经不调等临床表现。

6.依赖型库欣综合征患儿色素沉着明显,盐皮质激素增多表现为低血钾和碱中毒,出现肌肉无力或肌萎缩。

【诊断要点】

1.仔细询问病史,起病可急可缓,短期内患儿肥胖伴生长停滞,应考虑有本病的可能性。

2.认真查体,有以上临床表现。

3.实验室检查

(1)确定皮质醇增多症的存在:①24小时尿游离皮质醇(UFC)明显增高;②24小时尿17-酮类固醇(17-KS)排出量增高,特别是在肾上腺皮质癌时增高更明显;③血清皮质醇浓度及节律:血皮质醇增高,昼夜节律消失。注意3岁以下小儿尚未建立昼夜节律;④地塞米松抑制试验:用于筛查,于夜11时服地塞米松1mg后,次日晨8时取血测血皮质醇,患儿可升高,正常值为<110.4nmol/L(4μg/dl);⑤小剂量地塞米松抑制试验:用于确定皮质醇增多症的诊断,服地塞米松7.5μg/kg,最大量0.5mg,每6小时一次口服,共8次,服药前后测血清皮质醇和24小时UFC,正常人服药后比基础值下降50%以上,本症患儿不能被抑制;⑥血清钠、氯增高,血清钾偏低,白细胞升高,嗜酸细胞减少,血糖有时增高、或糖耐量曲线异常。

(2)鉴别病因的检查

1)大剂量地塞米松抑制试验:每次地塞米松30μg/kg,最大剂量2mg,每6小时一次口服,共8次。大部分肾上腺皮质肿瘤及异位ACTH综合征不被抑制。

2)血ACTH测定:用于鉴别ACTH依赖型及非依赖型,库欣病及异位ACTH综合征时升高,肾上腺肿瘤时常低于正常。

3)ACTH刺激试验:将ACTH 0.25mg溶于1ml生理盐水中静脉注射,于0′、30′、60′、90′及120′时分别取血测皮质醇浓度。正常反应峰值比基础值增加1~2倍,肾上腺肿瘤及异位ACTH综合征者常无反应,由垂体ACTH肿瘤引起的肾上腺皮质增生呈反应过强。

4)促肾上腺皮质素释放激素(CRH)兴奋试验:将 CRH 100μg 溶于 1ml 生理盐水中静脉注射,于 0′、30′、60′、90′分别取血测 ACTH 及皮质醇浓度。肾上腺肿瘤及异位 ACTH 综合征者缺乏反应,库欣病者明显增高。

(3)定位诊断

1)X 线检查:蝶鞍正、侧位片,必要时做 CT 有助于垂体微腺瘤的诊断;胸部 X 线检查有助于 ACTH 异位分泌症的诊断。

2)腹部肾上腺部位 B 型超声及 CT:有助于肾上腺肿瘤的诊断。

3)眼底及视野:有助于垂体肿瘤的诊断。

【治疗】

1. 外科手术治疗

(1)单侧肾上腺腺瘤应切除肿瘤,但健侧肾上腺皮质常萎缩,手术前、术中及术后均应采用皮质醇替代治疗,开始剂量可比生理剂量高 3～5 倍,氢化可的松 50～100mg/m^2,静脉输入。术后根据肾上腺皮质功能恢复情况,逐渐减少激素的用量至最小维持量。

(2)肾上腺皮质癌:早期行根治术,一般行双侧肾上腺全切术,若肿瘤转移或只能切除部分者,加用双氯苯二氯乙烷(mitotane,O. P'-DDD),剂量为 4～12 g/d,先从小量开始,如疗效不显,一个月后加大剂量,用药 3 个月后可逐渐减量;也可用赛更啶、美替拉酮或氨鲁米特。

(3)垂体微腺瘤:首选经蝶鞍垂体微腺瘤摘除术,必要时辅以放射治疗。可影响小儿生长发育,术后若有垂体功能减低,需激素替代治疗。

(4)异位 ACTH 综合征:根治原发肿瘤,必要时辅以化疗或放射治疗。

2. 药物治疗 轻症或不能手术者可试用药物治疗。如氨鲁米特 0.75g/(m^2 · d);双氯苯二氯乙烷 4～6g/(m^2 · d);酮康唑。

第十一节 肾上腺皮质功能减退症

肾上腺皮质功能减退症是由多种原因导致肾上腺皮质功能不足而产生的一系列临床表现,根据发病原因,本病可分为三类:①原发性肾上腺皮质功能不足;②继发性肾上腺皮质功能不足;③终末器官对皮质激素不敏感。临床又可分为急性肾上腺皮质功能减退和慢性肾上腺皮质功能减退(阿狄森病)两类。

一、急性肾上腺皮质功能减退症

急性肾上腺皮质功能不足症在小儿较少见,一旦发生可迅速出现脱水、循环衰竭、休克及昏迷等危象,必须及时准确的诊治,否则危及生命。

【临床表现】

1. 华-佛综合征　多见于由严重感染导致肾上腺皮质受损。起病急剧,病初烦躁不安,头痛及胃肠道症状;病情发展迅速、凶险,继之高热、面色苍白、广泛皮肤出血和瘀斑、血压下降、循环衰竭,同时出现颈强直、惊厥、昏迷等神经系统症状,若不及时抢救,1~2天内死亡。

2. 肾上腺危象　由于肾上腺分泌糖及盐皮质激素严重不足,常发生在新生儿和婴儿时期,短时间内出现失盐症状:恶心、呕吐、腹泻、体重不增、发热、嗜睡、脱水,迅速循环衰竭及昏迷。

3. 新生儿肾上腺出血症　与难产与患儿凝血酶原水平低等因素有关。临床表现和病情轻重决定于出血部位及程度,严重双侧肾上腺出血者可有面色苍白、发绀、高热、呼吸困难、心动过速及休克等表现。

【诊断要点】

1. 要根据发病急、病情发展极快及严重的临床表现,应考虑本病的可能性。

2. 由于病情发展快及凶险,故实验室检查来不及作,对诊断帮助不大。

【治疗】

1. 纠正血容量及电解质紊乱　见肾上腺危象的治疗。

2. 糖皮质激素　氢化可的松 1~2mg/(kg·d),静脉注射,每6小时一次,可同时肌肉注射醋酸可的松 1~2mg/(kg·d),病情好转后逐步减少用量。

3. 控制感染　应选择强有力有效的广谱抗生素。

4. 对症治疗　如升压药,镇静药等。

二、慢性肾上腺皮质功能减退症(阿狄森病)

由于肾上腺皮质自身免疫性损害、结核或其它感染导致肾上腺皮质遭到破坏,造成肾上腺皮质激素分泌不足。大约45%肾上腺皮质炎患儿伴发其他内分泌腺或器官的特异性自身免疫性疾病。

【临床表现】

1. 起病缓慢,早期仅有乏力、体重减轻、食欲减退、恶心呕吐、腹泻、头晕、心悸、多汗,严重者血压偏低、昏厥。

2. 低血糖　约90%以上患儿可发生低血糖,突然出冷汗、饥饿感、面色苍白等,延长空腹时间可诱发低血糖。

3. 皮肤色素沉着　为本病突出症状,以口唇、牙龈、黏膜、皮肤、乳晕、生殖器、肛门、关节及手掌指纹等受摩擦和受压部位明显。

4. 伴发自身免疫性多发性内分泌腺功能减退症,如慢性淋巴细胞性甲状腺炎、1 型糖尿病等。

5. 肾上腺危象　可发生在病程的任何阶段,常在应激情况下发生,可有胃肠功能紊乱等前期症状,继之脱水酸中毒,发热,低血压,循环衰竭,惊厥,昏迷等,若抢救不及时可危及生命。

【诊断要点】

1. 病史中可有其他自身免疫性疾病或既往患过结核病史。

2. 有以上临床表现。

3. 实验室检查

(1)血生化:血钠、氯降低,血钾增高,钠/钾<30。

(2)尿排钠、氯增高,尿钾减少。

(3)血及 24 小时尿皮质醇浓度:血皮质醇降低,昼夜节律消失;24 小时尿 17KS 和 UFC 低于正常。若有盐皮质激素缺乏,则血和醛固酮水平均低。

(4)血浆 ACTH 测定:原发性明显增高,继发性正常低限或降低。

(5)ACTH 兴奋试验:反映肾上腺皮质醇储备功能,快速单剂量法可用于筛查,本病无反应或反应很小;连续刺激法,原发性皮质功能减低者无反应或轻度反应,继发性者呈延迟反应。

(6)CRH 刺激试验:用以鉴别继发性肾上腺皮质功能减退的病因,注射后 ACTH 有反应且反应延迟,表示病变在下丘脑;无反应则表示病变在垂体。

(7)X 线检查:胸片可见心影较小;腹部平片在肠、肾上腺部位可见结核病灶。

(8)心电图:显示低电压,T 波低平或倒置,P-R 间期及 Q-T 间期延长。

【治疗】

1. 皮质激素替代疗法　其目的为补充日常生活状态下生理剂量的肾上腺皮质激素,一般用糖皮质激素,必要时补充盐皮质激素。详细用法请见本章第六节。

2. 肾上腺危象及应激情况下的治疗　皮质醇药量要增加 1～3 倍。详细治疗请见本章第六节。

3. 抗结核治疗　如有活动性结核者,应积极给予抗结核治疗。因利福平可加速皮质醇在肝脏代谢,同时应用时需相应增加皮质醇的剂量。

4. 饮食治疗　应注意食盐的补充,一般 2～4 克/日;维生素 C 有利于色素沉着的减退。

第十二节　原发性醛固酮增多症

原发性醛固酮增多症(简称原醛症),主要是由于肾上腺皮质病变导致分泌酮固酮增多造成,这种过度分泌不受肾素-血管紧张素的调控。本病特点是高血压、低血钾及肾素-血管紧张素系统受抑制。

【临床表现】

1. 高血压 为最主要和最早的症状,开始血压轻度增高,常无明显症状,随病程延长血压继续升高,呈中等增高,出现乏力、头晕、头痛等症状。

2. 低血钾表现 常为首发症状,特别在用噻嗪类药物治疗高血压后使低血钾加重、肌肉软弱,麻痹多于清晨醒后或久坐后出现;发作轻重不一,严重时发生呼吸、吞咽困难,甚至危及生命。发病年龄小者,由于延误诊断和长期低血钾可致生长发育迟缓。

3. 多饮多尿 多尿是由于低血钾损害肾小管浓缩功能所致,尤以夜尿增多明显。

4. 心脏症状 阵发性心动过速、室颤及阿-斯综合征等。

【诊断要点】

1. 结合病史及认真体检,特别是规范测量血压。

2. 结合实验室检查,患儿有低血钾、高尿钾、代谢性碱中毒和血浆肾素活性减低及醛固酮水平明显增高同时存在时,原醛症的诊断可确定。

3. 实验室检查 应在摄入钠、钾平衡饮食(钠 150mmol/d;钾 50mmol/d)5~7 天后进行,测定各项化验指标。

(1)一般实验室检查:①血清钾及钠:血钾低于正常,血钠偏高。同时测定尿钾,尿钾增多,当血钾<3.5mmol/L,尿钾>25mmol/24h 时,支持本病的诊断;②唾液钠/钾比值:正常应大于 1,若小于 1 有诊断价值;③血液气体分析:血 pH 值升高,偏碱性,二氧化碳结合力高于正常;④尿比重偏低,<1.010,浓缩试验阴性;⑤心电图:Q-T 间期延长,T 波增宽低平,出现 U 波。

(2)特殊检查:①醛固酮测定:血醛固酮基础值(上午 8 时,卧位)明显增高;尿醛固酮排量增加;②血浆肾素-血管紧张素活性:低于正常,并对激发试验无反应;若血浆醛固酮与肾素活性比值>20~25,则高度提示原醛症诊断的可能性;③钠负荷试验:高钠饮食(钠 240mmol/d,钾 50mmol/d)一周后取血测定血钾和醛固酮,原醛症患儿血钾降低,血浆醛固酮水平仍高于正常,临床症状加重;④螺内酯试验:螺内酯是很强的醛固酮拮抗剂,与醛固酮竞争靶组织的受体,达到抑制其潴钠排钾作用,剂量 250mg/(m² · d),连服 1~2 周,血钾上升,血压下降,临床症状改善,支持本症的诊断;⑤卡托普利试验:卡托普利是一种血管紧张素转换酶抑制剂,可抑制血管紧张素 I 的转换,剂量 1~2mg/kg,一次服用,服药前及服药后 2 小时测定血醛固酮,原醛症患儿不被抑制。

(3)病因及定位诊断:①地塞米松抑制试验:剂量 2mg/d,分 4 次口服,连服

5天,患儿临床症状改善,血压下降,血钾上升,血浆醛固酮水平降低,支持糖皮质激素抑制性醛固酮增多症的诊断;②肾上腺 B 型超声、CT 检查:可对肿瘤的定位诊断有价值;③放射性碘化胆固醇肾上腺扫描:可鉴别肿瘤或增生;④肾上腺血管造影:操作复杂,必要时作此项检查,用于鉴别肿瘤或增生。

【治疗】

1. 手术治疗 肾上腺肿瘤切除,为增加手术的安全性和有利于术后肾素-血管紧张素-醛固酮的恢复,术前应给低盐饮食及螺内酯。同时可减轻高血压和低血钾的临床症状。

2. 药物治疗

1) 螺内酯:剂量 3～4mg/(kg·d),分 3～4 次口服,主要不良反应有消化道症状、男性乳房发育、月经失调、皮疹、低血钠、高血钾、嗜睡或运动失调等。

2) 卡托普利:主要治特发性醛固酮增多症,开始剂量 1mg/kg,最大量 6mg/kg 分 3 次口服。

3) 硝苯地平(心痛定):为钙通道阻滞剂,可阻断血管紧张素 II 促进细胞外钙离子进入细胞内的作用,减少醛固酮的合成,剂量 0.1～0.2mg/kg,每日 3 次口服。

4) 氨苯蝶啶:为钠转运抑制剂,抑制肾小管对钠的吸收,阻止小管排钾,一般剂量为 2～4mg/(kg·d),分 2 次口服;主要副作用为眩晕、高血钾等。

5) 地塞米松:用于地塞米松可抑制醛固酮增多症;剂量 $50\mu g/kg$,每日 3 次口服,最大剂量不超过 2mg/d,一般 10～15 天见效,减量维持,需长期服用。

3. 严重低血钾处理 可影响呼吸,呼吸麻痹可危及生命,必须及时补充钾制剂,氯化钾 200～300mg/(kg·d),静脉和口服各半,注意输液中钾浓度应为 0.15%～0.3%,即 20～40mmol/L。

4. 低钙及低镁血症处理 用 10% 葡萄糖酸钙 10ml 加入 10% 葡萄糖溶液 10～20ml 内,静脉输入,必要时可重复使用;低镁时可用 25% 硫酸镁 0.1ml/kg,肌内注射。

第十三节 嗜铬细胞瘤

嗜铬细胞瘤是肾上腺髓质嗜铬细胞和交感神经节残余嗜铬组织的肿瘤,肿瘤组织分泌大量儿茶酚胺类物质,引起临床持续性或阵发性高血压等一系列复杂表现。各年龄均可发病,男孩多见。

【临床表现】

1. 高血压 多数起病较急,儿童多为持续性高血压,阵发性加剧,突然头痛、出汗、恶心呕吐、腹痛、视力障碍、多饮多尿等，伴发高血压脑病时出现意识障碍或惊厥，也可伴发肺水肿、心力衰竭或休克。若是分泌去甲肾上腺素的嗜铬细胞瘤，高血压发作时心率可减慢，无明显糖代谢紊乱。

2. 代谢紊乱　发热、体重减轻、高血糖或伴有糖尿病酮症酸中毒。

3. 特殊表现　少数病例有高血压与低血压相互交替或阵发性低血压；低血糖症候群表现；腹胀、腹痛及肠出血，肠坏死等。

【诊断要点】

1. 具有以上临床表现。

2. 实验室检查

(1)血浆儿茶酚胺：正常值为＜5.9nmol/L，若在 5.9～11.5nmol/L 为可疑，若＞11.8nmol/L 可确诊。

(2)24 小时尿儿茶酚胺：明显增高，以肾上腺素为标准，正常值为＜109nmol/24h，若＞191nmol/24h，可诊断此病；若肾上腺素和去甲肾上腺素含量同时增高时，多数为肾上腺髓质内嗜铬细胞瘤；若去甲肾上腺素水平很高，则可能为异位嗜铬细胞瘤。

(3)24 小时尿 3-甲氧-4-羟苦杏仁酸(VMA)：正常为 10～30μmol/24h，本症患儿常＞45μmol/24h。

(4)激发试验：用于阵发性高血压非发作期，方法：胰高血糖素 0.5～1mg 加 2ml 生理盐水静脉迅速推入，密切观察血压；本病患者在注射后 15 秒钟左右血压骤升，较基础血压增高 6.67 kPa 以上为阳性。

(5)冷加压实验：用于血压正常、稍高或波动者，可用于鉴别原发性高血压与本病，血压＞21.3/13.3kPa 者不能作本试验；本病患者在此试验中最高血压低于发作时和激发试验时的血压。

(6)阻滞试验：用于持续性高血压患者，方法：酚妥拉明 1～5mg，静脉注射后，2 分钟内血压迅速下降，＞4.7/3.3kPa，且持续 3～5 分钟为阳性。

(7)心电图及眼底检查有异常。

(8)X 线检查：胸、腹及膀胱等部位平片，了解肾上腺外的嗜铬细胞瘤。

(9)静脉肾盂造影及肾上腺血管造影：可发现较大的肿瘤。

(10)B 超、CT、MRI 检查：可发现小肿瘤及异位肿瘤。

【治疗】

1. 外科手术　为本病的根治方法；注意术前应将血压降至正常或接近正常水平，维持至少 2 周，密切观察血压的变化。

2. 紧急情况的内科处理

(1)高血压危象处理：①酚妥拉明：为 α-受体阻滞剂，0.1mg/kg，静脉注入，随后用 5mg 溶于 5％葡萄糖溶液 100ml 中静脉滴入,可控制高血压发作;②酚苄明:可酌情使用,0.2～0.4mg/kg,每日 2～3 次口服;③普萘洛尔:为 β-肾上腺素阻滞剂,1mg/(kg·d),分 2～3 次口服。

(2)低血压发作处理:以快速补充血容量为主,可输入葡萄糖盐水或低分子右旋糖酐等,原则上不应用升压药。

(3)低血糖发作处理:为嗜铬细胞瘤的急症之一,儿童极少见,50％葡萄糖液 40～60ml 静推,并以 10％葡萄糖静点维持血糖浓度;禁用胰高糖素及肾上腺素。

(4)伴发心律失常处理:应用 α、β 肾上腺素能阻滞剂,根据心律失常性质选用抗心律失常的药物。

第十四节　儿童期糖尿病

糖尿病是由于胰岛素缺乏所造成的糖、脂肪、蛋白质代谢紊乱症。儿童期原发性糖尿病有以下几种:①1 型糖尿病;②2 型糖尿病;③青年期发病型(MODY)。本节主要介绍 1 型和 2 型糖尿病。

一、1 型糖尿病

目前认为其病因是在遗传易感基因的基础上,由外界环境因素作用引发的机体自身免疫功能紊乱,导致了胰岛 B 细胞的损伤和破坏,最终使胰岛素分泌量不足,本型必须应用胰岛素治疗。约 20％～40％患儿以糖尿病酮症酸中毒为首发症状。

【临床表现】

1. 起病较急,常因感染或饮食不当诱发起病,可有阳性家族史。

2. 典型者有多尿、多饮、多食和消瘦三多一少症状。

3. 不典型者发病隐匿,患儿多表现为疲乏无力、遗尿,食欲正常或减少。

4. 约 20％～40％患儿以糖尿病酮症酸中毒急症就诊。

【诊断要点】

1. 有以上临床表现。

2. 实验室检查

(1)尿液检查:①尿糖定性:未经治疗者经常强阳性;已使用胰岛素治疗者在治疗整个过程中应监测尿糖,一般至少 4 次,每日早、中、晚餐前及睡前各测一次。必要时应测定 4 段尿,以了解 24 小时内尿糖的变动情况,如:早 7 时至午餐前;午餐后至晚餐前;晚餐后至睡前;入睡后至次日晨 7 时;②24 小时尿糖定量:

急性代谢紊乱期每周测定 1 次,病情平稳后可 2~3 月测定 1 次;③尿酮体:当伴有酮症或酮症酸中毒时呈阳性;④尿蛋白:主要了解糖尿病肾脏并发症,常测定微量白蛋白。

(2)血生化检查:①血糖测定:诊断糖尿病以使用葡萄糖氧化酶法测定静脉血浆葡萄糖为标准方法,当空腹血糖≥7.0mmol/L(≥126mg/dl)、或随机测血糖/OGTT 2h 血糖≥11.1mmol/L(≥200mg/dl),临床有三多一少症状,尿糖阳性者可诊断为糖尿病;②血清胆固醇、三酸甘油酯和游离脂肪酸:明显升高,定期检测有助于判断病情控制情况;③血气分析:用于糖尿病酮症酸中毒的检查。

(3)葡萄糖耐量试验:口服葡萄糖耐量试验(OGTT)用于疑诊病例,糖尿病病人表现为葡萄糖耐量受损,即空腹血糖>6.7mmol/L;1 小时>10.08mmol/L;2 小时>7.8mmol/L。

(4)糖化血红蛋白(GHbAIC)测定:是葡萄糖在血液中与血红蛋白的非酶性结合产物,反映近期 2~3 个月内的血糖平均水平,是监测糖尿病患者疾病控制情况的良好指标,正常值为≤6%。一般多增高。

(5)胰岛细胞自身抗体测定:胰岛细胞自身抗体(ICA)、胰岛素自身抗体(IAA)、谷氨酸脱羧酶自身抗体(GAD_{65})大多阳性。

【治疗】

治疗目的:降低血糖、消除症状,预防、延缓各种急慢性并发症的发生;提高生活质量,使糖尿病儿童能像正常儿童一样生活、健康成长。

1. 胰岛素治疗 儿童 1 型糖尿病一经确诊需终生依赖外源性胰岛素替代治疗。由于患儿残余的胰岛 β 细胞的功能不同,要注意胰岛素治疗的个体化。

(1)胰岛素的剂量与调整:

1)剂量:开始一般按 0.5~1.0U/(kg·d)给予。年龄小,用量可偏小,约为 0.25~0.5U/(kg·d);处于青春发育期患者用量偏大,0.6~1.0U/(kg·d)。

2)剂量分配:以正规(普通)胰岛素(RI)为例,将全天总量分 3 次于餐前 20~30 分钟皮下注射。根据患儿病情,剂量分配可按如下三种方案选择即:①三餐餐前剂量相等;②早餐前用量偏大,午餐及晚餐前用量相等;③早餐前>晚餐前>午餐前;必要时睡前可增加一次,其剂量最小。

3)剂量调整:胰岛素治疗不可能一步到位,每调整一次剂量至少需要观察 2~3 天,主要根据空腹和餐后 2 小时血糖及段、次尿糖定性指标来进行调整。①早餐前用量:参照前几日 7~11am 段尿及午餐前次尿尿糖进行调整;②午餐前用量:参照上午 11 时~下午 5 时段尿及晚餐前次尿尿糖;③晚餐前用量:参照下午 5 时~晚 10 时段尿及睡前次尿尿糖;④睡前用量:参照晚 10 时~上午 7 时段尿及早餐前次尿尿糖情况进行调整。

4)短（RI）、中效胰岛素（NPH）混合治疗：短、中效的比例一般为1∶2或1∶3，分两次于早餐及晚餐前注射。早餐前2/3量，晚餐前1/3量。根据胰岛素不同的作用时间及段、次尿糖情况分别调整短效及中效胰岛素的剂量。

（2）缓解期胰岛素治疗：此时期胰岛素用量可能仅为2～4U/d，甚至更少，但一般不主张完全停药。

2. 饮食治疗

（1）治疗原则

1）计划饮食，控制总热量，保证儿童正常生长发育的需要。

2）均衡膳食保证足够营养，避免高糖高脂食物，多选择高纤维素食物，烹调以清淡为主。

3）定时定量进餐，最好三餐三点心。

需注意：进正餐和加餐的时间要与胰岛素注射时间及作用时间相配合。

（2）总热量：全天热卡供给为1000＋年龄×（70～100）kcal；

1）年龄小热量偏高；

2）胖瘦程度；

3）活动量大小；

4）平日的饮食习惯；

5）青春期女孩供给较低的热量。

（3）热量分配：全天热量分为3餐3点心；一般三餐分配比例分别为1/5,2/5,2/5；每餐预留15～20克左右的食品，作为餐后点心。

（4）营养素的供给与分配：碳水化合物占全天总热量的55%～60%，应选择"血糖指数"低的食品。脂肪占25%～30%；每日脂肪入量不能超过全日总热量的30%，以不饱和脂肪酸为主，每日胆固醇入量不超过300mg；蛋白质为15%～20%，注意选择、保证优质蛋白的摄入。

（5）保证维生素、微量元素和膳食纤维的摄入，应避免摄入盐过多，建议每日氯化钠摄入量以3～6克为宜。

（6）不适宜糖尿病患儿食用的食品：第1类为高脂肪食品，如：肥肉、油炸食品。第2类为高糖食品，如：糖果、含糖的饮料、含糖高的水果。第3类是纯淀粉食品，如：粉丝、粉条、凉粉等。这些食品最好不吃或少吃。而蔬菜中的黄瓜、西红柿、芹菜等所含热量很少，基本上可以不限制数量。

（7）正确对待"无糖食品"："无糖食品"虽不含糖，但既是食品就有一定的热量，食用后也应减去相应主食。

3. 运动治疗 运动疗法是治疗糖尿病的重要手段之一。儿童1型糖尿病患者病情稳定后都可以参加学校的各种体育活动。对糖尿病的病情控制有很好的促进作用。

(1)处方制定原则

1)应个体化,循序渐进,定时定量运动,持之以恒。

2)运动强度:要适当、量力而行;要根据运动中和运动后有无不良反应决定运动量。

3)运动时间:最好每日一次,也可每周 4~5 次,每次 30~60 分钟。原则上应在餐后半小时后进行,以防出现低血糖。

(2)注意事项

1)最好将胰岛素改为腹壁皮下注射,以免运动时吸收过快,易发生低血糖。

2)运动后易出现低血糖者,可于运动前有计划加用少量食品或适当减少胰岛素量。

3)运动时应注意选择合适的服装和鞋袜,运动后注意清洁卫生。

4)注意安全,对年龄较小的儿童,最好家长能够参与,即可给予照顾又能增加乐趣,更利于坚持。

4. 心理治疗 是对糖尿病患儿综合治疗的一部分;呼吁社会、学校、家庭给予糖尿病儿童更多的关心和爱护,使他们能像正常儿童一样健康成长。

5. 糖尿病的(自我)监测指标

(1)尿糖测定:次尿糖、段尿及 24 小时尿糖测定,详见试验室检查。

(2)尿酮体:每天测定 1 次。

(3)血糖测定:有条件者可采用微量血糖仪每天监测 2~4 次。若血糖控制很好,可每周测 2~4 次。一般每 2~3 个月门诊复查一次,测定餐后 2 小时血糖。

(4)血脂测定:一般每半年测定 1 次。

(5)糖化血红蛋白:应 2~3 个月测 1 次,一年至少 4~6 次。

(6)其他检查:根据病情要常规定期随访,监测血压、检查眼底、尿微量白蛋白和 β_2 微球蛋白等。以早期发现、治疗糖尿病的慢性合并症。

二、2 型糖尿病

2 型糖尿病多发于成人,40 岁以上发病率明显增高,但近年来发现儿童、青少年中发病率也有增高趋势。2 型糖尿病有很强的遗传倾向,是多基因异质性疾病。一部分病人是以机体对胰岛素敏感性降低为特点,导致胰岛素生理效应下降,但血胰岛素水平高于那些对胰岛素敏感的个体,针对升高的血糖,胰岛素相对不足,多见于肥胖者;另一部分患者以 β 细胞功能减低或衰退为主,胰岛不能代偿性增加分泌,血糖明显升高而体重正常或偏低。环境因素对 2 型糖尿病的发生也起着重要作用。

【临床表现】

1. 发病较隐匿,多见于肥胖儿,病初为超重以后渐消瘦。

2. 三多一少症状 多饮、多食、多尿和体重下降。

3. 不易发生糖尿病酮症酸中毒。

4. 多不需要注射胰岛素来维持生命,但也可因血糖控制不佳或有急、慢性并发症而需使用胰岛素治疗者。

5. 遗传倾向明显,为多基因隐性遗传。多无 HLA 相关型遗传机制。

6. 部分患儿颈部、腋下等部位皮肤伴黑棘皮样改变。

7. 阴部念珠菌病。

8. 反复皮肤感染。

【诊断要点】

1. 具有以上临床特点。

2. 实验室检查 详见 1 型糖尿病。

3. 胰岛细胞自身抗体 ICA、IAA 及 GAD_{65} 多阴性。

【治疗】

1. 饮食治疗 目的:是维持标准体重。矫正已发生的代谢紊乱,减轻胰岛 β 细胞的负担。由于儿童青少年 2 型糖尿病多为肥胖者,故饮食治疗原则:

(1)热卡控制应使体重逐渐下降到身高体重标准的 10% 左右,即要考虑儿童的生长发育又要防止营养不良的发生。

(2)符合糖尿病饮食:碳水化合物、脂肪、蛋白质的比例分配与 1 型糖尿病相同。

(3)应因人而异。

2. 运动治疗 原则上运动方式和运动量的选择应当个体化,根据性别、年龄、体力、运动习惯和爱好选择适当的运动。一般肥胖患儿运动消耗的热量应大于摄入的热量,才能减轻体重。部分患儿经饮食和运动治疗后病情能够得到较好的控制。

3. 口服降糖药治疗 目前口服降糖药品种繁多,按其主要降糖机制可分为 5 类:①磺脲类(SU);②双胍类;③α 葡萄糖苷酶抑制剂;④胰岛素增效剂;⑤苯甲酸类促胰岛素分泌剂。应根据每个病人具体病情选用,对儿童 2 型糖尿病人最好选用降糖作用温和、剂量范围大的磺脲类或双胍类为宜。

(1)磺脲类:适用于中轻度血糖增高的 2 型糖尿病人,特别是胰岛素分泌功能减低者。甲苯磺丁脲(D860):每次剂量为 5～12 岁 14mg/kg,每日 2～3 次口服，若疗效不明显，可酌情加量。

（2）双胍类：适用于肥胖超重、轻中度高血糖的 2 型糖尿病，血浆胰岛素偏高者二甲双胍每次剂量 5～6 岁 0.125g；7～8 岁 0.175g；9～10 岁 0.2g；11～12 岁 0.25g，每日 2～3 次。若疗效不显著，可酌情加量。

药物不良反应：磺脲类药物的不良反应有低血糖，少数病人有胃肠道反应及增加体重；双胍类药物主要副作用为恶心、食欲下降、腹胀、腹泻等胃肠道反应。此二类药物主要在肝、肾代谢和排除，故应定期复查肝肾功能。

4. 糖尿病（自我）的监测　详见 1 型糖尿病部分。

三、糖尿病酮症酸中毒

儿童 1 型糖尿病常以酮症酸中毒（DKA）为首发症状发病，各种感染、胰岛素治疗中断或使用不当、饮食不当、或在各种应激情况下如外伤、手术、精神刺激等均可诱发酮症酸中毒。

【临床表现】

1. 起病时病人常先有口渴、多尿、恶心、呕吐。

2. 腹痛为突出症状　全腹疼痛，无局限性压痛，常被误诊为急腹症。

3. 严重者精神状态发生改变，有不同程度的意识障碍。

4. 呼吸常呈现慢而深的模式，即 Kussmanl 呼吸，呼出的气体常有酮味，被形容为一种烂苹果味。

5. 脱水严重时可表现为口唇干裂、皮肤干燥、短期内体重下降、血压降低。

6. 感染性休克　常发生在感染诱发 DKA 时，如只注意抢救感染性休克而忽略糖尿病的诊断，可使病人丧失抢救机会。

【诊断要点】

1. DKA 的诊断并不困难，其关键是应考虑到糖尿病的可能。对存在如下情况的患者：

（1）不明原因的昏迷病人。

（2）顽固性脱水酸中毒难以纠正。

（3）呕吐、腹痛伴有明显呼吸深长，呼出气体有烂苹果味时。

（4）已能控制排尿的小儿反复出现遗尿。

（5）食欲下降、乏力原因不明时。

（6）反复皮肤、尿路感染而不能用其他原因解释者均应及时查血糖、尿糖及酮体；当尿糖、尿酮体增高同时血糖升高时，无论既往有无糖尿病史均应考虑 DKA 的诊断。

2. 实验室检查

(1)血糖＞16.8mmol/L(300mg/dl)。

(2)血 pH＜7.3、HCO_3^-＜15mmol/L。

(3)阴离子间隙增高(正常值:8～16,计算公式:$[Na^+]-[Cl^-+HCO_3^-]$)。

(4)血酮体和尿酮体及尿糖阳性。

【治疗】

治疗目的:纠正水和电解质的紊乱;迅速用胰岛素纠正糖和脂肪代谢的紊乱,逆转酮血症和酮中毒;去除引起 DKA 的诱因。

1."小剂量胰岛素静脉持续滴注法",具有方法简便易行、疗效可靠、无迟发低血糖和低血钾反应等优点(应用 1 条静脉通道)。

(1)剂量:开始为正规胰岛素(RI)0.1U/(kg·h),以 0.9％盐水稀释,利用输液泵控制输液速度。每 1 小时监测血糖 1 次,根据血糖下降情况,逐渐调整减慢输液速度。以维持血糖在 8.4～11.2mmol/L(150～200mg/dl)为宜。

(2)停用指征:当血糖降至 11.2mmol/L(200mg/dl)以下时,如酮症消失,可停止持续静脉滴注胰岛素,在停止滴注前半小时,需皮下注射 RI 0.25 U/kg,以防止血糖过快回升。开始进餐后,转为常规治疗。

2. 补液　DKA 诊断一经确定,应同时开放两个静脉通道,以期迅速恢复循环血容量,保证重要器官,心、脑、肾的灌注,并逐渐补足总体和细胞内液体的丢失及纠正电解质紊乱。

(1)补充累积损失(应用另一条静脉通道):一般按中度脱水估计,即按 80～100ml/kg 计算,首批输注生理盐水 20ml/kg,于 30 分钟至 1 小时内输入;膀胱有尿,从第二批液体开始,即可输入不含糖的半张含钠液,其中钾的浓度为 20～30mmol/L。累积损失的 1/2 量应在开始治疗后 8～10 小时内给予,余量在其后14～16 小时内匀速输入,速度以 10～20ml/(kg·h)为宜。

(2)生理维持量:按 1500ml/(m^2·d)计算,在 24 小时之内均匀输入;液体种类为去糖维持液,即含钠 30mmol/L、钾 20mmol/L。

(3)继续丢失:随丢随补

(4)补钾:发生酮症酸中毒时,由于机体组织大量破坏,体内钾离子随大量尿液而丢失,造成总体缺钾。由于酸中毒时钾离子由细胞内移至细胞外,可造成血钾正常的假象。随着酸中毒的纠正,特别是应用胰岛素后,血钾迅速转入细胞内,致使血钾下降,因此需及时补钾。第 1 个 24 小时内可按 3mmol/kg 给予。能进食后,改为每日口服氯化钾 1～3g/d,持续 5～7 天。

(5)含糖液的应用:补充外源性胰岛素后,在足量葡萄糖的环境中有利于胰岛素发挥作用,由于胰岛素降血糖作用快速,而酮体的代谢较缓慢,如不注意糖的补充,可出现低血糖和酮血症并存。当血糖下降至 11.2mmol/L(200mg/dl)

以下时,应给予含糖液,其浓度为 $2.5\%\sim5\%$,葡萄糖与胰岛素的比例一般按 4g 葡萄糖∶1U 胰岛素,也应注意剂量的个体化。以维持血糖在 $8.4\sim11.1$mmol/L 为宜。

(6)碱性液的应用:DKA 使用碱性液的原则与一般脱水酸中毒不同,需严格掌握应用指征。经过输液和胰岛素治疗后,体内过多的酮体可转化为内源性 HCO_3^-,纠正轻度酸中毒。经适当治疗后若复查血气仍 pH$<$7.2,可考虑使用碱性液。所需 HCO_3^- 的补充量(mmol)=体重 kg×(15-所测 HCO_3^-)×0.6,先给半量,以蒸馏水稀释成等张液(1.4%)才能使用。酸中毒越严重,血 pH 越低,纠正酸中毒的速度不宜过快,避免引起脑水肿。

(7)磷的补充:适当补充口服磷酸盐合剂。

3. 消除诱因,选择有效的抗生素,积极控制感染。

在 DKA 的整个治疗过程中,必须守护病人,严密观察,掌握治疗方案的具体实施情况,做到心中有数,随时依病情变化修正治疗计划,避免因处理不当而加重病情。

第十五节　低　血　糖

低血糖为一种临床征象,是一组由多种原因引起的临床综合征。

【临床表现】

1. 急性低血糖表现　主要为交感神经兴奋表现,可有面色苍白、心慌、手足颤抖、出汗、乏力及恶心、呕吐、腹痛等胃肠道功能紊乱等表现。严重者可突发惊厥和昏迷。

2. 慢性低血糖表现　以脑功能障碍为主要表现,如凝视、表情淡漠、注意力不集中、嗜睡及反应迟钝、行为异常。严重者出现神志障碍、肢体强直、甚至出现癫痫样发作。

【诊断要点】

1. 病史及查体有助于确定原发病

(1)症状出现的年龄。

(2)进食或饥饿与症状出现的关系,尤其是否与进食某种特殊性食物有关,如果糖或半乳糖等。

(3)家族中有无遗传代谢病史,是否有婴儿期出现低血糖症状或不明原因死亡婴儿。

(4)是否合并其他慢性疾病,有无误服可致低血糖物质的情况。

(5)注意有无特征性"娃娃脸"、肝脏肿大、黄疸、身材矮小、白内障及酸中毒等表现。

2. 实验室检查

(1)多次测定空腹及发作时血糖,以确定低血糖的存在。低血糖标准:早产儿为<1.1mmol/L(20mg/dl);<72 小时新生儿为<1.7mmol/L(30mg/dl);其他任何年龄组为<2.2mmol/L(40mg/dl)。当血糖<2.8mmol/L(50mg/dl)时,应密切观察,警惕低血糖症状的出现并及时采取适当处理。

(2)低血糖发作时应同时测定血乳酸、血酮体、游离脂肪酸、丙氨酸、生长激素、皮质醇及血气分析,并测定尿糖、尿酮体、尿氨基酸、尿果糖及半乳糖等项目。

(3)胰岛素释放指数:同时测定空腹或发作时血糖及胰岛素水平,计算胰岛素与血糖的比值>0.3 为异常。

(4)低血糖诱发试验:延长禁食时间和生酮饮食诱发试验。

(5)葡萄糖耐量试验:各种低血糖症可有不同的耐量曲线表现。

(6)胰高血糖素刺激试验:剂量 0.03mg/kg,最大 1mg。同时测定血糖、胰岛素、必要时加测乳酸及生长激素。正常人血糖峰值比空腹对照升高 1.4~4.2mmol/L。无反应者提示肝糖代谢紊乱。胰岛素峰值>80mU/L 提示高胰岛素血症。

(7)亮氨酸耐量试验:L-亮氨酸 150mg/kg,同时测血糖和胰岛素。阳性者血糖较空腹时下降 50%,胰岛素>40mU/L 提示高胰岛素血症。

(8)胰岛素耐量试验:胰岛素 0.05~0.1U/kg,同时测定血糖、生长激素和皮质醇,并分别收集试验前后各 8 小时尿标本测定儿茶酚胺浓度,以了解胰岛素拮抗激素的反应性。

(9)果糖及半乳糖耐量试验及有关代谢酶的测定。

(10)有条件进行肝活检和有关糖代谢酶的测定。

(11)怀疑肿瘤者进行影像学等定位检查。

【治疗】

目的:预防惊厥,防止发生神经系统永久性损害,杜绝死亡。

1. 低血糖急性发作时,立即快速静脉输注葡萄糖溶液。新生儿:5%~10%葡萄糖,6~8mg/(kg·min),并注意防止医源性高血糖。婴儿:25%葡萄糖,2~4ml/kg,速度为每分钟 1ml,症状控制后改为 10%葡萄糖液继续输注。

2. 短期加用氢化可的松,每日 5mg/kg,或泼尼松 1~2mg/kg。

3. 必要时可应用胰高血糖素 0.03mg/kg,最大量 1mg。

4. 给予高蛋白、高糖饮食,少量多餐保证足够能量摄入。

5. 怀疑遗传性果糖不耐受症或半乳糖血症时,停用含果糖及半乳糖食品。

6. 可试用二氮嗪(diazoxide)，每日 10mg/kg，分 3 次口服，剂量可按临床效果调节。

7. 已发生继发性癫痫者，给予抗癫痫药物治疗。

8. 去因治疗，手术切除胰岛细胞瘤或增生的胰岛组织。

第十五章 儿科急症与危重症

第一节 心搏呼吸骤停与心肺复苏术

【概述】

心搏呼吸骤停属最危急重症,必须分秒必争地抢救,以确保成活与生存质量。采用急救手段恢复已中断的呼吸、循环称心肺复苏术(cardiopulmonary resuscitation,CPR),其目的是恢复氧供给,排出二氧化碳,进行有效气体交换,进而争取恢复自主呼吸;同时人工心脏按压维持血液循环,保持心脑等重要脏器血液灌注。心搏与呼吸骤停往往互为因果,伴随发生,故复苏时需两者兼顾同时进行,否则难以成功。此外及早进行脑复苏才能保障生存质量。

【临床表现】

1. 突然昏迷 一般心脏停搏 8～12 秒后出现。可有一过性抽搐。

2. 瞳孔扩大 心脏停搏后 30～40 秒瞳孔开始扩大,对光反射消失。

3. 大动脉搏动消失 心搏、呼吸骤停后,颈动脉、股动脉搏动随之消失。

4. 心音消失。

5. 呼吸停止 心脏停搏 30～40 秒后即出现呼吸停止。此时胸腹式呼吸运动消失,听诊无呼吸音,面色灰暗或紫绀。

6. 心电图异常 主要包括:①心电图呈等电位线;②电机械分离;③心室颤动或无脉性室性快速心律失常;④偶见有序复合波。前二者最常见,占 70% 以上。心室颤动或无脉性室性快速心律失常在 10% 以下。

【诊断要点】

为争取抢救时机,提高治疗效果,应尽快作出诊断。凡突然昏迷伴大动脉搏动或心音消失者即可诊断。对可疑病例应先行复苏。心动过缓,年长儿童<30次/分,新生儿<80 次/分,产房新生儿<100 次/分;呼吸极度困难或呼吸音消失伴严重发绀所造成的病理生理改变与心搏、呼吸停止相似,也须进行 CPR。初生婴儿 1 分钟无自主呼吸即为复苏指征。

【治疗】

立即现场实施 CPR 最重要,勿需急于查找病因。更不可因反复触摸动脉搏动或听心音而延误抢救时机。

1. 基本生命支持 A、B、C

（1）通畅气道（A，airway）清除口咽分泌物、呕吐物或异物。保持头轻度后仰使气道平直。托颌、提颏，使下颌骨上移，防止舌根后坠阻塞气道。必要时放置口咽通气道。

（2）人工呼吸（B，breathing）：口对口人工呼吸：患儿平卧，肩背稍垫高，头后仰，保持气道平直。迅速给4次口对口人工呼吸后，开始心脏按压。有条件时尽快换用复苏器行正压通气，为插管进行机械通气创造条件。

（3）人工循环（C，circulation）：胸外心脏按压：病儿仰卧于硬板上。按压部位为胸骨中下1/3交界处，下压与放松时间相等，挤压时手指不可触及胸壁，放松时手掌不应离开患儿。按压深度为其胸廓厚度的1/3较为适宜，频率同该年龄小儿正常心率或为其3/4。

心脏按压有效的表现是：按压时可触及患儿颈动脉、股动脉搏动；扩大的瞳孔缩小，光反射恢复；口唇、甲床颜色好转；肌张力增强或有不自主运动；出现自主呼吸。

人工呼吸频率，心脏按压方法、频率参见表15-1儿童心肺复苏指南。

表15-1 儿童心肺复苏指南

年龄	心脏按压频率	按压深度	方法	人工呼吸频率
新生儿	120次/分	2cm	双手环抱法	60次/分
婴儿	100次/分	2cm	单指、双指按压	30~40次/分
<8岁	80次/分	2~3cm	单掌按压	20~30次/分
>8岁	60次/分	3~4cm	单、双掌按压	16次/分
成人	60次/分	4~5cm	双掌按压	12次/分

注：为方便记忆，美国儿童高级生命支持（PALS）课程推荐：8岁以下心脏按压100次/分，按压和通气比例5：1；产房新生儿复苏主张3：1，即90次心脏按压，30次人工呼吸；8岁以上参照成人方法。

2. CPR的药物治疗（D，drugs） 复苏药物要在人工呼吸与人工循环的同时或1、2分钟后使用。

（1）给药途径：①经静脉（IV）推注药物是首选方法，中心静脉最佳。②气管插管（ET）内给药：肾上腺素、阿托品、利多卡因、纳洛酮可气管内注入。多稀释至3~5ml后通过插入气管导管的吸痰管注入，注药后立即用气囊加压人工通气，以助药物向细支气管及肺泡分散。③骨髓腔（IO）给药：复苏时静脉穿刺3次失败或时间超过90秒，即有建立骨髓通路指征，多在胫骨粗隆下方1~1.5cm处垂直进针，扩容液体（晶体、胶体液、血液）及多数复苏药物均可通过此途径给予。④心内注射：应尽量避免，仅用于以上方法失败时。

(2)常用药物见表 15-2。

表 15-2　儿科心肺复苏常用药物

药物	给药途径及剂量	备注
肾上腺素 （用于无脉性心脏停搏）	首次剂量： 　IV/IO：0.01mg/kg 　ET：0.1mg/kg 以后剂量： 可重复首次剂量或增加 10 倍 （0.1mg/kg），每 3 至 5 分钟一次。 IV/IO 剂量高达 0.2mg/kg 时可能 有效	可出现快速心律失常、高血压。不可与碱性药物混合使用
肾上腺素 （用于症状性心动过缓）	IV/IO：0.01mg/kg ET：0.1mg/kg	
阿托品 （用于症状性心动过缓）	IV/IO：0.02mg/kg 最小剂量：0.1mg 单剂最大剂量：儿童 0.5mg， 　　　　　　青少年 1.0mg 可重复 1 次 ET：为静脉剂量的 2 倍	可出现心动过速，瞳孔散大但不固定
10%氯化钙	IV/IO： 20mg/kg（0.2ml/kg）	仅用于以下情况：纠正离子性低钙血症；拮抗高钾（非强心苷中毒所致）、高镁血症的心血管不良反应；纠正钙通道阻滞剂中毒所致低血压 最好中心静脉缓慢给药，可出现心动过缓，需监测心率 心脏停搏时不推荐使用
葡萄糖 （10%，25%，50%）	IV/IO：0.5~1.0g/kg ● 50%：1~2ml/kg ● 25%：2~4ml/kg ● 10%：5~10ml/kg	低血糖时使用，避免高血糖
利多卡因	IV/IO：1mg/kg ET：为静脉剂量的 2 倍	快速静脉注射
利多卡因持续输注	IV/IO： 20~50μg/kg·min	用于室颤（药物或电）复律后
碳酸氢钠	IV/IO： 每次 1mmol/kg	稀释成等张液输注，且仅用于有足够通气时
纳洛酮	IV/IO： <5 岁或<20kg：0.1mg/kg >5 岁或>20kg：2.0mg	可完全逆转麻醉剂的作用，小剂量（0.01~0.03mg/kg）重复，直至起效

3. 氧气　CPR 时需用高浓度氧乃至纯氧,无需顾及氧中毒。

4. 降温　用亚冬眠等方法使体温降至 34℃～36℃,尤其头部可戴冰帽使头温降至 32℃左右,有助脑复苏,待听觉出现后才复温。

5. 除颤　室颤或无脉室性快速心律失常须除颤。心脏按压有助除颤,药物除颤多用利多卡因。条件允许应尽快电除颤。

6. 脑复苏　给氧、低温、降低颅内压(见第五节)。钙通道阻滞剂、氧自由基清除剂疗效尚未肯定。

7. 终止复苏的指征　经正规心肺复苏且三轮用药后(常为心肺复苏后 25～30 分钟),患儿仍呈深昏迷、发绀、瞳孔散大固定、无自主呼吸、无心跳,应停止抢救。即使有心跳,亦可能有脑死亡,继续复苏成功机会甚少。只要心跳对各种刺激包括药物尚有反应,心脏按压至少应持续 1 小时以上。证实为脑死亡者应停止抢救。

第二节　急性呼吸衰竭

【概述】

急性呼吸衰竭指各种原因引起呼吸中枢、呼吸器官病变,使机体通气和换气障碍,导致缺氧二氧化碳潴留,从而出现的一系列临床表现。小儿急性呼吸衰竭常见病因为:各种呼吸系统、中枢神经系统、神经肌肉疾病,先天性心脏病,感染败血症,各种中毒,结缔组织病累及肺部等。

【临床表现】

均因低氧血症和高碳酸血症所致,可累及各系统。此外尚有原发病的临床特征。

1. 呼吸系统　呼吸困难、鼻扇、呻吟、三凹征、发绀最多见,呼吸频率或节律改变、深浅不一或浅慢呼吸亦颇常见。中枢性呼吸衰竭早期可呈潮式呼吸,晚期常有呼吸暂停、双吸气、抽泣样呼吸。听诊肺部呼吸音降低。此外,尚可有原发病相应体征。

2. 循环系统　早期缺氧心动过速、血压亦可增高。重者心率减慢、心律失常、血压下降、休克、心跳骤停。高碳酸血症时周围毛细血管和静脉扩张,使皮肤潮红、四肢暖、脉大、多汗、球结膜水肿。此外,还可发生肺水肿、右心衰竭。

3. 神经系统　轻者注意力不集中,定向障碍。随缺氧加重出现烦躁不安、易激惹、嗜睡、表情淡漠、神志恍惚、谵妄、昏迷、惊厥等。年长儿可诉头痛。有时瞳孔大小不等、光反应迟钝,肌张力及反射减弱或增强。

4. 胃肠道可有应激性溃疡,引起消化道出血。

5. 其他 尚可有黄疸,血清转氨酶升高;少尿、无尿、尿素氮增高;水、电解质、酸碱失衡和 DIC。

6. 血气分析是诊断的重要依据之一。应在静息状态、海平面、吸入室内空气时动脉取血送检(见诊断要点)。

【诊断要点】

1. 有引起呼吸衰竭的原发病。

2. 发绀、呼吸频率或节律异常、烦躁不安或嗜睡等症状经湿化气道、吸痰、吸氧仍不能改善。

3. 存在前述临床表现中的各系统症状。

4. 血气分析 Ⅰ型呼衰:$PaO_2 < 6.67kPa(50mmHg)$,$PaCO_2$ 正常或稍低。Ⅱ型呼衰:$PaO_2 < 6.67kPa(50mmHg)$,$PaCO_2 > 6.67kPa(50mmHg)$。

【治疗】

治疗需采取综合措施,重点在于纠正低氧血症和二氧化碳潴留,与此同时积极治疗原发病。有条件应入重症监护室。

1. 治疗原发疾病 病因明确者对病因治疗,病因一时不明确者对症治疗。

2. 氧疗 常用鼻导管、面罩和头罩给氧,必要时气管插管使用人工呼吸机。根据病情调节氧浓度,以提高血氧分压、氧饱和度和氧含量,纠正缺氧。

3. 呼吸道护理

(1)及时清洁鼻腔,防止分泌物结痂堵塞。

(2)呼吸道湿化:可用超声雾化器雾化吸入,应用人工呼吸机的病儿可直接调节呼吸机的恒温湿化装置进行湿化。

(3)吸痰:湿化或雾化后应勤吸痰。气管插管病儿吸痰前,可先滴入湿化液 $2\sim5$ ml,湿化液总量 $100\sim150ml/d$。

(4)拍背:可配合湿化同时进行,湿化拍背后再吸痰。肺不张病儿按患病部位取不同体位进行。

4. 人工呼吸机的使用

(1)适应证:①各种病因引起的中枢性或周围性呼吸衰竭出现严重通气或换气不良。②急性呼吸窘迫综合征(包括新生儿呼吸窘迫综合征)、肺水肿、肺出血出现严重换气不良。③窒息、心跳呼吸骤停。④心脏手术或其他手术后呼吸功能不全。⑤神经肌肉疾病致呼吸功能不全。⑥经积极正确治疗,仍有明显低氧血症和二氧化碳潴留。

(2)呼吸机参数选择:人工呼吸机种类很多,可根据病情和医疗机构条件选择呼吸机及合适通气方式。呼吸机基本参数:①潮气量 $10\sim15ml/kg$。②频率大致接近同龄儿生理呼吸频率。③压力:婴幼儿或肺部病变轻者一般 $10\sim$

20cmH$_2$O;病变中度者 20～25cmH$_2$O;肺部病变严重者一般不超过 30cmH$_2$O。
④ 吸呼比值(即吸/呼时间比):1:1.5。上述四项基本参数要根据患儿原发病、生命体征、血气分析结果设定和调节。呼吸机其他参数,如 PEEP 亦需根据个体情况设定。

5. 维持水、电解质、酸碱平衡

(1)液体入量一般控制在 60～80ml/kg,高热、呼吸急促,吐、泻或应用脱水剂者酌情增量。监测 24 小时出入量,总原则是量出为入。

(2)一般先用生理维持液,再根据血电解质调整输液种类。

(3)呼吸性酸中毒改善通气后可好转,合并代谢性酸中毒酌情补碱。

6. 脏器功能不全的治疗

(1)心力衰竭或肺水肿可用快速强心苷制剂,如地高辛、毛花苷 C(西地兰)等。因缺氧常导致回心血量不足,肾灌注量不良,使用强心苷药物应适当减少剂量和延长时间。小动脉痉挛和循环障碍,可用酚妥拉明,也可酌情应用多巴胺和多巴酚丁胺。适当加用利尿剂。

(2)脑水肿:多用甘露醇或加用甘油果糖,必要时使用镇静和止惊剂。

(3)消化道出血:应用西咪替丁和奥美拉唑,并可静脉注射或口服止血剂。

7. 其他药物治疗

(1)黏液溶解剂:稀化痰液,可选择氨溴索(沐舒坦)、糜蛋白酶等。

(2)糖皮质激素:非常规应用,支气管痉挛、脑水肿、中毒症状严重者酌情选用。

(3)镇静止惊剂:用于患儿烦躁不安和惊厥。

(4)呼吸兴奋剂:是否使用该类药物存在争议,因为使用后将增加呼吸功、加重缺氧。目前仅用于缺乏机械通气条件的基层医院。可用于呼吸道通畅但呼吸浅表的早期呼吸衰竭患儿。

8. 营养支持 尽量经口进食,必要时鼻饲或静脉营养。

第三节 昏 迷

【概述】

昏迷是儿科常见急症,以意识障碍、运动或感觉功能失常为主要临床表现。常见于中枢神经系统感染性或非感染性疾病;继发性中枢神经系统缺氧,如阿-斯综合征和先天性心脏病缺氧发作、败血症、休克、窒息;中毒和意外事故;肝昏迷、肾衰竭和其他代谢性疾病(如低血糖、糖尿病昏迷)。

【临床表现】

1. 昏迷是严重意识障碍,表现为意识持续的中断或完全丧失。按其程度可分为三阶段。①轻度昏迷:意识大部丧失,无自主运动,对声、光刺激无反应,对疼痛刺激尚可出现痛苦的表情或肢体退缩等防御反应。角膜反射、瞳孔对光反射、眼球运动及吞咽反射等可存在。②中度昏迷:对周围事物及各种刺激均无反应,对剧烈刺激或可出现防御反射。角膜反射减弱,瞳孔对光反射迟钝,眼球无转动。③深度昏迷:全身肌肉松弛,对各种刺激全无反应。深、浅反射均消失。

2. 持续性植物状态 亦称植物人。患儿意识不清,但可睁眼,对外界刺激无反应,有睡眠觉醒周期,不会进食,亦不会自主排尿便。伴有自主神经功能紊乱,如多汗、心跳呼吸不规则。

3. 脑死亡 是一种特殊昏迷状态,又称不可逆性昏迷。即中枢神经系统包括大脑、小脑、脑干的不可逆损害状态,其特征为:①深昏迷;②经反复停机实验证实无自主呼吸;③脑干反射消失;④心率固定、对任何刺激无反应;⑤排除低温、麻醉剂、肌肉松弛剂、严重代谢紊乱等所致假象。目前脑死亡已作为判断临床死亡的重要指标。

4. 有原发病的临床表现。

【诊断要点】

1. 存在不同程度的意识丧失,如上述临床表现所示。

2. 昏迷仅为一临床严重症状,应尽力判断引起昏迷的原因,才能进行有针对性的治疗。详细询问病史至关重要,包括昏迷前或同时出现的伴随症状,昏迷发生的急缓,既往疾病史,服药史等。

3. 全面体格检查寻找病因。并用 Glasgow 昏迷量表进行评分,确定昏迷程度。特别注意观察患儿生命体征,瞳孔大小,有无病理反射、脑膜刺激征,人体有无特殊气味,皮肤黏膜有无黄染、发绀、潮热、苍白、出血、瘀斑,以助判断可能的病因和原发病。

表 15-3 改良 Clasgow 昏迷量表。最高 15 分,最低 3 分,分数越高,意识状态越好。

表 15-3　改良 Glasgow 昏迷量表

	<1 岁	≥1 岁	评分
睁眼反应			
	自发	自发	4
	声音刺激时	语言刺激时	3
	疼痛刺激时	疼痛刺激时	2

续表

	<1岁	≥1岁	评分
最佳运动反应	刺激后无反应	刺激后无反应	1
	自发	服从命令动作	6
	因局部疼痛而动	因局部疼痛而动	5
	因痛而屈曲回缩	因痛而屈曲回缩	4
	因疼痛而成屈曲反应（去皮质强直姿势）	因疼痛而成屈曲反应（去皮质强直姿势）	3
	因疼痛而成伸展反应（去大脑强直姿势）	因疼痛而成伸展反应（去大脑强直姿势）	2
	无运动反应	无运动反应	1

	0~23个月	2~5岁	>5岁	
最佳语言反应	微笑,发声	适当的单词,短语	能定向说话	5
	哭闹,可安慰	词语不当	不能定向	4
	持续哭闹,尖叫	持续哭闹,尖叫	语言不当	3
	呻吟,不安	呻吟	语言难以理解	2
	无反应	无反应	无反应	1

4. 实验室和其他检查　根据病情需要检测血、尿、粪常规,尿醋酸、血糖、血电解质、血培养、脑脊液常规、生化、培养,肝、肾功能、血氨、血气分析、毒物鉴定等,此外,根据病史和体检发现,酌情选择 X 线摄片、脑电图、心电图、CT、磁共振、B 型超声等检查。

【治疗】

有条件者均应入住重症监护室,以利生命体征监护和实施各项治疗。

1. 病因治疗　针对不同病因进行治疗,对病因不明确者或某些不可逆性疾病进行对症治疗。维持生命体征,避免机体各脏器的进一步损害。

2. 护理　定时翻身、预防褥疮,清洁五官和皮肤,各种留置管及留置针必须做好防感染清洁工作。

3. 保持气道通畅,供氧,定时翻身拍背,吸引呼吸道分泌物,必要时给予气管插管,用人工呼吸机辅助通气。根据病情选用适宜抗生素预防感染。

4. 降低颅内压、缓解脑水肿　应用渗透性利尿剂如 20％甘露醇,甘油果糖。酌情加用糖皮质激素,多选用地塞米松、可的松。有条件可用过度通气,维持 pH 值

7.50～7.55,PaO₂ 100～150mmHg(13.3～20kPa),PaCO₂30mmHg(3.99 kPa)左右。

5. 对症治疗　选用地西泮、苯巴比妥等药物止惊和镇静。高热者使用药物或物理降温,必要时用人工冬眠。

6. 维持水、电解质和酸碱平衡,保持足够入液量,必要时鼻饲或用胃肠外营养。根据血气分析,血电解质测定结果,调节输液成分,并使血渗透压维持正常。

7. 高压氧疗法对一氧化碳中毒者疗效较好,其他疾病可酌情使用。

8. 促进脑细胞代谢、改善脑功能,可选用胞二磷胆碱、能量合剂、脑活素等。

9. 病情稳定后尽早给予康复治疗以恢复智能及肢体活动,减少后遗症。

第四节　惊　　厥

【概述】

惊厥是小儿常见的神经系统严重症状,系多种病因引起的神经元异常放电,使大脑功能暂时紊乱,导致全身或局部肌肉抽搐,伴不同程度意识障碍的危急状态。可发生在各年龄组,婴幼儿多见。致病原因分感染性与非感染性两大类。感染性疾病,包括颅内、颅外感染,如脑炎、脑膜炎、中毒型菌痢、败血症和各种传染病。高热惊厥则可见于任何部位感染引起发热时。非感染性疾病,包括颅内非感染性疾病,如原发性癫痫、颅脑外伤、颅内肿瘤、脑血管病变、急性脑水肿等;颅外非感染性疾病多为低钠或高钠血症、低钙血症、低血糖、药物或毒物中毒、遗传代谢疾病及各种原因引起的脑缺氧等。

【临床表现】

1. 惊厥的典型表现是突然意识丧失伴全身或局部肌肉抽动,患儿双眼上翻、凝视或斜视、屏气、面色苍白或发绀,可伴有大小便失禁,口吐白沫。抽搐维持数秒钟或数分钟,严重者呈持续状态。

2. 其它惊厥,如婴儿痉挛、手足搐搦症,发作时的表现见相关章节。意识正常仅有轻微面肌抽动或惊跳的婴儿多为低钙惊厥。高热伴惊厥,发作后很快清醒,既往有相似发作常为热性惊厥。

3. 存在原发疾病的临床表现。

4. 实验室或特殊检查可助确诊原发病,如血糖、血钙、血钠降低;脑脊液呈化脓性或炎性改变;脑电图有特异性棘波,CT、MRI 见颅内出血、肿物;病原菌检查有阳性所见等。

【诊断要点】

1. 存在典型或非典型临床表现。

2. 惊厥是一危急症状,必须查明原因予以治疗才能杜绝再次发作。详细询问病史,包括发作的年龄、发作形式、持续时间、次数;有无发热;有无感染、外伤、误服药物或毒物病史;以及既往有无特殊疾病史,以初步判断发病原因,追寻原发疾病。

3. 体格检查　包括生命体征、前囟张力、颈抵抗及脑膜刺激征、皮肤有无皮疹、瘀点等,均有助临床确定病因。

4. 实验室和其他检查　根据疑诊病因作相关检查,如血糖、血钙、血钠、血镁脑脊液、肝肾功能、血气分析、心电图、脑电图、CT、MRI 等。

【治疗】

根据病情,有条件者应在重症监护室进行监护和治疗。

1. 控制惊厥　惊厥病人必须紧急处理,非必须的检查待发作停止后再进行。地西泮为首选药物,每次 0.2～0.3mg/kg,最大剂量每次 10mg,静脉注射稀释1～2 倍(稀释后药液浑浊,不影响疗效),注射速度每分钟 1mg,需要时15～30 分钟后可重复使用。肌内注射因不易吸收一般不采用。苯巴比妥起效慢,但维持时间长,负荷量按 10～20mg/kg 计算,可先肌内注射 10mg/kg,然后酌情加量,24 小时后给维持剂量 3～5mg/kg。必要时也可用静脉制剂,速度每分钟不超过 25mg。此外,亦可根据病情选用氯硝西泮、水合氯醛灌肠等。

2. 一般处理　取头侧向平卧位,保持环境安静,减少刺激。保持呼吸道通畅,祛除呼吸道分泌物。

3. 病因治疗　如抗感染,纠正低血糖(先给 25％葡萄糖 10～25ml 或 0.5～1g/kg)、低血钙(先给 10％葡萄糖酸钙 10～20ml 或 1～2ml/kg),抗癫痫治疗等。

4. 对症处理　维持生命体征稳定。高热者予物理和药物降温。频繁惊厥、癫痫持续状态或有颅高压者应予甘露醇、甘油果糖液降颅压。

5. 支持治疗　维持水电平衡、纠正酸碱失衡。保证营养供给。

6. 病因不明确者在止惊后要积极探寻病因,同时采用措施防止惊厥再发。

第五节　脑水肿与急性颅内高压综合征

【概述】

颅压指颅腔内容物对颅腔壁所产生的压力,凡可使脑组织、脑脊液及脑血流容积异常增加的因素均可引起颅压增高。脑水肿是儿童急性颅压增高的主要原因,常由感染、缺氧、中毒等引起。颅压增高影响脑灌注压,致使脑血流减少,因而出现一系列临床症状。急性严重颅高压使脑组织在颅腔内位置发生移动,形成脑疝,患儿可突发死亡。

【临床表现】

1. 剧烈头痛。

2. 无明显诱因的喷射性呕吐。

3. 意识障碍 嗜睡、昏迷、烦躁、谵妄。

4. 婴儿前囟膨隆、紧张、尖声哭叫、眼神呆滞。亚急性颅高压可见骨缝裂开、头围增大。

5. 血压代偿性增高,脉搏缓慢。

6. 肌张力增高、肢体内收发紧、肌紧张、角弓反张、抽搐。

7. 体温调节障碍、常有过高热。

8. 呼吸快慢不匀、深浅不等、节律不整、暂停、双吸气、叹息等中枢性呼吸衰竭表现,多见于颅高压危象——脑疝。

9. 瞳孔双侧不等大、缩小或散大、对光反应迟钝或消失常为脑疝表现。眼外肌麻痹与视乳头水肿多为亚急性、慢性表现。

【诊断要点】

1. 存在引起脑水肿或颅压高的原因。

2. 有颅压增高的症状与体征。

五项主要症状:瞳孔扩大、光反射减弱或消失;呼吸不规律;前囟膨隆紧张;视乳头水肿;不明原因的血压增高。

五项次要症状:头痛、呕吐、惊厥或肌张力增高、昏迷、甘露醇试验治疗有效(甘露醇 0.25～1g/kg,用药后 4 小时内增高血压下降,症状好转)。

具一项主要症状,二项次要症状作临床诊断更可靠。

3. 腰穿或用其它颅压监测法证实颅压增高可确诊。颅压正常值视检查方式及测压时小儿状态而异。一般认为 3 岁以上小儿颅压＞1.96kPa（200mmH$_2$O）、新生儿＞0.78kPa（80mmH$_2$O）、＜3 岁幼儿＞0.98kPa（100mmH$_2$O）。

4. CT、MRI、TCD（颅多普勒超声）检查可见硬膜下积液、脑水肿及颅内病变（如肿瘤、出血等）有助诊断。颅骨拍片见指压痕、骨缝裂开均属亚急性、慢性表现。

5. 脑疝诊断要点

(1) 小脑幕裂孔（海马沟）疝:①患儿意识障碍迅速发展呈昏迷状。②双侧瞳孔不等大、光反射迟钝或消失。③呼吸不规则,时有暂停等中枢性呼吸衰竭表现。④血压增高、缓脉。⑤去大脑强直。

(2) 枕骨大孔疝:①患儿意识障碍迅速发展为昏迷。②双侧瞳孔散大固定。③呼吸节律不整、倒气样呼吸,迅速发展为呼吸骤停。

【治疗】

1. 去除病因 治疗感染、缺氧、酸中毒、休克、低钠血症等。

2. 一般治疗护理 头颈上半身抬高 20°～30°（脑疝时除外）。保持气道通畅，降温、吸氧、纠正酸中毒（特别是呼吸性酸中毒）。止惊可用地西泮 0.3～0.5mg/kg 稀释后静脉注射。密切监测生命体征。注意眼、皮肤、口腔护理。

3. 脱水疗法

(1)渗透性利尿剂：①20% 甘露醇 0.5～1.0g/kg，于 20～30 分钟内静脉快速滴入，4～6 小时 1 次。若有脑疝，加大剂量、缩短用药间隔，可 2g/kg，2 小时一次，连用 2～3 次。②甘油（10%）果糖液按甘油剂量 0.5～1.0g/kg，静脉滴注，用法同甘露醇。亚急性或慢性病人可口服 10% 甘油盐水 0.5～2.0g/kg（1.25g/ml），6～8 小时一次。

(2)呋塞米：每次 0.5～1.0mg/kg，用甘露醇后 1 小时使用，可延长甘露醇作用时间。

(3)液体平衡：基本液量按 800～1200ml/m² 计算，视尿量及异常丢失量酌情补充，以达到出量略多于入量，轻度脱水为宜。液体多用 1/3～1/5 张含钠液，并监测血生化，调整输入电解质。全日液量应在 24 小时内均匀输入。

4. 糖皮质激素 地塞米松 0.5～1.0mg/kg，静脉注射，每 6 小时一次。

5. 过度通气 必要时插管机械通气，维持 pH 7.50～7.55，$PaCO_2$ 25～30mmHg，PaO_2 90～150mmHg。

6. 控制性脑脊液引流 穿刺成功后留置穿刺针于侧脑室，借助颅压监测，或通过调整引流瓶位置控制脑脊液流出速度。此法疗效佳，惜脑室未扩大者，穿刺不易成功，结核性脑膜炎使用较多。

7. 硬膜下穿刺，颅内血肿引流、亚冬眠、巴比妥昏迷疗法可酌情使用。

第六节 感染性休克

【概述】

感染性休克是由细菌、病毒、真菌或立克次体等病原微生物感染所致综合征，其中以革兰阴性细菌感染最多见。临床主要表现为微循环障碍，有效血循环量减少，组织器官氧合血灌流不足，代谢紊乱，进而导致重要生命器官急性功能不全。

【临床表现】

在严重感染基础上出现中毒症状，以高热，意识障碍和周围循环衰竭为主要临床表现,同时可有呼吸系统、神经系统及肾脏功能障碍。

1. 循环系统　主要为周围循环衰竭的表现,如面色苍白或暗灰,四肢凉、皮肤发花、口唇及指趾端发绀,脉搏增快、细弱甚至触不到,血压开始时音调低钝,以后下降。若并发心力衰竭,可有心率突然增快,奔马律,肝脏进行性增大。

2. 呼吸系统　重度休克或休克后期可并发急性呼吸窘迫综合征,常在休克发生后 8～24 小时内出现,主要为进行性呼吸困难、发绀、面色暗红或青灰,胸部体征可无异常,晚期可有湿性啰音。

3. 中枢神经系统　因脑微循环障碍,脑组织缺血缺氧,表现精神萎靡、淡漠、嗜睡或烦躁。严重者可并发脑水肿,意识障碍迅速加重,常有惊厥,肌张力增高,瞳孔改变及中枢性呼吸障碍。

4. 肾脏　休克早期尿少,晚期可出现急性肾衰竭,尿少加重甚至无尿。

【诊断标准】

感染性休克的诊断标准及分度见表 15-4。

表 15-4　感染性休克的诊断标准及分度

项目	轻度	重度
皮肤黏膜	* 面色苍白或口唇、指趾轻度发绀,皮肤轻度发花	面色灰暗,口唇、指趾明显发绀,皮肤明显发花
四肢	* 手足发凉,毛细血管再充盈时间 1～3 秒	四肢湿冷,接近或超过膝肘关节。毛细血管再充盈时间>3 秒
脉搏	* 增快	* 细速或摸不到
血压	* 略低或正常,音调变弱,脉压 2.66～4kPa(20～30mmHg)	* 明显下降或测不出,脉压<2.66～kPa(20mmHg)
尿量	略减少,每小时婴儿 5～10ml,儿童 10～20ml	* 明显减少。每小时婴儿少于 5ml,儿童少于 10ml
心脏	心率增快	心率明显增快,心音低钝或有奔马律
神志	尚清楚,但有萎靡或烦躁	模糊,表情淡漠或昏迷
呼吸	增快	增快,或有呼吸困难、节律不整
肛趾温差	>6℃	>8℃更明显
眼底观察	以小动脉痉挛为主,小动脉与小静脉之比为 1∶2 或 1∶3(正常为 2∶3)	小动脉痉挛,小静脉瘀张,部分病例出现视神经乳头水肿
甲皱观察	管袢动脉端变细,管袢数目减少	管袢动脉端变细,静脉端淤滞扩张,血色发紫,血流速度减慢

1. * 为必备指标。在上述原发病基础上,具有必备指标即可确定诊断与分度。

2. 皮肤黏膜、四肢改变,要除外寒冷、高热、脱水的影响,少数"暖休克"病例早期面色暗红,四肢温暖。

3. 正常毛细血管再充盈时间(CRT) 1秒内转红。需注意除外寒冷或发热因素所致 CRT 延长。操作时,应将肢体抬起,稍高过心脏水平,以确保评价的是毛细血管的动脉再充盈,而非静脉郁积。

4. 脉搏、心率增快,要除外高热、哭闹、药物等因素影响。

5. 血压降低,指收缩压较各年龄正常值低 2.66kPa(20mmHg)。脉压正常值为 4kPa(30mmHg)。

6. 正常尿量,婴儿每小时不少于 10ml,儿童不少于 20ml。

7. 心率增快,指超过该年龄正常值上限。

【治疗】

感染性休克病情变化迅速,抢救原则为:早期、积极、持续。治疗应为综合性的,在治疗原发病基础上,针对休克的病理生理改变补充血容量,纠正酸中毒,调整血管舒缩功能,防止微循环淤滞及维护重要脏器功能。必须指出,每位病人对治疗反应有较大差异,治疗计划应遵循个体化原则,并不断进行评估修正治疗方案。

1. 补充血容量,及时纠正酸中毒

(1)首批快速输液:应于 30～60min 内快速静脉推注 300～400ml/m² 或 20ml/kg 等张含钠液。如 2:1 液、碳酸氢钠液、生理盐水等。对重症休克患儿,多选择晶体液和胶体液同时输注扩容。此时宜开放两条静脉通道,其一快速推注低分子右旋糖酐 10ml/kg;另一通道滴注 5%碳酸氢钠 5ml/kg。右旋糖酐不含钠盐,因此相当于输注等渗碳酸氢钠 15ml/kg,另 5ml/kg 液量酌情选用 2:1 液或生理盐水。

(2)继续输液:经首批快速输液后,需继续输液,此阶段输液可分三批给予,每批 10～20ml/kg,总液量约需 30～60ml/kg 或 400～800ml/m²,补液速度以 5～10ml/(kg·h),于 6～8 小时内输入,直至休克基本纠正。第 1 批常需再用等张或 3/4 张含钠液快速滴注(注意不再静脉推注,以免诱发心力衰竭)。以后逐渐减低张力,输液总张力宜为 1/2～2/3 张。如酸中毒严重,可参照血 pH 值或二氧化碳结合力,再给适量碳酸氢钠。

(3)维持输液:休克基本纠正后,继用 1/3 张含钠液,第一个 24 小时的输液量为 50～80ml/kg,用内含 0.3%氯化钾溶液滴注,若有异常体液丢失(如呕吐、腹泻),则酌加液量及电解质。

2. 调节血管紧张度药物的应用

(1)多巴胺:能兴奋心脏的 β 受体和血管的 α 受体和多巴胺受体,可加强心脏收缩力,使心排血量增加;皮肤、黏膜和骨骼肌的血管收缩,而内脏特别是肾脏和肠系膜的血管舒张。其药理作用随剂量有所不同。剂量 $2\sim5\mu g/(kg \cdot min)$ 时,增加肾脏和内脏的灌注而无正性肌力作用,全身血管阻力降低。剂量 $5\sim10\mu g/(kg \cdot min)$ 时,出现正性肌力作用,并使全身血管扩张。剂量 $10\sim20\mu g/(kg \cdot min)$ 时,主要为正性变力和变时性效应,同时增加 α 受体效应,有明显缩血管作用,因而减低心肌收缩效应。

(2)多巴酚丁胺:作用于 β_1 受体,增强心肌收缩力,作用较多巴胺强,多用于治疗休克伴明显心功能不全时。剂量一般 $5\sim10\mu g/(kg \cdot min)$,维持静脉滴注。

(3)抗胆碱能药:如东莨菪碱、山莨菪碱,有阻滞胆碱能受体、拮抗乙酰胆碱,解除血管平滑肌痉挛,降低外周阻力,使回心血量、心率和心排血量增加,改善微循环的作用。山莨菪碱为首选药,每次 $0.3\sim0.5mg/kg$,重者 $0.5\sim2mg/kg$ 静脉推注,每 $10\sim15min$ 一次,可连续数次至 10 次。东莨菪碱每次 $0.02\sim0.04mg/kg$。

(4)酚妥拉明:为 α 受体阻滞剂,可扩张血管降低外周血管阻力,增加回心血量,加强心肌收缩力,增加心排血量。应在补足血管容量基础上应用,每次 $0.1\sim0.2mg/kg$,一次最大量不超过 10mg,稀释成 $10\sim15ml$,缓慢静脉推注,15 分钟后可重复应用,或以 $1\sim4\mu g/(kg \cdot min)$ 持续静脉输注。为避免血压骤降可与间羟胺 $0.02\sim0.2mg/kg$ 合用。

(5)异丙基肾上腺素:为 β 受体兴奋剂,有扩张血管加强心肌收缩力,降低外周血管阻力作用。剂量为 $0.05\sim0.5\mu g/(kg \cdot min)$。应根据病情调整速度。

(6)间羟胺:直接作用于 α 及 β 受体,但以兴奋 α 受体为主,收缩压及舒张压均上升,作用弱而持久,可与酚妥拉明、多巴胺同时应用。

(7)去甲肾上腺素:主要兴奋 α 受体,具有强大缩血管效应。剂量差异较大,一般为 $0.02\sim0.1\mu g/(kg \cdot min)$,有用至 $0.5\sim2\mu g/(kg \cdot min)$ 加入 10%葡萄糖液中,静脉滴注。

3. 控制感染　及时选用足量抗生素积极控制感染,是决定治疗成败的关键。病原菌未明确前,首选对革兰阴性菌和革兰阳性菌均有效的广谱抗生素联合使用,待病原菌明确后,再根据药敏调整抗生素。剂量要足够,以静脉途径给药为主,肾功能不全时,慎用有肾毒性药物。

4. 糖皮质激素　糖皮质激素疗效有争议,目前应用有早期小剂量氢化可的松,长疗效趋势。每日氢化可的松剂量不高于 300mg(成人)。

5. 强心剂　休克患儿心脏功能常受影响,在治疗过程中,除适当掌握输液速度外,有人主张在首批快速输液后常规应用一次强心药物。一般选用毛花苷 C,首剂用 $1/3\sim1/2$ 饱和量,必要时余量分二次间隔 $4\sim6$ 小时静脉缓注。

6. 休克患儿均有不同程度低氧血症,轻度可用鼻导管吸氧,有严重呼吸衰竭时应作气管插管行机械通气。

7. 保证热能供给　重症感染患儿均有热能摄入不足,糖供给不足,脂肪利用降低,所以要注意能量补充,可采取多种营养方法以满足危重患儿能量和蛋白质需要增多的要求。胃肠功能衰竭的患儿可用中心静脉或外周静脉途径的肠外营养。

8. 合并症的处理　脑水肿、呼吸衰竭、DIC、急性肾衰竭(详见各章节)。

第七节　急性中毒

【概述】

急性中毒种类繁多,常缺乏特异表现,且有些毒物无特效解毒剂,这给医务人员诊断、治疗工作带来一定困难。因此应注意掌握急性中毒的处理要点。造成小儿急性中毒的主要原因与儿童无知、好奇、不能识别毒物,又喜欢吸吮及咀嚼到手之物有关。90％的中毒发生在家中,75％因误服引起,绝大多数仅涉及一种毒物。家长、学校、医务人员粗心大意、疏于照顾,也是发生儿童急性中毒的重要原因。不仅误服有害物质可引起中毒,吸入有害气体、皮肤黏膜接触有毒物质也可引起中毒。

【临床表现】

熟悉常见的中毒特征及临床表现,对抢救工作有很大帮助(表 15-5)。

表 15-5　中毒常见的临床表现

临床表现	可能的毒物
惊厥	中枢神经兴奋剂、苯海拉明、异丙嗪、氨茶碱、利舍平、氰化物、白果、蟾酥、毒蕈、山道年、有机磷、有机氯、异烟肼、奎宁、木薯、磷化锌、安妥、枸橼酸哌嗪、滴滴涕
昏迷	除上栏毒物外,尚有颠茄类(晚期),中枢神经抑制剂
狂躁,幻觉	颠茄类、异丙嗪、氯丙嗪、乙醇、毒蕈、大麻、樟脑
肌肉麻痹	肉毒毒素、河豚、野芹、钩吻、乌头、毒蛇咬伤
呼吸困难而无明显发绀	一氧化碳、氰化物、砷、汞
呼吸缓慢	安眠药、镇静药、麻醉药
肺水肿	有机磷、安妥、氨水、水杨酸盐、毒蕈、毒气吸入
喉头水肿	腐蚀性化合物
气味	

续表

临床表现	可能的毒物
蒜臭	无机磷、有机磷、砷、硒、碲、铊
硫臭	含硫化合物
杏仁味	氰化物
挥发性异味	乙醇、松节油、樟脑、氨水、汽油、煤油、煤酚(来苏尔)、有机氯、乙醚等
心动过速	肾上腺素、颠茄类、麻黄碱
心动过缓	强心苷、夹竹桃、毒蕈、利舍平、蟾酥、奎宁、奎尼丁、锑、钡
口唇樱桃红	一氧化碳、氰化物
口干	颠茄类、磷化锌
流涎	有机磷、毒蕈、砷、汞、野芹、666、氯丹、水杨酸盐、吡唑酮类
黏膜糜烂	腐蚀性化合物
腹痛、吐、泻	磷、毒蕈、桐油(子)、蓖麻子、蟾酥、强酸、强碱
失明	奎宁、甲醇、绵马、一氧化碳、氯仿
色视	山道年、强心苷、大麻、绵马
皮肤表现	
潮红	颠茄类、乙醇、烟酸、血管扩张药、河豚
发绀而无呼吸困难	亚硝酸盐、吡唑酮类、苯胺类、磺胺类、非那西丁、呼吸抑制药
黄疸	毒蕈、无机磷、磷化锌、引起溶血的药物
干燥	颠茄类
出汗	有机磷、毒蕈、蟾酥、砷、汞、水杨酸盐、吡唑酮类、666、氯丹、野芹
尿色	
棕褐	毒蕈、伯氨喹及其他引起溶血的药物、毒物
深黄	有机磷、磷化锌、毒蕈
绿蓝	亚甲蓝、酚、麝香草酚、水杨酸苯酯(萨罗)
红	山道年(碱性尿)
发热	颠茄类、麻黄碱、磷化锌、硫氧嘧啶、白果、苯、发芽马铃薯

【诊断要点】

1. 详细询问病史,包括病前饮食,生活情况,活动范围,家长是否从事接触有毒物质的职业,环境中有无杀虫、灭鼠等有毒药物,家中有无常备药物。尽可能明确中毒病史或毒物接触史。

2. 健康儿童突然起病,且症状与体征难以用一种疾病解释。

3. 集体或先后有数人同时发病,临床表现相似。

4. 生活环境、衣物、皮肤上常存在毒物线索。

5. 首发症状常为吐、泻、腹痛、惊厥、昏迷,一般早期多不发热。

6. 肤色、瞳孔、气味、口腔黏膜等存在有诊断意义的中毒特征(表 15-5)。

7. 毒品鉴定是诊断中毒的最可靠方法,应收集患儿的呕吐物、血、尿、粪便或可疑物品进行毒品鉴定。相关特殊化验,如有机磷中毒时血胆碱酯酶活性降低,也有重要参考意义。

8. 诊断性治疗有明显效果。

【治疗】

1. 去除毒物,防止进一步吸收。

(1)口服中毒:采取催吐、洗胃、导泻及洗肠等措施。

1)催吐:毒物摄入 4～6 小时可催吐,愈早愈好。神志不清、持续惊厥、油剂中毒、误服强酸强碱剂、严重心脏病禁用。①直接刺激法:用压舌板或手指刺激患儿咽及咽后壁,促使呕吐。可反复饮水或下胃管注水后再催吐,反复进行,直到吐出物变清无味为止。②药物催吐:硫酸铜 0.3～0.5g 加水一杯口服,15 分钟不吐可再服一剂。1:5000 高锰酸钾 400～600ml 口服。吐根糖浆 10～20ml 加水一杯口服(6 个月以下婴儿禁用)。阿扑吗啡 0.06mg/kg 皮下注射。重危患儿催吐过程应侧卧,以防误吸。

2)洗胃:一般用于年长儿,多在 4～6 小时内进行,但不应受时间限制。除复合汞中毒外,均可用温盐水或温水洗胃,也可根据毒物选择合适的洗胃液(表 15-6)。服腐蚀性毒物者一般禁止洗胃。多采用 Y 型管回流洗胃,患儿应侧卧头低位,每次注入液量不宜超过胃容量的 1/2,回流液尽可能抽出,直至回流液清澈无味。拔出胃管前可将泻剂或解毒剂由胃管注入。

表 15-6　毒物局部拮抗剂及其作用

毒物	局部拮抗剂	作用
腐蚀性酸	弱碱(4%氧化镁、氢氧化镁、石灰水)、牛奶、豆浆、蛋清	中和作用
腐蚀性碱	弱酸(稀醋)、果汁、牛奶、豆浆、蛋清	中和作用
生物碱类	1:5000 高锰酸钾洗胃	氧化作用
	2%碳酸氢钠洗胃	沉淀作用
	1%～4%鞣酸或浓茶	
	碘酊 15 滴加水 500ml	
砷	硫代硫酸钠 5～10g	形成硫化物
	豆浆、牛奶、蛋清	沉淀作用

续表

毒物	局部拮抗剂	作用
	新配制的铁镁合剂(12%硫酸亚铁溶液与 20%氧化镁混悬液,用前等量混匀)	形成无毒的亚砷酸铁
汞	牛奶、豆浆、蛋清	沉淀作用
	2.5%碳酸氢钠洗胃	
	硫代硫酸钠 5~10g	
无机磷	0.2%硫酸铜洗胃	沉淀为磷化铜
	1:5000 高锰酸钾洗胃	氧化作用
	3%双氧水洗胃	氧化作用
钡盐	2%~5%硫酸钠或硫酸镁	沉淀为硫酸钡
含氰化合物	硫代硫酸钠 5~10g	形成无毒硫氰物
铁	2%碳酸氢钠	生成碳酸亚铁
氟化物、草酸盐	牛奶、石灰水、1%乳酸钙、葡萄糖酸钙或氯化钙	生成氟化钙或草酸钙
酚类	植物油	延迟吸收
水杨酸盐	5%碳酸氢钠 50ml 和 5%葡萄糖 150ml	减轻水、电解质紊乱
福尔马林	0.1%氨水、1%碳酸氨或醋氨	生成无毒物
碘	1%~10%淀粉、面糊、米汤	使不具活性

3)活性炭:10g 活性炭可吸附 1g 有毒物质,吸附毒物种类多,但对重金属、锂、碳氢化合物、乙醇等效果欠佳。儿童 10~30g,加入水或泻药山梨醇内口服,也可通过胃管导入。必要时可重复使用,但不宜再与山梨醇合用,以防体液丢失过多引起脱水。口服活性炭后 25%的患儿可出现呕吐,应注意防止误吸。

4)导泻:山梨醇,每次最大 1g/kg 口服,常与活性炭合用。硫酸镁或硫酸钠 250mg/kg 加水 50~250ml 口服。中药采用大黄粉 6g、元明粉 9g 温水冲服。用泻药应注意保持患儿水、电解质平衡。

5)洗肠:中毒 4 小时以上者可用 0.9%温盐水或 1%肥皂水 1 500~3 000ml 肛管联结 Y 型管,作高位回流灌洗,至洗出液变清为止。应记录灌入及排出液量。

(2)皮肤黏膜接触中毒

1)立即脱去污染衣物。

2)用清水清洗受污染的皮肤,强酸强碱可用软干布轻拭后再冲洗。强酸用淡肥皂水或 3%~5%碳酸氢钠溶液冲洗。强碱用 3%~5%醋酸或食醋冲洗。有机磷用肥皂水(敌百虫除外)或清水冲洗。

3)皮肤、黏膜糜烂溃疡者,清洗后保持创面清洁,送外科进一步处理。

4)眼内溅入毒物,用0.9%盐水或清水冲洗至少5分钟后,转眼科处理。

(3)吸入毒物:立即将患儿撤离现场,呼吸新鲜空气,保持气道通畅,必要时吸氧或进行人工通气。

2.加速已吸收毒物排泄

(1)利尿排毒

1)静脉输液:可先静脉注射25%~50%葡萄糖40ml加维生素C 250~500mg,继用5%~10%葡萄糖静脉点滴。静脉内输入碳酸氢钠,可增加尿的pH,有助于促进弱酸毒物,如水杨酸盐、苯巴比妥等的排出。

2)应用利尿剂:如呋塞米、甘露醇。

3)扩血管药:如酚妥拉明、多巴胺,用于肾功不良、少尿者。

(2)透析疗法:酌情用直肠透析、腹膜透析、人工肾。

(3)换血疗法:血中毒物浓度极高,可行全血或血浆置换。

(4)血液灌注法:患儿血引出体外,用吸附剂吸收毒物后再输回体内。

(5)高压氧疗法:适用于严重缺氧。一氧化碳中毒时,可促使正常血红蛋白的恢复。

3.解毒

(1)一般解毒:用中和、氧化、沉淀或吸附法,如强酸用弱碱(如肥皂水、氢氧化铝)中和,强碱用弱酸(如食醋)中和。牛奶、蛋清可作吸附剂保护黏膜,且对重金属有沉淀作用。中毒物未明确时,可用活性炭2份、氧化镁1份、鞣酸1份,每次1茶匙加水1杯口服。

(2)特效解毒剂:诊断一旦明确,应尽快应用特效解毒剂(表15-7)

表15-7　常见毒物的特效解毒剂

毒物	解毒剂	计量、用法及注意事项
砷、汞、金、锑、铋铜、铬、镍、钨、锌	二巯丙醇(BAL)	每次2.5~5mg/kg,肌注,最初2日每4小时1次,第3日每6小时1次,第4日后每12小时1次,7~14日为一疗程
	二巯丙磺钠	5%溶液每次0.1ml/kg,皮下或肌注,第1日3~4次,第2日2~3次,第3日后每日1~2次,共用3~7日,总量30~50ml
	二巯丁二钠(DMS)	对酒石酸锑钾解毒力强,为BAL的10倍,首次30~40mg/kg,静注,以后每小时1次,剂量减半,共计4~5次
	硫代硫酸钠	每次10~20mg/kg,配成5%~10%溶液,静注或肌注,每日1次,3~5日,或10~20ml口服,每日2次(只能作用于胃肠道未吸收的毒物)

续表

毒物	解毒剂	计量、用法及注意事项
铅、锰、铀、镭、钒铁、钴、硒、铜、铬汞、镉	依地酸钠钙（Ca-Na$_2$-EDTA）	每次 15～25mg/kg,配成 0.3%～0.5% 溶液静点,需 1 小时以上滴完,每日 2 次,每个疗程不超过 5 天,疗程间休息 2 天,总疗程依病人反应而定
	去铁敏	治疗铁中毒,15mg/(kg·h),静滴,每天总量最大 6g
	青霉胺	治疗慢性铅、汞中毒,每日 30～40mg/kg,分 4 次口服,5～7 天 1 疗程,停药 2 天开始下 1 疗程
高铁血红蛋白血症:亚硝酸盐、苯胺、硝基苯、氯酸盐类、磺胺类	亚甲蓝（美蓝）	每次 1～2mg/kg,配成 1% 溶液,静注,或每次 2～3mg/kg 口服,必要时 1 小时后重复上述剂量
	维生素 C	每日 0.5～1g,加在 5%～10% 葡萄糖溶液内,静点,或每日口服 1～2g（作用比美蓝慢）
氢氰酸及氰酸化合物:桃仁、杏仁、李子仁、樱桃仁、枇杷仁、木薯、亚麻仁	亚硝酸异戊酯	吸入时压碎安瓿,每 1～2 分钟吸入 15～30 秒,重复吸至亚硝酸钠注射为止
	亚硝酸钠	1% 溶液 10～25ml（6～10mg/kg·次）静注,3～5 分钟注完,注射前准备好肾上腺素,当血压急剧下降时,立即注射肾上腺素
	硫代硫酸钠	每次 0.25～0.5g/kg,配成 25% 溶液,缓慢静注（5～10 分钟注完）
	亚甲蓝	每次 10mg/kg,配成 1% 溶液静注,同时观察口唇,至口唇变暗紫色即停止注射
		以上三种药最好先注射亚硝酸钠,继之注射硫代硫酸钠,或先注射美蓝,继之注射硫代硫酸钠,重复剂量减半,血压下降时注射肾上腺素
有机磷化合物:1605、1059、3911、敌百虫、敌敌畏、乐果、其他有机磷农药	碘解磷定（PAM）及氯解磷定	每次 15～30mg/kg,配成 2.5% 溶液,缓慢静注或静滴,严重病人 2 小时后重复注射,并与阿托品同时应用,至肌肉颤动停止、意识恢复。氯解磷定可作静脉缓注或肌注
	双复磷	每次 15～20mg/kg,肌注或静注
	阿托品	严重中毒:首次剂量 0.05～0.1mg/kg 静注,以后每次 0.05mg/kg,5～10 分钟 1 次,至瞳孔开始散大,肺水肿消退后改为每次 0.02～0.05mg/kg 皮下注射,15～30 分钟 1 次,至意识开始恢复,改为每次 0.01～0.02mg/kg,30～60 分钟 1 次
		中度中毒:每次 0.03～0.05mg/kg,15～30 分钟 1 次,皮下注射,减量指征同上
		轻度中毒:每次 0.02～0.03mg/kg,口服或皮下注射,必要时重复以上治疗均为瞳孔散大后停药,严密观察 24～48 小时,必要时再给药,同时合并应用碘解磷定比单用阿托品效果好,阿托品用量也可减少

毒物	解毒剂	计量、用法及注意事项
氟乙酰胺	乙酰胺(解氟灵)	每日 0.1～0.3g/kg,分 2～4 次肌注,可连续注射 5～7 日,危重症首次可注射 0.2g/kg,与解痉药和半胱氨酸合用效果更好
烟碱、毛果芸香碱、新斯的明、毒扁豆碱、槟榔碱、毒蕈	碘解磷定、氯解磷定或双复磷	对烟碱、新斯的明、毒扁豆碱中毒有效,剂量同上
	阿托品	每次 0.03～0.05mg/kg,皮下注射,15～30 分钟重复 1 次
阿托品、莨菪碱类、曼陀罗、颠茄	毛果芸香碱	1%溶液每次 0.5～1ml 皮下注射,15 分钟 1 次,对中枢神经中毒症状无效,故应加用短效的巴比妥类药物,如戊巴比妥钠或异戊巴比妥
四氯化碳、草酸盐	葡萄糖酸钙	10%溶液 10～20ml 加等量的 5%～25%葡萄糖溶液,缓慢静注
氟化物	氯化钙	3%溶液 10～20ml 加等量的 5%～25%葡萄糖溶液,缓慢静注
阿片类麻醉剂:		
阿片 吗啡	纳洛酮	每次 0.01mg/kg,静注,开始 2～3 分钟 1 次,共 2～3 次,至麻醉药的抑制消失,必要时重复用药
海洛因 可待因 哌替啶 美沙酮	丙烯去甲吗啡	每次 0.1mg/kg,静脉或皮下注射(成人每次 5～10mg),必要时隔 10～15 分钟再用 1 次总量不超过 40mg
其他阿片类	麻黄素	每次 1mg/kg,皮下注射或口服,必要时 4～6 小时 1 次
	戊四氮	每次 10%溶液 0.2～1ml,皮下或肌肉注射,每 4 小时 1 次
	尼可刹米	25%溶液,每次 1～2ml 皮下或静脉注射每 4 小时 1 次
	山梗菜碱	每次 3mg,皮下或肌肉注射,必要时 20～30 分钟 1 次
	苯甲酸钠咖啡因	25%溶液,每次 6～12mg/kg,皮下或肌肉注射,必要时每 4 小时 1 次
	以上药物最好交替使用	
巴比妥类及水合氯醛	纳洛酮	剂量如前
	印防己毒素	每次 0.1～0.3mg/kg,肌肉或静脉注射,每 20 分钟可重复 1 次,直至角膜反射恢复
	麻黄碱、戊四氮、尼可刹米、山梗菜碱、苯甲酸钠咖啡因	剂量同麻醉药中毒
	美解眠	0.5%溶液 10ml 或 0.25%溶液 20ml,加入 5%葡萄糖液内静点或缓慢静注,至病人苏醒为止

续表

毒物	解毒剂	计量、用法及注意事项
氯丙嗪 奋乃静	苯海拉明	每次1～2mg/kg,口服或肌注,只对抗肌肉震颤
苯丙胺	氯丙嗪	每次1mg/kg,6小时1次,肌注
阿司匹林	乙酰唑胺	每次5mg/kg,口服或肌注,必要时24小时内可重复2～3次
	碳酸氢钠	有严重酸中毒,可用5%溶液6ml/kg,静滴,使尿保持弱减性,可重复使用
	维生素 K₁	20～50mg肌注,预防出血
肉毒中毒	多价抗肉毒血清	1万～5万单位,肌注
河豚中毒	半胱氨酸	动物实验可很快解毒

4. 对症支持疗法　针对不同病情,有计划地选择实施,主要包括以下几方面。

(1)控制惊厥。

(2)抢救呼吸衰竭。

(3)抗休克。

(4)纠正水、电解质、酸碱平衡紊乱及贫血。

(5)保护重要脏器功能。

(6)预防治疗感染。

(7)营养支持。

(8)做好监护工作。

第八节　意外事故

一、气管和支气管异物

气管和支气管异物是小儿最常见的意外事故,婴幼儿更易发生,属危急重症。严重者可窒息死亡,或形成慢性肺部感染,如支气管扩张、肺脓疡。偶尔窒息严重导致神经系统后遗症。

【临床表现】

临床表现视异物大小及在气管内停留部位而异。

1. 有吸入异物伴剧烈呛咳病史。

2. 异物在气管内的位置可随咳嗽改变,致使症状多变。

3. 若异物大又嵌在喉部可突然窒息死亡。

4. 反复发作性剧烈干咳,无感染征象,与固定肺部体征。

5. 喉鸣、声哑、发绀、吸气性呼吸困难。

6. 听诊双肺或一侧肺呼吸音减弱,有时有喘鸣音。声门下异物可闻气管拍击音。

7. 胸透或胸片可见不透 X 线异物,侧位片更有助定位。有时有肺不张、肺气肿。胸透可见纵隔摆动及心脏反常大小征。

【诊断要点】

1. 有异物吸入病史伴剧烈呛咳或突然窒息。

2. 呼吸系统症状,体征多变,不固定。

3. 胸透或胸片见不透 X 线异物。

4. 胸透见纵隔摆动,心脏反常大小征。

5. 支气管镜检查可确诊,并取出异物。

6. 须除外支气管肺炎、支气管哮喘。

【治疗】

1. 直接喉镜或支气管镜下取异物。

2. 用抗生素 2～3 天以预防感染。

3. 有喉水肿者用糖皮质激素。

4. 喉梗阻严重者气管切开。

5. 若无器械,现场急救可采用 Heimlich 法排除异物。

二、中　暑

中暑指烈日直射,高温高湿环境所致体温调节功能失衡,水、电解质平衡紊乱和神经系统等脏器功能损伤。

【临床表现】

1. 高热,体温多超过 41℃。休克时体温反而下降。

2. 病初大汗淋漓,继而皮肤干燥无汗,颜面潮红。

3. 口渴、尿少、眼窝凹陷、皮肤弹性差等脱水征。甚者休克,表现脉细速、皮肤湿冷发花,紫绀、血压下降。

4. 四肢肌群有短暂抽搐和痛性痉挛,尤以腓肠肌多见,可自行缓解。重者全身抽搐。

5. 头晕、头痛、耳鸣、眼花、恶心、呕吐、胸闷多为中暑先兆,此后常烦躁、谵妄、嗜睡、乃至昏迷。

6. 实验室检查　电解质紊乱(如低钠、高钠)、蛋白尿、血尿素氮增高、尿中肌酸增高、血 AST 与 LDH 增高等肝肾功能异常。

根据发病机制及临床表现可分四型(高热型、循环衰竭型、热痉挛型及日射病型),但颇难截然划分。

【诊断要点】

1. 有接触高温高湿环境或在烈日下暴晒病史。

2. 突然高热、大汗(或无汗)、头疼、烦躁、乃至意识丧失、抽搐。

3. 须除外高热惊厥、中枢神经系统感染、中毒型菌痢等疾病。

【治疗】

1. 迅速降温 置患儿于有空调室内或阴凉通风处。脱去衣服,前额、枕下放置冰袋,用低于体温 2～3℃温水沐浴或冷水擦浴(腋下、腹股沟)。必要时作短期人工冬眠。

2. 2 小时内氢化可的松 4～8mg/kg 加入 5％葡萄糖液中静脉滴入或地塞米松每次 0.25～0.5mg/kg 静脉推注。

3. 补充液体和电解质

(1)神志清醒者饮用含盐冷开水或冰镇含盐汽水。

(2)有明显脱水征时静脉输液。高钠血症患儿用 1/3 张含钠液;低钠血症患儿用 2/3 张或等张含钠液。

4. 对症处理

(1)纠正酸中毒:1.4％碳酸氢钠 10～15ml/kg,此后视血气、血生化结果酌情再用。

(2)止痉:多用地西泮 0.3～0.5mg/kg。

(3)治疗脑水肿、休克、DIC 见相应章节。

三、溺 水

溺水是儿童最常见的意外事故。指水淹没面部及上呼吸道,导致上气道阻塞或喉痉挛使呼吸骤停,引起严重窒息缺氧、意识丧失、继而心搏骤停。若抢救不及时,即使心搏呼吸恢复,亦多有神经系统后遗症。

【临床表现】

临床表现视溺水时间及吸入水量、性质(海水、淡水、脏水—溺粪)而异。

1. 寒战、四肢厥冷、低体温。

2. 屏气、呼吸暂停、呛咳、窒息、全身发绀。有时呼吸浅表、不规则,口鼻涌出血性泡沫,进而呼吸停止。

3. 谵妄、躁狂、昏迷,肌张力增高或消失。

4. 初时心悸,此后心率减慢,血压下降,甚至发生室颤。

5. 淡水淹溺者血液稀释,血钠、氯、钙降低,发生溶血后血钾升高。海水淹溺者血液浓缩,血钠、氯增高,并常有血容量减少、心衰、肺水肿。

【诊断要点】

1. 有溺水史(海水、淡水、粪便及其他污染物)。

2. 判断患儿有无骨折、酸碱与电解质失衡、休克、肺水肿、脑水肿、呼吸衰竭、溶血。

3. 明确患儿有无原发疾病如癫痫、心脏疾患。

【治疗】

1. 岸边急救　溺死过程短,抢救必须争分夺秒。

(1)清除口、鼻、咽中淤泥及污物。将患儿腹部置于大腿上,使头下垂,用手平压背部,倾出呼吸道中积水。

(2)同时进行口对口人工呼吸及胸外心脏按压(详见心肺复苏术)。

(3)心跳出现后,在继续抢救的同时设法转送医院。

2. 医院内救治

(1)高浓度吸氧。

(2)无呼吸者气管插管清理呼吸道,必要时机械通气,多用间歇正压通气、并加用 PEEP 5~10cm H_2O。

(3)心脏停搏或心率缓慢者用肾上腺素,有室颤者电除颤、利多卡因(参阅心肺复苏术)。

(4)用多巴胺及间羟胺纠正低血压,并注意维持有效循环血量(参阅感染性休克)。

(5)纠正电解质紊乱:淡水淹溺者酌情使用高渗液,如 3% 氯化钠,给白蛋白,血浆。海水淹溺者输入低渗液,如 5% 葡萄糖,1/5 张含钠液。处理高钾血症及酸中毒。

(6)CPR 成功后保暖复温。

(7)防治肺水肿、脑水肿(尤淡水淹溺者)。

(8)使用抗生素防治感染,多先用广谱抗生素。

(9)监测生命体征。

(10)心搏、呼吸平稳后仍有意识障碍者可用高压氧治疗。

四、电击伤

一定量的电流通过人体所致组织损伤或功能障碍甚至死亡称电击伤。雷击也属电击伤。交流电、高压电、通电时间过长、触电部位接近心、脑、接触部位电阻小损伤愈重。

【临床表现】

1. 心跳呼吸骤停。

2. 肌肉强烈收缩，身体可被弹跳摔伤。

3. 心律失常、期前收缩、室颤、血压下降、甚至电休克。

4. 脏器损伤，如心肌梗死，脑软化，肾衰竭。

5. 骨折、关节脱臼、出血。

6. 皮肤接触部位有中心凹陷、边缘清楚的黄色焦痂，甚至皮肤炭化，骨骼断裂。

7. 瞬间接触低电压、弱电流，仅有短暂头痛、心悸、惊恐、面色苍白、呆滞等表现。有时有短暂意识丧失。

【诊断要点】

1. 有电击、雷击病史。

2. 皮肤接触部位见境界明显的黄、褐色干燥灼伤。

【治疗】

立即分秒必争地进行急救。

1. 切断总电源或利用绝缘物(木、竹、瓷、塑料、橡胶等)挑开电线或电器。

2. 密切观察生命体征，警惕轻度电击伤发生迟发性电休克。

3. 心跳、呼吸骤停者施行心肺复苏术。

4. 室颤者用利多卡因 1mg/kg，无效立即电除颤。

5. 局部清洁消毒后包扎，待坏死边缘界限局限后切痂植皮。

6. 处理骨折、脱臼。

7. 注射破伤风抗毒素。

8. 肾脏改变类似挤压伤，应密切观察处理。

9. 有神经系统损伤者尽早采用高压氧治疗。

五、婴儿捂热症

婴儿捂热症系因过度保暖或捂闷时久所致的缺氧、高热、大汗、脱水、抽搐、昏迷和呼吸循环衰竭。好发于婴儿、新生儿。冬春季多见，农村多于城市。

【临床表现】

1. 病前小儿体健，起病急骤、病情危重。

2. 高热伴全身大汗淋漓，体温 41～43℃。汗后体温骤降或不升，全身湿冷。

3. 面色苍白、拒奶、哭声低弱。全面检查确定患儿脏器功能及有无外伤。

4. 有明显脱水征，甚至周围循环衰竭、休克。

5. 频吐、尖叫、凝视、反应迟钝、抽搐、昏迷示中枢神经系统受累。

6. 有呼吸困难、节律不齐、呼吸暂停、发绀、心率快等缺氧表现。

7. 新生儿可有硬肿症、肺出血。

8. 有多系统器官功能不全。

9. 血液浓缩、高钠血症、血气分析示低氧血症、混合性酸中毒。

【诊断要点】

1. 有明确捂热病史。

2. 高热、大汗者、伴脱水、循环衰竭。

3. 缺氧、酸中毒、多脏器功能不全。

4. 高渗血症、血液浓缩。

5. 应与新生儿脱水热、低血糖症、颅内感染等疾病鉴别。

【治疗】

1. 解开衣被，去除捂热病因。置患儿于空气新鲜、通风良好之处，并降低室温。

2. 温水浴，前额放置冰袋或头枕冰袋降温。

3. 吸氧、作 CPAP、必要时机械通气。

4. 止惊　首选地西泮 0.2～0.5mg/kg 缓慢静推，反复抽搐者加用苯巴比妥钠 10mg/kg 肌内注射。

5. 脑水肿　可用 20％甘露醇 0.5～1g/kg，4～6 小时 1 次，地塞米松每次 0.5～1mg/kg，每日 3～4 次。呋塞米每次 1mg/kg，每日 3～4 次，2～3 天后停用。

6. 有神经系统症状者高压氧治疗。

7. 保证营养、纠正水电紊乱和酸中毒，视脱水轻重输液，100ml/(kg·d)，多用 1/3～1/5 张含钠液。如有休克，首批扩容可用 2∶1 液 10～20mg/kg。

8. 酌情使用促进脑细胞恢复药物，如能量合剂、维生素 C、维生素 E、γ-酪氨酸、脑活素等。

六、一氧化碳中毒

一氧化碳（CO、煤气）中毒，多在煤气泄漏、煤燃烧欠佳，环境又缺乏良好通风设备时发生。所吸入的一氧化碳与血红蛋白结合成稳定的碳氧血红蛋白（HbCO），使血红蛋白丧失递氧能力，抑制氧解离与组织呼吸酶，导致组织器官严重缺氧窒息。

【临床表现】

临床症状轻重取决于环境中 CO 浓度，吸入时间长短，血中碳氧血红蛋白浓度。

1. 轻者头痛、头晕、乏力、耳鸣、眼花、全身不适、恶心、呕吐、心悸。

2. 重者嗜睡、躁动、意识障碍、昏迷、惊厥、尿便失禁、瞳孔散大。

3. 皮肤黏膜及血液均呈樱桃红色。

4. 呼吸快、节律不齐、呼吸困难、乃至呼吸逐渐停止。

5. 心率快、心律不齐、血压下降、逐渐心搏停止。

【诊断要点】

1. 有一氧化碳中毒病史,常同室数人一起发病。

2. 有上述临床表现,特别是皮肤、黏膜、血液呈樱桃红色。

3. 血中碳氧血红蛋白(COHb)阳性 测定方法:

(1)取血 3～5 滴加入蒸馏水 10ml 中,水呈微红色(正常人为黄褐色),煮沸后仍为粉红色。

(2)取血 1～2 滴加入 4ml 蒸馏水中,加 10％氢氧化钠 2 滴混匀后呈浅粉红色(正常时应为草黄色)。

4. 婴儿捂热综合征及其他引起昏迷的原因鉴别。

【治疗】

1. 迅速将患儿脱离现场,移至通风良好、空气新鲜环境并注意保暖。

2. 保持呼吸道通畅,高浓度或纯氧吸入。

3. 呼吸停止者口对口呼吸,尽快用复苏器加压给氧,必要时气管插管机械通气。

4. 尽早使用高压氧,甚至中毒后 4～6 小时内即可开始。

5. 重者输血或换血。

6. 治疗脑水肿、肺水肿。

7. 使用能量合剂、大剂量维生素 C(2～4g/次)等细胞氧化还原剂,改善细胞代谢,促进脑细胞功能恢复。

七、动物昆虫咬蛰伤

带毒动物、昆虫种类颇多,带毒结构可为毒腺、毒牙或毒刺。即使同类动物,有毒成分也可多种多样,如神经毒、心脏毒、凝血毒、出血毒、细胞毒、酶类等。

(一)毒蛇咬伤

有毒腺的蛇称毒蛇。毒蛇咬人时,头部肌肉压迫毒腺,毒汁经导管通过毒牙注入人体,并随血液、淋巴循环进入全身各处引起中毒。不同种类毒蛇有不同蛇毒,引起不同临床表现。神经毒素潜伏期长,血液循环毒素潜伏期短。

【临床症状】

1. 蛇咬伤处有明显成对的毒牙痕 1～4 对。无毒蛇咬伤处为一排整齐牙痕。

2. 血液、心脏毒以出血倾向、溶血为主,尚可有心肌受损、心衰、急性肾衰竭、休克。咬伤局部肿痛并迅速向近心端发展,可见水疱、血疱、组织坏死、伤口出血不止、局部淋巴管炎、淋巴结炎。

3. 神经毒主要引起横纹肌松弛性瘫痪,如眼睑下垂、复视、张口及吞咽困难、流涎、声嘶、四肢瘫痪。咬伤局部症状轻,仅有麻木感。呼吸肌麻痹可直接导致死亡。也可惊厥、昏迷、尿便失禁。

【诊断要点】

1. 有蛇咬伤病史。

2. 伤处有明显成对的毒牙痕 1～4 对。

【治疗】

尽快局部处理,以就近就医为原则,避免延误抢救时机。

1. 局部处理

(1)在伤口近心端 2～3cm 处扎缚肢体,阻断淋巴液、血液回流。每隔 15～20 分钟放松束缚带 1～2 分钟,以免肢体坏死。一般勿超过 2 小时。

(2)冲洗伤口:用冷水、冷盐水、冷茶水均可。最好用 5% 依地酸钠、1∶5 000 高锰酸钾液。

(3)扩创排毒:将牙痕作 1～2cm 十字或一字切口,深达皮下 3～5cm,并用吸引器、吸乳器、拔火罐排出毒汁。必要时用口吸吮,边吸边吐,并用清水漱口。但口腔黏膜有伤口时不得使用此法。

(4)在结扎部位上方用 0.25%～0.1% 普鲁卡因加地塞米松 5mg 作环形封闭。

(5)直接用火柴烧灼局部,用冷开水调蛇药外敷于伤口周围。切忌用酸、碘烧灼伤口。

2. 全身治疗

(1)尽早使用抗蛇毒血清:单价血清仅对同类蛇毒有效。多价血清含蝮蛇、眼镜蛇、银环蛇等蛇毒抗体。用量 5000～10000 单位溶于生理盐水或葡萄糖 20～40ml 中缓慢静脉注射。须先作皮试,过敏者用脱敏方法给药。

(2)大剂量糖皮质激素,如氢化可的松 8mg/(kg·d)。同时还可防治血清过敏反应。也可用地塞米松。

(3)各种抗毒蛇药酌情使用。

(4)新斯的明对神经毒毒蛇咬伤,可提高存活率。

(5)注射破伤风抗毒素。

(6)预防感染,一般用青霉素即可。

(7)对症支持疗法:输液、利尿、输血浆、抗休克、必要时机械通气。

(8)禁忌使用中枢神经抑制药、肌松剂、抗凝血药。

(9)中草药:七叶一枝花、半边莲等有一定疗效。

(二)蜂刺

【概述】

蜂尾部有刺,伤后毒汁吸收引起中毒。不同蜂的毒汁成分不同,除引起局部症状外,还可有溶血、出血及中枢神经抑制作用。严重溶血可致急性肾衰竭。重症于数小时、数日后死亡。黄蜂、群蜂刺伤可窒息死亡。

【临床表现】

1. 蛰伤局部灼痛、红肿、水疱形成。

2. 群蜂或黄蜂刺伤可立即昏厥。

3. 全身症状 发热、头痛、恶心、呕吐、全身痛、烦躁不安。

4. 多脏器损伤 呼吸与吞咽困难、惊厥、昏迷、休克、肺水肿、呼吸肌麻痹、肝肾功能受损。

5. 少数有过敏症状 如过敏性鼻炎、荨麻疹、口舌麻木、唇脸水肿、喉水肿、过敏性休克。

6. 周围神经炎少见。

【诊断要点】

1. 有蜂蛰伤病史。

2. 健康小儿户外活动时突然发病,表现程度不等的上述症状,应排除本病。

【治疗】

1. 局部处理

(1)立即拔出毒刺,吸出毒汁。

(2)患处涂碱性药物,如3%氨水,5%~10%碳酸氢钠,也可用南通蛇药外敷。口咽部被刺处可涂甘油或硼砂甘油消肿。

(3)伤口周围皮下注射0.1%肾上腺素0.2~0.5ml(0.01ml/kg)。也可用抗组织胺类药物。

(4)中草药:新鲜的七叶一枝花、半边莲、紫花地丁捣碎外敷。

2. 全身治疗

(1)呼吸困难、肺水肿,可用糖皮质激素、阿托品及吗啡。

(2)声门水肿可用糖皮质激素、麻黄素,必要时气管切开。

（三）蝎蛰伤

【概述】

蝎尾部有刺与毒腺相连，蛰人时毒液经尾部进入人体引起中毒。蝎毒素为毒性蛋白，以神经毒作用为主。

【临床表现】

1. 局部灼痛、红肿（中心有斑点）、麻木、水疱、出血。

2. 一般无全身症状。巨大毒蝎蛰伤时，头晕、头痛、出血、恶心、呕吐、流涎及过敏症状、全身不适。

3. 神经系统先兴奋后麻痹。表现嗜睡、肌痛、抽搐。严重者喉痉挛、急性肺水肿、胃肠道出血、呼吸中枢麻痹。

4. 亦可见出血、溶血、肺水肿、心动过缓、期前收缩、血压改变等。

【诊断要点】

1. 有蝎蛰伤史。

2. 有上述程度不等临床表现。

【治疗】

1. 局部治疗

（1）立即拔出毒刺，吸出毒汁。

（2）局部冷敷或用 2% 醋酸液冷湿敷。也可用中草药万应锭、南通蛇药、蟾蜍锭外敷。

（3）局部注射 3% 吐根碱 1ml 或麻黄素 0.5ml。

（4）蛰伤严重者按毒蛇咬伤处理。清洗伤口常用 3% 氨水、5% 碳酸氢钠或 1：5000 的高锰酸钾液。

2. 全身治疗

（1）注射抗蝎毒血清效果最好。

（2）有全身症状者静脉输液、利尿，静脉注射葡萄糖酸钙、糖皮质激素。

（3）对症支持疗法。

第九节　小儿危重病例评分

中华儿科学会急诊组、新生儿组及中华急诊医学会儿科组，参考国际先进经验，广泛征求意见，制定了"小儿危重病例评分法"和"新生儿危重病例评分法"。

一、危重症评分的用途

1. 更准确地掌握病情，预测死亡危险性。

2. 判断 ICU 的工作效率。

3. 评价医护质量。

4. 有利于临床科研工作的开展。多中心合作科学研究,需要统一的病例选择标准和一致的病情评估方法。

二、小儿危重病例评分法

本着生理学评分的原则,小儿危重病例评分法选了 10 项指标(其中 BUN 与 Cr 任选一项)(表 15-8)。几点说明:

1. 不适于新生儿及慢性疾病的危重状态。

2. 首次评分应在 24 小时内完成。根据病情变化可多次进行评分,每次评分,依据最异常测值评定病情危重程度。当某项测值正常,临床考虑短期内变化可能不大,且取标本不便时,可按测值正常对待,进行评分。

3. 患儿病情分度　分值>80,非危重;80~71,危重;≤70,极危重。

4. 不吸氧条件下测血 PaO_2。

三、新生儿危重病例评分法

评分原则与小儿危重病例评分相同,患儿病情分度:分值>90,非危重;90~70,危重;<70,极危重。考虑到新生儿的特点包括 2 个内容。

1. 新生儿危重病例评分法(表 15-9)

2. 新生儿危重病例单项指标　符合一项或以上者可确诊为新生儿危重病例:

(1)需行气管插管机械辅助呼吸者或反复呼吸暂停对刺激无反应者。

(2)严重心律紊乱,如阵发性室上性心动过速合并心力衰竭、心房扑动和心房纤颤、阵发性室性心动过速、心室扑动或纤颤、房室传导阻滞(Ⅱ度Ⅱ型以上)、心室内传导阻滞(双束支以上)。

(3)弥散性血管内凝血者。

(4)反复抽搐,经处理抽搐仍持续 24 小时以上不能缓解者。

(5)昏迷患儿,弹足底 5 次无反应。

(6)体温≤30℃或>41℃。

(7)硬肿面积≥70%

(8)血糖<1.1mmol/L(20mg/dL)。

(9)有换血指征的高胆红素血症。

(10)出生体重≤1000g。

表 15-8　小儿危重病例评分法

检查项目	测定值		分值
	<1 岁	≥1 岁	
心率	<80 或>180	<60 或>160	4
（分/次）	80～100 或 160～180	60～80 或 140～160	6
	其余	其余	10
血压:收缩压	<7.3(55)或>17.3(130)	<8.7(65)或>20.0(150)	4
[kPa(mmHg)]	7.3～8.7(55～65)或	8.7～10.0(65～75)或	6
	13.3～17.3(100～130)	17.3～20.0(130～150)	
	其余	其余	10
呼吸	<20 或>70 或	<15 或>60 或	4
（次/分）	明显节律不齐	明显节律不齐	
	20～25 或 40～70	15～20 或 35～60	6
	其余	其余	10
PaO₂	<6.7(50)	以下各项同左	4
[kPa(mmHg)]	6.7～9.3(50～70)		6
	其余		10
pH	<7.25 或>7.55		4
	7.25～7.30 或 7.50～7.55		6
	其余		10
血钠	<120 或>160		4
(mmol/L)	120～130 或 150～160		6
	其余		10
血钾	<3.0 或>6.5		4
(mmol/L)	3.0～3.5 或 5.5～6.5		6
	其余		10
Cr[μmol/L	>159(1.8)		4
(mg/dl)]	106～159(1.2～1.8)		6
或	其余		10
BUN[mmol/L	>14.3(40)		4
(mg/dl)]	7.1～14.3(20～40)		6

续表

检查项目	测定值		分值
	<1 岁	≥1 岁	
	其余		10
Hb[g/L	<60(6)		4
(g/dl)]	<60~90(6~9)		6
	其余		10
胃肠系统	应激性溃疡出血及肠麻痹		4
	应激性溃疡出血		6
	其余		10

表 15-9　新生儿危重病例评分法（草案）

检查项目	测定值	分值
心率	<80 或>180	4
（分/次）	80~100 或 160~180	6
	其余	10
血压:收缩压	<5.3(40)或>13.3(100)	4
[kPa(mmHg)]	5.3~6.7(40~50)或	6
	12.0~13.3(90~100)	
	其余	10
呼吸	<20 或>100 或	4
（次/分）	20~25 或 60~100	6
	其余	10
PaO$_2$	<6.7(50)	4
[kPa(mmHg)]	6.7~8.0(50~60)	6
	其余	10
pH	<7.25 或>7.55	4
	7.25~7.30 或 7.50~7.55	6
	其余	10
血钠	<120 或>160	4
（mmol/L）	120~130 或 150~160	6
	其余	10
血钾	<2.0 或>9.0	4

检查项目	测定值	分值
(mmol/L)	2.0~2.9 或 7.5~9.0	6
	其余	10
Cr[μmol/L	>132.6(1.5)	4
(mg/dl)]	114.0~132.6(1.3~1.5)	6
或	其余	10
BUN [mmol/L	>14.3(40)	4
(mg/dl)]	7.1~14.3(20~40)	6
	其余	10
血细胞比容	<0.2	4
	0.2~0.4	6
	其余	10
胃肠表现	腹胀并消化道出血	4
	腹胀或消化道出血	6
	其余	10

附录:儿科常用药物及剂量

一、抗生素类药物

药物名称	剂型规格	用法	剂量	新生儿剂量	备注
青霉素※ penicillin G	针剂 20万U 40万U 80万U 100万U	IM	2.5万~5万U/ (kg·d),div,q12h		青霉素过敏者禁用;过敏性疾病史者及肾功能严重不全时慎用 AR(不良反应): 过敏反应,重者可有休克
		IV或 IVgtt	5万~20万 U/(kg·d),分2~4 次	5万U/kg, ≤7天,q12h >7天,q8h 早产儿3万U/kg, ≤7天,q12h >7天,q8h >1月,q6h	
苯唑西林※ oxacillin	针剂 0.5g 1.0g	IM或 IVgtt	50~100mg/(kg·d), 分4次	<2kg 25mg/kg, 1~14天,q12h 15~30天,q8h >2kg 25mg/kg, 1~14天,q8h 15~30天,q6h	青霉素过敏者禁用;有过敏疾患、肝病、新生儿或早产儿慎用 AR:发热、恶心、呕吐、血清转氨酶升高。静脉注射大剂量可引起抽搐。大剂量久用药可致间质性肾炎。余参阅青霉素

续表

药物名称	剂型规格	用法	剂量	新生儿剂量	备注
氯唑西林※ cloxacillin	颗粒剂 50mg 胶囊 0.25g 针剂 0.5g	PO IM IVgtt	25～100mg/(kg·d), 分3～4次 25～100mg/(kg·d), 分4次 50～100mg/(kg·d), 分2～4次	12.5～25mg/kg, <14天 <2kg,q12h >2kg,q8h >15天,q6h	青霉素过敏者 禁用;新生儿 有黄疸、肾功 能严重不全者 慎用;宜空腹 服用 AR:参阅青霉 素。长期服用 可致口腔及肠 道二重感染
氨苄西林※ ampicillin	针剂 0.5g 1g	IM IV 或 IVgtt	50～100mg/(kg·d), 分4次 100～200mg/(kg·d), 分2～4次[最大剂量 300mg/(kg·d)]	12.5～50mg/kg, 0～2天,q12h 3～14天,q8h >14天,q6h 早产儿 12.5～50mg/kg, ≤7天,q12h >7天,q8h >1月,q6h	青霉素过敏者 禁用;参阅青 霉素。静脉注 射宜缓慢注 入;静滴液浓 度<30mg/ml AR:多见皮 疹,少数患儿 血清转氨酶升 高,偶引起间 质性肾炎
氨苄西林-舒巴坦 ampicillin-sul- bactam	针剂 0.75g (0.5～0.25g) 1.5g (1.0g～0.5g)	IM IV 或 IVgtt	100～200mg/(kg·d), div,q6～8h (静注时间>3min) (静滴时间>15min)	一般感染 ≤7天50mg/(kg·d) >7天75mg/(kg·d), div,q12h 细菌性脑膜炎 ≤7天 100～200mg/(kg·d), div,q12h >7天 200～300mg/(kg·d), div,q6～8h	参阅氨卡西林 AR:皮疹、头 痛、腹泻、注射 区疼痛、静脉 炎、血清转氨 酶升高等

续表

药物名称	剂型规格	用法	剂量	新生儿剂量	备注
阿莫西林※ amoxicillin	颗粒剂 0.125g 胶囊,片剂 0.125g 0.25g	PO	40~80mg/(kg·d), 分3~4次	足月和早产儿 50mg,q12h (严重感染者,q8h)	参阅青霉素, 严重肾功能不 全者延长给药 时间 AR:胃肠道反 应、皮疹等
阿莫西林-克拉维 酸 amoxicillin- clavulanic acid	混悬剂 60ml: 1.87g (1.5g~0.37g) 片剂 0.375g (0.25g~0.125g) 0.625g (0.5g~0.125g) 针剂 0.6g (0.5g~0.1g) 1.2g (1.0g~0.2g)	PO IV 或 IVgtt	<1岁 1.25ml 1~2岁 2.5ml 2~6岁 5ml 6~12岁 5~10ml, 均3次/d ≤40kg 40~100mg/(kg·d), div,q8h >40kg 0.375~0.625g, q8h 30mg/kg, 3~4次/d, <3月,q8~12h		青霉素过敏者 禁用;严重肾 功能不全者慎 用;静注或静 滴宜缓慢 AR:同阿莫西 林
替卡西林-克拉维 酸※ ticarcillin-cla- vulanic acid	针剂 1.6g (1.5g~0.1g) 3.2g (3.0g~0.2g)	IV 或 IVgtt	80mg/kg,q8h	80mg/kg, ≤2kg ≤7天,q12h >7天,q8h >2kg ≤7天,q8h >7天,q6h	青霉素过敏者 禁用;中、重度 肾功能不全者 慎用 AR:有胃肠道 反应、血清转 氨酶升高、肾 功能损害等, 偶见严重过敏 反应

续表

药物名称	剂型规格	用法	剂量	新生儿剂量	备注
羧苄西林※ carbenicillin	针剂 0.5g 1.0g 2.0g 5.0g	IM IV 或 IVgtt	一般感染 100mg/(kg·d),div, q6h 严重铜绿假单胞菌感 染 100~300mg/(kg·d), div,q6~8h	≤2kg,首次100mg/kg ≤7天 75mg/kg,q12h >7天 75mg/kg,q8h >2kg,首次100mg/kg ≤7天 75mg/kg,q8h >7天 75mg/kg,q6h	青霉素过敏者 禁用;心肾功 能不全者慎 用;静注应缓 慢 AR:参阅青霉 素。过敏反 应;大剂量静 注可出现抽搐
哌拉西林※ piperacillin	针剂 0.5g 1.0g 2.0g	IM IV 或 IVgtt	80~100mg/(kg·d), 分3~4次 严重感染 100~300mg/(kg·d), 分3~4次	≤2kg ≤7天 100mg/(kg·d), div,q12h >7天 150mg/(kg·d), div,q6~8h >2kg ≤7天 150mg/(kg·d), div,q8h >7天 200mg/(kg·d), div,q8h	青霉素过敏者 禁用;严重肾 功能不全者慎 用;静注浓度 为 10%,于 10~15min,新 生儿于30min 内缓注;静滴 液浓度应< 2%,于0.5~ 1h内滴完 AR:皮疹、瘙 痒、胃肠道反 应等
头孢氨苄 cefalexin	胶囊 0.125g 0.25g	PO	25~50mg/(kg·d), 分4次		头孢菌素过敏 者禁用;青霉 素过敏或严重 肾功能不全者 慎用 AR:胃肠道反 应。少见皮 疹、药物热

药物名称	剂型规格	用法	剂量	新生儿剂量	备注
头孢唑啉 cefazolin	针剂 0.5g 1.0g	IM IV 或 IVgtt	40~80mg/(kg·d), 分3~4次		禁用慎用情况同头孢氨苄 AR:过敏反应。肌注部位疼痛,一过性血清转氨酶升高
头孢拉定 cefradine	混悬剂 60ml 1.5g 胶囊 0.25g 针剂 0.5g 1.0g	PO IM IV 或 IVgtt	25~50mg/(kg·d), 分4次 50~100mg/(kg·d), 分4次		禁用慎用情况同头孢氨苄 AR:胃肠道反应、药疹等,偶见血清转氨酶升高、尿素氮升高
头孢克洛 cefaclor	混悬剂 60ml 1.5g 颗粒剂 0.125g 胶囊 0.25g	PO	20~40mg/(kg·d), 分3次		参阅头孢氨苄
头孢呋辛 cefuroxime	针剂 0.25g 0.75g	IM IV 或 IVgtt	50~100mg/(kg·d), 分3~4次 细菌性脑膜炎 150~250mg/(kg·d), 分3~4次,3d后或临床改善后可减至 100mg/(kg·d)	≤7天 30~50mg/(kg·d), 分2次 >7天 50~100mg/(kg·d), 分2~3次	禁用慎用情况同头孢氨苄 AR:过敏反应,参阅头孢氨苄
头孢噻肟 cefotaxime	针剂 0.5g 1.0g	IM IV 或 IVgtt	50~100mg/(kg·d), 分2~4次(重症感染剂量可加倍)	50mg/kg ≤7天,q12h >7天,q8h	禁用慎用情况参阅头孢氨苄;婴幼儿不作肌注;静注应缓慢 AR:参阅头孢拉定

药物名称	剂型规格	用法	剂量	新生儿剂量	备注
头孢曲松 ceftriaxone	针剂 0.25g 0.5g 1.0g	IM IV 或 IVgtt	50~100mg/(kg·d), 分1~2次(最大剂量 4g/d)	50mg/(kg·d), q24h	禁用慎用情况 参阅头孢氨 苄,新生儿有 黄疸者慎用, 静注时间至少 30min;配伍禁 忌多,宜单独 注射 AR:参阅头孢 拉定,血小板 增多,白细胞 减少
头孢哌酮 cefoperazone	针剂 0.5g 1.0g	IM IV 或 IVgtt	50~150mg/(kg·d), 分2~4次	≤7天 25mg/kg,q24h >7天 25~50mg/(kg·d), div,q12~24h	头孢菌素类过 敏、胆道梗阻 者禁用;青霉 素过敏、肝功 能不全者慎 用;静滴30~ 60min,静注时 间10min。 AR:参阅头孢 拉定,维生素 K缺乏、血小 板减少等
头孢他啶 ceftazidime	针剂 0.5g 1.0g 2.0g	IM IV 或 IVgtt	50~150mg/(kg·d), 分2~3次	≤2kg 30mg/kg ≤7天,q12h >7天,q8h >2kg 30mg/kg,q8h	禁用慎用情况 同头孢氨苄 AR:参阅头孢 曲松

续表

药物名称	剂型规格	用法	剂量	新生儿剂量	备注
头孢哌酮-舒巴坦 cefoperazone- sulbactam	针剂 1.0g (0.5g~0.5g)	IM 或 IVgtt	40~80mg/(kg·d), 分2~4次 严重感染 160mg/(kg·d), 分2~4次		剂量按联合量 计算,舒巴坦 剂量不超过 70mg/kg,需 要增加剂量时 可增加头孢哌 酮量;余参阅 头孢哌酮 AR:参阅头孢 哌酮
头孢克肟 cefixime	颗粒剂 50mg 胶囊 0.05g 0.1g	PO	8mg/(kg·d), 分1~2次		对头孢菌素过 敏者、新生儿 禁用;青霉素 过敏者、全胃 肠道外营养者 慎用 AR:参阅头孢 曲松
头孢布烯 ceftibuten	混悬剂 1ml 18mg 36mg 片剂 0.1g 胶囊 0.2g 0.4g	PO	9mg/(kg·d), 分1~2次		禁用慎用情况 同头孢氨苄, <6个月婴儿 慎用。 AR:胃肠道反 应。可见血红 蛋白及白细胞 减少,嗜酸性 粒细胞及血小 板增多
头孢吡肟 cefepime	针剂 0.5g 1.0g	IVgtt	20~40mg/kg, q12h 细菌性脑膜炎 50mg/kg, q8h (最大剂量每次2g, q8h)		禁用慎用情况 同头孢氨苄。 对其他β-内酰 胺类抗生素过 敏者慎用 AR:头痛,恶 心,皮疹,腹泻

药物名称	剂型规格	用法	剂量	新生儿剂量	备注
亚胺培南-西司他丁 imipenem-cilastatin	粉针剂 0.25g（含亚胺培南与西司他丁各0.25g） 0.5g（含亚胺培南与西司他丁各0.5g）	IV 或 IVgtt	60mg/(kg·d)，div,q6h	20mg/kg ≤2kg ≤7天,q12h >7天,q8h >2kg ≤7天,q12h >7天,q8h	本品过敏者禁用;青霉素过敏、肾功能不全、中枢神经系统疾病者慎用;推荐剂量按亚胺培南计;肌注制剂不能作静脉用 AR:胃肠道反应,皮疹,肌注处疼痛、硬结,血栓性静脉炎,血清转氨酶升高等
氨曲南 aztreonam	针剂 0.5g 1.0g	IM IV 或 IVgtt	90~120mg/(kg·d)，分3~4次		禁用慎用情况同头孢氨苄 AR:胃肠道反应、皮疹,血清转氨酶升高
美罗培南 meropenem	针剂 0.25g 0.5g	IVgtt	10~20mg/kg，q8h 细菌性脑膜炎 40mg/kg，q8h		禁用慎用情况同亚胺培南-西司他丁,另对使用丙戊酸钠者禁用;早产儿及新生儿、婴儿进食不良者慎用 AR:偶有胃肠道及过敏反应,静脉炎,血小板增多,嗜酸性粒细胞增多,转氨酶升高

药物名称	剂型规格	用法	剂量	新生儿剂量	备注
帕尼培南-倍他米隆 panipenem-be-tamipron	粉针剂 0.25g,0.25g 0.5g,0.5g	IVgtt	30~60mg/(kg·d), 分3次 (静滴时间>30min) 重症感染 100mg/(kg·d), 分3~4次 (最大剂量<2g/d)		禁用慎用情况同亚胺培南-西司他丁,另对新生儿、过敏性疾病及营养不良者慎用,剂量按帕尼培南计 AR:胃肠道及过敏反应。红细胞、血红蛋白及白细胞减少、嗜酸性粒细胞增加,肾功能损害,口腔炎,出血倾向
庆大霉素 gentamycin	针剂 1ml 20mg 40mg 2ml 80mg 本品(1mg≈1000U)	PO IM 或 IVgtt	10~15mg/(kg·d), 分3~4次 3~5mg/(kg·d), div,q8h	≤7天 1~2.5mg/kg, q12~24h >7天 2.5mg/kg,q12h (静滴时间>30min)	耳、肾疾患,重症肌无力或脱水者慎用;不可静脉推注,以免抑制呼吸;1疗程不宜>10日;新生儿和肾功不全者疗程中应监测血药浓度;不能与神经肌肉阻滞剂合用;与青霉素同用时要分开注射 AR:耳、肾毒性较大,另有呼吸困难、极度软弱、无力等

续表

药物名称	剂型规格	用法	剂量	新生儿剂量	备注
阿米卡星 amikacin	针剂 0.2g 1ml 50mg 2ml 0.1g 0.2g	IM 或 IVgtt	5～8mg/(kg·d), div,q12h (静滴时间>30min)		参阅庆大霉素 本品 1mg ≈ 1000U
妥布霉素 tobramycin	针剂 40mg 80mg	IM 或 IVgtt	2mg/kg, q8h	≤7 天 2mg/kg,q12h >7 天 2mg/kg,q8h	参阅庆大霉 素。静滴时间 每次 >30min
奈替米星 netilmicin	针剂 50mg 0.1g 0.15g	IM 或 IVgtt	5～7mg/(kg·d), 分 2 次		参阅庆大霉素 本品 1mg ≈ 1000U
核糖霉素 ribostamycin	针剂 0.5g 1.0g	IM	20～40mg/(kg·d), 分 2 次		耳、肾疾患者 慎用 AR:皮疹,耳 鸣,麻木,胸部 压迫感,注射 部位疼痛
氯霉素 chlorampheni- col	片剂 胶囊 0.25g 针剂 0.25g 0.5g	PO IVgtt	25～50mg/(kg·d), 分 3～4 次 25～50mg/(kg·d), div,q6～8h	≤25mg/(kg·d), 分 4 次 ≤20mg/(kg·d), div,q6～8h	肝、肾功能不 全,早产儿,新 生儿慎用;新 生儿疗程中应 监测血药浓 度;勤查血常 规及网织红细 胞 AR:粒细胞、 血小板减少, 再生障碍性贫 血。早产儿、 新生儿用大剂 量可致灰婴综 合征。胃肠道 反应

续表

药物名称	剂型规格	用法	剂量	新生儿剂量	备注
红霉素 erythromycin	片剂 0.125g 0.25g	PO	30~50mg/(kg·d), 分3~4次	10mg/kg ≤2kg q12h >2kg ≤7天,q12h >7天,q8h	肝功能不全者慎用;注射剂为乳糖酸红霉素,不宜用NS稀释; AR:胃肠道反应。血栓性静脉炎、注射局部疼痛。无味红霉素(依托红霉素)的肝损害较红霉素大
	针剂 0.25g 0.3g	IVgtt	20~40mg/(kg·d), 分4次 (静滴时间>60min; 浓度0.5~1mg/ml)	剂量及用法同口服 (静滴时间同左)	
琥乙红霉素 erythromycin, ethylsuccinate	颗粒剂 0.1g 0.125g 片剂 0.1g 0.125g	PO	30~50mg/(kg·d), 分3~4次		肝功能不全者慎用 AR:同红霉素,肝毒性较无味红霉素低
乙酰麦迪霉素 acetylmide- camycin	干糖粉 0.1g 片剂 0.1g 0.2g	PO	20~40mg/(kg·d), 分3~4次		肝功能不全者慎用;与红霉素有交叉耐药性 AR:较红霉素轻
交沙霉素 josamycin	颗粒剂 0.1g 片剂 50mg 0.2g	PO	30mg/(kg·d), 分3~4次		片剂宜整片吞服 AR:胃肠道反应较红霉素轻
乙酰螺旋霉素 acetylspiramy- cin	片剂 0.1g	PO	30mg/(kg·d), 分3~4次		与大环内酯类药物有交叉耐药性;对酸不稳定 AR:较红霉素轻

药物名称	剂型规格	用法	剂量	新生儿剂量	备注
罗红霉素 roxithromycin	颗粒剂 50mg 片剂,胶囊 50mg 0.15g	PO	5~8mg/(kg·d), 分2次(饭前服)		罗红霉素过敏者禁用;严重肝肾功能不全者慎用 AR:胃肠道反应、皮疹等;偶见肝功能异常
阿奇霉素 azithromycin	颗粒剂 0.1g 片剂 0.25g 0.5g	PO	10mg/(kg·d), 1次/d 或<15kg 0.1g/d 16~25kg 0.2g/d 26~35kg 0.3g/d 36~45kg 0.4g/d, 均为1次/d, 连服3d		对大环内酯类抗生素过敏者禁用;严重肝、肾功能不全者慎用。因血浆清除半衰期为2日 AR:胃肠道反应
林可霉素 lincomycin	片剂,胶囊 0.25g 0.5g 针剂 1ml 0.3g 2ml 0.6g	PO IM IVgtt	30~60mg/(kg·d), 分3~4次 15~30mg/(kg·d), 分2~3次 10~20mg/(kg·d), 分2~3次		肝功能不全、严重肾功能不全、胃肠道疾病者慎用;新生儿不宜使用 AR:胃肠道反应;静脉给药可发生血栓性静脉炎
克林霉素 clindamycin	胶囊 75mg 0.15g	PO	10~20mg/(kg·d), 分3~4次		参阅林可霉素
磷霉素 fosfomycin	胶囊 0.125g 0.25g 针剂 1.0g 2.0g 4.0g	PO IV 或 Ivgtt	50~100mg/(kg·d), 分3~4次 100~300mg/(kg·d), 分2~3次		静注过快可致血栓性静脉炎和心悸 AR:胃肠道反应

药物名称	剂型规格	用法	剂量	新生儿剂量	备注
去甲万古霉素 norvancomycin	针剂 0.4g	IVgtt	16~24mg/(kg·d),分2次		听力减退、肾功能不全及新生儿慎用;忌与碱性药物配伍;外漏可致组织坏死 AR:耳肾毒性较大。食欲减退、呕吐、口渴、软弱、嗜睡、呼吸困难等

二、抗真菌药物

药物名称	剂型规格	用法	剂量	备注
制霉菌素 nystatin	片剂 10万U 25万U 50万U 混悬剂 1ml 10万U	PO 局部	0~1岁,15万~30万U/d 1~2岁,40万~80万U/d >2岁 100万~200万U/d,均分4次	口服或皮肤、黏膜外用均不易吸收;药物遇光、热、氧、水、酸、碱均易变质失效 AR:轻度胃肠道反应
两性霉素B amphotericin B	针剂 5mg 25mg 50mg (1mg=1000U)	IVgtt IT	首剂0.1mg/(kg·d)开始,继则逐日或隔日递增0.1mg/kg,增至1mg/(kg·d),每日或隔日1次(静滴时间>6h,用注射用水或5%GS稀释,浓度0.1mg/ml)总剂量为15~30mg/kg 首剂每次0.05~0.1mg,继则逐渐增加至每次0.5mg,每周2~3次(浓度为0.25mg/ml,注射时用脑脊液反复稀释并缓慢注入) 总剂量15mg左右	肝、肾功能不全者慎用;治疗期间应检查尿常规、血尿素氮、肌酐、血常规、血钾、血镁、肝功能等,每周至少2次,若血尿素氮或肌酐值升高具临床意义时须减量或暂停药,肝功能损害时需停药;静滴或静注前宜给予小剂量肾上腺皮质激素;溶液宜新鲜配制,溶解后24h内用完;静滴时避免外漏;药物应避光,不能与乙醇接触 AR:不良反应大,有肾毒性,贫血,偶见血小板减少、肝毒性、发热、寒战、头痛、胃肠道反应,血压降低、血钾降低等。偶有过敏性休克、皮疹。静滴可引起血栓性静脉炎

药物名称	剂型规格	用法	剂量	备注
氟康唑 fluconazole	胶囊 50mg 0.1g 0.15g 针剂 100ml 0.2g	PO IVgtt	浅表念珠菌感染 1～2mg/(kg·d),1 次/d 全身念珠菌或隐球菌感染 3～6mg/(kg·d),1 次/d 3～6mg/(kg·d), 1 次/d	三唑类药物过敏者禁用;婴幼儿、儿童及肾功能不全者慎用 AR:轻度胃肠道反应、皮疹、头痛、头晕、失眠、一过性肝肾功能损害等
伊曲康唑 itraconazole	胶囊 0.05g 0.1g	PO	3～5mg/(kg·d), 分1～2次, 饭后即服	肝功能不全者慎用;不宜与特非那丁、阿司咪唑、两性霉素 B 等合用 AR:胃肠道及过敏反应、低血钾、水肿等,偶见血清转氨酶升高
氟胞嘧啶 flucytosine	片剂,胶囊 0.25g 0.5g	PO	50～150mg/(kg·d), 分 3～4 次	肝、肾功能不全,血液病患者慎用 AR:胃肠道反应,皮疹,少数有头痛、头晕、幻觉、血清转氨酶升高等

三、合成抗菌药物

药物名称	剂型规格	用法	剂量	备注
复方磺胺甲噁唑 sulfame thox-azole-TMP	片剂 SMZ 0.4g TMP 0.08g	PO	<40kg SMZ 20mg/kg, q12h(以 SMZ 计算) ≥40kg,2 片/次, q12h	新生儿、磺胺类药过敏者禁用;肝肾功能不全者慎用;G-6-PD 缺陷者避免使用 AR:皮疹、胃部不适、食欲减退、粒细胞减少、血小板减少及再生障碍性贫血等
呋喃妥因 nitrofurantoin	片剂 50mg	PO	5～7mg/(kg·d), 分 4 次,饭后服	新生儿、严重肾功能不全、对呋喃类过敏者禁用;肾功能不全、周围神经炎者慎用;G-6PD 缺陷则避免使用 AR:胸痛、寒战、咳嗽、发热、呼吸困难、眩晕、头痛、面或口周麻木、黄疸、胃肠道反应及皮疹等

续表

药物名称	剂型规格	用法	剂 量	备 注
呋喃唑酮 furazolidone	片剂 0.1g	PO	5~10mg/(kg·d), 分4次,饭后服	参阅呋喃妥因。服药期间忌食 腌鱼、牛奶、啤酒、蚕豆等 AR:恶心、呕吐、厌食、皮疹、头 晕、中毒性肝炎等,个别可有溶 血性贫血、多发性神经根炎
小檗碱 berberine	片剂 50mg 0.1g	PO	10~15mg/(kg·d), 分3次	G-6PD缺陷者慎用 AR:偶有恶心、呕吐、皮疹、发热 及溶血性贫血
甲硝唑 metronidazole	片剂 0.2g	PO	阿米巴病 30~50mg/(kg·d) 分3次,疗程10d 贾第虫病 15~25mg/(kg·d), 分3次,疗程10d 厌氧菌感染 20~30mg/(kg·d), div,q8h	活动性中枢神经系统疾患、血液 病患者禁用;肝、肾功能不全者 慎用;静滴时间>1h AR:胃肠道反应,头痛、眩晕、共 济失调、多发性神经炎等;少数 见排尿困难、白细胞减少
	针剂 100ml 0.5g	IVgtt	厌氧菌感染 首剂15mg/kg,以后 7.5mg/kg,q8~12h	

四、抗病毒药物

药物名称	剂型规格	用法	剂 量	备 注
利巴韦林 ribavirin	片剂 0.1g 针剂 1ml 0.1g	PO IM 或 IVgtt	10mg/(kg·d), 分4次 10~15mg/(kg·d), 分2次	严重肝功能不全者慎用 AR:结膜炎、低血压等,偶有胃 肠道不适、肝功能异常;长期大 剂量应用可致贫血、白细胞降低
阿昔洛韦 acyclovir	针剂 0.5g	IVgtt	单纯疱疹或水痘-带状疱 疹感染的免疫缺陷者 7.5mg/kg,q8h,共7d 单纯疱疹性脑炎 10mg/kg,q8h,共10d 新生儿单纯疱疹感染 10mg/kg,q8h,共10d	本品过敏者禁用;严重肝、肾功 能不全者慎用;配制时以注射用 水10ml溶解,再加GS,浓度≤ 7mg/ml,滴注速度>1h;勿外漏 AR:注射部位静脉炎、皮疹、血 尿、低血压、恶心、腹痛等

药物名称	剂型规格	用法	剂 量	备 注
奥司他韦 oseltamivir	胶囊 75mg	PO	2mg/kg,2次/日, 连服5日 最大剂量<75mg	肾功能不全者慎用 AR:恶心、呕吐、失眠、头痛、腹痛

五、抗寄生虫病药物

药物名称	剂型规格	用法	剂 量	备 注
甲苯达唑 mebendazole	片剂 胶囊 50mg 0.1g	PO	≥4岁 驱蛔虫、蛲虫 0.2g,顿服 驱钩虫、鞭虫 0.2g/d,分2次,疗程3日 驱绦虫 0.3g,2次/日,疗程3日	有过敏史者及<2岁小儿禁用;肝、肾功能不全者慎用;有便秘者加服泻药 AR:偶有头晕、皮疹、恶心、腹泻等
阿苯达唑 albendazole	片剂 胶囊 0.2g	PO	驱蛔虫、蛲虫 0.2g,顿服 驱钩虫、鞭虫 0.2g,2次/日,连服3日 包虫病 20mg/(kg·d),分2次,疗程1月 囊虫病 20mg/(kg·d),分3次,疗程10日	<2岁小儿、急性疾病、蛋白尿及化脓性皮炎及有癫痫史者禁用,严重肝、肾、心功能不全及活动性溃疡者慎用;囊虫病一般需1~3个疗程,疗程间隔视病情而定;包虫病需1~5个疗程以上,疗程间隔7~10日 AR:头昏、头痛、乏力、发热、口干、胃肠道反应
	栓剂 0.1g	PR	≤5岁,每晚1粒 >5岁,每晚2粒	
噻嘧啶 pyrantel	片剂 0.3g	PO	10mg/(kg·d),睡前顿服 驱蛔虫,疗程2日 驱钩虫,疗程3日 驱蛲虫,疗程1周	<1岁小儿、肝功能不全者禁用;肾脏疾病、严重心脏病、发热、严重溃疡病者慎用,不必同服泻药 AR:偶有胃肠道反应,胸闷、皮疹、血清转氨酶升高等
	栓剂 0.2g	PR	驱蛲虫,每晚1粒, 疗程3~5日	
	软膏剂 3%	外用	驱蛲虫,每晚涂肛周及肛内, 疗程7日	

六、中枢神经系统药物

药物名称	剂型规格	用法	剂 量	备 注
尼可刹米 nikethamide	针剂 1.5ml 0.375g 2ml 0.5g	SC IM 或 IV	6 个月以下,75mg 1 岁,125mg 4～7 岁,175mg	安全范围较窄 AR:烦躁不安、恶心、呕吐等,大剂量可有多汗、血压升高、心律失常、肌肉震颤或僵直,甚至惊厥
洛贝林 lobeline	针剂 1ml 3mg 10mg	SC 或 IM IV	1～3mg 0.3 ～ 3mg, pm, 每 隔 30min 可重复使用	AR:恶心、呕吐、呛咳、头痛、心悸等,剂量较大可致心动过速、传导阻滞、呼吸抑制及惊厥等
苯巴比妥 phenobarbital	片剂 15mg 30mg 0.1g 针剂 50mg 0.1g 0.2g	PO IM 或 IV	镇静 2mg/kg, 2～3 次/日 镇静 2mg/kg 抗惊厥 3～5mg/kg 新生儿抗惊厥负荷量 10～20mg/kg,如静注, 静注时间＞10～15min 维持量 3～5mg/(kg·d), div,q12h,在负荷量 12h 后用	卟啉病,严重肝、肾功能不全,支气管哮喘,呼吸抑制者禁用;有过敏史者慎用 AR:精神萎靡、头晕、疲倦、乏力,少数可出现皮疹、发热、哮喘,甚至剥脱性皮炎等。长期用药可产生耐药性、成瘾性;突然停药可产生撤药症状
异戊巴比妥 amobarbital	片剂 0.1g 针剂 0.1g 0.25g	PO IM 或 IV	镇静 2mg/kg, 3 次/日 抗惊厥 3～5mg/kg	对巴比妥类药有过敏史者,严重肝、肾功能不全者禁用;注射剂不稳定,临用时配成 5% 溶液,静注时速度宜缓,注射至惊厥停止为度 AR:用量过大,静注过速易引起呼吸抑制或血压下降;余参阅苯巴比妥
水合氯醛 chloral hydrate	溶液 10%	PO PR	催眠 25～50mg/kg, 睡前服 最大剂量＜1g(儿童) 抗惊厥 50mg/kg (最大剂量＜1g)	严重心、肝、肾功能不全者慎用;胃、十二指肠溃疡或胃炎者稀释后用;直肠炎或结肠炎者不可直肠给药 AR:皮疹,幻觉,反常兴奋等;过量可有精神错乱,心肌和呼吸抑制,肝、肾功能损害等;长期服用大于常用量可成瘾,突然停药可产生撤药症状

药物名称	剂型规格	用法	剂量	备注
氯丙嗪 chlorproma- zine	片剂 　12.5mg 　25mg 　50mg 针剂 　1ml 　25mg 　2ml 　50mg	PO IM IV 或 IVgtt	0.5～1mg/kg 0.5～1mg/kg	严重肝、肾功能不全,严重呼吸及心血管系统疾病,中枢神经系统明显抑制者禁用;6个月以内小儿慎用,注射后平卧1～2h;忌与碱性药物配伍 AR:体位性低血压、锥体外系症状、排尿困难、鼻黏膜充血、口干、便秘、过敏反应、粒细胞减少、胆汁淤积性黄疸等
地西泮 diazepam	片剂 　2.5mg 　5mg 针剂 　2ml 　10mg	PO IM 或 IV	>6个月 0.04～0.2mg/kg, 3～4次/d 0.1～0.3mg/kg 新生儿抗惊厥 0.1～0.3mg/kg,pm, 1/2h后可重复,但不超过3次	青光眼(闭角性)、重症肌无力者禁用;静注时间>3min,过快可致呼吸抑制,治疗破伤风剂量可增加 AR:嗜睡、乏力、皮疹、便秘等;大剂量偶有共济失调、尿潴留等;有成瘾性,长期用后突然停药可出现撤药症状
安乃近 metamizole sodium	针剂 　1ml 　0.25g 　2ml 　0.5g 滴鼻液 　20%	IM 滴鼻	5～10mg/kg, 深部肌注 婴儿每侧1～2滴 >2岁每侧2～3滴	对吡唑酮类药物有过敏史者禁用 AR:粒细胞缺乏症、再生障碍性贫血、血小板减少、紫癜、溶血性贫血、过敏性反应等,甚至出现过敏性休克。本品肌注毒性大,有些国家已停止使用
对乙酰氨基酚 paracetamol	片剂 　0.3g 　0.5g 栓剂 　0.15g 　0.3g 　0.6g	PO PR	10～15mg/kg, pm,q4～6h 不超过5次/d, 疗程<5d 3～12岁 0.15～0.3g, pm,q4～6h	肝、肾功能不全者慎用 AR:少数患儿有粒细胞缺乏、血小板减少、高铁血红蛋白血症、过敏性皮炎、肾功能损害,过量可致肝功能损害等表现

续表

药物名称	剂型规格	用法	剂 量	备 注
阿司匹林 aspirin	片剂 75mg 0.3g 0.5g 肠溶片 25mg 50mg 0.3g	PO	抗风湿 80～100mg/(kg·d), 分3～4次 解热 5～10mg/kg, pm,q4～6h	活动性出血者、低凝血酶原血症、Vit-K缺乏、新生儿高胆红素血症、G-6PD缺陷症禁用;过敏体质,心、肝、肾功能不全者等慎用;胃、十二指肠溃疡者与抗酸药同服或用肠溶片 AR:胃肠道及过敏反应,出血倾向,肝、肾功能损害等,个别病例可引起 Reye 综合征
布洛芬 ibuprofen	片剂 0.1g 0.2g	PO	5～10mg/kg, 3次/日, 饭后服	对阿司匹林及其他非类固醇消炎药有严重过敏反应者禁用;哮喘、溃疡病、出血性疾病,心、肝、肾功能不全者慎用 AR:皮疹,胃肠道反应,耳鸣,头痛,眩晕,视力模糊,水肿,胃肠出血,肝、肾功能损害等
双氯芬酸 diclofenac	肠溶片 25mg 50mg 缓释片 75mg	PO	1～3mg/(kg·d), 分2～3次	禁忌证同布洛芬。须吞服,勿嚼碎 AR:胃肠道反应、头痛、皮疹、肾功能损害、骨髓抑制等
吗啡 morphine	片剂 5mg 10mg 针剂 0.5ml 5mg 1ml 10mg	PO SC 或 IM	0.1～0.2mg/kg, pm,4h重复1次 同口服 新生儿 0.05～0.1mg/kg, pm,4h重复1次	严重肝功能不全、肺心病、哮喘、颅脑损伤、颅内高压者禁用;有惊厥史及甲状腺功能减退者慎用 AR:瞳孔缩小、便秘、呕吐、少尿、尿潴留、眩晕、嗜睡、幻觉、多汗、腹痛、血压下降、呼吸抑制等;极易成瘾
哌替啶 pethidine	片剂 25mg 50mg 针剂 1ml 50mg 2ml 0.1g	PO SC 或 IM	1～1.5mg/kg, 3次/日 0.5～1mg/kg	禁用及慎用疾病同吗啡 AR:参阅吗啡。有成瘾性

药物名称	剂型规格	用法	剂 量	备 注
可待因 codeine	片剂 　15mg 　30mg 糖浆 　0.5% 针剂 　1ml 　15mg 　30mg	PO SC 或 IM	镇痛 0.5~1mg/kg, 3次/日 镇咳 用量为上述1/2~1/3 同口服	痰液多、哮喘、≤1岁小儿禁用; 急腹痛、原因不明腹泻、颅内病 变慎用 AR:便秘、呼吸抑制、皮疹、心动 过缓或增快等。久用可成瘾

七、止吐、止泻药物

药物名称	剂型规格	用法	剂 量	备 注
甲氧氯普胺 metoclo- pramide	片剂 　5mg 　10mg 针剂 　1ml 　10mg	PO IM	5~14岁 2.5~5mg, 3次/日,餐前30min服 6~14岁 2.5~5mg	普鲁卡因过敏者、癫痫、胃肠道 出血、机械性肠梗阻者禁用;婴 儿,严重肝、肾功能不全者慎用 AR:昏睡、烦躁不安、倦怠、乏 力、眩晕、便秘、皮疹、睡眠障碍、 严重口渴及锥体外系症状等
多潘立酮 domperidone	片剂 　10mg 溶液 　0.1%	PO	0.3mg/kg, 3~4次/日, 餐前服	机械性肠梗阻及胃肠道出血者 禁用;1岁以下小儿、心律失常、 低血钾及肿瘤用化疗者慎用 AR:偶见短时轻度腹部疼痛、倦 怠、嗜睡等
洛哌丁胺 loperamide	胶囊 　2mg	PO	急性腹泻 2mg 5~8岁 2次/日 >8岁 3次/日	<2岁幼儿、肠梗阻、肠胀气、严 重脱水及便秘者禁用;肝功能不 全者慎用 AR:偶见口干、睡睡、倦怠、恶 心、腹胀、便秘及过敏反应
地芬诺酯 diphenoxylate	片剂 复方地芬诺酯片 (每片含地芬诺酯 2.5mg,硫酸阿托 品0.025mg)	PO	2~4岁 1/2片,4次/日 5~8岁 1片,3次/日 >8岁,1片,4次/日	<1岁婴儿禁用,肝病患者慎用 AR:偶有口干、恶心、腹部不适、 便秘、嗜睡、失眠、烦躁等,久用 可致成瘾性

八、利尿脱水药物

药物名称	剂型规格	用法	剂 量	备 注
氢氯噻嗪 hydrochloroth-iazide	片剂 25mg	PO	1~2mg/(kg·d)，分1~2次 pm,可增至3mg/(kg·d),分1~2次	肝、肾功能不全，水电解质紊乱，糖尿病，红斑狼疮患者，有黄疸婴儿慎用；长期大剂量服用应补充氯化钾；与磺胺类、呋塞米有交叉过敏反应 AR:低钾血症、低钠血症、低氯血症、高糖血症、高尿酸血症及过敏反应等
呋塞米 furosemide	针剂 2ml 20mg	IV	1mg/kg，pm,每隔>2h追加1mg/kg，最大剂量6mg/(kg·d) 新生儿 1mg/kg,pm,最大剂量2mg/kg,q12h	慎用情况参阅氢氯噻嗪；慎与耳毒性药物合用；与磺胺及噻嗪类药物有交叉过敏反应；常规剂量静注时间应>1~2min AR:体位性低血压、休克、低钾血症、低氯血症、低钠血症、低钙血症等，少见过敏反应及肝功能损害等
螺内酯 spironolactone	片剂 胶囊 20mg	PO	1~3mg/(kg·d)，分2~4次,连服5日后酌情调整剂量	高钾血症禁用；肝、肾功能不全，低钠血症，酸中毒慎用；慎与肾毒性药物合用 AR:高钾血症,低钠血症及胃肠道反应等
甘露醇 mannitol	针剂 50ml 10g 100ml 20g 250m 50g	IVgtt	利尿 0.25~1g/kg，2~6h内滴注 脑水肿、颅内高压 0.25~1g/kg，30~60min内滴注,q6~12h	严重脱水，急性肾小管坏死、急性肺水肿，急、慢性肾功能衰竭，活动性颅内出血者(颅内手术除外)禁用；心、肾功能不全、高钾血症、低钠血症者及早产儿慎用 AR:水、电解质紊乱(低钠血症、低钾血症),大量久用可有肾小管损害及血尿

九、抗贫血及止血药物

药物名称	剂型规格	用法	剂 量	备 注
叶酸 folic acid	片剂 5mg	PO	5~15mg/d，分2~3次	AR:长期服用可出现厌食、恶心、腹胀等胃肠道症状

续表

药物名称	剂型规格	用法	剂 量	备 注
维生素 B₁₂ vitamin B₁₂	针剂 1ml 0.1mg 0.5mg	IM	25～50μg, 隔日 1 次	AR:偶见引起过敏反应
硫酸亚铁 ferrous sulfate	片剂 0.3g	PO	治疗 10～15mg/(kg·d), 分 2～3 次 预防 5～10mg/(kg·d), 分 2 次 (餐间或餐后服)	对铁过敏者禁用;溃疡病、肠炎、急性感染、胰腺炎及肝功能不全者慎用;忌与茶、鞣酸蛋白、碳酸氢钠、青霉胺、胰酶等同用。含元素铁 20% AR:轻度胃肠道反应
葡萄糖酸亚铁 ferrous gluco-nate	溶液 10ml 0.3g	PO	治疗 0.5～1ml/(kg·d), 分 2～3 次 预防 0.3～0.5ml/(kg·d), 分 2 次	同硫酸亚铁,含元素铁 12%
维生素 K₁ vitamin K₁	针剂 1ml 10mg	SC IM IV 或 IVgtt	5～10mg, 1～2 次/日 新生儿出血症治疗: 2.5～5mg 即刻,12～24h 后可重复 预防:0.5～1mg 即刻	肌注可引起局部疼痛、硬结
氨甲苯酸 aminomethyl-benzoic acid	针剂 10ml 0.1g	IV 或 IVgtt	0.05～0.1g, 2～3 次/日 (稀释后用)	有血栓形成倾向者、肾功能不全及血尿者慎用 AR:偶有头晕、头痛、腹部不适
酚磺乙胺 etamsylate	针剂 2ml 0.25g 5ml 0.5g	IVgtt	5～10mg/kg, 2～3 次/日 (稀释后用)	勿与 6-氨基己酸合用 AR:皮疹

十、糖皮质激素

药物名称	剂型规格	用法	剂 量	备 注
氢化可的松 hydrocortisone	针剂 2ml 10mg 5ml 25mg 20ml 0.1g	IVgtt	4～8mg/(kg·d), 分 3 次, (以 0.2mg/ml 浓度静滴) 连用不超过 3～5 日	本品含乙醇,大剂量静滴时宜用其琥珀酸盐,禁用及慎用情况参阅泼尼松 AR:水钠潴留及排钾作用较泼尼松明显;余参阅泼尼松

续表

药物名称	剂型规格	用法	剂 量	备 注
泼尼松 prednisone	片剂 5mg	PO	1～2mg/(kg·d), 分3～4次, 病情稳定后逐渐减量	活动性胃、十二指肠溃疡,不能用药物控制的细菌、真菌感染及水痘等病毒感染禁用;急性心力衰竭,糖尿病,肝、肾功能不全,高血压,结核病患者慎用 AR:长期应用可出现库欣综合征、高血压、出血倾向、骨质疏松、消化性溃疡、肠穿孔、生长受抑、糖耐量减退及感染;水钠潴留及排钾作用较轻
甲泼尼龙 methylpred- nisolone	片剂 2mg 4mg 针剂 1ml 20mg 40mg	PO IV 或 IVgtt	0.8～1.6mg/(kg·d), 分4次,病情稳定后逐渐减量 0.8～1.6mg/(kg·d), 分3～4次 冲击疗法 15～30mg/kg,静滴时间＞60min,1次/d,可连续3d	注射用琥珀酸钠盐;静滴时应避光;其他注意点参阅氢化可的松 AR:参阅氢化可的松
地塞米松 dexametha- sone	片剂 0.75mg 针剂 1ml 2mg 5mg	PO IM IV 或 IVgtt	0.1～0.25mg/(kg·d), 分3～4次, 病情稳定后逐渐减量 0.3～0.5mg/kg, 1～2次/日	禁用、慎用情况参阅氢化可的松 AR:同泼尼松,糖代谢作用强

注:AR为不良反应;※需做青霉素皮肤试验;GS为葡萄糖液;NS为生理盐水;PO:口服;SC:皮下注射;IM:肌内注射;IV:静脉注射;IVgtt:静脉滴注;IT:鞘内注射;PR:直肠给药;div:被分为;q4h:每4小时;q6h:每6小时;q8h:每8小时;q12h:每12小时;d:日(天);Prn:必要时。